医药类高职高专院校"十三五"规划教材·药学类专业

药物分析

第3版

主　编　杨　红　朱丽波

副主编　魏　玮　付　正

编　者　（以姓氏笔画为序）

尹连红　大连医科大学

史　凡　首都医科大学

付　正　山东医学高等专科学校

朱丽波　黑龙江民族职业学院

刘艳红　陕西国际商贸学院

李德成　黑龙江民族职业学院

杨　红　首都医科大学

邹小丽　山东药品食品职业学院

魏　玮　宜春职业技术学院

西安交通大学出版社
XI'AN JIAOTONG UNIVERSITY PRESS

国家一级出版社
全国百佳图书出版单位

图书在版编目(CIP)数据

药物分析 / 杨红，朱丽波主编. — 3 版. — 西安：西安交通大学出版社，2020.9(2022.7 重印)

医药类高职高专院校"十三五"规划教材. 药学类专业

ISBN 978 - 7 - 5605 - 9872 - 7

Ⅰ. ①药… Ⅱ. ①杨… ②朱… Ⅲ. ①药物分析-高等职业教育-教材 Ⅳ. ①R917

中国版本图书馆 CIP 数据核字(2020)第 140993 号

书　　名	药物分析(第 3 版)	
主　　编	杨　红　朱丽波	
责任编辑	王银存	
责任校对	宋伟丽	

出版发行　西安交通大学出版社
　　　　　（西安市兴庆南路 1 号　邮政编码 710048）
网　　址　http://www.xjtupress.com
电　　话　(029)82668357　82667874(市场营销中心)
　　　　　(029)82668315(总编办)
传　　真　(029)82668280
印　　刷　西安日报社印务中心

开　　本　787mm×1092mm　1/16　印张　25.125　字数　625 千字
版次印次　2020 年 9 月第 3 版　　2022 年 7 月第 2 次印刷
书　　号　ISBN 978 - 7 - 5605 - 9872 - 7
定　　价　58.00 元

如发现印装质量问题，请与本社市场营销中心联系。
订购热线：(029)82665248　(029)82667874
投稿热线：(029)82668803
读者信箱：med_xjup@163.com

再版说明

上一版医药类高职高专院校规划教材于 2016 年出版,现已使用近 4 年,为我国药学类职业教育培养大批药学专业技能型人才发挥了积极的作用。本套教材着力构建具有药学专业特色和专科层次特点的课程体系,以职业技能培养为根本,力求满足学科、教学和社会三方面的需求。

随着我国职业教育体制改革的不断深入,药学类专业办学规模在不断扩大,办学形式、专业种类、教学方式亦呈多样化发展。同时,随着我国医疗卫生体制改革,国家基本药物制度和执业药师制度建设不断深入推进与完善,以及《中国药典》(2020 年版)的颁布等,对药学职业教育也提出了新的要求和任务。为了更好地贯彻落实《国家中长期教育改革和发展规划纲要(2010—2020 年)》文件精神,顺应职业教育改革发展的趋势,在总结汲取上一版教材成功经验的基础上,西安交通大学出版社医学分社于 2020 年启动了"医药类高职高专院校'十三五'规划教材·药学类专业"的再版工作。

本轮教材改版,以《高等职业学校专业教学标准(试行)》为依据,按照新的《中华人民共和国药品管理法》《国家基本药物目录》《国家非处方药目录》要求,进一步提高教材质量,邀请医药院校教师、医药企业人员共同参与,以对接高职高专药学类专业教学标准和职业标准。教材编写以就业为导向,以能力为本位,以学生为主体,突出药学专业特色,以国家执业药师资格准入标准为指导,以培养技能型、应用型专业技术人才为目标,坚持"基础够用,突出技能"的编写原则,做到精简实用,从而更有效地施惠学生、服务教学。

为了便于学生学习、教师授课,在教材内容、体例设置上编出特色,教材各章开篇以教学要求为标准,编写"学习目标";正文中根据课程、教材特点有选择性地增加"知识拓展""实例解析""课堂活动""思维导图"等模块;在每章内容后附有"目标检测",供教师和学生检验教学效果、巩固复习使用。此外,本轮教材编写紧扣执业药师资格考试大纲,增设了"考纲提示"模块,根据岗位需要设计教材内容,力求与生产实践、职业资格鉴定(技能鉴定)无缝对接。

由于众多教学经验丰富的专家、学科带头人和教学骨干教师积极踊跃并严谨认真地参与本轮教材的编写,使教材的质量得到了不断完善和提高,并被广大师生所认同。在此,西安交通大学出版社医学分社对长期支持本套教材编写和使用的院校、专家、老师及同学们表示诚挚的感谢! 我们将继续坚持"用最优质的教材服务教学"的理念,为我国医药学职业教育做出应有的贡献。

本轮教材出版后,各位教师、学生在使用过程中,如发现问题请及时反馈给我们,以便及时更正和修订完善。

编审委员会

前　　言

药物分析是药学专业重要的专业核心课程,旨在培养学生强烈的全面药品质量控制的观念,使学生能胜任药品生产、经营和临床使用过程中的药品质量控制工作。本教材是按照高等职业教育药学专业教学标准的课程目标,遵循"药物分析"教学大纲要求,坚持"必需、够用"的教学内容遴选原则,"实用、适用、实践"的体例原则,以及适合现代教育技术与教育深度融合的教学组织原则编写而成的,可供高职高专药学类专业使用,也可供医院、药厂及营销部门药学人员参加各类考试复习参考使用。

本教材分两部分:第一部分是药物分析理论知识,第二部分是药物分析实训指导。依据理论知识的教学重点,科学设置实验项目,体现理论与实践有机融合的思想。全书以《中华人民共和国药典》(2020年版)[简称《中国药典》(2020年版)]为依据,与执业药师资格考试的考试内容相衔接,密切联系药品检验和质量控制实际,注重知识的启发性和实用性。基本理论部分注重知识的系统性和针对性,注重基础知识与药物分析的密切联系。典型药物分析部分注重结构、性质、分析方法间的逻辑关系。实训部分注重理论与实践相结合,科学选择典型药物,在训练基本技能和分析技术的同时,培养学生对药物进行全面质量控制的能力,体现高等职业教育注重技能培养的原则。教材内容编排按照职业需求,根据知识认知规律,难易适度、层次分明。在每章开篇编有"学习目标",使学生明确学习内容。每章中间配有与执业药师资格考试衔接的"考纲提示",使学生明确学习重点。每节结束设置"知识点思维导图",使学生系统梳理学习所得。每章后附"目标检测",供学生检验学习效果。各章节根据学习需要,科学设置教学活动,如"案例分析""课堂活动""知识拓展"等,引导学生主动思考,注重培养学生的自主学习能力,体现以学生为主体的教学思想。

本教材理论部分共十二章,编写章节为杨红第一、二章;魏玮第三、五、十二章;付正第四章;刘艳红第六章;朱丽波第七章;邹小丽第九章;尹连红第十、十一章;第八章为合编章,编写教师有杨红(第一、八节)、李德成(第一、二节)、史凡(第三、五、六节)、邹小丽(第四节)、付正(第二、七、八节)、刘艳红(第九节)。实训部分的编写教师为杨红、朱丽波、尹连红、付正、史凡、刘艳红、邹小丽。附录部分的编写教师为李德成。教材编写秘书为史凡。本教材在编写的过程中参考了部分教材及著作,也得到了各参编院校和西安交通大学出版社领导的大力支持和帮助,在此一并表示诚挚的感谢!

由于作者业务水平有限,编写时间仓促,书中难免存在不足之处,敬请各位读者批评指正,以便进一步修订,帮助本教材不断提高和完善。

作者
2020年7月

目　　录

上篇　理论知识

下篇　实训指导

上　篇

理论知识

第一章 绪 论

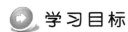
学习目标

【掌握】药物分析的概念。

【熟悉】药物分析的基本任务,药品质量控制的法令性文件。

【了解】药物分析的学习方法。

第一节 药物分析的性质与任务

药品是用于预防、治疗、诊断人的疾病,有目的地调节人的生理功能并规定有适应证或功能主治、用法和用量的特殊商品。药品质量与安全直接关系到公众的身体健康和生命安全,需从药物的研制、生产、经营、贮藏、调配以及临床使用等环节进行全方位控制。药物分析是运用化学、物理化学或生物化学的方法和技术研究药物及其制剂质量的一门学科,是药品全面质量控制的方法学科,是药学领域重要的组成部分。

药物质量控制的主要内容有真伪鉴别、纯度检查、均一性、有效性和安全性检查以及有效成分的含量测定等,目的是保证临床用药的有效性和安全性。

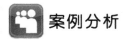
案例分析

齐齐哈尔第二制药有限公司假药事件

案例 2006 年,齐齐哈尔第二制药有限公司(以下简称齐二药厂)生产的某批号亮菌甲素注射液发生了导致 13 名患者死亡的严重事件。经广东省药品检验所检验,该批号注射液中含有毒有害物质二甘醇。经卫生部、国家食品药品监督管理局医学专家论证,二甘醇是导致事件中患者急性肾衰竭的元凶。

分析 食品药品监管部门、公安部门联合调查发现,该事件系齐二药厂原辅料采购、质量检验供需管理不善,相关人员违反有关药品采购及质量检验的管理规定,以工业用二甘醇假冒药用辅料丙二醇并用于生产,最终导致严重后果。

《中华人民共和国药品管理法》以下简称《药品管理法》规定,药品生产企业必须按照《药品生产质量管理规范》组织生产。药品生产企业必须具有依法经过资格认定的药学技术人员。药品生产企业必须对其生产的药品进行质量检验,不符合国家药品标准的,不得出厂。药品所含成分与国家药品标准规定的成分不符的为假药,必须禁止生产。最终,齐二药厂因生产假药,被吊销药品生产许可证,处以巨额罚款,相关涉案人员依法受到严惩。

随着我国药学事业的飞速发展,药物分析学科已经从传统的药品质量控制,覆盖到新药研究、临床药学、中药与天然药物分析、药物代谢分析、法医毒物分析、兴奋剂检测诸多领域。药物分析的基本任务主要包括以下内容。

1. 药品的质量检验

各级各类药品检验机构和部门,严格按照国家法定的药品质量标准对药品进行分析检验。通过检验结果,判定药品是否符合药品质量标准的要求。《药品管理法》严格规定,只有合格的药品方可销售和使用。

2. 药品生产过程的质量控制

药品的生产过程具有多步骤、多环节的特点,任何一个节点的问题,都会影响药品的质量。《药品生产质量管理规范》规定,在生产过程中,需对物料、中间产品及成品进行全面的质量管理,及时发现影响药品质量的生产工艺问题,确保产品符合国家药品标准。

3. 药品贮藏过程的质量控制

药品在临床应用前的贮藏过程中,药厂、药品物流企业等机构亦需要对该过程中药品的质量和稳定性进行质量控制,以保证药品在贮藏和使用过程中质量的稳定。

4. 药物体内过程的分析

临床药学的发展,推动了临床用药的合理性,改善了药物的临床治疗水平。无论新药临床试验过程中的药物代谢动力学、药物制剂生物利用度研究,还是特殊药品的临床药物浓度监测,均需要通过药物分析的方法,对血液、组织等生物样品中的药物进行定性和定量分析,以明确药物在人体内的吸收、分布、代谢、消除等动力学过程,为合理用药、新药研制提供有价值的信息。

📖 知识拓展

药品全面质量控制的指导性法令文件

药品的质量控制,是一个全过程的控制,包括药品的研发、生产、经营、调剂、临床应用等环节。为了严格执行科学有效的质量管理,我国制定了一系列对药品质量控制全过程起指导作用的法令性文件。

(1)《药品生产质量管理规范》(GMP)是药品生产和质量管理的基本准则,适用于药品制剂生产的全过程、原料药生产中影响成品质量的关键工序,可最大限度地降低药品生产过程中污染、交叉污染以及混淆、差错等风险,确保持续稳定地生产出符合预定用途和注册要求的药品。

(2)《药品非临床研究质量管理规范》(GLP)是药品非临床研究的基本准则,适用于为申请药品注册而进行的实验室条件下的各种化学、药效学、毒理学等研究,可确保实验资料的真实性、完整性和可靠性,保障人们用药安全。

(3)《药品经营质量管理规范》(GSP)是药品经营质量管理的基本准则,适用于药品经营企业在药品的购进、储运和销售等环节的质量管理,确保流通领域的用药安全有效。

(4)《药品临床试验管理规范》(GCP)是药品临床试验全过程的标准规定,适用于药物的临床试验(包括生物等效性试验),可确保药品临床试验过程规范、结果科学可靠,保护受试者的权益和安全。

第二节 药物分析的学习方法

药物分析是高职高专药学专业教学计划设置的必修课程,是在无机化学、有机化学、分析化学、药物化学以及其他有关课程的基础上开设的专业核心课程。课程的教学目的旨在培养学生具备强烈的药物质量观念,掌握药物质量分析中定性、定量分析方法及操作技能,满足药学职业能力的培养需求。

学生在学习中,应通过本书的学习,掌握以下知识和能力。

(1)《中国药典》现行版的基本组成、体例和使用方法,能够在实际工作中,正确理解、准确执行药典标准,初步具备独立完成药品检验操作的工作能力。

(2)《中国药典》现行版中,【鉴别】【检查】【含量测定】的试验方法设计思路及常用方法。

(3)《中国药典》现行版中,常见典型药物的结构、性质与质量分析方法的对应关系,药物及其制剂的鉴别、杂质检查和含量测定的基本原理、方法和操作技能。

学生可按照两条主线来学习理论知识:一条是以药品真伪鉴别、纯度检查和含量测定的基本规律为主线,系统掌握药品质量控制的基本理论与一般方法;另一条是以典型药物实例分析为主线,通过剖析药物的结构特征和性质,推断与鉴别、杂质检查、含量测定方法的相关性,既能掌握典型药物的药典分析方法,又能以点带面、触类旁通,推断相似药物的分析方法。

在学习中,学生应养成以下学习习惯:①养成及时凝练学习知识点的好习惯。②养成归纳总结的好习惯。③养成随时自我测验学习程度的好习惯。

实验技能则需培养以药物检验工作任务及各项检验技术为主线的学习思路,注意药品检验基本技术、技能的训练,树立严谨、科学、一丝不苟的工作作风。在实践练习中,学生应养成以下学习习惯:①养成细心观察、勇于动手、勤于思考的好习惯。②养成独立完成数据分析的好习惯。③养成规范、严谨、认真、实事求是的好习惯。

同时,在学习中,学生还应充分依托互联网,借助现代教育信息化技术手段,通过网络课程、公开课、资源共享课等学习平台上的数字学习资源,开阔视野,丰富学识,了解药物分析的新进展,不断跟上时代的发展。

(杨 红)

第二章 药品质量标准

 学习目标

【掌握】《中国药典》的基本结构。

【熟悉】《中国药典》的内容和有关规定,国家药品标准的组成。

【了解】国外药典的相关情况,《中国药典》的历史沿革。

药品质量标准是监督药品质量的法定技术标准。《药品管理法》中明确规定:药品必须符合国家药品标准。我国的国家药品标准包括《中华人民共和国药典》《国家药品标准》《中华人民共和国卫生部药品标准》。国外较著名的药典主要有《美国药典-国家处方集》《英国药典》《欧洲药典》《日本药局方》等。

第一节 国家药品标准

一、国家药品标准的组成及效力

药品是一种特殊商品,关乎用药的安全性和有效性。药品质量标准是国家对药品质量和检验方法制定的技术规定,是药品生产、经营、使用、检验和药品监督管理部门均需遵循的法定依据。根据药品质量标准,药品只有合格和不合格之分。《药品管理法》规定,不符合药品质量标准的药品,不得出厂、不得销售,否则将视情节按劣药和假药论处。

我国现行的国家药品标准由国务院药品监督管理部门颁布,包括3部分。

(1)《中华人民共和国药典》(2020年版)简称《中国药典》(Pharmacopoeia of the People's Republic of China,英文简称为 Chinese Pharmacopoeia,英文缩写为 ChP)。《中国药典》依据《药品管理法》组织制定和颁布实施,且一经颁布实施,同品种的上版标准和其原国家药品标准同时停止使用。

(2)国家食品药品监督管理局等颁布的《国家药品标准》(简称《局颁药品标准》)和《中华人民共和国卫生部药品标准》(简称《部颁药品标准》),这两类药品标准,收载了国内已生产、疗效较好、需要统一标准但尚未载入《中国药典》的品种。如《中华人民共和国卫生部药品标准》现有中药成方制剂1~20册(16与18册为中药保护品种),国家食品药品监督管理局等颁布的《国家药品标准》包括《新药转正标准》1~104册、《国家注册标准》《进口药品注册标准》等。

(3)注册标准指国家食品药品监督管理部门批准给申请人特定药品的标准,生产或销售该药品的企业必须执行该注册标准。

【考纲提示】我国药品标准体系的组成。

由药品生产研发企业制定的用于本机构药品质量控制的标准称为企业药品标准,仅在企业内药品生产质量管理中使用,属于非法定标准。

二、国家药品标准的制定原则

《药品管理法》规定,国务院药品监督管理部门组织药典委员会,负责国家药品标准的制定和修订。2017年国家第十一届药典委员会审议通过了"《中国药典》(2020年版)编制大纲",明确了指导思想、总体目标、基本原则和具体目标。以建立"最严谨的标准"为指导,牢固树立"创新、协调、绿色、开放、共享"五大发展理念,紧密围绕"国家药品安全十三五规划"的总体目标,以临床需求为导向,对标国际先进标准,提高与淘汰相结合,进一步完善以《中国药典》为核心的药品标准体系建设,提升《中国药典》标准整体水平。努力实现中药标准继续主导国际标准制定,化学药、药用辅料标准基本达到或接近国际标准水平,生物制品标准紧跟科技发展前沿,与国际先进水平基本保持一致。

药品质量标准的编制基本原则如下。

1. 提升药品质量,保障用药安全有效

坚持药品标准的科学性、先进性、实用性和规范性,促进药品质量提升,保障公众用药安全有效。

2. 鼓励技术创新,促进研究成果应用

坚持继承与创新相结合,鼓励药品检测方法创新、生产工艺改进、质量控制技术提升,使更多的科学研究成果在药品标准中得到转化和应用。

3. 坚持扶优汰劣,促进产品结构调整

药典品种收载有增有减,优化增量、减少存量;有效发挥《中国药典》的标准导向作用,促进产业结构调整、产品升级换代。

【考纲提示】国家药品标准的制定原则。

第二节 中国药典

一、《中国药典》的历史沿革

迄今为止,我国共颁布了十一个版次的《中国药典》,即1953年版、1963年版、1977年版、1985年版、1990年版、1995年版、2000年版、2005年版、2010年版、2015年版和2020年版。不同版次的表示形式,是在药典名称后直接注明或在括号内注明"××××年版"。如2020年版,表示为《中国药典》2020年版或《中国药典》(2020年版)。除特别注明版次外,本教材的《中国药典》均指2020年版。此外,每版《中国药典》均会根据需要出版增补本,如《中国药典》2010年版出版了3个增补本。

《中国药典》(2020年版)是我国现行版药典,持续完善了以凡例为基本要求,通则为技术规定,指导原则为技术指导,品种正文为具体要求的药典架构。其草案于2020年4月由第十一届药典委员会执行委员会审议通过,经国家药品监督管理局会同国家卫生健康委员会批准颁布后施行。

2020年版药典继续沿用2015年版药典分为四部的体例,并进一步扩大药品品种和药用辅料标准的收载。共收载品种 5911 种,新增 319 种,修订 3177 种。一部中药收载 2711 种,其中新增 117 种,修订 452 种。二部化学药收载 2712 种,其中新增 117 种,修订 2387 种。三部生物制品收载 153 种,其中新增 20 种,修订 126 种。四部收载通用技术要求 361 个,其中制剂通则 38 个(修订 35 个),检测方法及其他通则 281 个(新增 35 个,修订 51 个),指导原则 42 个(新增 12 个,修订 12 个);药用辅料收载 335 种,其中新增 65 种,修订 212 种。

此外,与 2020 年版药典配套出版的还有《中华人民共和国药典中药材薄层色谱彩色图集》《中华人民共和国药典中成药薄层色谱彩色图集》等配套丛书。既往出版的《药品红外光谱集》《中华人民共和国中药材显微鉴别彩色图鉴》等依然适用于 2020 年版药典。

📖 知识拓展

《中国药典》(2020 年版)的主要特点

(1)稳步推进药典品种收藏。品种收藏以临床应用为导向,不断满足国家基本药物目录和基本医疗保险用药目录品种的需求,进一步保障临床用药质量。及时收载新上市药品标准,充分体现我国医药创新研发最新成果。

(2)健全国家药品标准体系。通过完善药典凡例以及相关通用技术要求,进一步体现药品全生命周期管理理念。结合中药、化学药、生物制品各类药品特性,将质量控制关口前移,强化药品生产源头以及全过程的质量管理。逐步形成以保障制剂质量为目标的原料药、要用辅料和药包材标准体系,为推动关联审评审批制度改革提供技术支撑。

(3)扩大成熟分析技术应用。紧跟国际前沿,不断扩大成熟检测技术在药品质量控制中的推广和应用,检测方法的灵敏度、专属性、适用性和可靠性显著提升,药品质量控制手段得到进一步加强。如新增聚合酶链反应(PCR)法、DNA 测序技术指导原则等。推进分子生物学检测技术在中药饮片、动物组织来源材料、生物制品起始材料、微生物污染溯源鉴定中的应用;新增 X 射线荧光光谱法、单抗制品特性分析方法、采用转基因检测技术应用于重组产品活性检测等。

(4)提高药品安全和有效控制要求。重点围绕涉及安全性和有效性的检测方法和限量开展研究,进一步提高药品质量的可控性。在安全性方面,进一步加强了对药材饮片重金属及有害元素、禁用农药残留、真菌毒素以及内源性有毒成分的控制。加强了对化学杂质的定性定量研究,对已知杂质和未知杂质分别控制;对注射剂等高风险制剂增订了与安全性相关的质控项目。加强了生物制品病毒安全性控制、建立了疫苗氢氧化铝佐剂以及重组技术产品相关蛋白的控制。在有效性方面,建立和完善了中药材与饮片专属性鉴别方法。结合通过仿制药质量与疗效一致性评价品种的注册标准,修订了药典相关标准的溶出度项目;进一步完善了化学药与有效性相关的质量控制要求。

(5)提升辅料标准水平。重点增加制剂生产常用辅料标准的收载,完善药用辅料自身安全性和功能性指标,逐步健全药用辅料国家标准体系,促进药用辅料质量提升,进一步保证制剂质量。

(6)加强国际标准协调。加强与国外药典的比对研究,注重国际成熟技术标准的借鉴和转化,不断推进与各国(地区)药典标准的协调。参考人用药品注册技术要求国际协调会(ICH)

相关指导原则,新增遗传毒性杂质控制指导原则,修订原料药物制剂稳定性试验、分析方法验证、药品杂质分析等指导原则,新增溶出度测定流池法、堆密度和振实密度测定法,修订残留溶剂测定法等,逐步推进 ICH 相关指导原则在《中国药典》的转化实施。

(7)强化药典导向作用。紧跟国际药品标准发展的趋势,兼顾我国药品生产的实际状况,在药品监管理念、质量控制要求、检测技术应用、工艺过程控制、产品研发指导等方面不断加强。在检测项目和限量设置方面,既考虑保障药品安全的底线,又充分关注临床用药的可及性,进一步强化药典对药品质量控制的导向作用。

2020 年版药典秉承科学性、先进性、实用性和规范性的原则,不断强化《中国药典》在国家药品标准中的核心地位,标准体系更加完善、标准制定更加规范、标准内容更加严谨、与国际标准更加协调,药品标准整体水平得到进一步提升,全面反映出我国医药发展和检测技术应用的现状,在提高我国药品质量,保障公众用药安全,促进医药产业健康发展,提升《中国药典》国际影响力等方面必将发挥重要作用。

二、《中国药典》的基本结构和主要内容

《中国药典》(2020 年版)由一部、二部、三部、四部及其增补本构成。一部收载中药,二部收载化学药品,三部收载生物制品,四部收载通用技术要求和药用辅料。国家药品标准由凡例与正文及其引用的通用技术要求共同构成,药典收载的凡例与通用技术要求对未载入药典的其他标准具有同等效力。

《中国药典》(2020 年版)一部、二部和三部,收载了相应品种的药品,其内容构成相同,包括凡例、品名目次、正文和索引 3 个部分。但由于收载的药品品种的差异性,在品名目次、正文及索引部分存在一定差异。本节主要介绍《中国药典》(2020 年版)二部的基本结构和内容。

(一)《中国药典》的基本结构

1. 凡例

凡例是为正确使用《中国药典》,对品种正文、通用技术要求以及药品质量检验和检定中有关共性问题的统一规定和基本要求。凡例主要包括 11 个方面的内容:通用技术要求,品种正文,名称与编排,项目与要求,检验方法和限度,标准品与对照品,计量,精确度,试药、试液、指示剂,动物试验,说明书、包装与标签。

凡例和通用技术要求中采用"除另有规定外"这一术语,表示存在与凡例或通用技术要求有关规定不一致的情况时,则在品种正文中另作规定,并据此执行。

2. 正文

《中国药典》各品种项下收载的内容为标准正文。正文系根据药物自身的理化与生物学特性,按照批准的处方来源、生产工艺、贮藏运输条件等所制定的、用以检测药品质量是否达到用药要求并衡量其质量是否稳定均一的技术规定。

正文内容根据品种和剂型的差异会有不同。《中国药典》(2020 年版)二部正文内容一般包括品名(包括中文名、汉语拼音名、英文名)、有机药物的结构式分子式与分子量、来源或有机药物的化学名称、含量或效价规定、性状、鉴别、检查、含量或效价测定、类别、规格、贮藏、制剂等。

知识拓展

《中国药典》(2020年版)一部正文内容可分别列有品名、来源、处方、制法、性状、鉴别、检查、浸出物、特征图谱或指纹图谱、含量测定、炮制、性味与归经、功能与主治、用法与用量、注意、规格、贮藏、制剂、附注等。

《中国药典》(2020年版)四部药用辅料标准正文内容一般包括品名(包括中文名、汉语拼音与英文名)、有机物的结构式、分子式、分子量与CAS编号、来源、制法、性状、鉴别、检查、含量测定、类别、贮藏等。

《中国药典》(2020年版)二部正文范例(节选)

阿司匹林

Asipilin

Aspirin

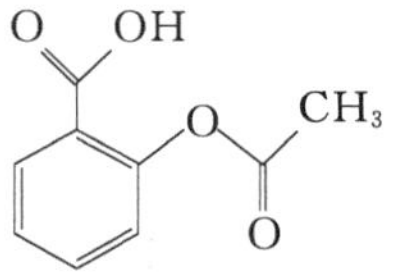

$C_9H_8O_4$ 180.16

本品为2-(乙酰氧基)苯甲酸。按干燥品计算,含$C_9H_8O_4$不得少于99.5%。

【性状】本品为白色结晶或结晶性粉末;无臭或微带醋酸臭;遇湿气即缓缓水解。

本品在乙醇中易溶,在三氯甲烷或乙醚中溶解,在水或无水乙醚中微溶;在氢氧化钠溶液或碳酸钠溶液中溶解,但同时分解。

【鉴别】(1)取本品约0.1g,加水10ml,煮沸,放冷,加三氯化铁试液1滴,即显紫堇色。

(2)取本品约0.5g,加碳酸钠试液10ml,煮沸2min后,放冷,加过量的稀硫酸,即析出白色沉淀,并发生醋酸的臭气。

(3)本品的红外光吸收图谱应与对照的图谱(光谱集5图)一致。

【检查】溶液的澄清度 取本品0.50g,加温热至约45℃的碳酸钠试液10ml溶解后,溶液应澄清。

游离水杨酸 按照高效液相色谱法(通则0512)测定。临用新制。

溶剂 1%冰醋酸的甲醇溶液。

供试品溶液 取水杨酸对照约10mg,精密称定,置于100ml量瓶中,加溶剂适量使溶解并稀释至刻度,摇匀,精密量取5ml,置于50ml量瓶中,用溶剂稀释至刻度,摇匀。

色谱条件 用十八烷基硅烷键合硅胶为填充剂;以乙腈-四氢呋喃-冰醋酸-水(20:5:5:70)为流动相;检测波长为303nm;进样体积为10μl。

系统适应性要求 理论塔板数按水杨酸峰计算不低于5000。阿司匹林峰与水杨酸峰之间的分离度应符合要求。

测定法 精密量取供试品溶液与对照品溶液,分别注入液相色谱仪,记录色谱图。

限度 供试品溶液色谱图中如有水杨酸峰保留时间一致的色谱峰,按外标法以峰面积计算,不得超过0.1%。

易炭化物 取本品0.50g,依法检查(通则0842),与对照液(取比色用氯化钴液0.25ml、比色用重铬酸钾液 0.25ml,比色用硫酸铜液 0.40ml,加水使成 5ml)比较,不得更深。

有关物质　按照高效液相色谱法(通则 0512)测定。

溶剂　1% 冰醋酸的甲醇溶液。

供试品溶液　取本品约 0.1g,置于 10ml 量瓶中,加溶剂适量,振摇使溶解并稀释至刻度,摇匀。

对照溶液　精密量取供试品溶液 1ml,置于 200ml 量瓶中,用溶剂稀释至刻度,摇匀。

水杨酸对照品溶液　见游离水杨酸项下对照品溶液。

灵敏度溶液　精密量取对照溶液 1ml,置于 10ml 量瓶中,用溶剂稀释至刻度,摇匀。

色谱条件　用十八烷基硅烷键合硅胶为填充剂;以乙腈-四氢呋喃-冰醋酸-水(20:5:5:70)为流动相 A,乙腈为流动相 B,按表 2-1 进行梯度洗脱;检测波长为 276nm;进样体积为 10μl。

表 2-1　梯度洗脱程序

时间(min)	流动相 A(%)	流动相 B(%)
0	100	0
60	20	80

系统适应性要求　阿司匹林峰的保留时间约 8min,阿司匹林峰与水杨酸峰之间的分离度应符合要求。灵敏度溶液色谱图中主成分峰高的信噪比应大于 10。

测定法　精密量取供试品溶液、对照溶液、灵敏度溶液与水杨酸对照品溶液,分别注入液相色谱仪,记录色谱图。

限度　供试品溶液色谱图中如有杂峰,除水杨酸峰外,其他各杂质峰面积的和不得大于对照溶液主峰面积(0.5%),小于灵敏度溶液主峰面积的色谱峰忽略不计。

干燥失重　取本品,置于五氧化二磷为干燥剂的干燥器中,在 60℃减压干燥至恒重,减失重量不得超过 0.5%(通则 0831)。

炽灼残渣　不得超过 0.1%(通则 0841)。

重金属　取本品 1.0g,加乙醇 23ml 溶解后,加醋酸盐缓冲液(pH 值为 3.5)2ml 依法检查(通则 0821 第一法),含重金属不得超过百万分之十。

【含量测定】取本品约 0.4g,精密称定,加中性乙醇(对酚酞指示液显中性)20ml 溶解后,加酚酞指示液 3 滴,用氢氧化钠滴定液(0.1mol/L)滴定。每 1ml 氢氧化钠滴定液(0.1mol/L)相当于 18.02mg 的 $C_9H_8O_4$。

【类别】解热镇痛、非甾体抗炎药,抗血小板聚集药。

【贮藏】密封,在干燥处保存。

【制剂】(1)阿司匹林片;(2)阿司匹林肠溶片;(3)阿司匹林肠溶胶囊;(4)阿司匹林泡腾片;(5)阿司匹林栓。

3. 品名目次和索引

《中国药典》的品名目次和索引,供查阅用。《中国药典》四部还单列通用技术要求目次。品名目次置于药典凡例后,正文前,按照中文名的笔画顺序排列,同笔画数的字按起笔笔形顺序排列。《中国药典》(2020 年版)二部品名目次的正文品种第一部分收载药品,单方制剂排在其原料药后;正文品种第二部分收载放射性药物。《中国药典》(2020 年版)一部品名目次包括药材和饮片、植物油脂和提取物、成方制剂和单味制剂。

索引排在药典的最后,《中国药典》(2020 年版)二部包括中文索引、英文索引。中文索引按照检索内容中文名称第一个汉字的汉语拼音顺序排列,可检索药物、辅料的有关内容;英文索引则按照英文字母顺序排列。《中国药典》(2020 年版)一部包括中文索引、汉语拼音索引、拉丁名索引和拉丁学名索引。

【考纲提示】《中国药典》的主要内容和结构。

(二)《中国药典》的主要内容

1. 凡例的主要内容

《中国药典》(2020 年版)二部"凡例"中有关规定的主要内容简述如下。

1)名称 药典正文收载的药品中文名称通常按照《中国药品通用名称》收载的名称及其命名原则命名,均为法定名称;原料药英文名(除另有规定外)均采用国际非专利药名(International Nonproprietary Names, INN)。

有机药物的化学名称系根据中国化学会编撰的《有机化学命名原则》命名,母体的选定与国际纯粹与应用化学联合会(International Union of Pure and Applied Chemistry, IUPAC)的命名系统一致。药品化学结构式采用世界卫生组织(World Health Organization, WHO)推荐的"药品化学结构式书写指南"书写。

2)溶解度 溶解度是药品的一种物理性质,表示药品在溶剂中的溶解性能。各品种正文项下选用的部分溶剂及其在该溶剂中的溶解性能,可供精制或制备溶液时参考;对在特定溶剂中的溶解性能需做质量控制时,应在该品种检查项下另做具体规定。药品的近似溶解度以下列名词术语表示。

极易溶解 系指溶质 1g(ml)能在溶剂不到 1ml 中溶解
易溶 系指溶质 1g(ml)能在溶剂 1～不到 10ml 中溶解
溶解 系指溶质 1g(ml)能在溶剂 10～不到 30ml 中溶解
略溶 系指溶质 1g(ml)能在溶剂 30～不到 100ml 中溶解
微溶 系指溶质 1g(ml)能在溶剂 100～不到 1000ml 中溶解
极微溶解 系指溶质 1g(ml)能在溶剂 1000～不到 10000ml 中溶解
几乎不溶或不溶 系指溶质 1g(ml)在溶剂 10000ml 中不能完全溶解

试验法:除另有规定外,称取研成细粉的供试品或量取液体供试品,于 25℃±2℃ 一定容量的溶剂中,每隔 5min 强力振摇 30s;观察 30min 内的溶解情况,如无目视可见的溶质颗粒或液滴时,即视为完全溶解。

3)贮藏 贮藏项下的规定,系为避免污染和降解而对药品贮存与保管的基本要求,以下列名词术语表示。

遮光 系指用不透光的容器包装,例如棕色容器或黑纸包裹的无色透明、半透明容器
避光 系指避免日光直射
密闭 系指将容器密闭,以防止尘土及异物进入
密封 系指将容器密封以防止风化、吸潮、挥发或异物进入

熔封或严封　　系指将容器熔封或用适宜的材料严封,以防止空气与水分的侵入并防止污染

阴凉处　　系指不超过 20℃

凉暗处　　系指避光并不超过 20℃

冷处　　系指 2～10℃

常温　　系指 10～30℃

4)检验方法和限度　　原料药的含量(％),除另有注明者外,均按重量计。当规定上限为 100％ 以上时,系指用《中国药典》(2020 年版)规定的分析方法测定时可能达到的数值,它为本药典规定的限度或允许偏差,并非真实含有量;当未规定上限时,系指不超过 101.0％。制剂的含量限度范围,系根据主药含量的多少、测定方法误差、生产过程不可避免偏差和贮存期间可能产生降解的可接受程度而制定的,生产中应按标示量 100％投料。

5)计量　　包括以下几项。

(1)温度:有关的温度描述,一般以下列名词术语表示。

水浴温度　　　　　除另有规定外,均指 98～100℃

热水　　　　　　　系指 70～80℃

微温或温水　　　　系指 40～50℃

室温(常温)　　　　系指 10～30℃

冷水　　　　　　　系指 2～10℃

冰浴　　　　　　　系指约 0℃

放冷　　　　　　　系指放冷至室温

(2)符号"％":表示百分比,系指重量的比例。但溶液的百分比,除另有规定外,系指溶液 100ml 中含有溶质若干克。

％ (g/g)　　　　　表示溶液 100g 中含有溶质若干克

％ (ml/ml)　　　　表示溶液 100ml 中含有溶质若干毫升

％ (ml/g)　　　　 表示溶液 100g 中含有溶质若干毫升

％ (g/ml)　　　　 表示溶液 100ml 中含有溶质若干克

(3)缩写"ppm":表示百万分比,系指重量或体积的比例。

(4)缩写"ppb":表示十亿分比,系指重量或体积的比例。

(5)液体的滴:系在 20℃ 时,以 1.0ml 水为 20 滴进行换算。

(6)溶液后标示的"(1→10)"等符号:系指固体溶质 1.0g 或液体溶质 1.0ml 加溶剂使成 10ml 的溶液;未指明用何种溶剂时,均系指水溶液;两种或两种以上液体的混合物,名称间用半字线"-"隔开,其后括号内所示的":"符号,系指各液体混合时的体积(重量)比例。

6)精确度　　包括以下几项。

(1)试验中供试品与试药等"称重"或"量取"的量,均以阿拉伯数码表示,其精确度可根据数值的有效数位来确定,如称取"0.1g",系指称取重量可为 0.06～0.14g;称取"2g",系指称取重量可为 1.5～2.5g;称取"2.0g",系指称取重量可为 1.95～2.05g;称取"2.00g",系指称取重量可为 1.995～2.005g。

(2)"精密称定",系指称取重量应准确至所取重量的千分之一;"称定",系指称取重量应准确至所取重量的百分之一;"精密量取",系指量取体积的准确度应符合国家标准中对该体积移液管的精密度要求;"量取",系指可用量筒或按照量取体积的有效位数选用量具。

(3)取用量为"约"若干时,系指取用量不得超过规定量的±10%。

(4)恒重,除另有规定外,系指供试品连续两次干燥或炽灼后称重的差异在0.3mg以下的重量;干燥至恒重的第二次及以后各次称重均应在规定条件下继续干燥1h后进行;炽灼至恒重的第二次称重应在继续炽灼30min后进行。

(5)试验中的"空白试验",系指在不加供试品或以等量溶剂替代供试液的情况下,按同法操作所得的结果;含量测定中的"并将滴定的结果用空白试验校正",系指按供试品所耗滴定液的量(ml)与空白试验中所耗滴定液的量(ml)之差进行计算。

【考纲提示】凡例内容(类别、规格、贮藏、检验方法和限度、标准品、对照品、计量单位名称和符号、精确度等)。

2. 通用技术要求的主要内容

《中国药典》(2020年版)四部·通用技术要求主要收载制剂通则、通用检测方法和指导原则(表2-2)。制剂通则系按照药物剂型分类,针对剂型特点所规定的基本技术要求;通用检测方法系各正文品种进行相同检查项目的检测时所应采用的统一的设备、程序、方法及限度等;指导原则系为执行药典、考察药品质量、起草与复核药品标准等所制定的指导性规定。

表2-2 《中国药典》(2020年版)四部·通用技术要求的主要内容

编码	名称	实例
0100	制剂通则	0101片剂、0102注射剂、0103胶囊剂
0200	其他通则	0212药材和饮片检定通则
0300		0301一般鉴别试验
0400	光谱法	0401紫外-可见分光光度法
0500	色谱法	0512高效液相色谱法
0600	物理常数测定法	0621旋光度测定法
0700	其他测定法	0702非水溶液滴定法
0800	限量检查法	0821重金属检查法、0841炽灼残渣检查法
0900	特性检查法	0904可见异物检查法
1100	生物检查法	1143细菌内毒素检查法
1200	生物活性测定法	1201抗生素微生物检定法
2000	中药其他方法	2001显微鉴别法、2302灰分测定法
3000	生物制品相关检查方法	
3100	含量测定法	3103磷测定法;3126 IgG含量测定法
3200	化学残留物测定法	3201乙醇残留量测定法
3300	微生物检查法	3301支原体检查法
3400	生物测定法	3401免疫印迹法、3405肽图检查法
3500	生物活性/效价测定法	3503人用狂犬病疫苗效价测定法
8000	试剂与标准物质	8001试药、8002试液、8004缓冲液
9000	指导原则	0901原料药物与制剂稳定性试验指导原则

【考纲提示】通用技术要求和正文的结构与内容。

第三节 国际药品标准

一、美国药典-国家处方集

《美国药典-国家处方集》(简称 USP-NF)是《美国药典》和《国家处方集》2 个法定药品标准的合订本,由美国药典委员会编制,美国食品药品监督管理局(FDA)强制执行。该标准包含药物、剂型、原料药、辅料、生物制剂、复方制剂、医疗器械、食物补充剂和其他治疗成分的标准。

《美国药典》(简称 USP)是美国政府对药品质量标准和检定方法制定的技术规定,是美国制造和销售的药物和相关产品的生产、使用、管理、检验的法律依据。《美国药典》第 1 版于 1820 年出版,2019 年已出版至第 42 版。

《国家处方集》(简称 NF)是收载《美国药典》尚未收入的新药和新制剂。《国家处方集》第 1 版于 1883 年出版,2019 年已出版至第 37 版。

《国家处方集》自 1980 年的第 15 版起并入《美国药典》,二者合称为《美国药-国家处方集》。其修订速度较快,包括每年一次的修订和每年两次的增补,以及 USP 官方网站(http://www.usp.org)上的快速修订。2019 年法定使用的《美国药典-国家处方集》为 2018 年 12 月出版的〔USP(42)-NF(37)〕版。

《美国药典-国家处方集》主要内容包括凡例(general notices)、正文(monographs,亦称各论)、通则(general chapters)、附录(appendices)和索引(index)。正文部分包括成分或制剂的名称、定义、包装、储藏和标签要求及检测项目,各品种按英文字母的顺序先后排列。根据品种和剂型的不同,每一品种正文项下分别列有品名、结构式、分子式与分子量、化学名称、化学文摘(CAS)登录号、含量或效价规定、鉴别、物理常数、检查、含量或效价测定、包装和贮藏、参比物质要求等。通则部分提供正文中所用术语的定义,以及解释正文要求所需的信息。

二、英国药典

《英国药典》(简称 BP)由英国药典委员会编制出版,出版周期不定,是英国制药标准的唯一法定来源。最新版本为《英国药典》(2020 版),共 6 卷,于 2020 年 1 月起生效。第 1 卷和第 2 卷收载原料药、药用辅料。第 3 卷和第 4 卷收载制剂通则、药物制剂、血液制品、放射性药品、手术用品、植物药和辅助治疗药品。第 5 卷收载标准红外光谱、附录和指导原则。第 6 卷为兽药典。《英国药典》包括专论、测试方法、红外光谱参考、补充资料,并包含欧洲药典 9.0~10.0 的内容。《英国药典》(2020 版)的更新情况可查阅官方网站 http://www.pharmacopoeia.org.uk/。

三、欧洲药典

《欧洲药典》(简称 Ph.Eur.)是欧洲药品质量控制标准,由欧洲药典委员会编制,由欧洲药品质量管理局(EDQM)负责出版和发行,适用于 36 个欧洲国家,包括欧盟国家。

《欧洲药典》的基本内容包括活性物质、辅料、化学、动物、人或植物来源的药用物质或制品、顺势疗法制剂和顺势疗法原料、抗生素,以及制剂和容器等,还适用于生物制品、血液和血浆制品、疫苗和放射药品。《欧洲药典》的基本组成有凡例、通用分析方法、容器和材料、试剂、正文和索引等。通用分析方法包括一般鉴别实验,一般检查方法,常用物理、化学测定法,常用含量测定法,生物检查和生物分析,生药学方法。正文的内容包括品名、结构式、分子式、CAS登录号、化学名称及含量限度、性状、鉴别、检查、含量测定、贮藏、可能的杂质结构等。

《欧洲药典》现行版为第 10 版,包括 2 个基本卷,于 2019 年 7 月出版发行,2020 年 1 月生效。《欧洲药典》在每次欧洲药典委员会决议后,通过非累积增补本进行更新,每年出 3 个增补本。第 10 版现有 3 个增补本(10.1～10.3)。《欧洲药典》的更新情况可查阅官方网站 http://www.edqm.eu/。

四、日本药局方

《日本药典》名称为《日本药局方》(简称 JP),由日本药局方编辑委员会编制,由厚生省颁布执行。2020 年 11 月 20 日,日本厚生省根据药品、医疗器械、再生药物治疗产品、基因治疗产品和化妆品质量保证、功效和安全法案第 41 条之规定废除《日本药典》第 16 版,制定《日本药典》第 17 版,该版本于 2017 年 4 月 1 日生效,目前为第 2 增补本。

2020 年现行版本仍为 2016 年出版的《日本药局方》(第十七版),由一部和二部组成。一部收载凡例、制剂总则、一般试验方法、医药品各论(主要为化学药品、抗生素、放射性药品及制剂);二部收载通则、生药总则、制剂总则、一般试验方法、医药品各论(主要为生药、生物制品、调剂用附加剂等)、药品红外光谱集等。医药品各论中药品的质量标准,按顺序分别列有品名(日本名、英文名、拉丁名及别名)、结构式、分子式与分子量、来源或化学名、CAS 登录号、含量和效价规定、性状和物理常数、鉴别、检查、含量或效价测定、容器和贮藏、有效期等。《日本药局方》的更新情况可查阅其官方网站 http://jpdb.nihs.go.jp/jp16e/。

【考纲提示】《美国药典-国家处方集》《英国药典》《欧洲药典》《日本药局方》的主要内容和特点。

知识点思维导图

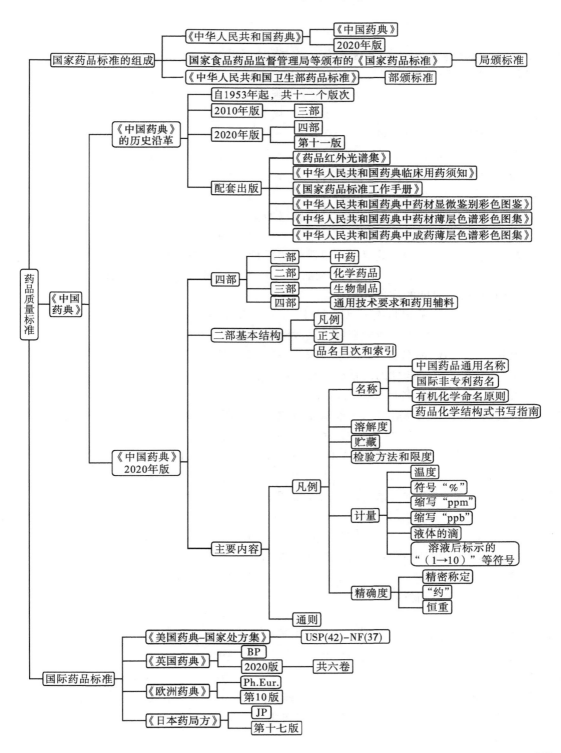

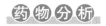

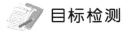 目标检测

一、选择题

【A 型题】(最佳选择题,每题的备选答案中只有一个最佳答案)

1. 我国现行版《中国药典》为(　　)
　　A. 2000 年版　　　　　　B. 2005 年版　　　　　　C. 2010 年版
　　D. 2015 年版　　　　　　E. 2020 年版

2. 我国现行版《中国药典》为第(　　)版
　　A. 8　　　　　B. 9　　　　　C. 10　　　　　D. 11　　　　　E. 12

3. 我国现行版《中国药典》分为(　　)部
　　A. 1　　　　　B. 2　　　　　C. 3　　　　　D. 4　　　　　E. 5

4. 我国现行版《中国药典》收载通则和药用辅料的是(　　)
　　A. 一部　　　　B. 二部　　　　C. 三部　　　　D. 四部　　　　E. 五部

5. 我国现行版《中国药典》收载双黄连口服液的质量分析标准的是(　　)
　　A. 一部　　　　B. 二部　　　　C. 三部　　　　D. 四部　　　　E. 五部

6.《中国药典》关于温度的描述收载在(　　)
　　A. 凡例　　　B. 品名目次　　C. 附录　　　D. 正文　　　E. 索引

7.《中国药典》关于硝酸银试液的配制方法收载在(　　)
　　A. 凡例　　　B. 品名目次　　C. 附录　　　D. 正文　　　E. 索引

8.《中国药典》关于阿司匹林的质量分析标准收载在(　　)
　　A. 凡例　　　B. 品名目次　　C. 附录　　　D. 正文　　　E. 索引

9.《中国药典》关于"精密称定"系指称取重量应准确至所取重量的(　　)
　　A. ±10%　　B. ±10‰　　C. 百分之一　　D. 千分之一　　E. 万分之一

10.《中国药典》关于取用量为"约"若干时,系指取用量不得超过规定量的(　　)
　　A. ±10%　　B. ±10‰　　C. 百分之一　　D. 千分之一　　E. 万分之一

11.《中国药典》关于"恒重",系指供试品连续两次干燥或炽灼后称重的差异在(　　)mg 以下
　　的重量
　　A. 0.1　　　　B. 0.3　　　　C. 0.5　　　　D. 1　　　　　E. 3

12.《中国药典》关于液体的滴,系在 20℃ 时,以 1.0ml 水为(　　)滴进行换算
　　A. 5　　　　　B. 10　　　　　C. 15　　　　　D. 20　　　　　E. 30

13.《美国国家处方集》缩写为(　　)
　　A. USP　　　B. NF　　　　C. BP　　　　D. Ph. Eur.　　　E. JP

14.《英国药典》缩写为(　　)
　　A. USP　　　B. NF　　　　C. BP　　　　D. Ph. Eur.　　　E. JP

15. JP 为(　　)的缩写
　　A.《美国药典》　　　　　　B.《欧洲药典》　　　　　　C.《日本药典》
　　D.《日本药局方》　　　　　E.《英国药典》

二、实例分析题

请分析表 2-3 内容在《中国药典》现行版中的查阅位置。

表 2-3 实例分析问题表

序号	查阅内容	药典中查阅位置	
		第几部	哪部分
1	阿司匹林片的含量测定方法		
2	贮藏项下关于"凉暗处"的规定		
3	糊精		
4	丸剂的检查项目		
5	双黄连口服液的鉴别		
6	硫酸链霉素的效价测定试验法		
7	酚酞指示剂的配制方法		
8	芳香第一胺类鉴别试验		
9	亚硝酸钠滴定液的配制方法		
10	六味地黄丸的显微鉴别法		

（杨　红）

第三章　药品检验分析基础

学习目标

【掌握】药品检验工作的基本程序。

【熟悉】药品检验的基本要求。

【了解】药品检验机构及检验类别。

药品检验工作是通过检验药品的质量做出公正的、科学的、准确的评价和判定，维护消费者、生产企业和国家的利益。药物分析工作者应该树立质量第一的观念，做到以下几点要求。首先，确保公正是对药品检验工作最基本的要求，也是药品检验人员必须具备的职业道德，药品检验人员必须严格按照药品质量法规和药品检验标准进行操作，一切按规章制度办事，坚持原则，依据检验结果客观、实事求是地做出判定；其次，药品检验人员必须不断提高自身的业务水平，以高度的责任心和科学的态度对待检验工作，严格执行各种管理制度和检验标准操作规程，必须确保提供的检验数据真实、可信、准确；此外，要履行好药品技术监督检验的法定职能，以认真负责的工作态度、科学严谨的工作作风和准确无误的工作结果，树立起工作的权威。

第一节　药品质量检验

一、药品检验机构

为确保药品质量安全有效，国家药品监督管理部门、药品生产企业、药品经营企业、医疗机构等都必须设置药品检验机构。药品检验机构可分为国家法定检验机构和非法定检验机构。

(一)法定检验机构

根据《药品管理法》的规定，药品检验所是执行国家对药品监督检验的法定性专业机构。中国食品药品检定研究院(以下简称中检院)是全国药品检验的最高技术仲裁机构，是全国药品检验所业务技术指导中心。国家依法设置的药品检验所分为四级：①中国食品药品检定研究院；②省、自治区、直辖市药品检验所；③市(地)、自治州、盟药品检验所；④县、市、旗药品检验所。各级药品检验所(或称为食品药品检验所、药品检验检测研究院等)受同级药品监督管理主管部门领导，业务技术受上一级药品检验所指导。国家设置或确定的药检机构的具体职责如下。

（1）负责辖区内药品的质量检验和技术仲裁。

（2）制定辖区内药品的抽验计划，提供辖区内药品质量公报所需的技术数据和质量分析报告。

（3）承担药品质量认证工作。

（4）指导下级药品检验所或辖区内药品生产、经营、使用单位质检机构的业务技术工作。

（5）综合上报和反馈药品质量情报信息。

（二）非法定检验机构

非法定检验机构有各药品生产企业的质量检验部门、药品经营企业的药检室、医疗单位药学部门的药检室等。药品必须经检验合格后方可出厂，药品经营企业和医疗机构对购进的药品进行检查验收合格后，方可销售使用。其中，药品生产企业的质量保证（quality assurance，QA）与质量控制（quality control，QC）部门依据药品质量标准的规定和药品检验实验室的具体条件制定相应的标准操作规范（standard operating procedure，SOP），并实施企业内药品的生产过程监控与出厂检验。

【考纲提示】药品质量检验机构的职责。

二、药品检验类别

药品检验所通过药品的检验与检查的手段进行质量监督。根据其目的和处理方法不同，分为抽查性检验、委托检验、复核检验、技术仲裁检验及进出口检验等类型。

1．抽查性检验（以下简称"抽验"）

药品检验所授权定期或不定期地对药品生产企业、经营企业和医疗单位的药品质量进行检查和抽验。抽验包括计划抽验和日常监督抽验。抽验的重点是需求量大、应用面广、质量不稳定、贮存期过长、易混淆、易变质、外观有问题的药品以及各级医疗单位自制制剂。通过抽验，发现药品质量问题和倾向，并依法处理，从宏观上对药品质量进行了控制，督促企、事业单位严格按药品标准生产、经营、使用合格药品。抽验是一种强制性检验，抽验结果由国家药品监督管理主管部门发布《药品质量检验公报》。

2．委托检验

药品监督管理主管部门委托药检所检验的药品，药品生产企业、经营企业和医疗单位因不具备检验技术和检验条件而委托药检所检验的药品均属于委托检验。

3．复核检验

复核检验（复验）是对原检验结果的复核，其目的是为了证明原检验数据和结果的可靠性和真实性，以确保药品的质量。

4．技术仲裁检验

技术仲裁检验是公正判定、裁决有质量争议的药品，保护当事人正当权益的检验。

5．进出口药品检验

进出口药品检验是对进出口药品实施的检验。进口药品检验按《进口药品管理办法》和有关规定执行，由口岸药品检验所进行检验；出口药品按出口合同的标准检验。

【考纲提示】药品检验的类别。

第二节　药品检验程序与项目

药品检验工作是按照药品质量标准对药品进行检验、比较和判定,所以,作为药品检验人员首先要熟悉和掌握检验标准及有关规定,明确检验目的、指标要求及判定原则。

一、取样

为确保检验结果的科学性、真实性和代表性,取样必须坚持随机、客观、均匀、合理的原则。药品生产企业抽取的样品包括进厂的原辅料、中间体及产品。取样时必须填写取样记录,内容主要包括品名、日期、规格、批号、数量、来源、编号、必要的取样说明、取样人签字等,取样由专人负责,取样容器和被取样包装上均应贴上标签。

1. 取样量

取样应根据被取样品的特性按批进行。若批总件数(原料:袋;中间体:桶、锅;产品:箱、袋、盒、桶等)为 x,则当 $x \leqslant 3$ 时,每件取样;当 $3 < x \leqslant 300$ 时,按 $\sqrt{x}+1$ 随机取样;当 $x > 300$ 时,按 $\dfrac{\sqrt{x}}{2}+1$ 随机取样。一次取样量最少可供 3 次检验用量,同时还应保证留样观察的用量。

2. 取样方法

取样过程必须按照国家食品药品监督管理局颁布的《药品检验标准操作规范》中取样的有关规定进行。

> **课堂活动**
>
> 某批进厂原料共 36 件,应随机取样的件数为(　　),为什么?
>
> A. 5 件　B. 6 件　C. 7 件
> D. 8 件　E. 36 件

(1)原辅料取样时,应将被取物料外包装清洁干净后移至与配料室洁净级别相当的取样室或其他场所进行取样,以免被取物料被污染。

(2)固体样品用取样器或其他适宜的工具从袋(桶、箱)口一边斜插至对边袋(桶、箱)深约 3/4 处抽取均匀样品。取样量较少时,应选取中心点和周边 4 个抽样点,自上往下垂直抽取样品。

(3)液体样品用两端开口、长度和粗细适宜的玻璃管,慢慢插入液体中,使管内外液面保持同一水平,插至底部时,封闭上端开口,提出抽样管,抽取全液位样品。

(4)所取样品经混合或振摇均匀后(必要时进行粉碎)用"四分法"缩分样品,直至缩分到所需样品量为止。

(5)将所取样品按规定的数量分装两瓶,贴上标签或留样证,一瓶供检验用,另一瓶作为留样保存。

(6)制剂样品和包装材料随机抽取规定的数量即可。

(7)针剂澄明度检查,按取样规定每盘随机抽取若干,全部混匀再随机抽取。

(8)外包装按包装件 50% 全检。

(9)取样后应及时将打开的包装容器重新扎口或封口,同时在包装容器上贴上取样证,并填写取样记录。

3．注意事项

（1）取样器具、设备必须清洁干燥，且不与被取物料起化学反应，应注意由于取样工具不洁而引起的交叉污染。抽取供细菌检查用的样品时，取样器具还须按规定消毒灭菌。

（2）盛放样品的容器必须清洁、干燥、密封。盛放遇光不稳定样品和菌检样品的容器应分别使用不透光容器和无菌容器。

（3）取样必须由质检人员进行，取样人必须对所取样品的代表性负责，不得委托岗位生产人员或其他非专业人员代抽取。

（4）取样者必须熟悉被取物料的特性、安全操作的有关知识及处理方法。抽取有毒有害样品时，应穿戴适宜的劳动保护用品。

（5）进入洁净区取样时，应按有关规定进出洁净区。

（6）取样后要尽快检验。如一次检验不合格，除另有规定外，应加大取样数量，从两倍数量的包装中进行取样。重新取样时，也应符合相关标准规定的要求。

（7）易变质的原辅料，贮存期超过规定期限时，领用前要重新取样检验。抽取的检验样品按检验过程分为待检、在检和已检 3 种状态。

知识拓展

"四分法"取样：将样品摊成正方形，依对角线划"×"字，使分为四等份，取用对角线两份；再如上操作，反复数次，直至需要量为止。

二、检验

检验员接到检验样品后，依据检验标准按检验标准操作规程进行检验。常规检验以国家药品标准为检验依据，进口药品按注册标准检验，出口药品、新药、仿制药品以及医院制剂按合同或所附药品质量标准进行检验。

1．性状评价

药物的性状包括外观和物理常数，是药品质量的重要表征之一。外观（如药物的聚集状态、晶型、色泽等）是根据药品质量标准规定对药品质量的初步感官评价；物理常数测定包括熔点、旋光度、比重、折光率、吸收系数等特征常数，不仅具有鉴别意义，而且在一定程度上反映药品的纯度及疗效。性状评价合格后，才能依次进行鉴别、检查及含量测定。

2．鉴别

鉴别是药品检验工作的首要任务，只有在鉴别无误的情况下，进行药物的杂质检查和含量测定工作才有意义。鉴别主要是依据药物的化学结构和理化性质进行某些化学反应，测定某些理化常数，或采用仪器分析方法来判断药物及其制剂的真伪。不能将药品的某一个鉴别试验作为判断该药品真伪的唯一依据，鉴别试验往往是一组试验项目综合评价得出的结论。

3．检查

药物中的杂质检查是利用药物成分与杂质成分间物理、化学性质的不同，选择适当有效的方法进行测定。检查包括纯度检查和其他项目的检查，主要是按药品质量标准规定的项目进行"限度检查"，通常不测定其准确含量。

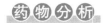

4. 含量测定与效价测定

药品的含量测定是对药品中有效成分的含量进行测定,常用方法有化学分析法与仪器分析法。效价测定方法主要采用生物活性测定法,常用方法有抗生素微生物检定法、升压素生物测定法等。

综上所述,判断一个药品是否符合要求,必须全面考虑。只有在鉴别、检查和含量测定的各项检验结果都符合规定后,才能得出"符合规定"的结论,为合格药品;若有任何一项不符合规定,则结论为"不符合规定",为不合格药品。

【考纲提示】药品检验程序:取样、鉴别、检查、含量测定、写出检验报告。

三、检验记录及检验报告

1. 检验记录

检验记录是出具检验报告的依据,是进行科学研究和技术总结的原始资料,能反映检验的真实过程,检验人员在检验过程中必须做好原始记录,并能保证其重现性。检验记录必须做到真实、完整、清晰。应及时做检验记录,严禁事后补记或转抄,检验记录不得任意涂改,若需要更改,必须用斜线将涂改部分划掉,并在旁边签上涂改者的名字或盖印章,涂改地方要保证清晰可见,以便日后有据可查。分析数据与计算结果中的有效数位应符合"有效数字和数值的修订及其运算"中的规定。检验记录应保存至药品有效期后一年。检验记录应至少包括以下内容:

(1)产品或物料的名称、剂型、规格、批号或供货批号,必要时注明供应商和生产商的名称或来源;

(2)依据的质量标准和检验操作规程;

(3)检验所用的仪器或设备的型号和编号;

(4)检验所用的试液和培养基的配制批号、对照品或标准品的来源和批号;

(5)检验所用动物的相关信息;

(6)检验过程,包括对照液的配制、各项具体的检验操作、必要的环境湿度;

(7)检验结果,包括观察情况、计算和图谱或曲线图,以及依据的检验报告编号;

(8)检验日期;

(9)检验人员的签名和日期;

(10)检验、计算复核人员的签名和日期。

2. 检验报告

药品检验报告书是鉴定药品质量的法律文书,对药品抽样记录及凭证、检验记录及检验报告书的书写进行规范,是保证药品检验数据和结果准确可靠、结论正确的前提。检验报告结论必须明确,应根据现行法定标准做出"符合规定"或"不符合规定"结论。

(1)检验报告单主要内容包括物料名称、规格、流水号或批号、数量、生产单位、取样日期、检验日期、检验依据、检验结果、检验人、复核人、质检部负责人签字等。

(2)检验报告是对药品质量检验的定论,要依法做出明确、肯定的判断。

(3)检验报告单上必须有检验者、复核者、部门主任签字或签章以及质检部签章方可有效。

(4)检验报告单结果中有效数字与法定标准规定要一致。

(5)检验报告单字迹要清晰,色调一致,书写正确。

四、结果判定与复检

将检验结果同质量标准相比较,判定是否符合质量标准的要求,进而对整批产品质量做出结论。

(1)检验原始记录和检验报告,除检验人自查外,还必须经第二人进行复核。检验报告还必须交化验室主任或由其委托指定的人员进行审核。

(2)复核人主要复核原始记录和检验报告的结果是否一致,双平行试验结果是否在允许误差范围内。压限(边缘值)和不合格指标是否已经复验、指标有(是)否漏检、有(是)否异常数据、判断结果是否准确等。

(3)复核、审核接受后,复核人、审核人均应在原始记录或检验报告上签字,并对复核和审核结果负全部责任。凡属计算错误等,应由复核者负责;凡属判断错误等,应由审核人负责;凡属原始数据错误等,应由检验者本人负责。

(4)对原始记录和检验报告上查出的差错,由复核人、审核人提出,告知检验者本人,并由更正人签章。

(5)检验报告经检验人、复核人、审核人三级签章,并由审核人加盖质量管理部章后,方可外报。

(6)检验结果不合格的项目或结果处于边缘的项目,除另有规定以一次检验结果为准不得复检外,一般应予复检。凡符合以下情况之一者,必须由检验人进行复验:①平行试验结果误差超过规定的允许范围内的;②检验结果指标压限(边缘值)或不合格的;③复核人或审核人提出有必要对某项指标进行复验的;④技术标准中有复验要求的;⑤原辅料超过贮存期限的。对抽样检验的品种,复验时应加大一倍取样数重新抽样检验。当初次检验和复验结果不一致时,除技术标准中另有规定外,应查找原因,排除客观因素,使原检验人与复验人的结果在误差允许范围内,以二人(或多人)的平均值为最终结论。

(7)平行试验结果的误差允许范围,规定为:①中和法、碘量法、配位滴定法、非水溶液滴定法的相对偏差不得超过 0.3%。②直接重量法的相对偏差不得超过 0.5%。③比色法的相对偏差不得超过 2.0% 。④紫外分光光度法的相对偏差不得超过 0.5%。⑤高效液相色谱法的相对偏差不得超过 1.5%。

📖 知识拓展

如何根据检验报告中出现不符合规定的项目来判断是假药还是劣药?

《药品管理法》规定,禁止生产(包括配制,下同)、销售、使用假药、劣药。有下列情形之一的,为假药:①药品所含成分与国家药品标准规定的成分不符;②以非药品冒充药品或者以他种药品冒充此种药品;③变质的药品;④药品所标明的适应证或者功能主治超出规定范围。有下列情形之一的,为劣药:①药品成分的含量不符合国家药品标准;②被污染的药品;③未标明或者更改有效期的药品;④未注明或者更改产品批号的药品;⑤超过有效期的药品;⑥擅自添加防腐剂、辅料的药品;⑦其他不符合药品标准的药品。禁止未取得药品批准证明文件生产、进口药品;禁止使用未按照规定审评、审批的原料药、包装材料和容器生产药品。

知识点思维导图

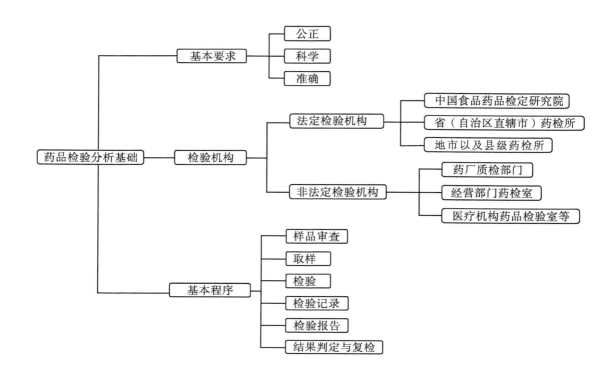

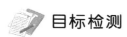 **目标检测**

一、选择题

【A 型题】(最佳选择题,每题的备选答案中只有一个最佳答案)

1. 样品总件数 $x \leqslant 3$ 时,取样的件数为( )

   A. $\sqrt{x} + 1$ B. $\dfrac{\sqrt{x}}{2} + 1$ C. 每件取样

   D. $\dfrac{\sqrt{x}}{2} - 1$ E. $x - 1$

2. 某药厂新进 225 袋淀粉,应如何取样检验( )

   A. 每件取样   B. 在一袋里取样   C. 按 $\sqrt{x} + 1$ 随机取样

   D. 按 $\dfrac{\sqrt{x}}{2} + 1$ 随机取样   E. $\sqrt{x} - 1$

3. 药品检验工作的基本程序是( )

   A. 取样、检验、记录和报告   B. 取样、检验、报告   C. 鉴别、检查、记录

   D. 取样、检验、含量测定   E. 取样、检查、含量测定

4. 实行强制检定的计量器具的目录和管理办法,是由哪个部门制定的( )

    A. 食品药品监督管理总局   B. 卫生部   C. 药典委员会

    D. 国务院   E. 中国食品药品检定研究院

5. 关于检验记录的叙述,错误的是( )

    A. 真实   B. 完整   C. 准确

    D. 不得随便涂改   E. 必须由检验人、复核人和部门负责人签字

二、问答题

1. 药品检验工作的基本程序是什么?

2. 药品检验记录有何要求?

(魏 玮)

第四章　药物的鉴别

学习目标

【掌握】一般鉴别试验和专属鉴别试验,常用的药物鉴别试验方法。

【熟悉】化学鉴别方法的类型,光谱鉴别方法的类型及色谱鉴别方法的类型。

【了解】鉴别试验的意义,常见药物的各类鉴别试验实例。

　　药物的鉴别是根据药物的组成、结构、理化性质,利用物理化学及生物学等方法来判断药物真伪的分析方法。它是药品检验中的首项工作和药品质量控制的重要环节。《中国药典》中的鉴别试验方法不是对未知物进行定性分析,而是用来证实贮藏在有标签容器中的药物是否为其所标识的药物。《中国药典》中药物的鉴别试验项目主要包括一般鉴别试验和专属鉴别试验。药物的鉴别方法应满足专属性强,耐用性好,灵敏度高,操作简便、快速等特点,对于化学药物而言,多采用化学法、光谱法、色谱法等鉴别方法。

第一节　一般鉴别试验与专属鉴别试验

一、一般鉴别试验

　　一般鉴别试验是依据某一类药物共同的化学结构、理化性质特征,采用适宜的化学反应来鉴别药物真伪的方法。如无机盐类药物多根据组成的阴离子和阳离子的特性反应鉴别;有机药物多根据特征官能团反应鉴别。一般鉴别试验是具有共同化学结构的药物共有的试验方法,属于通用检测方法,故《中国药典》(2020年版)将一般鉴别试验收载于四部通则0301项下。一般鉴别试验只能用于证实所检定药物是某一类药物,而不能证实是某一个药物。

　　《中国药典》(2020年版)四部通则0301即为"一般鉴别试验",共收载35种试验,包括丙二酰脲类、

> **课堂活动**
>
> 　　现有4个药物的鉴别试验,①乙酰氨基酚与三氯化铁试液反应呈蓝紫色;②盐酸普鲁卡因与稀盐酸、亚硝酸钠试液、碱性β-萘酚的重氮化偶合反应;③青霉素钠的钠盐焰色反应;④苯巴比妥钠与铜-吡啶试液的反应。请分析上述试验,你认为哪些试验属于一般鉴别试验?哪些试验属于专属鉴别试验?为什么?

有机氟化物、托烷生物碱类、芳香第一胺类等结构类型,以及水杨酸盐、无机盐等各种盐类。常见的典型一般鉴别试验如下。

（一）基于药物化学基本结构的一般鉴别试验

1. 芳香第一胺类

芳香第一胺类指具有游离的芳伯胺基或能够生成芳伯胺基的药物,可采用此鉴别试验。方法为:取供试品约 50mg,加稀盐酸 1ml,必要时缓缓煮沸使溶解,加 0.1mol/L 亚硝酸钠溶液数滴,加与 0.1mol/L 亚硝酸钠溶液等体积的 1mol/L 脲溶液,振摇 1min,滴加碱性 β-萘酚试液数滴,视供试品不同,生成由粉红到猩红色沉淀。

2. 丙二酰脲类

丙二酰脲类指具有环状丙二酰脲结构的巴比妥类镇静催眠药,可采用此鉴别试验。方法为:①取供试品约 0.1g,加碳酸钠试液 1ml 与水 10ml,振摇 2min,过滤,滤液中逐渐加入硝酸银试液,即生成白色沉淀,振摇,沉淀即溶解;继续滴加过量的硝酸银试液,沉淀不再溶解。②取供试品约 50mg,加吡啶溶液(1→10)5ml,溶解后,加铜-吡啶试液 1ml,即显紫色或生成紫色沉淀。

3. 托烷生物碱类

托烷生物碱类指能够水解产生莨菪酸结构的托烷生物碱类药物,可采用此鉴别试验。方法为:取供试品约 10mg,加发烟硝酸 5 滴,置水浴上蒸干,得黄色的残渣,放冷,加乙醇 2～3 滴湿润,加固体氢氧化钾一小粒,即显深紫色。

4. 有机氟化物

有机氟化物指具有含氟取代基的药物,可采用此鉴别试验。方法为:取供试品约 7mg,按照氧瓶燃烧法(通则 0703)进行有机破坏,用水 20ml 与 0.01mol/L 氢氧化钠溶液 6.5ml 为吸收液,俟燃烧完毕后,充分振摇;取吸收液 2ml,加茜素氟蓝试液 0.5ml,再加 12％醋酸钠的稀醋酸溶液 0.2ml,用水稀释至 4ml,加硝酸亚铈试液 0.5ml,即显蓝紫色;同时做空白对照试验。

（二）基于盐类药物的阴离子和阳离子的一般鉴别试验

1. 苯甲酸盐

(1)取供试品的中性溶液,滴加三氯化铁试液,即生成赭色沉淀;再加稀盐酸,变为白色沉淀。

(2)取供试品,置于干燥试管中,加硫酸后,加热,不炭化,但析出苯甲酸,并在试管内壁凝结成白色升华物。

2. 钠盐

(1)取铂丝,用盐酸湿润后,蘸取供试品,在无色火焰中燃烧,火焰即显鲜黄色。

(2)取供试品约 100mg,置于 10ml 试管中,加水 2ml 溶解,加 15％碳酸钾溶液 2ml,加热至沸,不得有沉淀生成;加焦锑酸钾试液 4ml,加热至沸;置于冰水中冷却,必要时,用玻棒摩擦试管内壁,应有致密的沉淀生成。

3. 硫酸盐

(1)取供试品溶液,滴加氯化钡试液,即生成白色沉淀;分离,沉淀在盐酸或硝酸中均不溶解。

(2)取供试品溶液,滴加醋酸铅试液,即生成白色沉淀;分离,沉淀在醋酸铵试液或氢氧化钠试液中溶解。

(3)取供试品溶液,加盐酸,不生成白色沉淀(与硫代硫酸盐区别)。

4. 氯化物

(1)取供试品溶液,加稀硝酸使成酸性后,滴加硝酸银试液,即生成白色凝乳状沉淀;分离,沉淀加氨试液即溶解,再加稀硝酸酸化后,沉淀复生成。如供试品为生物碱或其他有机碱的盐酸盐,须先加氨试液使成碱性,将析出的沉淀过滤除去,取滤液进行试验。

(2)取供试品少量,置于试管中,加等量的二氧化锰,混匀,加硫酸湿润,缓缓加热,即产生氯气,能使用水湿润的碘化钾淀粉试纸显蓝色。

二、专属鉴别试验

药物的专属鉴别试验是依据每一种药物的特有化学结构所引起的化学或物理特性差异,选用某些的灵敏度高的反应,来鉴别药物的真伪的方法。例如:对乙酰氨基酚含有酚羟基,可与三氯化铁试液呈色;维生素 B_1 具有独特的硫色素反应;异烟肼具有还原性的酰肼基团取代基;等等。利用药物的光谱学性质、色谱学性质的鉴别方法,也属于专属鉴别试验。专属鉴别试验可作为证实所检定药物是某一种药物的依据。

【实例】《中国药典》(2020 年版)维生素 B_1 的【鉴别】

(1)取本品约 5mg,加氢氧化钠试液 2.5ml 溶解后,加铁氰化钾试液 0.5ml 与正丁醇 5ml,强力振摇 2min,放置使分层,上面的醇层显强烈的蓝色荧光;加酸使成酸性,荧光即消失;再加碱使成碱性,荧光又显出。

(2)取本品适量,加水溶解,水浴蒸干,在 105℃ 干燥 2h 测定。本品的红外光吸收图谱应与对照的图谱(光谱集 1205 图)一致。

(3)本品的水溶液显氯化物鉴别(1)的反应(通则 0301)。

分析:鉴别试验(1)是利用维生素 B_1 特定的硫色素反应,该反应只有维生素 B_1 具有,属于专属性鉴别试验;(2)是红外鉴别,红外光谱具有指纹特征,属于专属性鉴别试验;(3)则利用维生素 B_1 是盐酸盐的特性,属于氯化物的普遍反应,属于一般鉴别试验。

第二节　鉴别试验方法

化学药物鉴别的方法主要有化学鉴别法、光谱鉴别法、色谱鉴别法和生物学鉴别法。对于中药材及其提取物和制剂常采用的鉴别方法还有显微鉴别法和特征图谱或指纹图谱鉴别法等。

一、化学鉴别方法

根据药物的结构特征或特有官能团可与化学试剂发生颜色变化、产生沉淀、生成气体等具有显著特征的化学反应对药品进行鉴别的方法,称为化学鉴别法。化学鉴别所选的方法一般是特定官能团或特定结构化合物的特性反应,具有专属性强、反应迅速、现象明显、成本较低的优点,是药物分析中最常用的鉴别方法。《中国药典》(2020 年版)常用的化学鉴别方法主要包括以下几种类型。

【考纲提示】化学鉴别法。

(一)呈色反应鉴别法

利用药物分子结构中的取代基性质,在供试品溶液中加入特定的试剂溶液,在一定条件下进行反应,观察特定的有色产物的生成情况加以鉴别。同类药物利用相同的试剂鉴别时,由于不同位置的取代基不同,会产生不同的色泽而加以区别。

课堂活动

请查阅本教材第八章"典型药物分析",总结采用呈色反应鉴别法的典型药物及鉴别试验方法。

如《中国药典》(2020 年版)对乙酰氨基酚的【鉴别】:(1)本品的水溶液加三氯化铁试液,即显蓝紫色。

如《中国药典》(2020 年版)肾上腺素的【鉴别】:(1)取本品约 2mg,加盐酸溶液(9→1000)2～3 滴溶解后,加水 2ml 与三氯化铁试液 1 滴,即显翠绿色;再加氨试液 1 滴,即变紫色,最后变成紫红色。

(二)沉淀反应鉴别法

利用药物分子结构中特殊原子或基团,在供试品溶液中加入适当的试剂溶液,在一定条件下进行反应,观察特定的有色沉淀生成的情况加以鉴别。

课堂活动

请查阅本教材第八章"典型药物分析",总结采用沉淀反应鉴别法的典型药物及鉴别试验方法。

【实例】《中国药典》(2020 年版)维生素 C 的【鉴别】:(1)取本品 0.2g,加水 10ml 溶解后,分成二等份,在一份中加硝酸银试液 0.5ml,即生成银的黑色沉淀。

【实例】《中国药典》(2020 年版)尼可刹米的【鉴别】:(3)取本品 2 滴,加水 1ml,摇匀,加硫酸铜试液 2 滴与硫氰酸铵试液 3 滴,即生成草绿色沉淀。

【实例】《中国药典》(2020 年版)炔雌醇的【鉴别】:(2)取本品 10mg,加乙醇 1ml 溶解后,加硝酸银试液 5～6 滴,即生成白色沉淀。

(三)荧光反应鉴别法

利用供试品本身在可见光下发射荧光,或者药物溶于适当的溶剂中发射荧光,或者药物加入一定试剂反应后反应产物可发射荧光等性质,通过观察荧光的生成情况,加以鉴别。

课堂活动

请查阅本教材第八章"典型药物分析",总结采用荧光反应鉴别法的典型药物及鉴别试验方法。

【实例】《中国药典》(2020 年版)维生素 B_{12} 的【鉴别】:(1)取本品约 1mg,加水 100ml 溶解后,溶液在透射光下显淡黄绿色并有强烈的黄绿色荧光;分成二份:一份中加无机酸或碱溶液,荧光即消失;另一份中加连二亚硫酸钠结晶少许,摇匀后,黄色即消退,荧光亦消失。

【实例】《中国药典》(2020 年版)氢化可的松的【鉴别】:(2)取本品约 2mg,加硫酸 2ml 使溶解,放置 5min,显棕黄色至红色,并显绿色荧光;将此溶液倾入 10ml 水中,即变成黄色至橙黄色,并微带绿色荧光,同时生成少量絮状沉淀。

【实例】《中国药典》(2020 年版)地西泮的【鉴别】:(1)取本品约 10mg,加硫酸 3ml,振摇使溶解,在紫外光灯(365nm)下检视,显黄绿色荧光。

奥沙西泮的【鉴别】:(2)取本品约 1mg,加稀硫酸 1～2 滴,置于紫外光灯(365mn)下检视,显天蓝色荧光。

（四）气体生成反应鉴别法

利用药物分子结构中具有特殊官能团，在一定条件下，可生成特殊气体的性质，在供试品溶液中加入适当的试剂溶液，通过观察或测定气体生成的情况，加以鉴别。

课堂活动

请查阅本教材第八章"典型药物分析"，总结采用气体生成反应鉴别法的典型药物及鉴别试验方法。

【实例】《中国药典》（2020年版）尼可刹米的【鉴别】：（1）取本品10滴，加氢氧化钠试液3ml，加热，即发生二乙胺的臭气，能使湿润的红色石蕊试纸变蓝色。

【实例】《中国药典》（2020年版）异烟肼的【鉴别】：（1）取本品约10mg，置于试管中，加水2ml溶解后，加氨制硝酸银试液1ml，即发生气泡与黑色混浊，并在试管壁上生成银镜。

二、光谱鉴别方法

光谱鉴别法系利用物质对不同波长（频率）的电磁辐射的吸收特性进行鉴别的方法。常用的方法有紫外-可见分光光度法和红外分光光度法。

（一）紫外-可见分光光度法

紫外-可见分光光度鉴别法是通过测定药物在紫外-可见光区（200～760nm）的吸收光谱特征对药物进行鉴别的方法。其适用范围为含有共轭双键、生色团和助色团的药物。鉴别时，可根据药物的吸收光谱特征（如吸收光谱的形状、最大吸收波长、吸收峰数目、各吸收峰的位置、强度和相应的吸收系数等）进行分析。紫外-可见分光光度法具有一定的灵敏度和专属性，应用范围广，但由于吸收光谱图较简单，用作鉴别专属性不如红外光谱法，在药典中经常与其他方法结合进行鉴别。

利用紫外-可见分光光度法进行【鉴别】时，常采用的方法有：

（1）测定最大吸收波长或最小吸收波长；

（2）规定一定浓度的供试液在特定吸收波长处的吸光度；

（3）规定几个特定吸收波长及吸光度比值；

（4）规定几个特定吸收波长和其吸收系数；

（5）经化学处理后，测定其反应产物的吸收光谱特征等。

【实例】《中国药典》（2020年版）瑞格列奈的【鉴别】：（2）取吸收系数项下的溶液，按照紫外-可见分光光度法（通则0401）测定，在243nm与298nm的波长处有最大吸收，在229nm的波长处有最小吸收。

【实例】《中国药典》（2020年版）地西泮的【鉴别】：（2）取本品，加0.5％硫酸的甲醇溶液制成每1ml中含5mg的溶液，按照紫外-可见分光光度法（通则0401）测定，在242nm、284nm与366nm的波长处有最大吸收；在242nm波长处的吸光度约0.51，在284nm波长处的吸光度约0.23。

【实例】《中国药典》（2020年版）维生素B_2的【鉴别】：（2）取含量测定项下的供试品溶液，按照紫外-可见分光光度法（通则0401）测定，在267nm、375nm与444nm的波长处有最大吸收。375nm波长处的吸光度与267nm波长处的吸光度的比值应为0.31～0.33；444nm波长处的吸光度与267nm波长处的吸光度的比值应为0.36～0.39。

（二）红外分光光度法

红外分光光度法是通过测定药物在红外光区（2.5～25μm）的吸收光谱对药物进行鉴别的方法。有机药物在红外光区有特征吸收，当药物分子组成、结构、官能团不同时，红外光谱也不同。该法专属性强、准确度高、应用较广。红外光谱鉴别法是《中国药典》对组分单一、结构明确的原料药鉴别的首选方法，尤其适用于其他方法不易区分的同类药物。

课堂活动

查阅《中国药典》（2020版）同类药物醋酸泼尼松、醋酸可的松的性状项下吸收系数内容和鉴别项下内容，讨论紫外可见分光光度法和红外分光光度法的鉴别专属性差异。

利用红外分光光度法鉴别药物时，《中国药典》（2020年版）采用标准图谱对照法，即按规定条件测定供试品的红外吸收光谱图，将测得的供试品红外吸收光谱图与《药品红外光谱集》（【实例】中简称为光谱集）中的相应标准图谱对比，对比的主要参数是峰位、峰形、峰的相对强度等。

《药品红外光谱集》收载的药品红外光谱图的基线一般控制在90％透光率以上，供试品的取样量一般控制在使其最强峰在10％透光率以下，波数范围为4000～400cm^{-1}。对于原料药的鉴别，应按照《药品红外光谱集》收载的各光谱图所规定的方法制备样品。对于制剂的鉴别，在《中国药典》中应用较少，一般需要采取提取分离排除辅料干扰后，干燥后再压片测定图谱。

【实例】《中国药典》（2020年版）布洛芬的【鉴别】：（2）本品的红外光吸收图谱应与对照的图谱（光谱集943图）一致。

【实例】《中国药典》（2020年版）布洛芬片的【鉴别】：（2）取本品5片，研细，加丙酮20ml使布洛芬溶解，过滤，取滤液挥干，真空干燥后测定。本品的红外光吸收图谱应与对照的图谱（光谱集943图）一致。

【实例】《中国药典》（2020年版）吉非罗齐的【鉴别】：（3）本品的红外光吸收图谱应与对照的图谱（光谱集601图）一致。

【实例】《中国药典》（2020年版）吉非罗齐胶囊的【鉴别】：（3）取本品内容物适量（约相当于吉非罗齐100mg），加0.1mol/L氢氧化钠溶液10ml使吉非罗齐溶解，过滤，滤液置于离心管中，用稀硫酸酸化，使沉淀析出，离心，弃去上清液，沉淀用少量水分次洗涤，减压过滤，置于硅胶干燥器中干燥12h。红外光吸收图谱应与对照的图谱（光谱集601图）一致。

【实例】《中国药典》（2020年版）磷酸氯喹的【鉴别】：取本品约0.5g，置于分液漏斗中，加水25ml溶解后，加氢氧化钠试液5ml、乙醚50ml振摇提取，醚层用水洗涤后通过置有无水硫酸钠的漏斗过滤，滤液置于水浴上蒸干，残渣用五氧化二磷为干燥剂减压干燥至析出结晶，其红外光吸收图谱应与氯喹的对照图谱（光谱集672图）一致。

三、色谱鉴别方法

课堂活动

请查阅《药品红外光谱集》，回答红外分光光度法鉴别药物时，试样制备方法有哪些？

色谱法鉴别法是利用药物在一定色谱条件下，产生特征色谱行为（比移值或保留时间）进行的鉴别试验。药物与对照品在相同条件下进行色谱分离，通过比较其色谱行为是否一致来鉴别药物真伪。色谱鉴别法准确度高，专属性强，但操作较为费时，一般在检查或含量测定项下已采用色谱法的情况下采用此法鉴别。

(一)薄层色谱法

薄层色谱法(thin layer chromatography,TLC)系将供试品溶液点于薄层板上,在展开容器内用展开剂展开,使供试品所含成分分离,所得色谱图与适宜的标准物质按同法所得的色谱图对比的鉴别方法。

鉴别时,需按照各品种正文项下规定的方法,制备供试品溶液和对照标准溶液,在同一薄层板上点样、展开与检视,要求供试品色谱图中所显斑点的位置和颜色(或荧光)应与标准物质色谱图的斑点一致。必要时化学药品可采用供试品溶液与标准溶液混合点样、展开,与标准物质相应斑点应为单一、紧密斑点。或选用与供试品化学结构相似的药物对照品与供试品溶液的主斑点比较,两者 R_f 应不同,或将上述 2 种溶液等体积混合,应显示 2 个清晰分离的斑点,来鉴别药物。

【实例】《中国药典》(2020 年版)盐酸异丙嗪片的【鉴别】(2)按照薄层色谱法(通则 0502)试验。

供试品溶液　取本品 5 片(50mg 规格)或 10 片(25mg 规格)或 20 片(12.5mg 规格),除去包衣,置于研钵中研细,加甲醇-二乙胺(95∶5)适量使盐酸异丙嗪溶解,并转移至 25ml 量瓶中,再用上述溶剂稀释至刻度,摇匀,过滤,取续滤液。

对照品溶液　取盐酸异丙嗪对照品,加上述溶剂溶解并稀释制成每 1ml 中约含 10mg 的溶液。

色谱条件　采用硅胶 GF_{254} 薄层板,以乙烷-丙酮-二乙胺(8.5∶1∶0.5)为展开剂。

测定法　吸取供试品溶液与对照品溶液各 $10\mu l$,分别点于同一薄层板上,展开,晾干,置于紫外光灯(254nm)下检视。

结果判定　供试品溶液所显主斑点的位置和颜色应与对照品溶液的主斑点相同。

【实例】《中国药典》(2020 年版)氧氟沙星的【鉴别】:(1)按照薄层色谱法(通则 0502)试验。

供试品溶液　取本品适量,加 0.1mol/L 盐酸溶液适量(每 5mg 氧氟沙星加 0.1mol/L 盐酸溶液 1ml)使溶解,用乙醇稀释制成每 1ml 中约含 1mg 的溶液。

对照品溶液　取氧氟沙星对照品适量,加 0.1mol/L 盐酸溶液适量(每 5mg 氧氟沙星加 0.1mol/L 盐酸溶液 1ml)使溶解,用乙醇稀释制成每 1ml 中约含 1mg 的溶液。

系统适用性溶液　取氧氟沙星对照品与环丙沙星对照品适量,加 0.1mol/L 盐酸溶液适量(每 5mg 氧氟沙星加 0.1mol/L 盐酸溶液 1ml)使溶解,用乙醇稀释制成每 1ml 中约含氧氟沙星 1mg 与环丙沙星 1mg 的溶液。

色谱条件　采用硅胶 GF_{254} 薄层板,以乙酸乙酯-甲醇-浓氨溶液(5∶6∶2)为展开剂。

测定法　吸取上述 3 种溶液各 $2\mu l$,分别点于同一薄层板上,展开,取出,晾干,置于紫外光(254nm 或 365nm)下检视。

系统适用性要求　系统适用性溶液应显 2 个完全分离的斑点。

结果判定　供试品溶液所显主斑点的位置和颜色应与对照品溶液主斑点的位置和颜色相同。

(二)高效液相色谱法

高 效 液 相 色 谱 法(high performance liquid chromatography,HPLC)是采用高压输液泵将规定的流动相泵入装有填充剂的色谱柱进行分离测定的色谱方法。一般规定按供试品含量测定项下的高效液相色谱条件进行试验。要求供试品和对照

> **课堂活动**
>
> 查阅《中国药典》(2020 版)氧氟沙星片的鉴别(1),注意与上述氧氟沙星的鉴别中的区别,从中体会总结制剂和原料药鉴别的异同。

品色谱峰的保留时间一致。注意在实际操作中，由于条件不明原因的微小变化，有时可能存在同一物质在完全相同的色谱系统中保留时间不一致的情况，此时可以考虑增加将供试品溶液与对照品溶液等量混合，进样后出现单一色谱峰作为鉴别依据。

【实例】《中国药典》(2020 年版)三唑仑的【鉴别】：(2)在含量测定项下记录的色谱图中，供试品溶液主峰的保留时间应与对照品溶液主峰的保留时间一致。

【实例】《中国药典》(2020 年版)丙酸倍氯米松的【鉴别】：(1)在含量测定项下记录的色谱图中，供试品溶液主峰的保留时间应与对照品溶液主峰的保留时间一致。

四、生物学鉴别法

> **课堂活动**
>
> 如何利用色谱法来鉴别药物？

生物学鉴别法是利用药物的生物学效应，采用微生物、细胞、组织或实验动物进行鉴别的方法，适用于抗生素、生化药物、生物制品的鉴别。通常采用的方法有酶促反应、免疫学、细胞学、动物学等与效价相关的检测方法。

【实例】《中国药典》(2020 年版)乌司他丁溶液的【鉴别】：(2)取本品，用效价测定项下的 0.2mol/L 三乙醇胺缓冲液(pH 值为 7.8)稀释制成每 1ml 中含 200U 的溶液，作为供试品溶液。取试管 1 支，加上述缓冲液 1.6ml、供试品溶液 0.2ml 与效价测定项下的胰蛋白酶溶液 0.2ml，摇匀，置于 25℃水浴中保温 5min，加效价测定项下的底物溶液 1.0ml，摇匀，置于 25℃水浴中继续保温 5min，溶液应无色。另取试管 1 支，以上述缓冲液 0.2ml 代替供试品溶液，同法操作，溶液应显黄色。(4)取本品，用 0.9%氯化钠溶液稀释制成每 1ml 中含 500U 的溶液。用硼酸-氢氧化钠缓冲液(pH 值为 8.4)(取硼酸 24.736g，加 0.1mol/L 氢氧化钠溶液溶解并稀释至 1000ml)制备 1.2%琼脂糖凝胶板，按照免疫双扩散法(通则 3403)检查，应与兔抗乌司他丁血清形成明显的沉淀线。

分析：乌司他丁是从新鲜人尿中提取的一种能抑制多种蛋白水解酶活力的糖蛋白。《中国药典》(2020 年版)乌司他丁的鉴别共有 4 个试验，方法(1)为化学鉴别法，方法(3)为紫外-可见分光光度法，方法(2)和(4)为生物学鉴别法。其中，方法(2)利用乌司他丁的蛋白酶抑制剂的生物活性，通过观察一定量的药品是否抑制胰蛋白酶与底物苯甲酰-L-精氨酸-p-对硝基苯胺盐酸盐的作用来判断真伪。方法(4)则利用了乌司他丁是糖蛋白的特性，利用免疫法，通过观察药物是否与兔抗乌司他丁血清形成特异性结合的现象来判断真伪。

【实例】《中国药典》(2020 年版)玻璃酸酶的【鉴别】：(2)取健康豚鼠 1 只，分别于背部两处，皮内注射 0.25%亚甲蓝的氯化钠注射液 0.1ml，作为对照，另两处皮内注射用上述溶液制成的每 1ml 中含本品 10U 的溶液 0.1ml，四处注射位置须交叉排列，相互间的距离应大于 3cm，注射后 5min，处死动物，将皮剥下，自反面观察亚甲蓝的扩散现象，供试品溶液所致的蓝色圈应大于对照所致的蓝色圈。

分析：玻璃酸酶是一种能水解玻璃酸类黏多糖的酶。《中国药典》鉴别试验方法(2)采用动物实验方法，利用玻璃酸酶能促使局部积贮的药液、渗出液或血液扩散的生物作用，通过观察药物能否促进亚甲蓝的蓝色扩散的现象，来判断真伪。

知识点思维导图

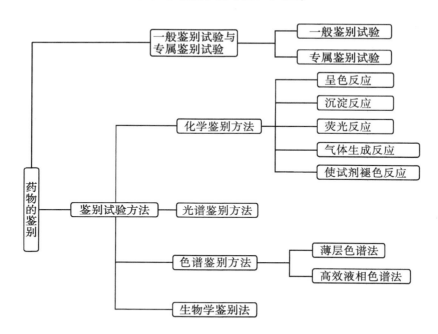

 目标检测

一、选择题

【A 型题】(最佳选择题,每题的备选答案中只有一个最佳答案)

1. 下列关于红外光谱法描述错误的是(   )
   A. 波数为 $4000 \sim 1250 cm^{-1}$(波长为 $2.5 \sim 8.0 \mu m$)的区间称为特征区
   B. 波数为 $1250 \sim 400 cm^{-1}$(波长为 $8.0 \sim 25 \mu m$)的区间称为指纹区
   C. 特征区中吸收峰较稀疏,但具有很强的特征性
   D. 指纹区的吸收峰多而复杂,具有很强的特征性
   E. 红外分光光度法专属性很强、应用广泛

2. 药物鉴别的主要目的是(   )
   A. 判断药物的优劣
   B. 判断药物的真伪
   C. 确定有效成分的含量
   D. 判断未知物的组成和结构
   E. 判断药物的疗效

3. 下面属于一般鉴别试验的是(   )
   A. 双缩脲反应
   B. 三氯化铁反应
   C. 异羟肟酸铁反应
   D. 托烷生物碱类反应
   E. 绿奎宁反应

4. 下面属于专属鉴别试验的是(   )
   A. 芳香第一胺反应
   B. 三氯化铁反应
   C. 有机氟化物反应
   D. 钠盐反应
   E. 硫酸盐反应

5. 苯甲酸盐溶液中加三氯化铁 1 滴,即显( )

    A. 红色   B. 绿色   C. 紫堇色

    D. 蓝色   E. 赭色

6. 下列叙述中不准确的说法是( )

    A. 鉴别反应完成需要一定时间

    B. 鉴别反应不必考虑"量"的问题

    C. 鉴别反应要有一定专属性

    D. 鉴别反应需在一定条件下进行

    E. 温度对鉴别反应有影响

7. 紫外分光光度法鉴别药物时常用的测定方法不包括( )

    A. 测定 λ_{max} ,λ_{min}

    B. 在 λ_{max} 处测定一定浓度溶液的 A 值

    C. 测定小于 220nm 的波长处吸收特征

    D. 测定 $A_{\lambda_1} / A_{\lambda_2}$ 比值

    E. 经化学处理后,测定其反应产物的吸收光谱

8. IR 法常用的制样方法有( )

    A. 氯化钠压片法   B. 碘化钠压片法   C. 溴化钠压片法

    D. 溴化钾压片法   E. 碘化钾压片法

9. 采用高效液相色谱法进行鉴别时,需比较( )的一致性

    A. 保留时间   B. 峰高   C. 峰面积

    D. 理论塔板数   E. 吸收光谱

10.《中国药典》(2020 年版)玻璃酸酶的鉴别试验采用的是( )

    A. 化学鉴别法   B. 光谱鉴别法   C. 色谱鉴别法

    D. 生物学鉴别法   E. 免疫鉴别法

二、问答题

1. 简述化学药物鉴别的常用方法。

2. 简述利用紫外-分光光度法进行鉴别时常用的方法。

（付　正）

第五章　药物的杂质检查

学习目标

【掌握】杂质限量的概念；限量检查的常用方法；杂质限量计算，氯化物、硫酸盐、铁盐、重金属、砷盐等一般性杂质的检查原理和方法。

【熟悉】药物中杂质的来源和分类；药物纯度的概念；干燥失重、水分、炽灼残渣、易炭化物、溶液颜色以及澄清度的检查原理和方法。

【了解】药物中特殊杂质的检查原理和方法。

第一节　概　述

一、杂质来源

(一)药物纯度及化学试剂纯度

药物的纯度指药物的纯净程度，它是反映药品质量的重要指标。药物中的杂质是影响药物纯度的主要因素，故纯度检查又被称为杂质检查。如果药物中所含杂质超过质量标准规定的纯度要求，就可能引起药物的外观性状、物理常数的变化，甚至会影响药物的稳定性、降低疗效、增加毒副作用，因此纯度检查是控制药物质量和疗效的一个重要环节。

药物的纯度又称为药用纯度或药用规格，与化学试剂的纯度或试剂规格不能混淆。药用纯度主要从用药安全性、有效性以及对药物稳定性的影响等方面考虑，化学试剂的纯度则是从杂质可能引起的化学变化对试剂的使用范围和使用目的影响来考虑，并未考虑杂质对人体的生理作用及毒副作用，不能将化学试剂当作药品直接用于临床治疗。

【实例】《中国药典》(2020年版)规定，硫酸钡需做酸溶性钡盐、重金属和砷盐等检查，但作为化学试剂的硫酸钡($BaSO_4$)，对可溶性钡盐不做检查。

分析：Ba^{2+}是重金属离子，虽然硫酸钡不溶于酸，但硫酸钡内有可能会存在能够溶于酸的碳酸钡等成分，临床上在做钡餐透视时，如果存在酸溶性钡盐，就会溶解释放出危及病人生命的Ba^{2+}，因此，绝对不能用化学试剂规格的硫酸钡代替药用规格硫酸钡。

> **课堂讨论**
> 药品的纯度是否是越纯越好？为什么？

按照《中国药典》规定,凡是通过质量分析检验的药品即为合格,因此药品只有合格品与不合格品之分,但化学试剂却根据杂质的含量高低和用途不同被划分为不同级别。

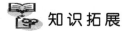 **知识拓展**

化学试剂的分类

化学试剂分为一般试剂、基准试剂和专用试剂。

(1)一般试剂:实验室中普遍使用的试剂,以其所含杂质的多少分为优级纯、分析纯、化学纯和生物试剂等,其英文标志和标签颜色列于表5-1。

表5-1 化学试剂的英文标志和标签颜色

试剂规格	英文标志	标签颜色
优级纯	GR	深绿色
分析纯	AR	红色
化学纯	CP	中蓝色
生物试剂	BR 或 CR	黄色

(2)基准试剂:常用于直接配制和标定标准溶液,标签颜色为深绿色。

(3)专用试剂:指具有专门用途的试剂,如色谱分析用试剂(如高效液相色谱专用试剂)、核磁共振分析用试剂、光谱纯试剂等。

(二)杂质来源

药物中的杂质主要来源于2个方面:一是由生产过程中引入;二是由贮藏过程中引入。

1. 生产过程中引入

药物在生产过程中由于所用原料不纯、反应不完全、副反应的发生、加入的试剂和溶剂等在精制时未完全除净、生产器皿有杂质等原因,可能引入未作用完全的原料、试剂、中间体或副产物以及其他杂质。

例如:以水杨酸为原料合成阿司匹林时,若乙酰化反应不完全可能引入水杨酸;用阿片生产吗啡时有可能引入罂粟碱等生物碱;生产中接触到的器皿、工具等金属设备会引入重金属及砷盐;以工业氯化钠生产药用氯化钠时,会将含钾、溴、碘、镁等元素的化合物作为杂质带入产品中;盐酸普鲁卡因在制备和贮藏过程中,可能水解产生对氨基苯甲酸和二乙氨基乙醇。

2. 贮藏过程中引入

药物在贮藏过程中,由于贮藏保管不当,或贮藏时间过长,在外界条件如温度、湿度、日光、空气、微生物等影响下,可能使药物发生水解、氧化、分解、异构化、晶型转变、聚合、潮解和发霉等变化而产生杂质。其中,药物因发生水解及氧化反应而产生杂质的情况较为常见。

具有酯、内酯、酰胺、环酰胺、卤代烃及苷类等结构的药物易于引入水解杂质,如青霉素的水溶液遇碱易水解为青霉噻唑酸,受热会进一步分解青霉醛和青霉胺而失效;阿司匹林可水解产生水杨酸和醋酸;阿托品可水解产生莨菪醇和消旋莨菪酸等。

有些药物会因外界条件的影响而引起异构化和晶型转变,如四环素在酸性条件下可发生差向异构化而引入毒性较大的杂质。不同晶型的药物,其理化常数、溶解性、稳定性、体内吸收和疗效有很大差异,如无味氯霉素存在多晶型现象,B晶型为活性型,易被酯酶水解而吸收,而A晶型则不易被酯酶水解、活性很低。甲苯咪唑有A、B、C 3种晶型,其中C晶型的驱虫率为90%,B晶型为40%～60%,A晶型的驱虫率小于20%。在生产中低效、无效的异构体或晶型较难除尽,且因生产工艺、结晶溶剂的不同以及贮藏条件的影响也可引起晶型的转变。因此,控制药物中低效、无效以及具有毒副作用的晶型和异构体,在药物纯度研究中日益受到重视。

二、杂质种类

药物中的杂质按不同的标准可分为不同的类型,常见的分类方法有以下2种。

> **课堂讨论**
>
> 《中国药典》(2020年版)凡例中,贮藏项下规定有遮光、避光、密闭、密封、熔封或严封、阴凉处、凉暗处、冷处、常温等方法,请问如何根据药品的性质,选择适宜的贮藏方法?

(一)按性质分类

1. 有害杂质

药物中重金属(如银、铅、汞、铜、镉、铋、锑、锡、镍、锌等)、氟化物和砷盐等杂质,如果过量存在,会导致人体中毒,影响到用药的安全性,被称为"有害杂质",应严格控制其限量。

2. 信号杂质

药物中氯化物、硫酸盐等杂质,少量存在时一般对人体无害,但是此类杂质的存在水平可以反映药物的纯度水平,表明生产工艺和贮藏状况是否正常,此类杂质被称为"信号杂质"。

(二)按来源分类

1. 一般杂质

一般杂质指在自然界中分布比较广泛,在多种药物的生产和贮藏过程中容易引入的杂质。因此类杂质的控制涉及多种药物,故《中国药典》(2020年版)统一规定了它们的检查方法,收载在四部通则0800"限量检查法"下,包括氯化物、硫酸盐、硫化物、硒、氟、氰化物、铁盐、铵盐、重金属、砷盐、干燥失重、水分、炽灼残渣、易炭化物以及残留溶剂等项目。

2. 特殊杂质

特殊杂质指药物在生产和贮藏过程中,由于药物本身的性质、生产方法和工艺的不同,可能引入的杂质,如阿司匹林中的游离水杨酸、肾上腺素中的酮体、硫酸阿托品中的莨菪碱等。一般来说,某种特殊杂质只存在于某种特定的药物中,故其检查方法收载于《中国药典》的正文中。

此外,按照杂质的结构分类,还可将杂质分为无机杂质和有机杂质(包括残留溶剂)2类。在某些情况下,杂质应属于一般杂质还是特殊杂质,并无严格区分。无论哪种杂质,都要根据其性质、特点和来源,在保证用药安全、有效的前提下,以科学、合理的方法严格进行控制。

第二节　杂质限量与限量检查

药物中杂质的来源是多方面的,在药物的生产和贮藏过程中,均会不可避免地引入杂质。对于药物而言,其杂质的含量当然越少越好,但要把药物中的杂质完全除掉,不仅没有必要,也是不可能的,因为不仅会增加成本,也会受到生产工艺和条件的制约。因此,在保证用药安全、有效,不影响药物稳定性的原则下,允许药物中的杂质控制在一定的限度内。

一、杂质限量检查方法

药物中所含杂质的最大允许量称为杂质限量，通常用百分之几或百万分之几（parts per million，简称 ppm）表示。《中国药典》中药物的杂质检查，一般不要求测定准确含量，而只规定检查杂质的量是否超过限量，这种杂质检查的方法称为"杂质的限量检查"。

药物的杂质检查方法，按照操作方法的不同，可分为以下 3 种方法。

1. 标准对照法

标准对照法又称为限量法。该法指取一定量待检杂质的对照溶液与一定量供试品溶液，在相同条件下加入一定的试剂处理后，比较反应结果，从而判断供试品中所含杂质是否超过限量。《中国药典》（2020 年版）四部通则 0800"限量检查法"项下各杂质的检查，均采用了标准对照法。

使用标准对照法检查药物的杂质，须遵循平行原则，即供试品溶液与对照品溶液应在完全相同的条件下进行，其检测结果只能判定药物所含杂质是否符合限量规定，不能测定杂质的准确含量。标准对照法是各国（地区）药典检查药物杂质的主要方法。

【实例】《中国药典》（2020 年版）碳酸氢钠中氯化物的检查

方法：取本品 1.5g（供注射、血液透析用）或 0.15g（供口服用），加水溶解使成 25ml，滴加硝酸使成微酸性后，置于水浴中加热除尽二氧化碳，放冷，依法检查（四部通则 0801），与标准氯化钠溶液 3.0ml 制成的对照溶液比较，不得更浓。〔0.002%（供注射、透析用）或 0.02%（供口服用）〕

分析：氯化物检查采用标准对照法，通过比较含规定量供试品的溶液与含限度量 Cl^- 的对照溶液在相同条件下，与硝酸银试液反应后的浊度，判定供试品中氯化物是否合格。氯化物检查方法详见本章第四节。

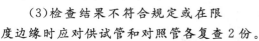

知识拓展

（1）使用对照法时须注意平行原则：①供试管和对照管应使用配套的纳氏比色管；②两管加入的试剂、反应的温度、放置的时间等均应相同；③如药物本身有色，需进行消色处理；如样品液混浊，可过滤后，再进行反应。

（2）正确的比色（白色背景，从比色管上口垂直向下观察两管的颜色）和比浊（黑色背景，从比色管上口垂直向下观察两管的浊度），当供试品管的颜色或浊度不超过对照管的颜色或浊度时，才为合格。标准对照法的最大特点为：需要平行操作（图 5-1）。

（3）检查结果不符合规定或在限度边缘时应对供试管和对照管各复查 2 份。

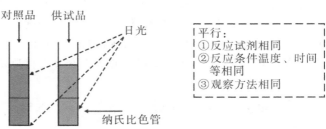

图 5-1　平行操作示意图

2. 灵敏度法

灵敏度法是以检测条件下反应的灵敏度来控制杂质限量的一种方法。一般来说，灵敏度法比对照法对杂质的要求更为严格。

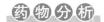

【实例】《中国药典》(2020 年版)纯化水中酸碱度的检查

酸碱度:取本品 10ml,加甲基红指示液 2 滴,不得显红色;另取 10ml,加溴麝香草酚蓝指示液 5 滴,不得显蓝色。

分析:甲基红指示液的变色 pH 值为 4.2~6.3(红色→黄色),不得显示红色,即可控制酸度不低于 4.2;溴麝香草酚蓝指示液变色范围是 pH 值为 6.0~7.6(黄色→蓝色),不得显蓝色,即可控制碱度不高于 7.6,从而总体控制纯化水的 pH 值为 4.2~7.6。

3. 比较法

比较法指取一定量供试品依法检查,测得待检杂质的吸光度或旋光度等与规定的限量比较,不得更大。比较法属于仪器分析法,主要用于药物中特殊杂质的检查。本法的特点是可以准确测定杂质的吸光度或旋光度(从而可计算出杂质的准确含量)并与规定限量比较,不需要对照物质。

【实例】《中国药典》(2020 年版)盐酸去氧肾上腺素中酮体的检查

方法:取本品 2.0g,置于 100ml 量瓶中,加水溶解并稀释至刻度,摇匀,取 10ml,置于 50ml 量瓶中,用 0.01mol/L 盐酸溶液稀释至刻度,摇匀。按照紫外-可见分光光度法(四部通则0401),在 310nm 的波长处测定吸光度,不得大于 0.20。

分析:去氧肾上腺素在 310nm 处没有紫外吸收,而酮体在 310nm 处有紫外吸收,通过测定该波长处吸光度数值,结合酮体的吸光系数,控制吸光度在 0.20 之内,即可控制限量。

【实例】《中国药典》(2020 年版)硫酸阿托品中莨菪碱的检查

方法:取本品,按干燥品计算,加水溶解并制成每 1ml 中含 50mg 的溶液,依法测定(通则0621)旋光度不得超过 −0.40°。

分析:硫酸阿托品没有旋光性,莨菪碱有旋光性,通过测定一定浓度供试品溶液旋光度数值,结合莨菪碱的比旋度,控制旋光度在 −0.40° 之内,即可控制限量。

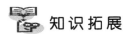 **知识拓展**

目前,除了以上 3 种杂质检查方法外,随着检测技术的发展,高效液相色谱法在杂质检查中的应用越来越广泛,该方法可以有效地将药物和杂质完全分离,使测得的结果更加准确。高效液相色谱法在杂质检查中兼有对照法(限量检查)和比较法(准确测得杂质的含量)的双重优点,可用于特殊杂质的检查。主要方法有:①内标加校正因子法;②外标法;③加校正因子的主成分自身对照法;④不加校正因子的主成分自身对照法;⑤面积归一化法。

二、杂质限量的计算

根据杂质限量的定义,其表达式为

$$杂质限量(\%) = \frac{允许杂质存在的最大量}{供试品量} \times 100\% \qquad (式 5-1)$$

根据此表达式 5-1,既可以计算药物中某杂质的限量,也可以依托杂质限量要求,根据检查方法,设计杂质检查的试验实施方案。

(一)求算杂质限量

【实例】《中国药典》(2020 年版)肾上腺素中肾上腺酮(酮体)的检查

方法：取本品，加盐酸溶液（9→2000）制成每 1ml 中含 2.0mg 的溶液，按照紫外-可见分光光度法（通则 0401），在 310nm 处测定，吸光度不得超过 0.05。

分析：酮体的检查，采用的是比较法。

假设试验时，称取供试品 0.20g，置于 100ml 量瓶中，加盐酸溶液（9→2000）溶解，并稀释至刻度，摇匀，制得供试品溶液。又假设该供试品溶液的吸光度恰好是 0.05，已知酮体（肾上腺酮）的吸光系数为 453，故药物中肾上腺酮的限量是

$$C_{酮体} = \frac{A}{E_{1cm}^{1\%}} \times \frac{1}{100} = \frac{0.05}{453} \times \frac{1}{100} = 1.1 \times 10^{-6} (g/ml)$$

$$L = \frac{C_{酮体} \cdot V}{C_{药物} \cdot V} \times 100\% = \frac{1.10 \times 10^{-6}}{2.0 \times 10^{-3}} \times 100\% = 0.055\%$$

（二）标准对照法中杂质限量的计算

由于标准对照法中供试品（S）中所含杂质的量是通过与一定量杂质标准溶液进行比较来确定的，杂质的最大允许量就是标准溶液的浓度（C）与体积（V）的乘积，因此，采用标准对照法时，杂质限量（L）的计算又可用式 5-2 表示。

$$杂质限量（\%） = \frac{标准溶液的浓度 \times 标准溶液的体积}{供试品量} \times 100\%$$

或

$$L = \frac{C \times V}{S} \times 100\% \qquad\qquad （式 5-2）$$

【实例】《中国药典》（2020 年版）对乙酰氨基酚中氯化物的检查

方法：取本品 2.0g，加水 100ml，加热溶解后，冷却、过滤，取滤液 25ml，依法检查（四部通则 0801），与标准氯化钠溶液 5.0ml 制成的对照溶液比较，不得更浓。

分析：氯化物的检查，采用的是标准对照法。
已知标准氯化钠溶液中含有 10μg/ml 的 Cl^-
故氯化物的杂质限量是

$$L = \frac{C \times V}{S} \times 100\% = \frac{10 \times 10^{-6} \times 5.0}{2.0 \times \frac{1}{100} \times 25} \times 100\%$$

$$= 0.01\%$$

（三）杂质检查过程所需的供试品取量或对照品取量的计算

《中国药典》（2020 年版）中，药物的杂质检查项目，均明确了杂质限量。四部通则 0800 下的具体方法中，多见"除另有规定外，取各品种正文项下规定量的供试品"的描述，在进行检查时，试验人员只需要根据杂质限量值，即可计算出供试品的取量或对照溶液的取量。

课堂活动

请尝试利用杂质限量表达式，完成以下实际问题。

（1）《中国药典》（2020 年版）氯化钠（供注射用）的砷盐检查，规定取本品 5.0g，加水 23ml 溶解后，加盐酸 5ml，依法检查（通则 0822 第一法），应符合规定（0.00004%）。请问为什么需要取 5.0g 供试品？

（2）《中国药典》（2020 年版）丙磺舒的重金属检查，规定取丙磺舒 1.0g，加氢氧化钠试液 10ml 溶解后，依法检查（通则 0821 第三法），含重金属不得超过百万分之十。请问试验时，应取标准铅液多少毫升（每 1ml 相当于 10μg 的 Pb）？

第三节　特殊杂质检查

药物中的特殊杂质指该药物在生产和贮藏过程中可能引入的中间体、分解产物以及副产物等杂质。特殊杂质的检查方法在《中国药典》(2020年版)中列入正文的检查项下。药物的品种繁多,特殊杂质也多种多样,如异烟肼中的游离肼、维生素E中的生育酚、阿托品中的莨菪碱以及阿司匹林中的水杨酸等。特殊杂质的检查方法,主要是利用药物和杂质在理化性质、生理作用上的差异来制定的。

一、杂质检查项目与限度

(一)杂质检查项目确定的原则

1. 新药中的杂质检查项目

新药质量标准中杂质检查的项目应包括经质量研究和稳定性考察检出的,并在批量生产中出现的杂质和降解产物。制剂中主要控制在制备和贮藏过程中产生的降解产物等杂质,一般不再检查原料中已检查的杂质。

2. 仿制药中的杂质检查项目

根据已有标准确定,如发现其杂质检查模式与其原始开发药品不同或与已有法定质量标准不同,需增加新的杂质检查项目并申报。

3. 确定药品中的杂质检查项目的原则

(1)对于表观含量在0.1%及其以上的杂质以及表观含量在0.1%以下的具强烈生物作用的杂质或毒性杂质,予以定性或确证其结构。

(2)共存的异构体和抗生素多组分一般不作为杂质检查项目,作为共存物质,必要时规定其比例。对于单一对映体,其可能共存的其他对映体应作为杂质检查。当已有其单一对映体药物的法定质量标准时,消旋体药物应在该消旋体药物的质量标准中设旋光度检查项目。

(3)对残留的毒性溶剂,应规定其检查项目。

(二)质量标准中杂质限度制订依据

(1)应考虑的因素包括杂质及含一定限量杂质的药品的毒理学研究结果;给药途径;每日剂量;给药人群;杂质药理学可能的研究结果;原料药的来源;治疗周期;在保证安全有效的前提下,药品生产企业对生产高质量药品所需的成本和消费者对药品价格的承受力。

(2)药品质量标准对毒性杂质和毒性残留溶剂应严格规定限度。

(3)药品质量标准中一般应有单个杂质限量和总杂质限量的规定。

二、检查方法的选择与要求

杂质限量检查的方法首先要选择专属性强、灵敏度和准确度高的方法,制订时需要验证方法的专属性、检测限和耐用性;用于杂质定量测定的方法则需要验证准确度、精密度、专属性、定量限、线性、范围和耐用性。

一般可以根据药物和杂质在物理性质(如性状、光学性质的不同)上的差异;药物和杂质在化学性质上的差异(药物与杂质对某一化学反应的差别);药物和杂质物理化学性质的差异(如色谱行为的差异）采用不同的方法进行检查。

三、常用的杂质检查方法

（一）物理法

利用药物与杂质在臭、味、挥发性、颜色、溶解及旋光性等上的差异，检查所含杂质是否符合限量规定。

1. 臭、味及挥发性的差异

如乙醇中检查杂醇油，是将乙醇滴在无臭清洁的滤纸上，待乙醇自然挥发后，不应留有杂醇油的异臭。

2. 颜色的差异

如《中国药典》（2020 年版）中羟丁酸钠的颜色检查，若显色，与黄色 2 号标准比色液（四部通则 0901 第一法）比较，不得更深。

3. 溶解行为的差异

如《中国药典》（2020 年版）葡萄糖中糊精的检查。

4. 旋光性质差异

如硫酸阿托品为消旋体，无旋光性，而莨菪碱为左旋体，《中国药典》（2020 年版）检查项下规定供试品溶液（50mg/ml）的旋光度不得超过－0.4°，以控制莨菪碱的量。

（二）化学法

利用药物和杂质在化学性质上的差异，通常是选择杂质所特有的化学反应，借以检查杂质的存在。

1. 酸碱性的差异

如硫酸阿托品中其他生物碱（东莨菪碱、山莨菪碱和樟柳碱等）的检查，是利用其他生物碱的碱性比阿托品弱的性质，取阿托品的盐酸水溶液，加入氨试液，其他生物碱立即游离，发生混浊，而阿托品仍以盐酸盐的形式溶解于溶液中，要求不得立即发生混浊。

2. 氧化还原性的差异

如盐酸吗啡中阿扑吗啡的检查，利用阿扑吗啡的还原性比吗啡强，碱性条件下与碘发生氧化还原反应，以灵敏度法控制阿扑吗啡的限量。再如，维生素 E 中生育酚的检查，利用生育酚具有还原性，采用硫酸铈滴定液进行滴定，以消耗滴定液的量控制限量。

📖 知识拓展

《中国药典》（2020 年版）盐酸吗啡中阿扑吗啡的检查

方法：取本品 50mg，加水 4ml 溶解后，加碳酸氢钠 0.10g 与 0.1mol/L 碘溶液 1 滴，加乙醚 5ml，振摇提取，静止分层后，乙醚层不得显红色，水层不得显绿色。

《中国药典》（2020 年版）维生素 E（天然型）中生育酚的检查

方法：取本品 0.10g，加无水乙醇 5ml 溶解后，加二苯胺试液 1 滴，用硫酸铈滴定液（0.01mol/L）滴定，消耗的硫酸铈滴定液（0.01mol/L）不得超过 1.0ml。

3. 与一定试剂反应的差异

利用药物和杂质与一定试剂反应的差异来检查杂质,可采用比较法,根据限量要求,规定一定反应条件下不得产生杂质反应的阳性结果。如检查盐酸吗啡中的罂粟酸,取本品0.15g,加水5ml溶解后,加稀盐酸5ml与三氯化铁试液2滴,不得显红色。

(三)分光光度法

利用药物与杂质光吸收性质的差异,可以采用适宜的分光光度法进行杂质限量检查,其中紫外-可见分光光度法应用较多。

1. 紫外-可见分光光度法

利用药物与杂质在紫外-可见光区吸光性质的差异来检查杂质的方法。如肾上腺素中间体酮体的检查,酮体在310nm处有吸收,而肾上腺素在此波长处无吸收。《中国药典》(2020年版)规定,取本品加盐酸(9→2000)制成每1ml中含2.0mg的溶液,在310nm波长处测定,吸光度不得超过0.05。

当杂质和药物在一定波长范围内都有吸收时,可用药物在某两个波长处的吸光度比值来控制杂质的量。如碘解磷定注射液中分解产物的检查,《中国药典》(2020年版)规定,取碘解磷定注射液含量测定项下的溶液,在1h内,按照紫外-可见分光光度法(通则0401),在294nm与262nm的波长处分别测定吸光度,其比值应不小于3.1。

2. 原子吸收分光光度法

利用药物与杂质原子吸收光谱性质的差异来检查杂质的方法。本法主要用于药物中一些特殊的金属元素杂质的检查,如《中国药典》(2020年版)维生素C中铁、铜的检查,《中国药典》规定需按照原子吸收分光光度法(通则0406),"铁"选择248.3nm波长测定,"铜"选择324.8nm的波长测定,应符合规定。

3. 红外分光光度法

红外分光光度法在杂质检查中,主要用于药物中无效或低效晶型的检查。如采用红外分光光度法检查甲苯咪唑中的A晶型、无味氯霉素混悬剂中的A晶型等。

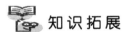 **知识拓展**

《中国药典》(2020年版)甲苯咪唑中A晶型的检查

方法:取本品与含A晶型为10%的甲苯咪唑对照品各约25mg,分别加液体石蜡0.3ml,研磨均匀,制成厚度约0.15mm的石蜡糊片,同时制作厚度相同的空白液体石蜡糊片作参比,按照红外分光光度法(通则0402)测定,并调节供试品与对照品在803cm^{-1}波数处的透光率为90%～95%,分别记录620～803cm^{-1}波数处的红外光吸收图谱。在约620cm^{-1}和803cm^{-1}波数处的最小吸收峰间连接一基线,再在约640cm^{-1}和662cm^{-1}波数处的最大吸收峰之顶处作垂线与基线相交,用基线吸光度法求出相应吸收峰的吸光度值,供试品在约640cm^{-1}与662cm^{-1}波数处吸光度之比,不得大于含A晶型为10%的甲苯咪唑对照品在该波数处的吸光度之比。

(四)色谱法

利用药物与杂质在吸附或分配性质上的差异,可以采用色谱法将药物及杂质进行分离并检测。近年来高效液相色谱法在特殊杂质的检查方面应用较广,其次还有薄层色谱法和气相色谱法。下面主要介绍薄层色谱法和高效液相色谱法。

1. 薄层色谱法

薄层色谱法在特殊杂质检查中是较常用的一种方法。该法具有简便、快速、灵敏、不需特殊设备等优点。通常有以下几种方法。

(1)灵敏度法(即不允许检出杂质斑点):该法是在规定的试验条件下,利用显色剂对规定量的杂质的最小检出量来控制杂质限量的方法。如异烟肼中游离肼的检查,规定在实验条件下,在供试品主斑点前方与杂质对照品(硫酸肼)斑点相应的位置上,不得出现黄色斑点。

(2)限量法(杂质对照品法):该法适用于待检杂质已经确定,并且具有该杂质的对照品。检查时,取一定量浓度已知的杂质对照品溶液和供试品溶液,分别点在同一薄层板上,展开、显色定位。以所取杂质对照品的质量除以所取供试品的质量再乘100%即得杂质的限量。供试品中待检杂质的斑点大小和颜色不得超过杂质对照品的斑点大小和颜色。

(3)选用可能存在的某种物质作为杂质对照品:当药物中存在的杂质未完全确认或待检杂质不止一种时,可根据药物合成路线,化学性质等推断可能存在的杂质,并且能获得该物质的对照品,即可采用此法。应用本法需注意杂质斑点与对照品应具有可比性。

(4)供试品溶液自身稀释对照法:该法适用于当杂质的结构难以确定,或无杂质的对照品时。此法仅限于杂质斑点的颜色与主成分斑点颜色相同或相近的情况。检查时将供试品溶液按限量要求稀释至一定浓度作为对照溶液,与供试品溶液分别点加于同一薄层板上,展开后显色,供试品溶液所显杂质斑点颜色不得深于对照溶液所显主斑点颜色(或荧光强度)。

(5)对照药物法:当无合适的杂质对照品,或者是供试品显示的杂质斑点颜色与主成分斑点颜色有差异,难以判断限量时,选用质量符合规定的与供试品相同的药物作为杂质对照品。马来酸麦角新碱中有关物质的检查即用此法。

2. 高效液相色谱法

高效液相色谱法不仅可以分离,而且可以准确地测定各组分的含量,因此在药物杂质检查中的应用日益广泛。现介绍以下几种方法。

(1)内标加校正因子法:该法适用于有对照品的杂质,能够测定杂质校正因子的情况。

按各品种正文项下规定,精密称(量)取杂质对照品和内标物质,分别配成溶液,分别精密量取2种溶液适量,混合配成测定校正因子的对照溶液。取一定量注入高效液相色谱仪,记录色谱图,计算杂质对照品和内标物质的峰面积,计算杂质含量。

(2)外标法:该法适用于有对照品的杂质,并且进样量可以准确控制(以定量环或自动进样器进样)的情况。

按各品种正文项下的规定,分别配制杂质对照品和供试品溶液,分别取一定量注入高效液相色谱仪,记录色谱图,测定杂质对照品和供试品中杂质的峰面积,计算杂质的含量。

【实例】《中国药典》(2020年版)醋酸地塞米松中地塞米松等有关物质的检查

方法:取本品,精密称定,用流动相溶解并稀释制成0.5mg/ml的溶液,作为供试品溶液;另取地塞米松对照品,精密称定,用流动相溶解并稀释制成0.5mg/ml的溶液,精密量取1ml,加供试品溶液1ml,同置于100ml量瓶中,用流动相稀释至刻度,摇匀,作为对照溶液。取对照溶液20μl注入色谱仪,调节灵敏度,使地塞米松峰的峰高约为满量程的30%。再精密量取供试品溶液和对照溶液各20μl,注入色谱仪,记录色谱图至主成分峰保留时间的2倍。供试品溶液图谱中如有与对照溶液中地塞米松保留时间一致的色谱峰,按外标法计算峰面积,其含量不得超过 0.5%;其他单个峰面积不得大于对照溶液中地塞米松峰面积的 0.5 倍(0.5%),各杂质峰面积(与地塞米松保留时间一致的杂质峰面积乘以 1.13)的和不得大于对照溶液中地塞米松峰面积(1.0%)。供试品溶液色谱中任何小于对照溶液中地塞米松峰面积 0.01 倍的峰可忽略不计。

(3)加校正因子的主成分自身对照法:用该法进行杂质检查时,可以不用杂质对照品,但是在建立方法时,需利用杂质对照品。

其方法的优点是省去了杂质对照品,而又考虑到了杂质与主成分的响应因子可能不同所引起的测定误差,所以该法的准确度较好。缺点是在日常检验时没有杂质对照品,杂质的定位必须采用相对保留时间,所以杂质相对于药物的相对保留时间也载入各品种正文项下。

【实例】《中国药典》(2020 年版)红霉素中红霉素 B、C 组分及有关物质的检查

红霉素中红霉素 A 是红霉素的主要活性物质,红霉素 B、C 是红霉素的杂质。

方法:取供试品,用规定的溶剂配成 4mg/ml 的溶液,作为供试品溶液,精密量取 5ml,置于 100ml 量瓶中,用规定的溶剂稀释至刻度,摇匀,作为对照溶液。取对照溶液 20μl 注入色谱仪,调节灵敏度,使主成分色谱峰的峰高约为满量程的 50%。分别进样供试品溶液和对照溶液各 20μl,记录色谱图至主成分峰保留时间的 3.5 倍。红霉素 B 按校正后的峰面积计算(乘以校正因子 0.7)和红霉素 C 峰面积均不得大于对照溶液主峰面积(5.0%)。供试品溶液如有杂质峰,红霉素烯醇醚、杂质 1 按校正后的峰面积计算(分别乘以校正因子 0.09、0.15)和其他单个杂质峰面积均不得大于对照溶液主峰面积 0.6 倍(3.0%);其他各杂质峰面积的和不得大于对照溶液主峰面积(5.0%);供试品溶液色谱图中任何小于对照溶液主峰面积 0.01 倍的峰可忽略不计。

(4)不加校正因子的主成分自身对照法:当杂质峰面积与主成分峰面积相差悬殊时,可采用该法。检查时,将供试品溶液稀释成一定浓度的溶液,作为对照溶液。分别取供试品溶液和对照溶液进样,将供试品溶液中各杂质峰面积及其总和,与对照溶液主成分峰面积比较,以控制供试品中杂质的量。

【实例】《中国药典》(2020 年版)中醋酸甲羟孕酮中有关物质的检查

方法:取供试品,用甲醇溶解并稀释制成 0.8mg/ml 的溶液,作为供试品溶液;精密量取 1ml,置于 50ml 量瓶中,用甲醇稀释至刻度,摇匀,作为对照溶液。取对照溶液 10μl 注入色谱仪,调节灵敏度,使主成分色谱峰的峰高约为满量程的 25%。再精密量取供试品溶液和对照溶液各 10μl,注入色谱仪,记录色谱图至主成分峰保留时间的 1.5 倍。供试品溶液图谱中如有杂质峰,不得多余 4 个,单个峰面积不得大于对照溶液主峰面积的 0.5 倍(1.0%),各杂质峰面积的和不得大于对照溶液主峰面积 0.75 倍(1.5%)。供试品溶液色谱中任何小于对照溶液主峰面积 0.05 倍的峰可忽略不计。

(5)面积归一化法:该法适用于粗略测量供试品中杂质的含量。按各品种正文项下的规定,配制供试品溶液,取一定量进样,记录色谱图。测量各峰的面积和色谱图上除溶剂峰以外的总色谱峰面积,计算各峰面积占总峰面积的百分率。用于杂质检查时,由于仪器响应的线性限制,峰面积归一化法一般不宜用于微量杂质的检查。

3. 气相色谱法

气相色谱法(gas chromatography,GC)主要用于药物中挥发性杂质及有机溶剂残留量的检查。如《中国药典》(2020 年版)四部通则中收载有"残留溶剂测定法"专项检查方法,采用气相色谱法(详见本章第四节"残留溶剂测定法")。

第四节 一般杂质检查

一般杂质指广泛存在于自然界,在多种药物的生产和贮藏过程中普遍容易引入的杂质。《中国药典》(2020 年版)对一般杂质检查多采用对照法,即在遵循平行操作的原则下,比较供试管与对照管的浊度、颜色等以判断供试品中杂质限量是否符合规定。若检查结果不符合规定或在限度边缘时,应对供试品和对照品各复查两份。检查方法收载在《中国药典》(2020 年版)四部通则 0800 限量检查法下。

一、氯化物检查

氯化物广泛存在于自然界中,在药物的生产过程中极易引入。少量的氯化物虽对人体无害,但氯化物属于信号杂质,其存在的量可以反映出药物的纯净程度以及生产工艺和贮藏条件是否正常,因此,控制氯化物的量有其特殊的意义。

(一)检查原理

利用氯化物在硝酸酸性条件下与硝酸银试液作用,生成氯化银白色混浊,与一定量标准氯化钠溶液在相同条件下生成的氯化银混浊比较,以判断供试品中的氯化物是否超过了限量。

$$Cl^- + Ag^+ \longrightarrow AgCl\downarrow(白)$$

(二)操作方法

取规定量的供试品,加水使溶解成 25ml(溶液如显碱性,可滴加硝酸使成中性),再加稀硝酸 10ml,溶液如不澄清,应过滤,置于 50ml 纳氏比色管中,加水使成约 40ml,摇匀,即得供试品溶液。另取药品项下规定量的标准氯化钠溶液,置于 50ml 纳氏比色管中,加稀硝酸 10ml,加水使成 40ml,摇匀,即得对照品溶液。于供试液与对照液中,分别加入硝酸银试液 1.0ml,用水稀释使成 50ml,摇匀,在暗处放置 5min,同置于黑色背景上,从比色管上方向下观察,比较浊度。

(三)注意事项

(1)标准氯化钠溶液应为临用前配制,每 1ml 相当于 $10\mu g$ 的 Cl^-。在检测条件下,以 50ml 中含 $50\sim80\mu g$ 的 Cl^- 为宜,在此范围内氯化物与硝酸银反应产生的混浊梯度明显,便于比较。因此,在设计检查方法时应根据氯化物的限量考虑供试品的取用量。

(2)检测中加入硝酸是为了去除 CO_3^{2-}、PO_4^{3-}、SO_3^{2-} 等杂质的干扰,同时还可以加速氯化银沉淀的生成并产生较好的乳浊;暗处放置 5min,是为了避免光线使单质银析出。

(3)有机药物的氯化物检查,溶于水的有机药物,按规定方法直接检查,不溶于水的有机药物,多数采用加水振摇,使所含氯化物溶解,滤除不溶物或加热溶解供试品,放冷后析出沉淀,过滤,取滤液检查。

（4）检查有机氯杂质，可根据有机氯杂质结构，选择适宜的有机破坏方法，使有机氯转变为无机氯化物后，再依法检查。

（5）检查碘化物或溴化物中氯化物时，由于氯、溴、碘性质相近，应采用适当的方法去除干扰后再检查。

（6）供试溶液如带颜色，通常采用内消色法处理。

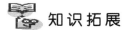 **知识拓展**

消色法

当药物本身有色，反应前对照品管与供试品管两管颜色不一致时，需进行消色处理。消色法分为内消色法和外消色法。

（1）内消色法：将供试品溶液加入沉淀剂，使待检杂质离子沉淀后，反复过滤至溶液完全澄清后的滤液作为配制对照品溶液的溶剂（此时对照管与供试管溶液的颜色一致），对照管中加入规定量的标准杂质溶液，加入规定的沉淀试剂反应后，与平行操作的供试管进行比色或比浊。该法主要适合于反应后生成白色沉淀（或白色混浊）的杂质离子的检查，如 Cl^- 和 SO_4^{2-} 的检查。

（2）外消色法：当待检杂质与试剂反应生成有色溶液或有色沉淀时，则不能采用内消色法，必须采用外消色法。外消色法是通过加入某种无干扰的试剂使供试品溶液的颜色消色（如 $KMnO_4$ 中 Cl^- 的检查，要先向供试液中加入乙醇使紫色消失后检查）或在对照品溶液中加入某种对实验无干扰的有色物，如稀焦糖溶液，使对照液与供试液背景颜色一致。

二、硫酸盐检查

硫酸盐是一种广泛存在于自然界中的信号杂质，是许多药物都需要进行检查的一种杂质。

（一）检查原理

利用硫酸盐在盐酸酸性溶液中与氯化钡生成白色混浊，与一定量标准硫酸钾溶液在相同条件下与氯化钡生成的混浊比较，以判断药物中硫酸盐是否超过限量。

$$SO_4^{2-} + Ba^{2+} \longrightarrow BaSO_4 \downarrow （白）$$

（二）操作方法

取规定量的供试品，加水溶解使成约 40ml（如溶液显碱性，可滴加盐酸使成中性），溶液如不澄清，应过滤，置于 50ml 纳氏比色管中，加稀盐酸 2ml，摇匀，即得供试品溶液。另取各药品项下规定量的标准硫酸钾溶液，按同样方法制成对照品溶液，于供试品溶液与对照品溶液中，分别加入 25％氯化钡溶液 5ml，用水稀释至 50ml，摇匀，放置 10min，同置于黑色背景上，从比色管上方向下观察、比较，即得。

（三）注意事项

（1）标准硫酸钾溶液每 1ml 相当于 $100\mu g$ 的 SO_4^{2-}，本法适宜的比浊浓度范围为 50ml 溶液中含 $0.1\sim0.5$mg 的 SO_4^{2-}，相当于标准硫酸钾溶液 $1\sim5$ml。在此范围内浊度梯度明显。

（2）《中国药典》（2020 年版）规定采用 25％氯化钡溶液，不必临用前配制，放置 1 个月后的氯化钡试液,反应的效果无明显改变。加入氯化钡试液后,应立即充分摇匀,防止局部浓度过高而影响产生混浊的程度。

（3）供试液中加入盐酸使成酸性,可防止 CO_3^{2-}、PO_4^{3-} 等与 Ba^{2+} 生成沉淀而干扰测定,加入稀盐酸的量以 50ml 溶液中含稀盐酸 2ml,使溶液的 pH 值约为 1 为宜,酸度过高,灵敏度会下降。

（4）温度对产生混浊有影响,温度太低产生混浊慢且不稳定,当温度低于 10℃时,应将比色管在 25～30℃水浴中放置 10min 后再比浊。

（5）如供试液加入盐酸后不澄明,可先用盐酸使成酸性的水洗过的滤纸过滤后再测定。如供试液有颜色,可采用内消色法处理。

三、铁盐检查法

药物中铁盐的存在可以使药物发生氧化反应及其他反应而变质,因此,需要控制药物中铁盐的限量。《中国药典》(2020 年版)(四部通则 0807)采用硫氰酸盐法检查。

(一)检查原理

铁盐在盐酸酸性溶液中与硫氰酸铵生成红色可溶性硫氰酸铁配位离子,与一定量的标准铁溶液用同法处理后进行比色,以控制铁盐的限量。

$$Fe^{3+} + 6SCN^- \xrightleftharpoons{H^+} [Fe(SCN)_6]^{3-}（红色）$$

(二)操作方法

取规定量的供试品,加水溶解使成 25ml,移至 50ml 纳氏比色管中,加稀盐酸 4ml 与过硫酸铵 50mg,用水稀释使成 35ml 后,加 30％的硫氰酸铵溶液 3ml,再加水适量稀释成 50ml,摇匀,如显色,立即与标准铁溶液一定量按相同方法制成的对照液比较。

(三)注意事项

(1)用硫酸铁铵[$FeNH_4(SO_4)_2 \cdot 12H_2O$]配制标准铁贮备液,并加入硫酸防止铁盐水解。标准铁溶液为临用前取贮备液稀释而成,每 1ml 标准铁溶液相当于 $10\mu g$ 的 Fe^{3+}。本法以 50ml 溶液中含 Fe^{3+} $10～50\mu g$ 时为宜,在此范围内,所显色泽梯度明显,便于目视比色。

(2)若供试管与对照管色调不一致或所呈红色太浅而不能比较时,可分别移入分液漏斗中,各加正丁醇或异戊醇提取后比色。因硫氰酸铁配位离子在正丁醇等有机溶剂中溶解度大,故能增加颜色深度,且能排除某些干扰物质的影响。

(3)测定中加入氧化剂过硫酸铵可将供试品可能存在的 Fe^{2+} 氧化成 Fe^{3+},同时可以防止硫氰酸铁受光照还原或分解。

(4)某些药物如葡萄糖、糊精、硫酸镁等,在检测过程需加硝酸氧化处理,使 Fe^{2+} 氧化成 Fe^{3+},则不再加过硫酸铵。因硝酸中可能含亚硝酸,能与硫氰酸根离子作用,生成红色亚硝酰硫氰化物,影响比色,因此加显色剂之前加热煮沸除去氧化氮,以消除亚硝酸的影响。

(5)因为铁盐与硫氰酸根生成配位离子的反应是可逆的,加入过量硫氰酸铵可以增加生成配位离子的稳定性,提高反应灵敏度,还能消除氯化物等干扰。

(6)硫氰酸根离子能与多种金属离子发生反应,如高汞、锌、锑、银、铜、钴等在设计方法时应予以注意。

(7)某些有机药物,特别是环状结构的有机药物,在实验条件下不溶解或对检查有干扰,需经炽灼破坏,使铁盐成三氧化二铁留于残渣中,处理后再依法检查。

四、重金属检查法

重金属系指在规定实验条件下能与硫代乙酰胺或硫化钠试液作用而显色的金属杂质,如银、铅、汞、铜、镉、铋、锑、钴、镍等。重金属可以影响药物的稳定性及安全性,故必须严格控制其在药物中的含量。药品在生产过程中遇到铅的机会较多,铅易在体内蓄积而引起中毒,故检查重金属以铅(Pb^{2+})为代表,作为限量对照。

（一）检查原理

重金属检查使用的显色剂主要有硫代乙酰胺和硫化钠试液。硫代乙酰胺在酸性(pH 值为 3.5 的醋酸盐缓冲液)条件下水解,产生硫化氢,与微量重金属离子(以 Pb^{2+} 为代表)生成黄色到棕黑色的硫化物混悬液;或在碱性条件下,硫化钠与微量重金属离子反应生成黄色至棕黑色的硫化物混悬液。供试品溶液与一定量的标准铅溶液在相同条件下反应生成的有色混悬液进行比色,要求不得更深。

$$CH_3CSNH_2 + H_2O \xrightarrow{pH\ 3.5} CH_3CONH_2 + H_2S$$

$$H_2S + Pb^{2+} \xrightarrow{pH\ 3.5} PbS \downarrow + 2H^+$$

$$或\ Na_2S + Pb^{2+} \xrightarrow{NaOH} PbS \downarrow + 2Na^+$$

（二）操作方法

由于药物性质、重金属的限量和存在状态等方面的不同,《中国药典》(2020 年版)将重金属检查分为 3 种方法。

1. 第一法

第一法又称为硫代乙酰胺法,适用于无须有机破坏,在酸性条件下可溶解的无色药物中的重金属检查。

方法:取 25ml 钠氏比色管 3 支,甲管中加入一定量标准铅溶液与醋酸盐缓冲液(pH 值为 3.5)2ml 后,加水或各药品项下规定的溶剂稀释成 25ml,作为对照液;乙管中加入按各药品项下规定的方法制成的供试液 25ml,作为供试液;丙管中加入与乙管相同量的供试品,加配制供试品溶液的溶剂适量使溶解,再加与甲管相同量的标准铅溶液与醋酸盐缓冲液(pH 值为 3.5)2ml 后,用溶剂稀释成 25ml。再分别于甲、乙、丙 3 管中加入硫代乙酰胺试液各 2ml,摇匀,放置 2min,比色,当丙管中显出的颜色不浅于甲管时,乙管中显示的颜色与甲管比较,不得更深。如丙管中显出的颜色浅于甲管,应取样按第二法重新检查。

2. 第二法

第二法又称为炽灼硫代乙酰胺法,适用于含芳环、杂环以及不溶于水、稀酸及乙醇的有机药物中的重金属检查。

方法:先将供试品按照炽灼残渣检查法(通则 0841)进行炽灼处理,使与有机分子结合的重金属游离,再按第一法检查。

3. 第三法

第三法又称为硫化钠法,适用于溶于碱而不溶于稀酸或在稀酸中即生成沉淀的药物中重金属杂质的检查。

方法:取供试品适量,加氢氧化钠试液 5ml 与水 20ml 溶解后,置于纳氏比色管中,加硫化钠试液 5 滴,摇匀,与一定量标准铅溶液同样处理后的颜色进行比较,不得更深。

重金属的检查方法较多,各国(地区)药典采用的检查方法也不尽相同。对于不同的药物,应选择适当的方法进行检测。

（三）注意事项

（1）用硝酸铅配制标准铅贮备液,并加入硝酸防止铅盐水解。标准铅溶液于临用前取贮备液稀释而成,每 1ml 标准铅溶液相当于 $10\mu g$ 的 Pb。本法的适宜目视比色范围为 27ml 溶液中含 $10\sim20\mu g$ Pb,相当于标准铅溶液 $1\sim2ml$。

（2）第一法中,溶液的 pH 对于金属离子与硫化氢呈色影响较大,pH 值为 3.0～3.5 时,硫化铅沉淀较完全。若酸度增大,重金属离子与硫化氢呈色变浅,酸度太大时甚至不显色。因此,供试品若用强酸溶解或在处理中用了强酸,则应在加入醋酸盐缓冲液前加氨水至对酚酞指示剂显中性。

若供试液呈色,应在加硫代乙酰胺前于对照管中滴加少量稀焦糖溶液或其他无干扰的有色溶液,使之与供试液颜色一致,然后再加硫代乙酰胺试液比色。若仍不能使两管颜色一致,可改用内消色法处理。

供试品中若有微量高铁盐存在,在酸性溶液中可氧化硫化氢析出硫,干扰检测,可分别于供试管和对照管中加入维生素 C 0.5～1.0g,使 Fe^{3+} 还原成 Fe^{2+},再依法检查。

（3）当用第二法检查时,炽灼温度应控制为 500～600℃,温度太低灰化不完全,温度过高重金属挥发损失,如铅在 700℃经 6h 炽灼,回收率只有 32%。加硝酸进一步有机物破坏后,一定要蒸干除尽氧化氮,防止亚硝酸氧化硫代乙酰胺水解产生的硫化氢而析出硫,影响比色。

（4）第三法中,显色剂硫化钠试液对玻璃有一定的腐蚀性,而且久置会产生絮状物,应临用前配制。

五、砷盐检查法

砷盐是毒性杂质,多由药物生产过程中使用的无机试剂及搪瓷反应器引入。《中国药典》(2020 年版)检查砷盐的方法有 2 种,分别是第一法(古蔡氏法)、第二法(二乙基二硫代氨基甲酸银法)。

（一）第一法

1. 检查原理

第一法(古蔡氏法)检查砷的原理是利用金属锌与酸作用产生新生态的氢,与药物中微量砷盐反应生成具有挥发性的砷化氢,遇溴化汞试纸,产生黄色至棕色的砷斑,与同等条件下一定量标准砷溶液所生成的砷斑比较,判定药物中砷盐的限量。

$$As^{3+}+3Zn+3H^{+}\longrightarrow 3Zn^{2+}+AsH_3\uparrow$$

$$AsO_3^{3-}+3Zn+9H^{+}\longrightarrow 3Zn^{2+}+3H_2O+AsH_3\uparrow$$

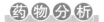

$$AsO_4^{3-} + 4Zn + 11H^+ \longrightarrow 4Zn^{2+} + 4H_2O + AsH_3 \uparrow$$

砷化氢与溴化汞试纸作用。

$$AsH_3 + 2HgBr_2 \longrightarrow 2HBr + AsH(HgBr)_2（黄色）$$
$$AsH_3 + 3HgBr_2 \longrightarrow 3HBr + AsH(HgBr)_3（棕色）$$

2. 操作方法

古蔡氏法检查砷的装置见图 5-2。

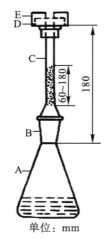

单位：mm

A—标准磨口锥形瓶；B—中空的标准磨口塞；C—导气管；D—具孔的有机玻璃旋塞；
E—具孔有机玻璃旋塞。

图 5-2 古蔡氏法检砷装置

测定时，于导气管 C 中装入醋酸铅棉花 60mg，装管高度为 60～80mm，再于旋塞 D 的顶端平面放一片溴化汞试纸（试纸的大小能覆盖孔径而不露出平面外为宜），盖上旋塞盖 E 并旋紧。

标准砷斑的制备：精密量取标准砷溶液 2ml，置于 A 瓶中，加盐酸 5ml 与水 21ml，再加碘化钾试液 5ml 与酸性氯化亚锡试液 5 滴，在室温放置 10min 后，加锌粒 2g，立即将装妥的导气管 C 密塞于 A 瓶上，并将 A 瓶置于 25～40℃的水浴中，反应 45min，取出溴化汞试纸，即得。

供试品检查：取按《中国药典》(2020 年版)规定方法制成的供试液，置于 A 瓶中，按照标准砷斑的制备，自"再加碘化钾试液 5ml"起，依法操作，将生成的砷斑与标准砷斑比较，不得更深。

3. 注意事项

(1)五价砷在酸性溶液中较三价砷被金属锌还原为砷化氢的速度慢，故在反应液中加入碘化钾及氯化亚锡，将供试品中可能存在的 As^{5+} 还原成 As^{3+}，加快反应速度。碘化钾被氧化生成的碘又可被氯化亚锡还原为碘离子，碘离子又可与反应中产生的锌离子形成稳定的配位离子，有利于生成砷化氢反应地不断进行。

> **课堂活动**
> 导气管 C 中为什么加醋酸铅棉花？

如药物中含有锑，检查时会生成锑化氢并与溴化汞试纸作用生成锑斑，干扰砷斑观察。加入氯化亚锡与碘化钾后，能抑制锑化氢的生成，在实验条件下，即使 100μg 锑存在也不致干扰测定。

氯化亚锡还能促进锌与盐酸作用，即纯锌与纯盐酸作用较慢，加入氯化亚锡，锌置换出锡沉积在锌的表面，形成局部电池，可加快锌与盐酸作用，使氢气均匀而连续地发生。

（2）本法所用锌粒应无砷，以能通过一号筛的细粒为宜，当使用的锌粒较大时，用量应酌情增加，反应时间亦应延长为 1h。

（3）醋酸铅棉花用于吸收供试品及锌粒中可能含有少量的硫化物在酸性条件下产生的硫化氢气体，避免硫化氢气体与溴化汞试纸作用产生硫化汞色斑干扰测定结果。导气管中的醋酸铅棉花应保持干燥，如有润湿，应重新更换。

> **课堂活动**
>
> 　　在加金属锌之前为什么要加酸性氯化亚锡和碘化钾？

（4）标准砷溶液临用前取三氧化二砷配制的贮备液稀释而成，每 1ml 标准砷溶液相当于 $1\mu g$ 的 As。砷斑颜色过深或过浅都会影响比色的准确性。《中国药典》（2020 年版）四部通则（0822）规定标准砷斑为 2ml 标准砷溶液制成，可得清晰的砷斑。不同药物的含砷限量不同，应在标准砷溶液取量为 2ml 的前提下，改变供试品的取量。

（5）溴化汞试纸与砷化氢作用较氯化汞试纸灵敏，其灵敏度为 $1\mu g$（以 As_2O_3 计），但所呈砷斑不够稳定，反应中应保持干燥及避光，反应完毕立即比色。制备溴化汞试纸所用的滤纸宜采用质地疏松的定量滤纸。

（6）供试品若为硫化物、亚硫酸盐、硫代硫酸盐等，在酸性溶液中能产生硫化氢或二氧化硫气体，与溴化汞作用生成黑色硫化汞或金属汞，干扰比色。应先加硝酸处理，使氧化成硫酸盐，过量的硝酸及产生的氮的氧化物须蒸干除尽。如硫代硫酸钠中砷盐的检查。

（7）供试品若为铁盐，能消耗碘化钾、氯化亚锡等还原剂，影响测定条件，并能氧化砷化氢，干扰测定，应先加酸性氯化亚锡试液，将高铁离子还原成低铁离子后再依法检测。如枸橼酸铁铵中砷盐的检查。

（8）供试品若为强氧化剂或在酸性溶液中能产生强氧化性物质者，如亚硝酸钠在酸性中能产生亚硝酸和硝酸，不仅消耗锌粒且产生氮的氧化物能氧化新生态的氢，影响砷化氢的生成。因此，需加入硫酸先行分解后再依法测定。

（9）具环状结构的有机药物，因砷可能以共价键与其结合，要先进行有机破坏，否则检出结果偏低或难以检出。《中国药典》（2020 年版）采用碱破坏法，常用的碱是石灰。

若供试品需经有机破坏后再进行检砷的，则制备标准砷斑时，应取标准砷溶液 2ml，按照供试品规定的方法同法处理后，再依法制备标准砷斑。

（10）砷斑遇光、热及湿气则褪色。如需保存，可将砷斑在石蜡饱和的石油醚溶液中浸过晾干或避光置于干燥器内，也可将砷斑用滤纸包好夹在记录本中保存。

（二）第二法

1. 检查原理

第二法（二乙基二硫代氨基甲酸银法，Ag-DDC 法）的检查原理是利用金属锌与酸作用产生新生态氢，与微量砷盐反应生成具挥发性的砷化氢，还原二乙基二硫代氨基甲酸银，产生红色的胶态银，与相同条件下定量的标准砷溶液所呈色进行目视比色或在 510nm 波长处测定吸光度，进行比较，以控制砷盐的限量。

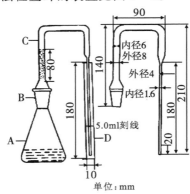

$$AsH_3 + 6 \begin{matrix} C_2H_5 \\ C_2H_5 \end{matrix} N-C \begin{matrix} S \\ S \end{matrix} Ag \rightleftharpoons 6Ag + As \left[\begin{matrix} C_2H_5 \\ C_2H_5 \end{matrix} N-C \begin{matrix} S \\ S \end{matrix} \right]_3 + 3 \begin{matrix} C_2H_5 \\ C_2H_5 \end{matrix} N-C \begin{matrix} S \\ SH \end{matrix}$$

本反应为可逆反应,加入有机碱使与二乙基二硫代氨基甲酸(HDDC)结合,有利于反应向右定量进行完全,所以《中国药典》(2020 年版)规定配制 Ag-DDC 试液时,加入一定量的三乙胺。

2. 操作方法

二乙基二硫代氨基甲酸银法检查砷的装置见图 5-3。

A—标准磨口锥形瓶;B—中空的标准磨口塞;C—导气管;D—平底玻璃管。

图 5-3 二乙基二硫代氨基甲酸银法检砷装置

测定时,于导气管 C 中装入醋酸铅棉花 60mg(装管高度约 80mm),并于 D 管中精密加入二乙基二硫代氨基甲酸银试液 5ml。

标准砷对照液的制备:精密量取标准砷溶液 2ml,置于 A 瓶中,加盐酸 5ml 与水 21ml,再加碘化钾试液 5ml 与酸性氯化亚锡试液 5 滴,在室温放置 10min 后,加锌粒 2g,立即将导气管 C 与 A 瓶密塞,使生成的砷化氢气体导入 D 管中,并将 A 瓶置于 25～40℃ 的水浴中,反应 45min,取出 D 管,添加三氯甲烷至刻度,混匀,即得。

若供试品需经有机破坏后再行检砷,则应取标准砷溶液代替供试品,按照各品种正文项下规定的方法同法处理后,依法制备标准砷对照液。

供试品检查:取按《中国药典》(2020 年版)规定方法制成的供试液,置于 A 瓶中,按照标准砷对照液的制备,自"再加碘化钾试液 5ml"起,依法操作,将所得溶液与标准砷对照液同置于白色背景上,从 D 管上方向下观察、比较,所得溶液的颜色不得比标准砷对照液更深。必要时,可将所得溶液转移至 1cm 吸收池中,按照紫外-可见分光光度法(通则 0401)在 510nm 波长处以二乙基二硫代氨基甲酸银试液作空白,测定吸光度,与标准砷对照液按同法测得的吸光度比较,即得。

六、干燥失重测定法

干燥失重系指药物在规定的条件下,经干燥至恒重后所减失的重量,通常以百分率表示。干燥失重检查法主要控制药物中的水分以及挥发性物质,如乙醇等。

（一）检查原理

取供试品，混合均匀（如为较大的结晶，应先迅速捣碎使成 2mm 以下的小粒），取约 1g 或各品种正文项下规定的重量，置于供试品相同条件下干燥至恒重的扁形称量瓶中，精密称定，除另有规定外，在 105℃ 干燥至恒重。由减失的重量和取样量计算供试品的干燥失重。

干燥失重的计算公式为

$$干燥失重（\%）= \frac{供试品干燥至恒重后减失的重量}{供试品取样量} \times 100\% \qquad （式 5-3）$$

（二）方法

干燥失重常用的方法有以下 3 种。

1. 常压恒温干燥法

本法适用于受热较稳定的药物。将供试品置于相同条件已干燥至恒重的扁形称量瓶中，精密称定，于烘箱内在规定温度（一般为 105℃）和时间条件下干燥至恒重（供试品连续两次干燥或炽灼后的重量差异在 0.3mg 以下称恒重）。由减失的重量和取样量计算供试品的干燥失重。

2. 常压室温干燥法

本法适用于受热易分解或易挥发的药物：硝酸异山梨酯、氯化铵、苯佐卡因等。

方法：将供试品置于干燥器内，利用干燥器内的干燥剂吸收供试品中的水分，干燥至恒重。以减失的重量和取样量计算供试品的干燥失重。

干燥器中常用的干燥剂为五氧化二磷、无水氯化钙或硅胶，其中五氧化二磷的吸水效力、吸水容量和吸水速度均较好，但价格较贵，且不能反复使用。硅胶的吸水效力仅次于五氧化二磷，因为其使用方便、价廉、无腐蚀性且可反复使用，所以是最常用的干燥剂。硅胶加有氯化钴后为变色硅胶，干燥后生成无水氯化钴而呈蓝色，吸水后生成含两分子结晶水的氯化钴而呈淡红色，于 140℃ 干燥后又复成蓝色，可反复使用。

3. 减压干燥法

（1）减压恒温干燥法：该法适用于熔点低，受热不稳定、能耐受一定温度及水分难赶除的药物，如消旋山莨菪碱、酒石酸美托洛尔、地高辛、盐酸雷尼替丁、环丙沙星等。在减压条件下，可降低干燥温度和缩短干燥时间。减压恒温干燥法使用恒温减压干燥箱，采用减压干燥器或恒温减压干燥箱时，除另有规定外，压力应在 2.67kPa（20mmHg）以下。减压恒温干燥器中常用的干燥剂为五氧化二磷，应及时更换干燥剂，使其保持在有效状态。

（2）减压室温干燥法：该法适用于熔点低并且不能加热的样品，如布洛芬和肾上腺素。在减压干燥器中用干燥剂减压干燥。常用干燥剂有五氧化二磷、无水氯化钙和硅胶。

（三）注意事项

供试品干燥时，应平铺在扁形称量瓶中，厚度不可超过 5mm，如为疏松物质，厚度不可超过 10mm。放入烘箱或干燥器进行干燥时，应将瓶盖取下，置于称量瓶旁，或将瓶盖半开进行干燥；取出时，须将称量瓶盖好。置于烘箱内干燥的供试品，应在干燥后取出置于干燥器中放冷，然后称定重量。供试品当未达规定的干燥温度即融化时，除另有规定外，应先将供试品在低于熔化温度 5～10℃ 的温度下干燥至大部分水分除去后，再按规定条件干燥。生物制品应先将供试品于较低的温度下干燥至大部分水分除去后，再按规定条件干燥。

七、水分测定法

药物中水分的存在,可使药物发生水解、霉变等,《中国药典》(2020 年版)四部通则水分测定法共有 5 种方法,分别是第一法(费休氏法)、第二法(烘干法)、第三法(减压干燥法)、第四法(甲苯法)和第五法(气相色谱法)。本节主要介绍化学药品常采用的方法,第一法(费休氏法)。该法也叫卡尔-费休水分滴定法,其特点是操作简便、专属性强、准确度高,适用于受热易破坏的药物。

(一)测定原理

费休氏法是根据碘和二氧化硫在吡啶和甲醇溶液中与水定量反应的原理来测定水分。该反应称为卡尔-费休氏(Karl - Fischer)反应,是非水溶液中的氧化还原滴定,利用碘氧化二氧化硫为三氧化硫时需要一定量的水分参加反应的定量关系来确定水的限量。

$$I_2 + SO_2 + H_2O \longrightarrow 2HI + SO_3$$

由于上述反应是可逆的,为了使反应向右进行完全,需加入无水吡啶定量地吸收 HI 和 SO_3,形成氢碘酸吡啶($C_5H_5N \cdot HI$)和硫酸酐吡啶($C_5H_5N \cdot SO_3$)。由于生成的硫酸酐吡啶不够稳定,需再加入无水甲醇使其转变成稳定的甲基硫酸氢吡啶($C_5H_5N \cdot HSO_4CH_3$)。

总反应为

$$I_2 + SO_2 + 3C_5H_5N + CH_3OH + H_2O \longrightarrow 2C_5H_5N \cdot HI + C_5H_5N \cdot HSO_4CH_3$$

(二)检查方法

《中国药典》(2020 年版)水分测定法第一法(费休氏法),根据操作方法不同,又分为容量滴定法和库仑滴定法 2 种方法。

1. 容量滴定法

本法需采用费休氏试液作为标准滴定液,该试液由碘、二氧化硫、吡啶和甲醇按一定比例组成(自制或购置均可),使用前需要标定滴定度。测定时需精密称取供试品适量(约消耗费休氏试液 1~5ml),除另有规定外,溶剂为无水甲醇,用水分测定仪直接测定;或精密称取供试品适量,置于干燥的具塞锥形瓶中,加溶剂适量,在不断振摇(或搅拌)下用费休氏试液滴定至溶液由浅黄色变为红棕色,或用永停滴定法(通则 0701)指示终点,另做空白试验校正。本法所用仪器应干燥,并能避免空气中水分的侵入。

(1)费休氏试剂的滴定度计算式为

$$F = \frac{W}{A - B} \qquad (式 5 - 4)$$

式中,F 为滴定度(每 1ml 费休氏试液相当于水的重量);

W 为称取纯化水的重量(mg);

A 为滴定时所消耗费休氏试液的容积(ml);

B 为空白所消耗费休氏试液的容积(ml)。

(2)供试品中水分含量的计算式为

$$供试品中水分含量(\%) = \frac{(A - B) \times F}{W} \times 100\% \qquad (式 5 - 5)$$

式中,A 为供试品所消耗费休氏试液的容积(ml);

B 为空白所消耗费休氏试液的容积(ml);

F 为每 1ml 费休氏试液相当于水的重量(mg);

W 为供试品的重量(mg)。

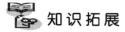 **知识拓展**

费休氏试液的制备

方法:称取碘(置于硫酸干燥器内 48h 以上)110g,置于干燥的具塞锥形瓶(或烧瓶)中,加无水吡啶 160ml,注意冷却,振摇至碘全部溶解,加无水甲醇 300ml,称定重量,将锥形瓶(或烧瓶)置于冰浴中冷却,在避免空气中水分侵入的条件下,通入干燥的二氧化硫至重量增加 72g,再加无水甲醇使成 1000ml,密塞,摇匀,在暗处放置 24h。也可以使用稳定的市售费休氏试液。市售的费休氏试液可以是不含吡啶的其他碱化试剂,或不含甲醇的其他伯醇类等制成;也可以是单一的溶液或由 2 种溶液临用前混合而成。

本试液应遮光,密封,阴凉干燥处保存。临用前应标定滴定度。

2. 库仑滴定法

本法操作时,应用永停滴定法(通则 0701)测定水分。与容量滴定法相比,库仑滴定法中滴定剂碘不是从滴定管加入,而是由含有碘离子的阳极电解液电解产生。一旦所有的水被滴定完全,阳极电解液中就会出现少量过量的碘,使铂电极极化而停止碘的产生。根据法拉第定律,产生碘的量与通过的电量成正比,因此可以通过测量电量总消耗的方法来测定水分总量。

本法主要用于测定含微量水分(0.0001%~0.1%)的供试品,特别适用于测定化学惰性物质如烃类、醇类和酯类中的水分。本法所用费休氏试液需按卡尔-费休氏库仑滴定仪的要求配制或使用市售费休氏试液,无须标定滴定度。

(三)注意事项

(1)测定供试品中水分时可根据费休氏试液的 F 值及供试品的含水限量来确定供试品的取样量,供试品的取样量一般以消耗费休氏试液 1~5ml 为宜,费休氏试液的 F 值应在 4.0mg/ml 上下为宜,F 值降低至 3.0mg/ml 以下时,滴定终点不敏锐,不宜再用。整个操作应迅速,且不宜在阴雨或空气湿度太大时进行。

(2)费休氏法不适用于测定氧化剂、还原剂以及能与试液生成水的化合物的药物,如过氧化物、硫代硫酸盐、硫化物等。一些羰基化合物如活泼的醛、酮可与试剂中的甲醇作用,生成缩醛和水,也会干扰测定。

(3)《中国药典》(2020 年版)四部通则中还采用了烘干法、减压干燥法以及甲苯法测定药物的水分。

课堂活动

某注射用青霉素钠的水分测定

试验:精密称取本品 0.7540g,置于干燥具塞玻瓶中,加无水甲醇 5ml 充分振摇后,用费休氏试液滴至溶液由浅黄色变为红棕色,消耗费休氏试液 2.15ml;另取无水甲醇 5ml,同法测定,消耗费休氏试液 0.15ml,求青霉素钠的含水量(已知每 1ml 费休氏试液相当于 3.52mg 的水)。

甲苯法(四部通则 0832)常用于测定颜色较深的药品或氧化剂、还原剂、皂类、油类等。

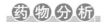

解析:

$$H_2O(\%)=\frac{(2.15-0.15)\times3.52}{0.7540\times1000}\times100\%=0.93\%$$

八、炽灼残渣检查法

《中国药典》(2020 年版)对某些不含金属的有机药物,规定需进行炽灼残渣检查。炽灼残渣指有机药物经炭化或无机药物加热分解后,加硫酸湿润,先低温再高温(700~800℃)炽灼,使完全灰化,有机物分解挥发,所残留的非挥发性无机杂质(多为金属氧化物或无机盐类)的硫酸盐,《英国药典》称为硫酸灰分。

方法:取供试品 1.0~2.0g 或各品种正文项下规定的重量,置于已炽灼至恒重的坩埚(若供试品分子结构中含有碱金属或氟元素,则应使用铂坩埚)中,精密称定,缓缓炽灼至完全灰化,放冷;除另有规定外,加硫酸 0.5~1ml 使湿润,低温加热至硫酸蒸气除尽后,在 700~800℃炽灼使完全灰化,移至干燥器内,放冷至室温,精密称定后,再在 700~800℃炽灼至恒重,计算限量。

计算公式为

$$炽灼残渣(\%)=\frac{炽灼至恒重后残渣重量}{供试品取样量}\times100\% \qquad (式5-6)$$

药物的炽灼残渣限量一般为 0.1%~0.2%,供试品的取用量应根据炽灼残渣限量和称量误差决定。取量过多,炭化和灰化时间太长;过少,加大称量相对误差。一般应使炽灼残渣重量为 1~2mg。因此,如限量为 0.1%,取样量约为 1g,若限量为 0.05%,取样量则应约为 2g;限量在 1%以上者,取样可在 1g 以下。当贵重药物或供试品数量不足时,取样可酌情减少。

重金属在高温下易挥发,若供试品需将残渣留作重金属检查,则炽灼温度须控制在 500~600℃。挥发性无机药物如盐酸、氯化铵等受热挥发或分解,残留非挥发性杂质,也按上法检查炽灼残渣。

九、易炭化物检查法

易炭化物检查是检查药物中遇硫酸易炭化或易氧化而呈色的微量有机杂质。此类杂质多数是结构未知的,用硫酸呈色的方法可以简便地控制此类杂质的总量。

方法:取内径一致的两支比色管,甲管中加放各品种正文项下规定的对照液 5ml;乙管中加硫酸〔含 H_2SO_4 94.5%~95.5%(g/g)〕5ml 后,分次缓缓加入规定量的供试品,振摇使溶解。除另有规定外,静置 15min 后,将两管同置于白色背景前比色,乙管中所显颜色不得较甲管更深。

供试品如为固体,应先研细,当需加热才能溶解时,可取供试品与硫酸混合均匀,加热溶解后,放冷至室温,再移至比色管中。

对照液主要有 3 类:①用"溶液颜色检查"项下的标准比色液作为对照液;②用比色用氯化钴液、比色用重铬酸钾液和比色用硫酸铜液按规定方法配成的对照液;③一定浓度的高锰酸钾液。

十、溶液颜色检查法

溶液颜色检查法是控制药物在生产过程或贮藏过程中产生有色杂质限量的方法,系将药物溶液的颜色与规定的标准比色液比较,或在规定的波长处测定其吸光度。《中国药典》(2020

年版)采用目视比色法,分光光度法及色差计法检查药物溶液的颜色,方法收载在四部通则0900 特性检查法下。

（一）目视比色法

取规定量的供试品,加水溶解,置于 25ml 的纳氏比色管中加水稀释至 10ml,另取规定色调和色号的标准比色液 10ml,置于纳氏比色管中,两管同置于白色背景上,自上向下透视或平视观察,供试品管呈现的颜色与对照品管比较,不得更深。

标准比色液由 3 种有色无机盐重铬酸钾、硫酸铜和氯化钴按不同比例配制而成。其方法如下。

（1）比色用重铬酸钾液(黄色原液)、比色用硫酸铜液(蓝色原液)和比色用氯化钴液(红色原液)的配制。重铬酸钾液为每 1ml 水溶液中含 0.800mg 的 $K_2Cr_2O_7$。硫酸铜液为每 1ml 水溶液中含 62.4mg 的 $CuSO_4 \cdot 5H_2O$。氯化钴溶液为每 1ml 水溶液中含 59.5mg $CoCl_2 \cdot 6H_2O$。

（2）按表 5-2,分别取不同比例的氯化钴、重铬酸钾、硫酸铜比色液和水,配成绿黄色、黄绿色、黄色、橙黄色、橙红色和棕红色 6 种色调的标准贮备液。

表 5-2　各种色调标准贮备液的配制

色调	比色用氯化钴液(ml)	比色用重铬酸钾液(ml)	比色用硫酸铜液(ml)	水(ml)
绿黄色	—	27	15	58
黄绿色	1.2	22.8	7.2	68.8
黄色	4.0	23.3	0	72.7
橙黄色	10.6	19.0	4.0	66.4
橙红色	12.0	20.0	0	68.0
棕红色	22.5	12.5	20.0	45.0

（3）按表 5-3,量取各色调标准贮备液与水,配制各种色调色号标准比色液。

表 5-3　各种色调色号标准比色液配制

色号	0.5	1	2	3	4	5	6	7	8	9	10
贮备液(ml)	0.25	0.5	1.0	1.5	2.0	2.5	3.0	4.5	6.0	7.5	10.0
加水量(ml)	9.75	9.5	9.0	8.5	8.0	7.5	7.0	5.5	4.0	2.5	0

检查时根据药物有色杂质的颜色以及对其限量的要求,选择相应颜色一定色号的标准比色液作为对照液,进行比较。

【实例】《中国药典》(2020 年版)对乙酰氨基酚中乙醇溶液的颜色检查

方法:取本品 1.0g,加乙醇 10ml 溶解后,如显色,与棕红色 2 号或橙红色 2 号标准比色液比较,不得更深。

（二）分光光度法

分光光度法是通过测定溶液的吸光度检查药物中有色杂质的限量的方法,更能反映溶液中有色杂质的变化。如维生素 C 易受外界条件影响而变色,规定取本品 3.0g,加水 15ml,振摇使溶解,溶液经 4 号垂熔玻璃漏斗过滤,滤液于 420nm 波长处定吸光度,不得超过 0.03。

(三)色差计法

色差计法是通过色差计直接测定溶液的透射三刺激值,对其颜色进行定量表述和分析的方法。当目视比色法较难判定供试品与标准比色液之间的差异时,应考虑采用本法进行测定与判断。

十一、澄清度检查法

澄清度检查法系将药品溶液与规定的浊度标准液相比较,用以检查溶液的澄清程度。澄清度测定可以反映药物溶液中的不溶性杂质,一定程度上可反映药品的质量和生产工艺水平,尤其对于注射用原料药,检查其溶液的澄清度,有较为重要的意义。检查方法收载在《中国药典》四部通则 0900 特性检查法下,共有第一法(目视法)和第二法(浊度仪法)2 种方法。除另有规定外,应采用第一法测定。

(一)第一法(目视法)

除另有规定外,按各品种正文项下规定的浓度要求,在室温条件下将用水稀释至一定浓度的供试品溶液与等量的浊度标准液分别置于配对的比浊用玻璃管(内径为 15～16mm,平底,具塞,以无色、透明、中性硬质玻璃制成)中,在浊度标准液制备 5min 后,在暗室内垂直同置于伞棚灯下,照度为 1000lx,从水平方向观察、比较。除另有规定外,供试品溶解后应立即检视。第一法无法准确判定两者的澄清度差异时,改用第二法进行测定并以其测定结果进行判定。

(二)第二法(浊度计法)

供试品溶液的浊度用浊度仪测定。溶液中不同大小、不同特性的微粒物质包括有色物质均可使入射光产生散射,通过测定透射光或散射光的强度,可以检查供试品溶液的浊度。仪器测定模式通常有 3 种类型,即透射光式、散射光式和透射光-散射光比较测量模式(比率浊度模式)。

(三)澄清度判定

品种正文项下规定的"澄清",系指供试品溶液的澄清度与所用溶剂相同,或不超过 0.5 号浊度标准液的浊度。"几乎澄清",系指供试品溶液的浊度介于 0.5 号至 1 号浊度标准液的浊度之间。

大多数药物的澄清度检查是以水为溶剂,但也有时用酸、碱或有机溶剂(如乙醇、甲醇、丙酮等)作溶剂的,对于有机酸的碱金属盐类药物,通常强调用"新沸过的冷水",因为水中若有二氧化碳会影响其澄清度。

知识拓展

浊度标准液的配制方法

(1)浊度标准贮备液的配制:利用硫酸肼与乌洛托品(六次甲基四胺)反应制备浊度标准贮备液。按规定的配制方法将 1％的硫酸肼水溶液与等量的 10％乌洛托品溶液混合,摇匀,于 25℃避光静置 24h,即得浊度标准贮备液。置于冷处避光保存,可在 2 个月内使用。

原理:乌洛托品在偏酸性条件下水解产生甲醛,甲醛与肼缩合生成甲醛腙,不溶于水,形成白色混浊。

(2)浊度标准原液的配制:取上述浊度标准贮备液15.0ml,置于1000ml量瓶中,加水稀释至刻度,摇匀,即得浊度标准原液。该溶液按照分光光度法测定,在550nm波长处的吸光度应为0.12～0.15,配制的浊度标准原液应在48h内使用,用前摇匀。

(3)浊度标准液的配制:取浊度标准原液与水,按表5-4配制,即得不同级号的浊度标准液。该液应临用时制备,使用前充分摇匀。

表5-4 浊度标准液的配制

级号	0.5	1	2	3	4
浊度标准原液(ml)	2.5	5.0	10.0	30.0	50.0
水(ml)	97.5	95.0	90.0	70.0	50.0

十二、残留溶剂测定法

药品中的残留溶剂指在合成原料药、辅料或制剂生产过程中使用的、在工艺过程中未能完全除去的有机溶剂。《中国药典》(2020年版)四部通则(0861)收载了"残留溶剂测定法",将残留溶剂按有机溶剂毒性的程度分为3类:第一类有机溶剂毒性较大,且具有致癌作用并对环境有害,应尽量避免使用;第二类有机溶剂对人有一定毒性,应限量使用;第三类有机溶剂对人的健康危险性较小,因此推荐使用。除另有规定外,第一、第二、第三类溶剂的残留量应符合表5-5中的规定;对其他溶剂,应根据生产工艺的特点,制定相应的限度,使其符合产品规范、《药品生产质量管理规范》(GMP)或其他基本的质量要求。

(一)测定方法

《中国药典》(2020年版)采用气相色谱法测定药物中的残留溶剂,色谱柱可使用不同极性的毛细管柱或填充柱。毛细管柱除另有规定外,极性相同的不同牌号色谱柱之间可以互换使用;填充柱以直径为0.18～0.25mm的二乙烯苯-乙基乙烯苯型高分子多孔小球或其他适宜的填料作为固定相。检测器通常使用火焰离子化检测器。对含卤素元素的残留溶剂,如三氯甲烷等,采用电子捕获检测器易得到高的灵敏度。

1.系统适用性试验

(1)以待测物的色谱峰计算,填充柱的理论塔板数应大于1000;毛细管柱的理论塔板数应大于5000。

(2)待测物色谱峰与其相邻色谱峰的分离度应大于1.5。

(3)以内标法测定时对照品溶液连续进样5次,所得待测物与内标物峰面积之比的相对标准偏差应不大于5%;若以外标法测定,或所得待测物峰面积的相对标准偏差应不大于10%。

2.测定方法

(1)第一法(毛细管柱顶空进样等温法):该法适用于被检查的有机溶剂数量不多,并极性差异较小的情况。不适宜用顶空法测定的溶剂有甲酰胺、2-甲氧基乙醇、2-乙氧基乙醇、乙二醇、N-甲基咯烷酮。

表 5-5   药品中常见的残留溶剂及限度

溶剂名称	限度(%)	溶剂名称	限度(%)
第一类溶剂		丙酮	0.5
(应该避免使用)		甲氧基苯	0.5
苯	0.0002	正丁醇	0.5
四氯化碳	0.0004	仲丁醇	0.5
1,2-二氯乙烷	0.0005	乙酸丁酯	0.5
1,1-二氯乙烯	0.0008	叔丁基甲基醚	0.5
1,1,1-三氯乙烷	0.15	异丙基苯	0.5
第二类溶剂		二甲亚砜	0.5
(应该限制使用)		乙醇	0.5
乙腈	0.041	乙酸乙酯	0.5
氯苯	0.036	乙醚	0.5
三氯甲烷	0.006	甲酸乙酯	0.5
环己烷	0.388	甲酸	0.5
1,2-二氯乙烯	0.187	正庚烷	0.5
二氯甲烷	0.06	乙酸异丁酯	0.5
1,2-二甲氧基乙烷	0.01	乙酸异丙酯	0.5
N,N-二甲氧基乙酰胺	0.109	乙酸甲酯	0.5
N,N-二甲氧基甲酰胺	0.088	3-甲基-1-丁醇	0.5
1,4-二氧六环	0.038	丁酮	0.5
2-乙氧基乙醇	0.016	甲基异丁基酮	0.5
乙二醇	0.062	异丁醇	0.5
甲酰胺	0.022	正戊烷	0.5
正己烷	0.029	正戊醇	0.5
甲醇	0.3	正丙醇	0.5
2-甲氧基乙醇	0.005	异丙醇	0.5
甲基丁基酮	0.005	乙酸丙酯	0.5
甲基环己烷	0.118	三乙胺	0.5
N-甲基吡咯烷酮	0.053	第四类溶剂	
硝基甲烷	0.005	(尚无足够毒理学资料)[②]	
吡啶	0.02	1,1-二乙氧基丙烷	
四氢噻砜	0.016	1,1-二甲氧基甲烷	
四氢化萘	0.01	2,2-二甲氧基丙烷	
四氢呋喃	0.072	异辛烷	
甲苯	0.089	异丙醚	
1,1,2-三氯乙烯	0.008	甲基异丙基酮	
二甲苯[①]	0.217	甲基四氢呋喃	
异丙基苯	0.007	石油醚	
甲基异丁基酮	0.45	三氯醋酸	
第三类溶剂		三氟醋酸	
(GMP 或其他质控要求限制使用)			
醋酸	0.5		

注:①通常含有 60%间二苯、14%对二甲苯、9%邻二甲苯和 17%乙苯。②药品生产企业在使用时应提供该类溶剂在制剂中残留水平的合理性论证报告。

（2）第二法（毛细管柱顶空进样系统程序升温法）：该法适用于被检查的有机溶剂数量较多，并极性差异较大的情况。

（3）第三法（溶液直接进样法）：采用填充柱，亦可采用适宜的毛细管柱。该法适用于被检查的有机溶剂数量较多的情况。

3. 计算方法

（1）限度检查：除另有规定外，按各品种正文项下规定的供试品溶液浓度测定。以内标法测定时，供试品溶液所得被测溶剂峰面积与内标峰面积之比不得大于对照品溶液的相应比值。以外标法测定时，供试品溶液所得的被测溶剂峰面积不得大于对照品溶液的相应峰面积。

（2）定量测定：按内标法或外标法计算各残留溶剂的量。

（二）注意事项

1. 顶空平衡温度的选择

对沸点较高的残留溶剂，通常选择较高的平衡温度；但此时应兼顾供试品的热分解特性，尽量避免供试品产生的挥发性热分解产物对测定的干扰。

2. 顶空平衡时间

顶空平衡时间通常不宜过长，一般为 30～45min，以保证供试品溶液的气-液两相有足够的时间达到平衡。如超过 60min，可能引起顶空瓶的气密性变差，导致定量准确性的降低。

3. 供试液与对照液平行原则

对照品溶液与供试品溶液必须使用相同的顶空条件。

4. 含氮碱性化合物的测定

测定含氮碱性化合物时，应采用惰性的硅钢材料或镍钢材料管路，减少其对含氮碱性化合物的吸附性。通常采用弱极性的色谱柱或其填料预先经碱处理过的色谱柱分析含氮碱性化合物，如果采用胺分析专用柱进行分析，效果更好。采用溶液直接进样法测定时，供试品溶液应不呈酸性，以免待测物与酸反应后不易气化。

5. 检测器的选择

对含卤素元素的残留溶剂，如二氯甲烷等，采用电子捕获检测器易得到较高的灵敏度。

6. 残留溶剂的限量规定

除另有规定外，第一、第二、第三类溶剂的残留量应符合表 5-5 中的规定，其他溶剂，应在保证用药安全、有效的前提下，根据生产工艺的特点，提出该类溶剂在制剂中残留水平的合理性论证。

十三、灰分检查法

灰分检查法收载在《中国药典》（2020 年版）四部通则 2000 中药其他方法项下（通则 2302），包括总灰分测定法和酸不溶性灰分测定法。

（一）总灰分

将纯净而无任何杂质的中药或其制剂经粉碎后加热，高温炽灼至灰化，则其细胞组织及其内含物成为灰烬而残留，由此所得的灰分称为"生理灰分"。每种中药或制剂的生理灰分一般都在一定范围内，若总灰分超过生理灰分限度范围，则说明掺有外来杂质。因此依法测定总灰分，对于控制中药及其制剂中无机杂质的含量，保证中药及其制剂的纯净程度有重要意义。

《中国药典》(2020 年版)规定了许多中药及其制剂的总灰分限量,如玄参不得超过 5.0%,刺五加浸膏不得超过 6.0%等。

(二)酸不溶性灰分

某些中药(尤其是组织中含有较多草酸钙结晶的中药),其本身的生理灰分差异较大,如大黄的生理灰分为 8%～20%。在这种情况下,总灰分的测定则不能说明是否有外来无机杂质的存在,应测定其酸不溶性灰分。将中药或其制剂经高温炽灼得到的总灰分加盐酸处理,得到不溶于盐酸的灰分,称为酸不溶性灰分。

因为药材本身含有的无机盐类(包括钙盐)溶于稀盐酸,而泥土、砂石主成分为硅酸盐类,不溶于稀盐酸而残留,所以酸不溶性灰分可精确表明中药及其制剂中泥土、砂石等杂质的掺杂量。

《中国药典》(2020 年版)规定了许多中药及其制剂的酸不溶性灰分限量,如丹参总灰分不得超过 10.0%,酸不溶性灰分不得超过 3.0%。

(三)测定法

1. 总灰分的测定

测定用的供试品须粉碎,使能通过二号筛,混合均匀后,取供试品 2～3g(如需测定酸不溶性灰分,可取供试品 3～5g),置于炽灼至恒重的坩埚中,称定重量(准确至 0.01g),缓缓炽热,注意避免燃烧,至完全炭化时,逐渐升高温度至 500～600℃,使完全灰化并至恒重。根据残渣重量,计算供试品中总灰分的百分含量。

$$总灰分含量(\%)=\frac{残渣重量}{供试品重量}\times100\% \qquad (式 5-7)$$

如供试品不易灰化,可将坩埚放冷,加热水或 10%硝酸铵溶液 2ml,使残渣湿润,然后置于水浴上蒸干,得到的残渣按照前法炽灼,至坩埚内容物完全灰化。

2. 酸不溶性灰分的测定

取上项所得的灰分,在坩埚中小心加入稀盐酸约 10ml,用表面皿覆盖坩埚,置于水浴上加热 10min,表面皿用热水 5ml 冲洗,洗液并入坩埚中,用无灰滤纸过滤,坩埚内的残渣用水洗于滤纸上,并洗涤至洗液不显氯化物反应为止。滤渣连同滤纸移至同一坩埚中,干燥,炽灼至恒重。根据残渣重量,计算供试品中酸不溶性灰分的百分含量。

十四、农药残留量检查法

农药残留量检查法系用气相色谱法(四部通则 0521)和质谱法(四部通则 0431)测定药材、饮片及制剂中部分农药残留量。方法收载在《中国药典》(2020 年版)四部通则 2000 中药其他方法项下(通则 2341),分为第一法有机氯类农药残留量测定法——色谱法,包括 9 种有机氯类农药残留量测定法和 22 种有机氯类农药残留量测定法;第二法有机磷类农药残留量测定法——色谱法;第三法拟除虫菊酯类农药残留量测定法——色谱法;第四法农药多残留量测定法——质谱法。

【实例】《中国药典》(2020 年版)人参中农药残留量的检查

方法:按照农药残留量测定法(通则 2341 有机氯类农药残留量测定法——第二法)测定。

限度:本品中五氯硝基苯不得超过 0.1mg/kg,六氯苯不得超过 0.1mg/kg,七氯(七氯、环氧七氯之和）不得超过 0.05mg/kg，氯丹（顺式氯丹、反式氯丹、氧化氯丹之和）不得超过 0.1mg/kg。

知识拓展

　　农药按防治对象可分为杀虫剂、杀菌剂、除草剂、杀鼠剂、杀螨剂等。按化学成分又可分为有机氯化合物、有机磷化合物、氨基甲酸酯、有机氮化合物、拟除虫菊酯、有机氟化合物、有机锡化合物等。农药对人体的危害主要表现为神经毒性，有时严重危及生命，农药残留问题已成为制约中药现代化、国际化的关键。

知识点思维导图

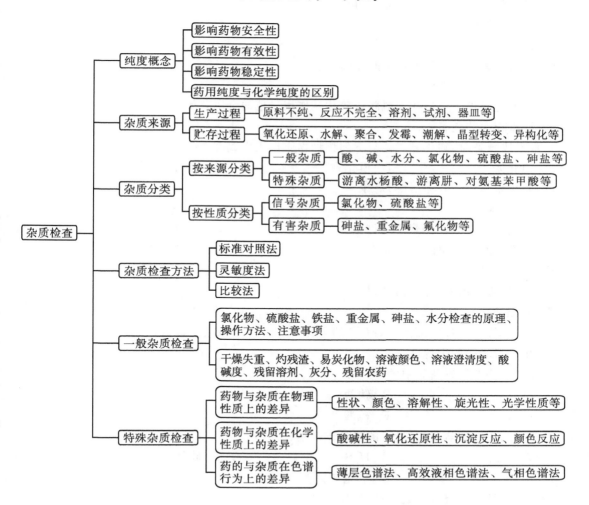

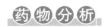

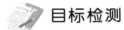 目标检测

一、选择题

【A 型题】(最佳选择题,每题的备选答案中只有一个最佳答案)

1. 下列各项中不属于一般性杂质的是(　　)

    A. 氯化物　　　　　　　B. 砷盐　　　　　　　　C. 硫酸盐

    D. 异烟肼　　　　　　　E. 铁盐

2. 用 $AgNO_3$ 试液作沉淀剂,检查药物中氯化物时,为了调整溶液适宜的酸度和排除某些阴离子的干扰,应加入一定量的(　　)

    A. 稀 HNO_3　　　　　　B. $NaOH$　　　　　　　C. 稀 H_2SO_4

    D. 稀 HCl　　　　　　　E. 醋酸

3. 药物中的重金属指(　　)

    A. Pb^{2+}

    B. 影响药物安全性和稳定性的金属离子

    C. 原子量大的金属离子

    D. 在规定条件下与硫代乙酰胺或硫化钠作用显色的金属杂质

    E. 比重较大的金属

4. 古蔡氏法测砷时,砷化氢气体与下列哪种物质作用生成砷斑(　　)

    A. 氯化汞　　　　　　　B. 溴化汞　　　　　　　C. 碘化汞

    D. 硫化汞　　　　　　　E. 汞

5. 药品杂质限量指(　　)

    A. 药物中所含杂质的最小允许量　　　　B. 药物中所含杂质的最大允许量

    C. 药物中所含杂质的最佳允许量　　　　D. 药物的杂质含量

    E. 有效成分的含量

6. 氯化物检查中加入硝酸的目的是(　　)

    A. 加速氯化银的形成　　　　　　　　　B. 加速氧化银的形成

    C. 除去 CO_3^{2-}、SO_4^{2-}、$C_2O_4^{2-}$、PO_4^{3-} 的干扰　　D. 改善氯化银的均匀度

    E. 排除溴和碘的干扰

7. 硫氰酸盐法是检查药品中的(　　)

    A. 氯化物　　　　　　　B. 铁盐　　　　　　　　C. 重金属

    D. 砷盐　　　　　　　　E. 硫酸盐

8. 检查药品中的铁盐杂质,所用的显色试剂是(　　)

    A. $AgNO_3$　　　　　　　B. H_2S　　　　　　　　C. 硫氰酸铵

    D. $BaCl_2$　　　　　　　E. 氯化亚锡

9. 在碱性条件下检查重金属,所用的显色剂是(　　)

    A. H_2S　　　　　　　　B. Na_2S　　　　　　　C. $AgNO_3$

    D. 硫氰酸铵　　　　　　E. $BaCl_2$

10. 古蔡氏法指检查药物中的（　　）
   A. 重金属　　　　　　　B. 氯化物　　　　　　　C. 铁盐
   D. 砷盐　　　　　　　　E. 硫酸盐

11. 取左旋多巴 0.5g 依法检查硫酸盐,如发生混浊与标准硫酸钾(每 1ml 相当于 $100\mu g$ 的 SO_4^{2-})2ml 制成对照液比较,杂质限量为（　　）
   A. 0.02%　　　　　　　B. 0.025%　　　　　　　C. 0.04%
   D. 0.045%　　　　　　E. 0.03%

12. 肾上腺素中肾上腺酮的检查是利用（　　）
   A. 旋光性的差异　　　　B. 对光吸收性质的差异　　C. 溶解行为的差异
   D. 颜色的差异　　　　　E. 吸附或分配性质的差异

13. 《中国药典》检查残留有机溶剂采用的方法为（　　）
   A. TLC　　　　　　　　B. HPLC　　　　　　　　C. UV
   D. GC　　　　　　　　E. 以上方法均不对

14. AAS 是表示（　　）
   A. 紫外分光光度法　　　B. 红外分光光度法　　　C. 原子吸收分光光度法
   D. 气相色谱法　　　　　E. 以上方法均不对

15. 利用药物和杂质在物理性质上的差异进行特殊杂质的检查,不属于此法的检查方法是（　　）
   A. 旋光性的差异　　　　　　　　　　　　　B. 杂质与一定试剂反应生产气体
   C. 吸附或分配性质的差异　　　　　　　　　D. 臭、味及挥发性的差异
   E. 溶解行为的差异

16. 下列哪一项不属于特殊杂质检查法（　　）
   A. 葡萄糖中氯化物的检查　B. 肾上腺素中酮体的检查　C. 阿司匹林中水杨酸的检查
   D. 甾体类药物的"其他甾体"的检查　　　　　E. 异烟肼中游离肼的检查

17. 砷盐检查法中,在检砷装置导气管中塞入醋酸铅棉花的作用是（　　）
   A. 吸收砷化氢　　　　　B. 吸收溴化氢　　　　　C. 吸收硫化氢
   D. 吸收氯化氢　　　　　E. 吸收 SO_2

18. 《中国药典》规定的一般杂质检查中不包括的项目（　　）
   A. 硫酸盐检查　　　　　B. 氯化物检查　　　　　C. 溶出度检查
   D. 重金属检查　　　　　E. 铁盐

19. 重金属检查中,加入硫代乙酰胺时溶液控制最佳的 pH 值是（　　）
   A. 1.5　　　　　　　　B. 3.5　　　　　　　　C. 7.5
   D. 11.5　　　　　　　E. 13

20. 检查药品中的砷盐杂质在酸性条件下加入锌粒的目的是（　　）
   A. 使产生新生态的氢　　B. 增加样品的溶解度　　C. 将五价砷还原为三价砷
   D. 抑制锑化氢的生产　　E. 以上均不对

21. 对药物中的氯化物进行检查时,所用的显色剂是（　　）
   A. $BaCl_2$　　　　　　　B. H_2S　　　　　　　C. $AgNO_3$
   D. 硫代乙酰胺　　　　　E. 醋酸钠

22. 干燥失重主要检查药物中的（　　　）

    A. 硫酸灰分　　　　　　　B. 水分　　　　　　　　　C. 易炭化物

    D. 水分及其他挥发性成分 E. 溶剂

23. 用 TLC 法检查特殊杂质,若无杂质的对照品时,应采用（　　　）

    A. 内标法　　　　　　　　B. 外标法　　　　　　　　　C. 峰面积归一化法

    D. 高低浓度对比法　　　　E. 杂质的对照品法

24. 在药物重金属检查法中,溶液的 pH 值在（　　　）

    A. 3～3.5　　　　　　　　B. 7　　　　　　　　　　　C. 4～4.5

    D. 8　　　　　　　　　　　E. 8～8.5

【B型题】(配伍选择题,备选答案在前,试题在后。每题只有一个正确答案,每个备选答案可重复选用,也可不选用)

[1～4题]

    A. 古蔡氏法　B. 硫代乙酰胺法　C. 硫氰酸盐法　D. 卡尔费休法　E. 酸性染料比色法

1. 铁盐检查法（　　　）

2. 重金属检查法（　　　）

3. 砷盐检查法（　　　）

4. 水分检查法（　　　）

[5～6题]

    A. 溶解行为的差异　　　　B. 对光吸收性的差异　　　　C. 旋光性的差异

    D. 臭、味及挥发性的差异　E. 吸附或分配性质的差异

5. 肾上腺素中肾上腺酮的检查（　　　）

6. 葡萄糖中糊精的检查（　　　）

[7～8题]

    A. 在 pH 值为 3.5 的醋酸缓冲液中与 H_2S 作用　B. 在 Na_2CO_3 试液中与硝酸银作用

    C. 在盐酸酸性试液中与硫氰酸铵作用　　　　　　D. 在 pH 值为 4～6 的溶液中与 Fe^{3+} 作用

    E. 在硝酸酸性试液中与硝酸银作用

7. 重金属检查法（　　　）

8. 铁盐检查法（　　　）

二、问答题

1. 用薄层色谱法检查药物中的杂质,可采用高低浓度对比法检查,何为高低浓度对比法?

2. 药物重金属检查法中,重金属以什么代表? 有哪几种显色剂? 检查的方法共有哪几种?

3. 简述《中国药典》对药物中氯化物检查法的原理及方法?

4. 砷盐检查中加入醋酸铅棉花、酸性氯化亚锡和碘化钾的作用是什么?

5. 何谓干燥失重? 其测定方法有几种?

三、计算题

    1. 盐酸普鲁卡因注射液中的对氨基苯甲酸的检查:精密量取本品,加乙醇稀释使成为每 1ml 中含盐酸普鲁卡因 2.5mg 的溶液,作为供试品溶液。取对氨基苯甲酸对照品,加乙醇制成每 1ml 中含 $30\mu l$ 的溶液,作为对照品溶液。取上述 2 种溶液各 $10\mu l$,分别点于含有羧甲基纤维素钠为黏合剂的硅胶 H 薄层板上,用苯-冰醋酸-丙酮-甲醇(14:1:1:4)为展开剂,展开

后,取出晾干,用对二甲氨基苯甲醛溶液(2%对二甲氨基苯甲醛乙醇溶液 100ml,加入冰醋酸 5ml 制成)喷雾显色。供试品溶液如显与对照品溶液相应的杂质斑点,其颜色与对照品溶液主斑点比较,不得更深。问盐酸普鲁卡因注射液中的对氨基苯甲酸的限量是多少?

2. 对乙酰氨基酚中对氨基酚的检查:取本品 1.0g,加甲醇溶液(1→2)20ml 溶解后,加碱性亚硝基铁氰化钠试液 1ml,摇匀,放置 30min;如显色,与对乙酰氨基酚对照品 1.0g 加对氨基酚 50μg 用同一方法制成的对照液(临用配制)比较,不得更深。问对乙酰氨基酚中对氨基酚限量为多少?

3. 维生素 E 中游离生育酚的检查:取本品 0.10g,加无水乙醇 5ml 溶解后,加二苯胺试液 1滴,用硫酸铈滴定液(0.01mol/L)滴定,消耗硫酸铈滴定液(0.01mol/L)不得超过 1.0ml,每 1ml 硫酸铈滴定液(0.01mol/L)相当于 2.154mg 游离生育酚,维生素 E 中游离生育酚的限量是多少?

(魏　玮)

第六章　常用定量分析方法及计算

 学习目标

【掌握】常见定量分析方法及分析结果的计算。

【熟悉】定量分析方法的操作及注意事项。

第一节　概　述

药物的定量分析指准确测定药物中有效成分或指标性成分的含量的过程。药物的含量是评价药品质量的重要指标,常采用化学、物理学、生物学或微生物学的方法进行测定,是评价药物优劣的主要手段。药物的含量测定包括含量测定和效价测定,本章主要讨论基于化学或物理学原理的含量测定。效价测定是基于生物学原理进行的测定,其方法的建立与验证过程具有一定的特殊性,将在生化药物分析等章节介绍。

一、常用的含量测定方法

常用的含量测定方法包括容量分析法、光谱分析法和色谱分析法。

(一)容量分析法

容量分析法操作简单、结果准确度高、方法耐用性好,但方法缺乏专属性,主要适用于对结果的准确度和精密度要求较高的样品的测定。化学原料药由于其纯度较高、所含杂质少,测定强调结果的准确和重现,因而首选容量分析法。

(二)光谱分析法

光谱分析法操作简单、快速、灵敏度高,具有一定的准确度,但方法的专属性稍差,主要适用于对灵敏度要求较高、样本量较大的分析项目。药物制剂的定量检查,如含量均匀度、溶出度与释放度检查中含量与溶出量的检测,因为其分析样本大且检测限度较宽,制剂中辅料不干扰测定,所以宜采用光谱分析法。对于部分辅料不干扰测定的制剂,其含量测定也可选择光谱分析法。

(三)色谱分析法

色谱分析法具有高灵敏度和高专属性、具有一定的准确度,其结果计算需要对照品,主要用于对方法的专属性及灵敏度要求较高的复杂样品的含量测定。制剂组分复杂、干扰物质较多,且含量限度要求较宽,多采用具有分离能力的色谱分析法进行含量测定。另外,在药物检查中"有关物质"一项常测定的是与药物结构相似的一系列物质,对其限量也常采用色谱分析法。

二、定量分析的结果表示

定量分析的结果是判断药品优劣的重要依据,计算方法因分析测定方法的不同而异,原料药和制剂含量的表示方法也有所不同,《中国药典》中原料药的含量用百分含量表示,制剂的含量用百分标示量表示。

1. 原料药百分含量的表示方法

$$含量(\%) = \frac{m_x}{m} \times 100\%$$

式中,m_x 为有效成分的实测量;

m 为供试品的取样量。

2. 制剂含量的表示方法

$$标示量(\%) = \frac{每片(每支)实测量}{标示量} \times 100\%$$

$$标示量(\%) = \frac{m_x}{S} \times 100\%$$

式中,m_x 为每片(每支)的实测量;

S 为标示量。

3. 常见制剂的含量计算方法

(1)片剂含量的计算。

$$标示量(\%) = \frac{每片实测量}{标示量} \times 100\% = \frac{供试品中测得量 \times 平均片重(g)}{供试品取样量(g) \times 标示量} \times 100\%$$

(2)注射剂含量的计算。

$$标示量(\%) = \frac{每支实测量}{标示量} \times 100\% = \frac{供试品中测得量 \times 每支容量(ml)}{供试品取样量(ml) \times 标示量} \times 100\%$$

第二节　容量分析法

一、容量分析法概述

容量分析法又称为滴定分析法,是将一种浓度准确已知的物质溶液(滴定液),滴加到待测物质溶液中,直到所加试剂与被测物质按化学计量关系定量完全反应为止,然后根据所加试剂溶液的浓度与体积,算出待测物质含量的方法。

当滴定液与待测物质溶液按计量关系完全作用时,反应达到化学计量点,滴定停止,此时可准确读取滴定液的消耗体积,用于定量分析。但是在滴定过程中,反应体系常常无外观现象的变化,所以需要借助合适的方法确定化学计量点的到达。常用的方法是借助指示剂颜色改变或电子设备的电流或电压的变化来判断化学计量点。指示剂颜色变化或检测设备电信号变化的突变点称为滴定终点。滴定终点与化学计量点不一致,二者之差称为滴定终点误差,是容量分析法中系统误差的主要来源之一,因此,为了减少滴定误差,就需要选择合适的指示终点的方法,使滴定终点尽可能接近化学计量点。

二、容量分析法的特点及适用范围

(一)容量分析法的特点

(1)方法简便易行:所用仪器简单、价廉,操作快速、简便。

(2)测定准确度高:通常本方法测定的相对误差在0.2%以下。

(3)方法耐用性好:影响本方法测定的环境因素及试验条件较少。

(4)方法专属性差:本方法对结构相似的物质及其他干扰测定的杂质缺乏选择性。

(二)容量分析法的适用范围

根据其以上特点,容量分析法被广泛用于化学原料药的含量测定,较少被用于药物制剂的含量测定。

三、容量分析法的相关计算

(一)滴定度

滴定度指每1ml规定浓度的滴定液所相当的被测药物的质量,《中国药典》用毫克(mg)表示。

【实例】《中国药典》(2020年版)阿司匹林的含量测定

方法:取本品约0.4g,精密称定,加中性乙醇(对酚酞指示液显中性)20ml溶解后,加酚酞指示液3滴,用氢氧化钠滴定液(0.1mol/L)滴定。每1ml氢氧化钠滴定液(0.1mol/L)相当于18.02mg的$C_9H_8O_4$。

(二)含量的计算

1. 直接滴定法

本法是用一定浓度的滴定液直接滴定被测药物,记录终点时所消耗滴定液的体积。因《中国药典》中采用容量分析法的含量测定项目,均给出了滴定度,故只需根据供试品的取样量(m)、滴定液的消耗体积(V)和滴定度(T),即可计算出原料药物的百分含量;或者根据制剂的平均片重(平均装量等)、取样量(m)、滴定液的消耗体积(V)和滴定度(T),计算出被测药物制剂的标示量%。

(1)原料药百分含量的计算:原料药百分含量可以采用公式6-1计算。

$$含量(\%) = \frac{V \times T \times F \times 10^{-3}}{m} \times 100\% \qquad (式6-1)$$

式中,m为供试品的取样量;

V为终点时滴定液的消耗体积;

T为滴定度;

F为浓度校正因数;

10^{-3}为单位换算因数(1mg = 10^{-3}g)。

若《中国药典》中规定需进行空白试验,则在计算时需扣除空白溶液所消耗的滴定液体积,再行计算。

$$含量(\%) = \frac{(V - V_0) \times T \times F \times 10^{-3}}{m} \times 100\% \qquad (式6-2)$$

式中,m为供试品的取样量;

V为供试品对滴定液的消耗体积;

V_0 为空白溶液对滴定液的消耗体积；

T 为滴定度；

F 为浓度校正因数；

10^{-3} 为单位换算因数($1mg = 10^{-3}g$)。

📖 知识拓展

浓度校正因数 F

《中国药典》中的滴定度(T)是在规定浓度下的理论滴定度。但在实际工作中，并不能恰好配制出与《中国药典》规定的浓度一致的滴定液。因此，在计算时需将理论滴定度(T)乘以滴定液的浓度校正因数(F)，换算成实际滴定度($T' = T \times F$)后，方可计算出药物的含量。

滴定液的浓度校正因数的计算式为

$$F = \frac{滴定液实际浓度}{滴定液规定浓度}$$

【实例】《中国药典》(2020 年版)二氟尼柳的含量测定

方法：取本品约 0.45g，精密称定，加甲醇 80ml 溶解后，加水 10ml 与酚红指示液(取酚红 0.1g，加 0.2mol/L 氢氧化钠溶液 1.4ml、90% 乙醇 5ml，微温使溶解，用 20% 乙醇稀释至 250ml，即得)8~10 滴，用氢氧化钠滴定液(0.1mol/L)滴定，并将滴定的结果用空白试验校正。每 1ml 氢氧化钠滴定液(0.1mol/L)相当于 25.02mg 的 $C_{13}H_8F_2O_3$。按干燥品计算，$C_{13}H_8F_2O_3$ 不得少于 98.5%。

试验时，供试品取样量 $m = 0.4509g$，氢氧化钠滴定液的浓度为(0.1023mol/L)，供试品消耗该氢氧化钠滴定液体积为 $V = 17.48ml$，空白溶液消耗氢氧化钠滴定液体积 $V_0 = 0.03ml$。

分析：二氟尼柳的结构

本滴定属于酸碱滴定法，二氟尼柳结构中含有水杨酸(邻羟基苯甲酸)结构，具有较强的酸性，可与氢氧化钠定量完全反应。

计算：

$$F = \frac{滴定液实际浓度}{滴定液规定浓度} = \frac{0.1023}{0.1} = 1.023$$

$$二氟尼柳含量(\%) = \frac{(V-V_0) \times T \times F \times 10^{-3}}{m} \times 100\%$$

$$= \frac{(17.48-0.03) \times 25.02 \times 1.023 \times 10^{-3}}{0.4509} \times 100\% = 99.1\%$$

99.1% 超过 98.5%，因此该原料药含量测定合格。

【实例】《中国药典》(2020 年版)十一烯酸锌的含量测定

方法：取本品约 0.5g，精密称定，加 1mol/L 盐酸溶液 10ml 与水 10ml，煮沸 10min 后，趁热过滤,滤渣用热水洗涤,合并滤液与洗液,放冷,加 0.025％甲基红的乙醇溶液 1 滴,加氨试液适量至溶液显微黄色,加水使全量约为 35ml,再加氨-氯化铵缓冲液(pH 值为 10.0)10ml 与铬黑 T 指示剂少许,用乙二胺四醋酸二钠滴定液(0.05mol/L)滴定至溶液自紫红色变为纯蓝色。每 1ml 乙二胺四醋酸二钠滴定液(0.05mol/L)相当于 21.60mg 的 $C_{22}H_{38}O_4Zn$。含 $C_{22}H_{38}O_4Zn$ 应为98.0％～102.0％。

试验时,供试品取样量 $m=0.5027g$,乙二胺四醋酸二钠滴定液浓度为 0.0512mol/L,供试品消耗乙二胺四醋酸二钠滴定液体积 $V=20.74ml$。

分析:十一烯酸锌的结构

本滴定属于配位滴定法,该药物为 10 -十一烯酸锌盐,用盐酸溶液煮沸的方法使金属锌游离,通过过滤与有机药物分离,用氨试液调节 pH 值,降低反应中的副反应。

计算:

$$F = \frac{滴定液实际浓度}{滴定液规定浓度} = \frac{0.0512}{0.05}$$

$$含量(\%) = \frac{V \times T \times F \times 10^{-3}}{m} \times 100\%$$

$$= \frac{20.74 \times 21.60 \times \dfrac{0.0512}{0.05} \times 10^{-3}}{0.5027} \times 100\% = 91.3\%$$

91.3％低于 98.0％～102.0％,因此该原料药质量不合格。

(2)制剂含量的计算:片剂的含量可以采用公式 6-3 或公式 6-4 计算。

$$标示量(\%) = \frac{每片实测量}{标示量} \times 100\%$$

$$= \frac{供试品中测得量 \times 平均片重(g)}{供试品取样量(g) \times 标示量} \times 100\%$$

$$= \frac{V \times T \times F \times 10^{-3} \times \overline{m}}{m \times S} \times 100\% \qquad (式 6-3)$$

或者

$$标示量(\%) = \frac{每片实测量}{标示量} \times 100\%$$

$$= \frac{供试品中测得量 \times 平均片重(g)}{供试品取样量(g) \times 标示量} \times 100\%$$

$$= \frac{(V - V_0) \times T \times F \times 10^{-3} \times \overline{m}}{m \times S} \times 100\% \qquad (式 6-4)$$

式中,m 为供试品的取样量;

S 为制剂的标示量(规格);

V 为终点时滴定液的消耗体积;

V_0 为空白溶液对滴定液的消耗体积;

T 为滴定度;

F 为浓度校正因数;

10^{-3}为单位换算因数（$1mg=10^{-3}g$）；

$\overline{m}$为平均片重（g）。

【实例】《中国药典》（2020年版）甲苯磺丁脲片（标示量0.5g）的含量测定

方法：取本品10片，精密称定，研细，精密称取适量（约相当于甲苯磺丁脲0.5g），加中性乙醇（对酚酞指示液显中性）25ml，微热使甲苯磺丁脲溶解，放冷，加酚酞指示液3滴，用氢氧化钠滴定液（0.1mol/L）滴定。每1ml氢氧化钠滴定液（0.1mol/L）相当于27.04mg的$C_{12}H_{18}N_2O_3S$。规定本品含甲苯磺丁脲应为标示量的95.0%～105.0%。

试验时，供试品取样量$m=0.5981g$，氢氧化钠滴定液浓度为0.1005mol/L，供试品消耗氢氧化钠滴定液体积$V=18.92ml$，10片甲苯磺丁脲的总重为5.9485g。

分析：甲苯磺丁脲的结构

本法为片剂的含量测定，采用的是酸碱滴定法。甲苯磺丁脲中含有磺酰脲结构，具有弱酸性，可与氢氧化钠定量反应。

计算：

$$标示量（\%）=\frac{每片实测量}{标示量}\times100\%$$

$$=\frac{供试品中测得量\times平均片重（g）}{供试品取样量（g）\times标示量}\times100\%$$

$$=\frac{V\times T\times F\times10^{-3}\times\overline{m}}{m\times S}\times100\%$$

$$=\frac{18.92\times27.04\times\dfrac{0.1005}{0.1}\times10^{-3}\times\dfrac{5.9485}{10}}{0.5981\times0.5}\times100\%$$

$$=102.3\%$$

102.2%在95.0%～105.0%范围内，因此该甲苯磺丁脲片含量测定合格。

2. 剩余滴定法

当溶液中待测物质与滴定剂反应很慢，或者用滴定剂直接滴定固体试样时，反应不能立即完成时，不宜采用直接滴定方式进行滴定。此时可先准确地加入过量滴定液，使与试液中的待测物质反应，待反应完全后，再用另一种滴定液回滴定剩余的滴定液，此法即为剩余滴定法。

（1）原料药百分含量的计算：原料药百分含量可以采用公式6-5计算。

$$含量（\%）=\frac{(V_0-V)\times T\times F\times10^{-3}}{m}\times100\% \tag{式6-5}$$

式中，m为供试品的取样量；

V_0为空白溶液对滴定液的消耗体积；

V为供试品对滴定液的消耗体积；

T为滴定度；

F为浓度校正因数；

10^{-3}为单位换算因数（$1mg=10^{-3}g$）。

【实例】《中国药典》(2020 年版)氯贝丁酯的含量测定

方法:取本品 2g,精密称定,置于锥形瓶中,加中性乙醇(对酚酞指示液显中性)10ml 与酚酞指示液数滴,滴加氢氧化钠滴定液(0.1mol/L)至显粉红色,再精密加氢氧化钠滴定液(0.5mol/L)20ml,加热回流 1h 至油珠完全消失,放冷,用煮沸过的冷水洗涤冷凝管,洗液并入锥形瓶中,加酚酞指示液数滴,用盐酸滴定液(0.5mol/L)滴定,并将滴定的结果用空白试验校正。每 1ml 氢氧化钠滴定液(0.5mol/L)相当于 121.4mg 的 $C_{12}H_{15}ClO_3$。规定本品含氯贝丁酯不得少于 98.5%。

试验时,供试品取样量 $m = 2.0032g$,盐酸滴定液浓度为 0.5013mol/L,供试品消耗盐酸滴定液体积 $V = 3.88ml$,空白消耗盐酸滴定液体积 $V_0 = 20.03ml$。

分析:氯贝丁酯的结构

氯贝丁酯结构中无游离羧基,不能直接用酸碱滴定法测定,但氯贝丁酯中含有酯键,可在碱性溶液中加热定量水解,生成游离羧基,故可用剩余滴定法测定。此法亦可用于其他类似药物的测定。方法中"滴加氢氧化钠滴定液(0.1mol/L)至显粉红色",是为了中和氯贝丁酯中其他酸性杂质。

计算:

$$含量(\%) = \frac{(V_0 - V) \times T \times F \times 10^{-3}}{m} \times 100\%$$

$$= \frac{(20.03 - 3.88) \times 121.4 \times \frac{0.5013}{0.5} \times 10^{-3}}{2.0032} \times 100\% = 98.1\%$$

98.1% 低于 98.5%,因此该原料药质量不合格。

(2)制剂含量的计算:片剂的含量可以采用公式 6 - 6 计算。

$$标示量(\%) = \frac{每片实测量}{标示量} \times 100\%$$

$$= \frac{供试品中测得量 \times 平均片重(g)}{供试品取样量(g) \times 标示量} \times 100\%$$

$$= \frac{(V_0 - V) \times T \times F \times 10^{-3} \times \overline{m}}{m \times S} \times 100\% \qquad (式6 - 6)$$

式中,m 为供试品的取样量;

S 为制剂的标示量(规格);

V 为终点时滴定液的消耗体积;

V_0 为空白溶液对滴定液的消耗体积;

T 为滴定度;

F 为浓度校正因数;

10^{-3} 为单位换算因数($1mg = 10^{-3}g$);

$\overline{m}$ 为平均片重(g)。

课堂活动

药物剂型除片剂外,还有注射剂等多种剂型,请尝试写出直接滴定法、剩余滴定法测定注射液的含量计算公式。

第三节　光度分析法

一、光度分析法概述

光度分析法是通过测定物质在特定波长处或一定波长范围内的吸光度或发光强度,对该物质进行定性和定量分析的方法。包括紫外-可见分光光度法、原子吸收分光光度法、荧光分析法等。本节主要介绍在定量分析中应用广泛的紫外-可见分光光度法。

二、光度分析法的特点及适用范围

(一)光度分析法的特点
(1)方法简便易行:所用仪器价格较低廉,操作快速、简便,易于普及。

(2)测定灵敏度高:该法灵敏度可达到 10^{-7} g/ml,适用于浓度较低样品的测定。

(3)测定准确度较高:该法测定的相对误差为 $2\% \sim 5\%$,适用于对测定结果准确度要求较高的试样的分析。

(4)方法专属性较差:该法通常不受一般杂质的干扰,但对结构相似的物质缺乏选择性。

(二)光度分析法的适用范围
根据其以上特点,光度分析法可用于药物制剂的含量测定,亦可用于药物制剂的定量检查,如片剂溶出度或含量均匀度检查。

三、光度分析法的相关计算

(一)标准对照法
按各品种正文项下的方法,分别配制供试品溶液和对照品溶液,对照品溶液中所含被测成分的量应为供试品溶液中被测成分含量的 $100\% \pm 10\%$,所用溶剂应完全一致,在规定的波长处测定供试品溶液与对照品溶液的吸光度,按下式计算供试品溶液中被测物质的浓度。

$$C_X = \frac{A_X \times C_R}{A_R}$$

式中,C_X 为供试品溶液的浓度;

C_R 为对照品溶液的浓度;

A_X 为供试品溶液的吸光度;

A_R 为对照品溶液的吸光度。

1. 原料药百分含量的计算

$$含量(\%) = \frac{C_X \times V \times D}{m} \times 100\% = \frac{\dfrac{A_X \times C_R}{A_R} \times V \times D}{m} \times 100\% \qquad (式 6-7)$$

式中,C_X 为供试品溶液的浓度;

D 为稀释倍数(D 的具体数值根据供试品溶液的制备过程计算);

V 为供试品溶液的体积;

m 为供试品的取样量。

2. 片剂含量的计算

$$
\begin{aligned}
\text{标示量}(\%) &= \frac{\text{每片实测量}}{\text{标示量}} \times 100\% \\
&= \frac{\text{供试品中测得量} \times \text{平均片重(g)}}{\text{供试品取样量(g)} \times \text{标示量}} \times 100\% \\
&= \frac{C_X \times V \times D \times \overline{m}}{m \times S} \times 100\% \\
&= \frac{\dfrac{A_X \times C_R}{A_R} \times V \times D \times \overline{m}}{m \times S} \times 100\%
\end{aligned}
\tag{式 6-8}
$$

式中，C_X 为供试品溶液的浓度；

D 为稀释倍数；

m 为供试品的取样量；

$\overline{m}$ 为平均片重；

V 为供试品溶液的体积；

S 为标示量。

3. 注射剂含量的计算

$$
\begin{aligned}
\text{标示量}(\%) &= \frac{\text{每支实测量}}{\text{标示量}} \times 100\% \\
&= \frac{\text{供试品中测得量} \times \text{每支容量(ml)}}{\text{供试品取样量(ml)} \times \text{标示量}} \times 100\% \\
&= \frac{C_X \times V \times D \times \overline{V}}{V_X \times S} \times 100\% \\
&= \frac{\dfrac{A_X \times C_R}{A_R} \times V \times D \times \overline{V}}{V_X \times S} \times 100\%
\end{aligned}
\tag{式 6-9}
$$

式中，C_X 为供试品溶液的浓度；

D 为稀释倍数；

V_X 为供试品的取样量(ml)；

$\overline{V}$ 为装量(ml)；

V 为供试品溶液的体积；

S 为标示量。

【实例】《中国药典》(2020 年版)氟胞嘧啶片(0.25g 规格)的含量测定

方法：取本品 20 片(0.25g 规格)或 10 片(0.5g 规格)，精密称定，研细，精密称取适量(约相当于氟胞嘧啶 0.1g)，置于 250ml 量瓶中，加 0.1mol/L 盐酸溶液约 150ml，振摇使氟胞嘧啶溶解，并用 0.1mol/L 盐酸溶液稀释至刻度，摇匀，过滤，精密量取续滤液 5ml，置于 200ml 量瓶中，用 0.1mol/L 盐酸溶液稀释至刻度，摇匀。按照紫外-可见分光光度法(通则 0401)，在 286nm 的波长处测定吸光度；另取氟胞嘧啶对照品适量，精密称定，加 0.1mol/L 盐酸溶液溶解并定量稀释制成每 1ml 中约含 10μg 的溶液，同法测定，即得。规定本品含氟胞嘧啶($C_4H_4FN_3O$)应为标示量的 93.0%～107.0%。

试验时,20 片药品总重 $m_{总}=6.0539g$,供试品取样量 $m=0.1207g$,$A_X=0.483$,$A_R=0.478$,$C_R=10.1\mu g/ml$。

计算:

$$
\begin{aligned}
标示量(\%) &= \frac{每片实测量}{标示量} \times 100\% \\
&= \frac{供试品中测得量 \times 平均片重(g)}{供试品取样量(g) \times 标示量} \times 100\% \\
&= \frac{C_X \times V \times D \times \overline{m}}{m \times S} \times 100\% \\
&= \frac{\dfrac{A_X \times C_R}{A_R} \times V \times D \times \overline{m}}{m \times S} \times 100\% \\
&= \frac{\dfrac{0.483 \times 10.1}{0.478} \times 200 \times \dfrac{250}{5} \times 10^{-6} \times \dfrac{6.0539}{20}}{0.1207 \times 0.25} \times 100\% \\
&= 102.4\%
\end{aligned}
$$

102.4% 在 93.0%~107.0% 范围内,因此该氟胞嘧啶片含量合格。

(二)吸收系数法

按各品种正文项下的方法配制供试品溶液,在规定的波长处测定吸光度,再以该品种规定条件下的吸收系数计算含量。按下式计算供试品溶液中被测物质的浓度。

$$
C_X(g/ml) = \frac{A_X}{E_{1cm}^{1\%} \times 100 \times l}
$$

式中,C_X 为供试品溶液的浓度;

A_X 为供试品溶液的吸光度;

$E_{1cm}^{1\%}$ 为供试品中被测组分在规定条件下的百分吸收系数;

l 为液层厚度,试验时多选择 1cm 的比色池;

100 为浓度换算因数(系将 g/100ml 换算成 g/ml)。

1. 原料药百分含量的计算

$$
\begin{aligned}
含量(\%) &= \frac{C_X \times V \times D}{m} \times 100\% \\
&= \frac{\dfrac{A_X}{E_{1cm}^{1\%} \times 100 \times l} \times V \times D}{m} \times 100\%
\end{aligned}
\qquad\text{(式 6-10)}
$$

式中,C_X 为供试品溶液的浓度;

D 为稀释倍数(D 的具体数值根据供试品溶液的制备过程计算);

l 为液层厚度;

V 为供试品溶液初次配制的体积;

m 为供试品的取样量。

【实例】《中国药典》(2020 年版)地蒽酚的含量测定

方法:取本品,精密称定,加三氯甲烷溶解并定量稀释制成每 1ml 中约含 $10\mu g$ 的溶液。按照紫外-可见分光光度法(通则 0401),在 356nm 的波长处测定吸光度,按 $C_{14}H_{10}O_3$ 的吸收系数

（$E_{1cm}^{1\%}$）为 463 计算，即得。《中国药典》规定按干燥品计算，本品含 $C_{14}H_{10}O_3$ 不得少于 95.0%。

试验时，供试品取样量 $m=0.0547g$，置于 250ml 量瓶中，加三氯甲烷溶解并定容至刻度，精密移取 5ml，置于 100ml 量瓶中，用三氯甲烷溶解并定容至刻度，即得供试品溶液，在 356nm 处测定吸光度，$A_X=0.486$。

分析：地蒽酚的结构

地蒽酚结构中含有蒽环共轭体系，能对紫外光产生吸收，所以，可以采用紫外-可见分光光度法测定其含量。

计算：

$$\text{含量}(\%) = \frac{C_R \times V \times D}{m} \times 100\%$$

$$= \frac{\dfrac{A_X}{E_{1cm}^{1\%} \times 100 \times l} \times V \times D}{m} \times 100\%$$

$$= \frac{\dfrac{0.486}{463 \times 100 \times 1} \times 250 \times \dfrac{100}{5}}{0.0547} \times 100\%$$

$$= 95.9\%$$

95.9% 超过 95.0%，因此该原料药含量测定合格。

2. 片剂含量的计算

$$\text{标示量}(\%) = \frac{\text{每片实测量}}{\text{标示量}} \times 100\%$$

$$= \frac{\text{供试品中测得量} \times \text{平均片重(g)}}{\text{供试品取样量(g)} \times \text{标示量}} \times 100\%$$

$$= \frac{C_R \times V \times D \times \overline{m}}{m \times S} \times 100\%$$

$$= \frac{\dfrac{A_X}{E_{1cm}^{1\%} \times 100 \times l} \times V \times D \times \overline{m}}{m \times S} \times 100\% \qquad \text{（式 6-11）}$$

式中，C_R 为供试品溶液的浓度；

D 为稀释倍数；

l 为液层厚度；

V 为供试品溶液的体积；

m 为供试品的取样量；

$\overline{m}$ 为平均片重；

S 为标示量。

【实例】《中国药典》（2020 年版）对乙酰氨基酚片（0.5g 规格）的含量测定

方法：取本品 20 片，精密称定，研细，精密称取适量（约相当于对乙酰氨基酚 40mg），置于 250ml 量瓶中，加 0.4% 氢氧化钠溶液 50ml 与水 50ml，振摇 15min，用水稀释至刻度，摇匀，过滤，精密量取续滤液 5ml，置于 100ml 量瓶中，加 0.4% 氢氧化钠溶液 10ml，加水至刻度,摇匀,按照紫外-可见分光光度法(通则 0401),在 257nm 的波长处测定吸光度,按 $C_8H_9NO_2$ 的吸收系数($E_{1cm}^{1\%}$)为 715 计算,即得。规定本品含对乙酰氨基酚应为标示量的 $95.0\% \sim 105.0\%$。

试验时,20 片药品总重为 12.1071g,供试品 $m=0.0583$g,吸光度 $A_x=0.695$。

计算:

$$标示量(\%) = \frac{每片实测量}{标示量} \times 100\%$$

$$= \frac{供试品中测得量 \times 平均片重(g)}{供试品取样量(g) \times 标示量} \times 100\%$$

$$= \frac{C_x \times V \times D \times \overline{m}}{m \times S} \times 100\%$$

$$= \frac{\dfrac{A_x}{E_{1cm}^{1\%} \times 100 \times l} \times V \times D \times \overline{m}}{m \times S} \times 100\%$$

$$= \frac{\dfrac{0.695}{715 \times 100 \times 1} \times 250 \times \dfrac{100}{5} \times \dfrac{12.1071}{20}}{0.0583 \times 0.5} \times 100\%$$

$$= 100.9\%$$

100.9%在 95.0%～105.0%范围内,因此该对乙酰氨基酚片的含量测定合格。

3. 注射剂含量的计算

$$标示量(\%) = \frac{每支实测量}{标示量} \times 100\%$$

$$= \frac{供试品中测得量 \times 每支容量(ml)}{供试品取样量(ml) \times 标示量} \times 100\%$$

$$= \frac{C_x \times V \times D \times \overline{V}}{V_x \times S} \times 100\%$$

$$= \frac{\dfrac{A_x}{E_{1cm}^{1\%} \times 100 \times l} \times V \times D \times \overline{V}}{V_x \times S} \times 100\% \qquad (式6-12)$$

式中,C_x 为供试品溶液的浓度;

D 为稀释倍数;

l 为液层厚度;

V_x 为供试品的取样量(ml);

$\overline{V}$ 为装量(ml);

V 为供试品溶液的体积;

S 为标示量。

第四节　色谱分析法

一、色谱分析法概述

色谱分析法是一种分离分析方法,系根据混合物中各组分的色谱行为差异(如在吸附剂上的吸附能力的不同或在两相中的分配系数的不同),将各组分从混合物中分离后再(在线或离线)选择性对待测组分进行分析的方法。色谱分析法是分析混合物的有力手段。

色谱法按照分离原理不同可分为吸附色谱法、分配色谱法、离子交换色谱法与分子排阻色谱法;按照分离方式不同可分为纸色谱法、薄层色谱法、柱色谱法、气相色谱法、高效液相色谱法等。本节仅概述高效液相色谱法在药物含量测定方面的应用。

二、色谱分析法的特点及适用范围

(一)色谱分析法的特点

(1)高灵敏度:色谱分析法最低检出浓度可达 $10^{-15} \sim 10^{-12} \, \text{g/ml}$。

(2)高专属性:色谱分析法可有效分离样品中与待测组分结构相近的有关物质,检测信号具有较高的专属性,可实现对待测组分的选择性检测。

(3)高效能与高速度:色谱分析法中最常用于药物定量分析的 HPLC 或 GC 法通常可在 10min 或 20min 内完成药物的定量分析,或在 30min 内完成药物复方制剂中的多组分同时定量分析。

(二)色谱分析法的适用范围

根据其以上特点,色谱分析法被广泛应用于药物制剂的含量测定,尤其是复方制剂含量测定的首选方法;同时,目前《中国药典》中原料药采用色谱分析方法的也日益增多。

三、系统适用性试验

高效液相色谱法系采用高压输液泵将规定的流动相泵入装有填充剂(固定相)的色谱柱,对供试品进行分离测定的色谱方法。注入的供试品由流动相带入柱内,各组分在柱内被分离,并依次进入检测器,由积分仪或数据处理系统记录或处理色谱信号。

药品标准中规定的色谱条件,除固定相种类、流动相组分、检测器类型不得改变外,其余如色谱柱内径、长度、载体粒度、流动相流速、柱温等,均可适当改变,以适应供试品达到系统适应性试验的要求。

按各品种正文项下要求对色谱系统进行适用性试验,即用规定的对照品溶液或系统适用性试验溶液在规定的色谱条件下进行试验,必要时,可对色谱系统进行适当调整,以符合要求。色谱系统适用性试验通常包括理论塔板数、分离度、重复性、拖尾因子和灵敏度 5 个指标。

(一)理论塔板数

理论塔板数(n)用于评价色谱柱的效能。由于不同物质在同一色谱柱上的色谱行为不同,采用理论塔板数作为衡量柱效的指标时,应指明测定物质,一般采用待测组分或内标物质的理论塔板数。

测试方法:在规定的色谱条件下,注入供试品溶液或各品种正文项下规定的内标物质溶液,记录色谱图,量出供试品主成分或内标物质峰的保留时间 t_R(以分钟或长度计,但应取相同单位)和峰宽(W)或半峰宽($W_{h/2}$),并进一步计算色谱柱的理论塔板数。色谱柱的理论塔板数计算公式为

$$n = (t_R/\sigma)^2 = 16 \, (t_R/W)^2 = 5.54 \, (t_R/W_{h/2})^2$$

(二)分离度

分离度(R)用于评价待测组分与被分离物质之间的分离程度,是衡量色谱系统效能的关键指标。可通过测定待测物质与已知杂质的分离度,也可以通过测定待测组分与某一添加的指标性成分(内标物质或其他难分离物质)的分离度,或将供试品或对照品用适当的方法降解,通过测定待测组分与某一降解产物的分离度,对色谱系统进行评价与调整。

除另有规定外,待测物质色谱峰与相邻色谱峰之间的分离度应大于 1.5。

分离度的计算公式为

$$R = \frac{2 \times (t_{R_2} - t_{R_1})}{W_1 + W_2} \qquad 或 \qquad R = \frac{2 \times (t_{R_2} - t_{R_1})}{1.70 \times (W_{1,h/2} + W_{2,h/2})}$$

式中,t_{R_2} 为相邻两峰中后一峰的保留时间;

t_{R_1} 为相邻两峰中前一峰的保留时间;

W_1,W_2 及 $W_{1,h/2}$、$W_{2,h/2}$ 分别为此相邻两色谱峰的峰宽及半高峰宽。

(三)重复性

用于评价色谱系统连续进样时响应值的重复性能。除另有规定外,通常取各品种正文项下的对照品溶液,连续进样 5 次,其峰面积测量值(或内标比值或其校正因子)的相对标准偏差应不大于 2.0%。视进样溶液的浓度和/或体积、色谱峰响应和分析方法所能达到的精度水平等,对相对标准偏差的要求可适当放宽或收紧,放宽或收紧的范围以满足品种正文项下检测需要的精密度要求为准。

(四)拖尾因子

拖尾因子(T)用于评价色谱峰的对称性。为保证分离效果和测量精度,应检查待测组分色谱峰的拖尾因子是否符合各品种正文项下的规定。拖尾因子的计算式为

$$T = \frac{W_{0.05h}}{2d_1}$$

式中,$W_{0.05h}$ 为 5% 峰高处的峰宽;

d_1 为峰顶在 5% 峰高处横坐标平行线的投影点至峰前沿与此平行线交点的距离。

以峰高作定量参数时,除另有规定外,T 应在 0.95～1.05 范围内。以峰面积作定量参数时,若色谱峰拖尾严重,将影响基线和色谱峰起止的判断和峰面积积分的准确性,此时,应在品种正文项下对拖尾因子做出规定。

(五)灵敏度

灵敏度用于评价色谱系统检测微量物质的能力,通常以信噪比(S/N)来表示。建立方法时,可通过测定一系列不同浓度的供试品溶液或对照品溶液来测定信噪比。定量测定时,信噪比应不小于 10;定性测定时,信噪比应不小于 3。系统适用性试验中可以设置灵敏度实验溶液来评价色谱系统的检测能力。

四、色谱分析法的相关计算

定量测定时,可根据仪器及供试品的具体情况采用峰面积法或峰高法,目前多采用峰面积法计算供试品中主成分含量。《中国药典》规定采用高效液相色谱法测定含量时,可采用外标法或内标法,本节仅介绍外标法的计算。

(一)外标法

外标法是按各品种正文项下的规定,精密称(量)取对照品和供试品,配制成溶液,分别精密取一定量,注入仪器,记录色谱图,测量对照品溶液和供试品溶液中待测组分的峰面积(或峰高),按下式计算含量。

$$C_X = C_R \times \frac{A_X}{A_R}$$

式中,C_X 为供试品溶液的浓度;

C_R 为对照品溶液的浓度；

A_X 为供试品的峰面积(或峰高)；

A_R 为对照品的峰面积(或峰高)。

外标法测定简便,但要求进样量准确及操作条件稳定。因为微量进样器不易精准控制进样量,所以,当采用外标法测定含量时,以定量环或自动进样器进样为宜。

(二)高效液相色谱法的计算

1. 原料药百分含量的计算

$$含量(\%) = \frac{C_X \times V \times D}{m} \times 100\%$$

$$= \frac{C_R \times \dfrac{A_X}{A_R} \times V \times D}{m} \times 100\% \qquad (式 6-13)$$

式中,C_X 为供试品溶液的浓度；

V 为供试品溶液的体积；

D 为稀释倍数；

m 为供试品的取样量。

【实例】《中国药典》(2020 年版)盐酸曲美他嗪的含量测定

方法:取本品约 0.1g,精密称定,置于 100ml 量瓶中,加水适量使溶解并稀释至刻度,摇匀,精密量取 5ml,置于 25ml 量瓶中,用水稀释至刻度,摇匀,精密量取 $10\mu l$ 注入液相色谱仪,记录色谱图。另取盐酸曲美他嗪对照品适量,同法测定,按外标法以峰面积计算,即得。规定本品按干燥品计算,含 $C_{14}H_{22}N_2O_3 \cdot 2HCl$ 应为 98.0%～102.0%。

试验时,供试品取样量 $m = 0.1031g$,峰面积为 $A_X = 2885437$,盐酸曲美他嗪对照品浓度为 $C_R = 0.21mg/ml$,峰面积为 $A_R = 2901231$。

计算:

$$含量(\%) = \frac{C_X \times V \times D}{m} \times 100\%$$

$$= \frac{C_R \times \dfrac{A_X}{A_R} \times V \times D}{m} \times 100\%$$

$$= \frac{0.21 \times \dfrac{2885437}{2901231} \times 100 \times \dfrac{25}{5} \times 10^{-3}}{0.1031} \times 100\%$$

$$= 101.3\%$$

101.3% 在 98.0%～102.0% 范围内,因此该原料药含量测定合格。

2. 片剂含量的计算

$$标示量(\%) = \frac{每片实测量}{标示量} \times 100\%$$

$$= \frac{供试品中测得量 \times 平均片重(g)}{供试品取样量(g) \times 标示量} \times 100\%$$

$$= \frac{C_X \times V \times D \times \overline{m}}{m \times S} \times 100\%$$

$$= \frac{C_R \times \dfrac{A_X}{A_R} \times V \times D \times \overline{m}}{m \times S} \times 100\% \qquad (式 6-14)$$

式中,C_X 为供试品溶液的浓度;

D 为稀释倍数;

m 为供试品的取样量;

$\overline{m}$ 为平均片重;

V 为供试品溶液的体积;

S 为标示量。

【实例】《中国药典》(2020 年版)盐酸维拉帕米片的含量测定

方法:取本品(规格:40mg)20 片,除去包衣,精密称定,研细,精密称取适量(约相当于盐酸维拉帕米 0.125g),置于 50ml 量瓶中,加流动相适量,振摇使盐酸维拉帕米溶解并稀释至刻度,摇匀,过滤,精密量取续滤液 5ml,置于 50ml 量瓶中,用流动相稀释至刻度,摇匀,作为供试品溶液。精密量取 20μl,注入液相色谱仪,记录色谱图;另取盐酸维拉帕米对照品,精密称定,同法测定。按外标法以峰面积计算,即得。《中国药典》规定,本品按干燥品计算,含 $C_{27}H_{38}N_2O_4 \cdot HCl$ 应为标示量的 90.0%～110.0%。

试验时,20 片总重 $m_{总} = 4.1921g$,供试品取样量 $m = 0.6547g$,峰面积为 $A_X = 3054923$,盐酸曲美他嗪对照品浓度为 $C_R = 0.25mg/ml$,峰面积为 $A_R = 3103892$。

计算:

$$
\begin{aligned}
标示量(\%) &= \frac{每片实测量}{标示量} \times 100\% \\
&= \frac{供试品中测得量 \times 平均片重(g)}{供试品取样量(g) \times 标示量} \times 100\% \\
&= \frac{C_X \times V \times D \times \overline{m}}{m \times S} \times 100\% \\
&= \frac{C_R \times \dfrac{A_X}{A_R} \times V \times D \times \overline{m}}{m \times S} \times 100\% \\
&= \frac{0.25 \times \dfrac{3054923}{3103892} \times 50 \times \dfrac{50}{5} \times \dfrac{4.1921}{20}}{0.6547 \times 40} \times 100\% \\
&= 98.5\%
\end{aligned}
$$

98.5% 在 90.0%～110.0% 范围内,因此盐酸维拉帕米片含量测定合格。

3. 注射剂含量的计算

$$
\begin{aligned}
标示量(\%) &= \frac{每支实测量}{标示量} \times 100\% \\
&= \frac{供试品中测得量 \times 每支容量(ml)}{供试品取样量(ml) \times 标示量} \times 100\% \\
&= \frac{C_X \times V \times D \times \overline{V}}{V_X \times S} \times 100\% \\
&= \frac{C_R \times \dfrac{A_X}{A_R} \times V \times D \times \overline{V}}{V_X \times S} \times 100\%
\end{aligned}
$$

(式 6-15)

式中,C_X 为供试品溶液的浓度;

D 为稀释倍数;

V_X 为供试品的取样量(ml);

$\overline{V}$ 为装量(ml);

V 为供试品溶液的体积;

S 为标示量。

知识点思维导图

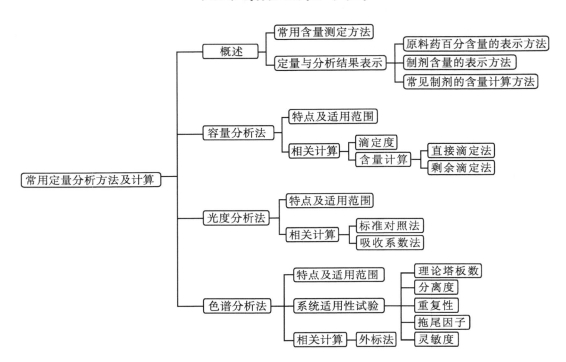

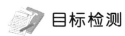 **目标检测**

一、选择题

【A 型题】(最佳选择题,每题的备选答案中只有一个最佳答案)

1. 原料药的含量以(　　　)表示,制剂的含量以(　　　)表示
   - A. 标示百分含量,百分含量　　　B. 百分含量,标示百分含量　　　C. 百分含量,百分含量
   - D. 标示百分含量,标示百分含量　　E. 以上均不对

2. 采用直接法配制滴定液时,其溶质应采用(　　　)试剂
   - A. 化学纯　　　　　　　　　　B. 分析纯　　　　　　　　　　C. 基准试剂
   - D. 优级纯　　　　　　　　　　E. 以上均可

3. 高氯酸滴定液配制时为什么要加入醋酐(　　　)
   - A. 除去溶剂冰醋酸中的水分　　B. 除去市售高氯酸中的水分　　C. 增加高氯酸的稳定性
   - D. 调节溶液酸度　　　　　　　E. 防止生成乙酰化反应

4. 采用紫外-可见分光光度法测定药物含量时,溶液的吸光度以在(　　　)范围内的误差较小

 A. 0.00～2.00   B. 0.3～1.0   C. 0.2～0.8

 D. 0.1～1.0   E. 0.3～0.7

5. 某药物的吸收系数很大,则表示(　　　)

 A. 光通过该物质溶液的光程长

 B. 该物质溶液的浓度很大

 C. 该物质对某波长的光吸收能力很强

 D. 该物质对某波长的光透光率很高

 E. 该物质的光合作用强

6. 色谱法用于定量的参数是(　　　)

 A. 峰面积   B. 保留时间   C. 保留体积

 D. 峰宽   E. 死时间

7. 原料药含量测定的分析方法首选(　　　)

 A. 重量分析法   B. 紫外-可见分光光度法   C. 红外分光光度法

 D. 容量分析法   E. 色谱法

8. 紫外分光光度法中,核对供试品的吸收峰波长位置是否正确,除另有规定外,吸收峰波长应在该品种正文项下规定波长的(　　　)

 A. ±2nm   B. ±3nm   C. ±0.2nm

 D. ±0.5nm   E. ±1nm

二、计算题

1. 对乙酰氨基酚的含量测定:精密称取本品 0.0411g,置于 250ml 量瓶中,加 0.4% 氢氧化钠溶液 50ml 溶解后,加水至刻度,摇匀,精密量取 5ml,置于 100ml 量瓶中,加 0.4% 氢氧化钠溶液 10ml,加水至刻度,摇匀,按照紫外-可见分光光度法(通则 0401),在 257nm 的波长处测定吸光度,按 $C_8H_9NO_2$ 的百分吸光系数为 715 计算,即得,求该原料药的百分含量?

2. 己酮可可碱缓释片的含量测定:取缓释片 10 片,除去包衣后,精密称重为 4.8582g(标示量为每片 0.4g),研细,精密称取 0.4875g,置于 200ml 量瓶中,加水 100ml,置于温水浴中保温,振摇,使己酮可可碱溶解,放冷,加水至刻度,摇匀,过滤,精密量取续滤液 25ml,置于 100ml 量瓶中,加水至刻度,摇匀,再精密量取稀释液 2ml,置于 100ml 量瓶中,加水至刻度,摇匀,作为供试品溶液,按照分光光度法在 274nm 的波长处测定吸光度为 0.367,按照 $C_{13}H_{18}N_4O_3$ 的吸收系数为 365 计算己酸可可碱的标示百分含量。

3. 马来酸曲美布汀含量测定:精密称取本品 0.4076g,加冰醋酸 40ml 溶解后,加结晶紫指示液 1 滴,用高氯酸滴定液(0.1031mol/L)滴定至溶液显蓝绿色,消耗滴定液 7.98ml 并将滴定的结果用空白试验校正,消耗滴定液 0.04ml。每 1ml 的高氯酸滴定液(0.1mol/L)相当于 50.35mg 的 $C_{22}H_{29}NO_5 \cdot C_4H_4O_4$,计算马来酸曲美布汀的百分含量。

(刘艳红)

第七章 常用制剂质量控制标准

学习目标

【掌握】制剂质量控制标准及分析特点;片剂、胶囊剂、注射剂制剂通则和常规检查项目;重量差异(装量差异)、崩解时限、释放度及溶出度、融变时限等检验方法。

【熟悉】气雾剂及喷雾剂、滴眼剂、软膏剂及眼膏剂的制剂通则和常规检查项目;含量均匀度、不溶性微粒、微生物限度和无菌等检验方法;附加剂对制剂分析的影响。

【了解】快速释放制剂及其他剂型的制剂通则及常规检查项目、复方制剂的分析。

药物制剂的质量分析是药物分析的重要组成部分,是依据药物制剂的分析特点制定的制剂质量控制标准。通过相应的检验项目,可以确定该制剂是否符合质量标准规定的各项要求,从而保证药品的均一性、稳定性、安全性和有效性。药物制剂的质量分析是保障用药安全、有效的重要环节。

第一节 制剂质量控制标准及分析特点

原料药物需制成适当的剂型才更有利于发挥预防、诊断、治疗疾病的作用。由原料药物制成的各种剂型统称为药物制剂。药物制剂是由原料药物与适宜的辅料混合均匀后经一定的工艺过程制备而得,制剂的质量既取决于原料药物、辅料的质量,还取决于制剂生产工艺的控制过程。

与原料药物相比,制剂具有主药所占比重小、成分复杂的特点,其质量分析过程通常比原料药物困难。《中国药典》(2020 年版)四部通则中收载了片剂、注射剂、胶囊剂等 38 个制剂通则。药物制剂的质量控制标准一般包括性状、鉴别、检查、含量测定等方面,但不同类型制剂的质量控制项目、质量指标、分析方法、分析过程还具有制剂自身的特点。

一、药物制剂性状分析特点

药物制剂的性状分析是控制药物制剂质量的重要组成部分,能够在一定程度上多方面体现药品的质量。性状项下记载的药物制剂外观,在使用环节,可初步判定该制剂的质量状况。例如,乙酰胺注射液的性状是无色的澄明液体,如性状发生改变,即可初步判定该药品的质量出现问题。

二、药物制剂鉴别的特点

药物制剂的鉴别方法通常以原料药物的鉴别方法为基础。如药物制剂的辅料对主药鉴别没有干扰,可以直接采用原料药物的鉴别方法;但当药物制剂辅料对主药鉴别有干扰时,则需排除干扰后再进行鉴别试验。如干扰无法消除,可取消该鉴别试验,改用其他方法;药物制剂的主药含量少的时候,也会取消原料药物的部分化学鉴别试验,改用仪器分析试验。

【实例】《中国药典》(2020年版)二部阿司匹林及阿司匹林片

阿司匹林【鉴别】项下:①取本品约0.1g,加水10ml,煮沸,放冷,加三氯化铁试液1滴,即显紫堇色。②取本品约0.5g,加碳酸钠试液10ml,煮沸2min后,放冷,加过量的稀硫酸,即析出白色沉淀,并发生醋酸的臭气。③本品的红外吸收图谱应与对照的图谱(光谱集5图)一致。

阿司匹林片【鉴别】项下:①取本品的细粉适量(约相当于阿司匹林0.1g),加水10ml,煮沸,放冷,加三氯化铁试液1滴,即显紫堇色。②在含量测定项下记录的色谱图中,供试品溶液主峰的保留时间应与对照品溶液主峰的保留时间一致。

在此实例中,阿司匹林片的鉴别方法直接采用了原料药物的第①鉴别法,取消了原料药物的第②和③鉴别法,改用了高效液相色谱法鉴别。

【实例】《中国药典》(2020年版)二部泼尼松龙及泼尼松龙片

泼尼松龙【鉴别】项下:①取本品10mg,加甲醇1ml溶解后,加碱性酒石酸铜试液1ml,加热,即生成橙红色沉淀。②取本品约2mg,加硫酸2ml,渐显深红色,无荧光;加水10ml,红色褪去,生成灰色絮状沉淀。③在含量测定项下记录的色谱图中,供试品溶液主峰的保留时间应与对照品溶液主峰的保留时间一致。④本品的红外光吸收图谱应与对照的图谱(光谱集284图)一致。

泼尼松龙片【鉴别】项下:取本品的细粉适量(约相当于泼尼松龙50mg),加三氯甲烷30ml,搅拌使泼尼松龙溶解,过滤,滤液置于水浴上蒸干,残渣按照泼尼松龙项下的鉴别①、②项试验,显相同的反应。

在此实例中,片剂在鉴别时,需先进行提取分离的预处理操作,再采用原料药物的第①、②鉴别法;同时因原料药物和片剂的含量测定方法不同以及辅料的干扰,取消了原料药物第③、④鉴别法。

三、药物制剂检查的特点

药物制剂的检查项分为剂型检查、安全性检查和杂质检查3类。

(一)剂型检查和安全性检查

为了保证药物制剂的均一性、稳定性、安全性和有效性,药物制剂需进行剂型方面的常规检查。《中国药典》(2020年版)四部通则0100即为制剂通则,收载了38种剂型,按照药物剂型分类,针对剂型特点明确了基本技术要求,规定了每种剂型的常规检查项目。常见剂型的常规检查项目详见第二节,此不赘述。

不同类型的制剂由于生产工艺的特点,会产生一些共性的影响患者用药安全性的隐患,需通过相应的检查项目加以控制;同时一些特殊类别的制剂,也需针对其特殊的临床应用特点,进行特殊项目检查。《中国药典》(2020年版)将药物制剂各品种正文项下的特殊检查项目和安全性检查也一并收载在通则中。例如,阴道泡腾片需进行【发泡量】检查,静脉输液及椎管注射用注射液需进行【渗透压摩尔浓度】检查,定量鼻用气雾剂、混悬型和乳液型定量鼻用喷雾剂及多剂量储库型鼻用粉雾剂需做【递送剂量均一性】检查等。又如,片剂、胶囊剂等,需做【微生物限度】检查,注射剂需做【无菌】【细菌内毒素】或【热原】检查。

制剂检查时,要求药物制剂不仅应符合与药物质量有关的检查项目,还应符合相应剂型的制剂通则规定。

（二）杂质检查

由于药物制剂是由质量合格的原辅料生产制备而成,且一般来说,合格的原辅料中的一些杂质在制剂的制备和贮藏过程中不会增加,因此药物制剂通常不需再检查原料药物中的杂质检查项目,而需主要检查在药物制剂的制备和贮藏过程中可能产生的杂质。如阿司匹林不稳定,其片剂在制备和贮藏过程中都可能水解产生游离水杨酸,因此需再次检查游离水杨酸的限度。

【实例】《中国药典》(2020 年版)二部氯化钠及氯化钠注射液

氯化钠的【检查】项下共收载以下项目:酸碱度、溶液的澄清度与颜色、碘化物、溴化物、硫酸盐、亚硝酸盐、磷酸盐、亚铁氰化物、铝盐、钡盐、钙盐、镁盐、钾盐、干燥失重、铁盐、重金属、砷盐。

氯化钠注射液的【检查】项下共收载以下项目:pH 值、重金属、渗透压摩尔浓度、细菌内毒素、无菌、其他(应符合注射剂项下有关的各项规定,通则 0102)。

由实例可以看出,氯化钠注射液基本不再收载原料中的检查项目,只有重金属在注射液的生产制备过程中可能增加,需再次检查。对于氯化钠注射液而言,pH 值是注射液的常见检查项目。渗透压摩尔浓度检查是静脉输液及椎管注射用注射液的特殊检查项目,细菌内毒素、无菌则是氯化钠注射液的安全性检查项目;其他则是注射液的各项常规检查项目,如装量、可见异物、不溶性微粒等。

四、药物制剂含量测定的特点

因药物制剂成分复杂,辅料常常干扰药物含量的测定,所以药物制剂中主药含量测定时一般须采用过滤、提取、色谱分离等方法消除干扰后再进行测定,或改用选择性好的分析方法进行测定,如高效液相色谱法。当药物制剂的辅料不干扰主要含量测定时,可直接采用其原料药物的含量测定方法测定药物制剂的主药含量。

【实例】《中国药典》(2020 年版)二部吲哚美辛及其制剂

吲哚美辛的【含量测定】项下的方法:酸碱滴定法。

吲哚美辛肠溶片的【含量测定】项下的方法:用甲醇超声溶解吲哚美辛,过滤,取续滤液进一步稀释后,采用高效液相色谱法测定。

吲哚美辛贴片的【含量测定】项下的方法:用甲醇提取,进一步稀释后,采用紫外-可见分光光度法测定。

吲哚美辛栓的【含量测定】项下的方法:用甲醇经水浴加热溶解吲哚美辛,过滤,取续滤液进一步稀释后,采用高效液相色谱法测定。

由实例可以看出,原料药与其制剂的含量测定方法不一定相同;不同制剂的含量测定方法也不尽相同,即使测定方法相同,采用的预处理过程也会存在差异。

第二节　不同制剂的通则

《中国药典》(2020年版)四部"制剂通则"的每一种剂型项下,详细列出各剂型的定义、分类、生产与贮藏期间的规定以及常规检查项目。在实际药品生产和检测中必须按照"制剂通则"项下的相关规定进行药品控制与检测,且必须符合"制剂通则"要求。下面主要介绍片剂、胶囊剂、注射剂、滴眼剂、气雾剂及喷雾剂、软膏剂及眼膏剂、快速释放制剂和缓控释制剂及靶向制剂等剂型的制剂通则。

一、片剂、胶囊剂

片剂和胶囊剂都是最常用的药品制剂,种类很多,制剂发展速度很快,是各国(地区)药典收载品种较多的制剂。

(一)片剂

片剂系指原料药物或与适宜的辅料制成的圆形或异形的片状固体制剂。片剂以口服普通片为主,另有含片、舌下片、口腔贴片、咀嚼片、分散片、可溶片、泡腾片、阴道片、阴道泡腾片、缓释片、控释片、肠溶片和口崩片等,中药还有浸膏片、半浸膏片和全粉片等。

1. 片剂的分类和质量要求

(1)含片:指含于口腔中缓慢溶化产生局部或全身作用的片剂。含片中的原料药物一般是易溶性的,主要起局部消炎、杀菌、收敛、止痛或局部麻醉等作用。

(2)舌下片:指置于舌下能迅速溶化,药物经舌下黏膜吸收发挥全身作用的片剂。舌下片中的原料药物应易于直接吸收,主要用于急症的治疗。

(3)口腔贴片:指粘贴于口腔,经黏膜吸收后起局部或全身作用的片剂。口腔贴片应进行溶出度或释放度(通则0931)检查。

(4)咀嚼片:指于口腔中咀嚼后吞服的片剂。咀嚼片一般应选择甘露醇、山梨醇、蔗糖等水溶性辅料作填充剂和黏合剂。咀嚼片的硬度应适宜。

(5)分散片:指在水中能迅速崩解并均匀分散的片剂。其中的原料药物应是难溶性的。分散片可加水分散后口服,也可将分散片含于口中吮服或吞服。分散片应进行溶出度(通则0931)和分散均匀性检查。

(6)可溶片:指临用前能溶解于水的非包衣片或薄膜包衣片剂。可溶片应溶解于水中,溶液可呈轻微乳光,可供口服、外用、含漱等用。

(7)泡腾片:指含有碳酸氢钠和有机酸,遇水可产生气体而呈泡腾状的片剂。泡腾片不得直接吞服。泡腾片中的原料药物应是易溶性的,加水产生气泡后应能溶解。有机酸一般用枸橼酸、酒石酸、富马酸等。

(8)阴道片与阴道泡腾片:指置于阴道内使用的片剂。阴道片和阴道泡腾片的形状应易置于阴道内,可借助器具将其送入阴道。阴道片在阴道内应易溶化、溶散或融化、崩解并释放药物,主要起局部消炎杀菌作用,也可给予性激素类药物。具有局部刺激性的药物,不得制成阴道片。

阴道片应进行融变时限检查(通则0922)。阴道泡腾片还应进行发泡量检查。

(9)缓释片:指在规定的释放介质中缓慢地非恒速释放药物的片剂。缓释片应符合缓释制剂(指导原则0913)的有关要求并应进行释放度(通则0931)检查。除说明书标注可掰开服用外,一般应整片吞服。

(10)控释片:指在规定的释放介质中缓慢地恒速释放药物的片剂。控释片应符合控释制剂(指导原则0913)的有关要求并应进行释放度(通则0931)检查。除说明书标注可掰开服用外,一般应整片吞服。

(11)肠溶片:指用肠溶性包衣材料进行包衣的片剂。为防止原料药物在胃内分解失效、对胃的刺激或控制原料药物在肠道内定位释放,可对片剂包肠溶衣;为治疗结肠部位疾病等,可对片剂包结肠定位肠溶衣。除说明书标注可掰开服用外,一般不得掰开服用。

肠溶片除另有规定外,应符合迟释制剂(指导原则0913)的有关要求并进行释放度(通则0931)检查。

(12)口崩片:指在口腔内不需要用水即能迅速崩解或溶解的片剂。一般适合于小剂量原料药物,常用于吞咽困难或不配合服药的患者,可采用直接压片和冷冻干燥法制备。口崩片应在口腔内迅速崩解或溶解,口感良好、容易吞咽,对口腔黏膜无刺激性。

除冷冻干燥法制备的口崩片外,口崩片应进行崩解时限检查(通则0921)。对于难溶性原料药物制成的口崩片,还应进行溶出度检查(通则0931)。对于经肠溶材料包衣的颗粒制成的口崩片,还应进行释放度检查(通则0931)。

采用冷冻干燥法制备的口崩片可不进行脆碎度检查。

2. 片剂在生产与贮藏期间应符合的规定

片剂在生产与贮藏期间应符合下列规定。

(1)原料药物与辅料应混合均匀。含药量小或含毒、剧药物的片剂,应根据原料药物的性质采用适宜方法使其分散均匀。

(2)凡属挥发性或对光、热不稳定的原料药物,在制片过程中应采取遮光、避热等适宜方法,以避免成分损失或失效。

(3)压片前的物料、颗粒或半成品应控制水分,以适应制片工艺的需要,防止片剂在贮存期间发霉、变质。

(4)片剂通常采用湿法制粒压片、干法制粒压片和粉末直接压片。干法制粒压片和粉末直接压片可避免引入水分,适合对湿热不稳定的药物的片剂制备。

(5)根据依从性需要,片剂中可加入矫味剂、芳香剂和着色剂等,一般指含片、口腔贴片、咀嚼片、分散片、泡腾片、口崩片等。

(6)为增加稳定性、掩盖原料药物不良臭味、改善片剂外观等,可对制成的药片包糖衣或薄膜衣。对一些遇胃液易破坏、刺激胃黏膜或需要在肠道内释放的口服药片,可包肠溶衣。必要时,薄膜包衣片剂应检查残留溶剂。

(7)片剂外观应完整光洁,色泽均匀,有适宜的硬度和耐磨性,以免包装、运输过程中发生磨损或破碎,除另有规定外,非包衣片应符合片剂脆碎度检查法(通则0923)的要求。

(8)片剂的微生物限度等应符合要求。

(9)根据原料药物和制剂的特性,除来源于动、植物多组分且难以建立测定方法的片剂外,溶出度、释放度、含量均匀度等应符合要求。

(10)片剂应注意贮存环境中温度、湿度以及光照的影响,除另有规定外,片剂应密封贮存。生物制品原液、半成品和成品的生产及质量控制应符合相关品种要求。

3. 片剂应进行的检查

除另有规定外,片剂应进行以下相应检查。

(1)重量差异:片剂应按照《中国药典》规定的方法检查重量差异。糖衣片的片芯应检查重量差异并符合规定,包糖衣后不再检查重量差异。薄膜衣片应在包薄膜衣后检查重量差异并符合规定。

凡规定检查含量均匀度的片剂,一般不再进行重量差异检查。

(2)崩解时限:除另有规定外,按照崩解时限检查法(通则 0921)检查,应符合规定。

阴道片按照融变时限检查法(通则 0922)检查,应符合规定。

咀嚼片不进行崩解时限检查。

凡规定检查溶出度、释放度的片剂,一般不再进行崩解时限检查。

(3)发泡量:阴道泡腾片应进行发泡量检查。

(4)分散均匀性:分散片应检查分散均匀性。

(5)微生物限度:以动物、植物、矿物来源的非单体成分制成的片剂,生物制品片剂,以及黏膜或皮肤炎症或腔道等局部用片剂(如口腔贴片、外用可溶片、阴道片等),应进行非无菌产品微生物限度检查。规定检查杂菌的生物制品片剂,可不进行微生物限度检查。

(二)胶囊剂

胶囊剂系指原料药物或与适宜辅料充填于空心胶囊或密封于软质囊材中制成的固体制剂,能掩盖药物不良嗅味或提高药物稳定性,药物的生物利用度较高,可弥补其他固体剂型的不足,有的胶囊剂更具有延缓药物的释放和定位释药的特点。

胶囊剂可分为硬胶囊、软胶囊,根据释放特性不同还有缓释胶囊、控释胶囊和肠溶胶囊等,主要供口服用。

1. 胶囊剂的分类和质量要求

(1)硬胶囊(通称为胶囊):指采用适宜的制剂技术,将原料药物或加适宜辅料制成的均匀粉末、颗粒、小片、小丸、半固体或液体等,充填于空心胶囊中的胶囊剂。

(2)软胶囊:指将一定量的液体原料药物直接密封,或将固体原料药物溶解或分散在适宜的辅料中制备成溶液、混悬液、乳状液或半固体,密封于软质囊材中的胶囊剂,可用滴制法或压制法制备。软质囊材一般是由胶囊用明胶、甘油或其他适宜的药用辅料单独或混合制成。

(3)缓释胶囊:指在规定的释放介质中缓慢地非恒速释放药物的胶囊剂。缓释胶囊应符合缓释制剂的有关要求并应进行释放度检查。

(4)控释胶囊:指在规定的释放介质中缓慢地恒速释放药物的胶囊剂。控释胶囊应符合控释制剂的有关要求并应进行释放度检查。

(5)肠溶胶囊:指用肠溶材料包衣的颗粒或小丸充填于胶囊而制成的硬胶囊,或用适宜的肠溶材料制备而得的硬胶囊或软胶囊。肠溶胶囊不溶于胃液,但能在肠液中崩解而释放活性成分。除另有规定外,肠溶胶囊应符合迟释制剂的有关要求并应进行释放度检查。

2. 胶囊剂在生产与贮藏期间应符合的规定

胶囊剂在生产与贮藏期间应符合下列规定。

(1)胶囊剂的内容物不论是原料药物还是辅料,均不应造成囊壳的变质。

(2)小剂量原料药物应用适宜的稀释剂稀释,并混合均匀。

(3)硬胶囊可根据下列制剂技术制备不同形式内容物充填于空心胶囊中。①将原料药物加适宜的辅料(如稀释剂、助流剂、崩解剂等)制成均匀的粉末、颗粒或小片;②将普通小丸、速释小丸、缓释小丸、控释小丸或肠溶小丸单独填充或混合后填充,必要时加入适量空白小丸作填充剂;③将原料药物粉末直接填充;④将原料药物制成包合物、固体分散体、微囊或微球;⑤溶液、混悬液、乳状液等也可采用特制灌囊机填充于空心胶囊中,必要时密封。

(4)胶囊剂应整洁,不得有黏结、变形、渗漏或囊壳破裂等现象,并应无异臭。

(5)胶囊剂的微生物限度应符合要求。

(6)根据原料药物和制剂的特性,除来源于动、植物多组分且难以建立测定方法的胶囊剂外,溶出度、释放度、含量均匀度等应符合要求。必要时,内容物包衣的胶囊剂应检查残留溶剂。

(7)除另有规定外,胶囊剂应密封贮存,其存放环境温度不高于30℃,湿度应适宜,防止受潮、发霉、变质。生物制品原液、半成品和成品的生产及质量控制应符合相关品种要求。

3. 胶囊剂应进行的检查

除另有规定外,胶囊剂应进行以下相应检查。

(1)水分:中药硬胶囊应进行水分检查。硬胶囊内容物为液体或半固体者不检查水分。

(2)装量差异:胶囊剂应按照《中国药典》规定的方法检查装量差异。凡规定检查含量均匀度的胶囊剂,一般不再进行装量差异的检查。

(3)崩解时限:除另有规定外,按照崩解时限检查法检查,均应符合规定。凡规定检查溶出度或释放度的胶囊剂,一般不再进行崩解时限的检查。

(4)微生物限度:以动物、植物、矿物来源的非单体成分制成的胶囊剂,以及生物制品胶囊剂,应进行非无菌产品微生物限度检查。规定检查杂菌的生物制品胶囊剂可不进行微生物限度检查。

二、注射剂、滴眼剂

(一)注射剂

注射剂系指原料药物或与适宜的辅料制成的供注入人体内的无菌制剂,分为注射液、注射用无菌粉末与注射用浓溶液等。

1. 注射液的分类

(1)注射液:指原料药物或与适宜的辅料制成的供注入人体内的无菌液体制剂,包括溶液型、乳状液型和混悬型等注射液,可用于皮下注射、皮内注射、肌内注射、静脉注射、静脉滴注、鞘内注射、椎管内注射等。其中,供静脉滴注用的大容量注射液(除另有规定外,一般不小于100ml,生物制品一般不小于50ml)也可称为输液。中药注射剂一般不宜制成混悬型注射液。乳状液型注射液不得用于椎管内注射。混悬型注射液不得用于静脉注射或椎管内注射。

(2)注射用无菌粉末:指原料药物或与适宜辅料制成的供临用前用无菌溶液配制成注射液的无菌粉末或无菌块状物,可用适宜的注射用溶剂配制后注射,也可用静脉输液配制后静脉滴注。以冷冻干燥法制备的注射用无菌粉末,也可称为注射用冻干制剂。注射用无菌粉末配制成注射液后应符合注射剂的要求。

(3)注射用浓溶液:指原料药物与适宜辅料制成的供临用前稀释后注射的无菌浓溶液。注射用浓溶液稀释后应符合注射剂的要求。

2. 注射剂在生产与贮存期间应符合的规定

(1)注射剂所用的原辅料应从来源及生产工艺等环节进行严格控制并应符合注射用的质量要求。除另有规定外,制备中药注射剂的饮片等原料药物应严格按各品种正文项下规定的方法提取、纯化,制成半成品、成品,并应进行相应的质量控制。生物制品原液、半成品和成品的生产及质量控制应符合相关品种要求。

(2)注射剂所用溶剂应安全无害,并与其他药用成分兼容性良好,不得影响活性成分的疗效和质量,一般分为水性溶剂和非水性溶剂。①水性溶剂最常用的为注射用水,也可用 0.9%氯化钠溶液或其他适宜的水溶液。②非水性溶剂常用植物油,主要为供注射用的大豆油,其他还有乙醇、丙二醇和聚乙二醇等。供注射用的非水性溶剂应严格限制其用量,并应在各品种正文项下进行相应的检查。

(3)配制注射剂时,可根据需要加入适宜的附加剂,如渗透压调节剂、pH 调节剂、增溶剂、助溶剂、抗氧剂、抑菌剂、乳化剂、助悬剂等。附加剂的选择应考虑到对药物疗效和安全性的影响,使用浓度不得引起毒性或明显的刺激,且避免对检验产生干扰。常用的抗氧剂有亚硫酸钠、亚硫酸氢钠和焦亚硫酸钠等,一般浓度为 0.1%~0.2%。多剂量包装的注射液可加适宜的抑菌剂,抑菌剂的用量应能抑制注射液中微生物的生长,除另有规定外,在制剂确定处方时,该处方的抑菌效力应符合抑菌效力检查法(通则 1121)的规定。加有抑菌剂的注射液,仍应采用适宜的方法灭菌。静脉给药与脑池内、硬膜外、椎管内用的注射液均不得加抑菌剂。常用的抑菌剂为 0.5%苯酚、0.3%甲酚、0.5%三氯叔丁醇、0.01%硫柳汞等。

(4)注射液一般是由原料药和适宜辅料经配制、过滤、灌封、灭菌等工艺步骤制备而成。难溶性药物可采用增溶、乳化或粉碎等工艺制备成溶液型、乳状液型或混悬型注射液;注射用无菌粉末一般采用无菌分装或冷冻干燥法制得;注射用浓溶液的制备方法与溶液型注射液类似。在注射剂的生产过程中应尽可能缩短配制时间,防止微生物与热原的污染及原料药物变质。输液的配制过程更应严格控制。制备混悬型注射液和乳状液型注射液的过程中,要采取必要的措施,保证粒子大小符合质量标准的要求。注射用无菌粉末应按无菌操作制备,必要时注射剂应进行相应的安全性检查,如异常毒性、过敏反应、溶血与凝聚、降压物质等,均应符合要求。

(5)注射剂的灌装标示装量不大于 50ml 时,可参考表 7-1 适当增加装量。除另有规定外,多剂量包装的注射剂,每一容器的装量一般不得超过 10 次注射量,增加的装量应能保证每次注射用量。

注射剂灌装后应尽快熔封或严封。接触空气易变质的原料药物,在灌装过程中应排除容器内的空气,可填充二氧化碳或氮等气体,立即熔封或严封。

对温度敏感的原料药物在灌封过程中应控制温度,灌封完成后应立即将注射剂置于规定的温度下贮存。

制备注射用冻干制剂时,分装后应及时冷冻干燥。冻干后残留水分应符合相关品种的要求。生物制品的分装和冻干,还应符合"生物制品分包装及贮运管理"的要求。

(6)注射剂熔封或严封后,一般应根据原料药物性质选用适宜的方法进行灭菌,必须保证制成品无菌。注射剂应采用适宜方法进行容器检漏。

(7)溶液型注射液应澄清;除另有规定外,混悬型注射液中原料药物粒径应控制在 $15\mu m$以下,含 $15\sim20\mu m$(间有个别 $20\sim50\mu m$)者,不应超过 10%,若有可见沉淀,振摇时应容易分散均匀。乳状液型注射液不得有相分离现象;静脉用乳状液型注射液中 90%的乳滴粒径应在 $1\mu m$

以下,除另有规定外,不得有大于 $5\mu m$ 的乳滴。除另有规定外,输液应尽可能与血液等渗。

(8)注射剂常用容器有玻璃安瓿、玻璃瓶、塑料安瓿、塑料瓶(袋)、预装式注射器等。容器的密封性须用适宜的方法确证。除另有规定外,容器应符合有关注射用玻璃容器和塑料容器的国家标准规定。容器用胶塞特别是多剂量包装注射液用的胶塞要有足够的弹性和稳定性,其质量应符合有关国家标准规定。除另有规定外,容器应足够透明,以便内容物的检视。

(9)除另有规定外,注射剂应避光贮存。生物制品原液、半成品和成品的生产及质量控制应符合相关品种要求。

(10)注射剂的标签或说明书中应标明其中所用辅料的名称,如有抑菌剂还应标明抑菌剂的种类及浓度;注射用无菌粉末应标明配制溶液所用的溶剂种类,必要时还应标注溶剂量。

表 7-1　注射剂增加装量体积标准

标示装量(ml)	增加量(ml)	
	易流动液	黏稠液
0.5	0.10	0.12
1	0.10	0.15
2	0.15	0.25
5	0.30	0.50
10	0.50	0.70
20	0.60	0.90
50	1.0	1.5

3. 注射剂应进行的检查

除另有规定外,注射剂应进行以下相应检查。

(1)装量:注射液及注射用浓溶液应按照《中国药典》规定的方法进行装量检查。

(2)装量差异:除另有规定外,注射用无菌粉末应按照《中国药典》规定的方法进行装量差异检查。凡规定检查含量均匀度的注射用无菌粉末,一般不再进行装量差异检查。

(3)渗透压摩尔浓度:除另有规定外,静脉输液及椎管注射用注射液按各品种正文项下的规定应进行渗透压摩尔浓度检查。

(4)可见异物:除另有规定外,注射剂应进行可见异物检查。

(5)不溶性微粒:除另有规定外,用于静脉注射、静脉滴注、鞘内注射、椎管内注射的溶液型的注射液、注射用无菌粉末及注射用浓溶液均应进行不溶性微粒的检查。

(6)中药注射剂有关物质:按各品种正文项下规定,按照注射剂有关物质检查法(通则2400)检查,应符合有关规定

(7)重金属及有害元素残留量:除另有规定外,中药注射剂应按照铅、镉、砷、汞、铜测定法(通则 2321)测定,按各品种正文项下每日最大使用量计算,铅不得超过 $12\mu g$,镉不得超过 $3\mu g$,砷不得超过 $6\mu g$,汞不得超过 $2\mu g$,铜不得超过 $150\mu g$。

(8)无菌:注射剂应进行无菌检查。

(9)细菌内毒素或热原:除另有规定外,静脉用注射剂按各品种正文项下的规定,应进行细菌内毒素或热原检查。

（二）滴眼剂

滴眼剂是眼用制剂的一种，系指由原料药物与适宜辅料制成的供滴入眼内的无菌液体制剂，可分为溶液、混悬液或乳状液。

1. 滴眼剂在生产和贮藏期间应符合的规定

（1）滴眼剂中可加入调节渗透压、pH 值、黏度以及增加原料药物溶解度和制剂稳定的辅料，所用辅料不应降低药效或产生局部刺激。

（2）除另有规定外，滴眼剂应与泪液等渗，混悬型滴眼剂的沉降物不应结块或聚集，经振摇应易再分散，并应检查沉降体积比。除另有规定外，每个容器的装量应不超过 10ml。

（3）包装容器应无菌、不易破裂，其透明度应不影响可见异物检查。

（4）除另有规定外，滴眼剂应遮光密封贮存。

（5）滴眼剂在启用后最多可使用 4 周。

2. 滴眼剂应进行的检查

除另有规定外，滴眼剂应进行以下相应检查。

（1）可见异物：除另有规定外，滴眼剂应进行可见异物检查。

（2）粒度：除另有规定外，含饮片原粉的滴眼剂和混悬型滴眼剂应进行粒度检查。

（3）沉降体积比：混悬型滴眼剂（含饮片细粉的滴眼剂除外），应按照《中国药典》规定的方法进行沉降体积比检查，沉降体积比应不低于 0.9。

（4）装量：滴眼剂应检查装量。其中多剂量包装滴眼剂应进行最低装量检查。

（5）无菌：除另有规定外，滴眼剂应进行无菌检查。

三、气雾剂及喷雾剂

（一）气雾剂

气雾剂系指原料药物或原料药物和附加剂与适宜的抛射剂共同装封于具有特制阀门系统的耐压容器中，使用时借助抛射剂的压力将内容物呈雾状物喷至腔道黏膜或皮肤的制剂。

内容物喷出后呈泡沫状或半固体状，则被称为泡沫剂或凝胶剂/乳膏剂。按用药途径可将其分为吸入气雾剂、非吸入气雾剂。按处方组成可将其分为二相气雾剂（气相与液相）和三相气雾剂（气相、液相、固相或液相）。按给药定量与否，可将其分为定量气雾剂和非定量气雾剂。

鼻用气雾剂系指经鼻吸入沉积于鼻腔的制剂。揿压阀门可定量释放活性物质。

1. 气雾剂在生产与贮藏期间应符合的规定

（1）根据需要可加入溶剂、助溶剂、抗氧剂、抑菌剂、表面活性剂等附加剂，除另有规定外，在制剂确定处方时，该处方的抑菌效力应符合抑菌效力检查法（通则 1121）的规定。气雾剂中所有附加剂均应对皮肤或黏膜无刺激性。

（2）二相气雾剂应按处方制得澄清的溶液后，按规定量分装。三相气雾剂应将微粉化（或乳化）原料药物和附加剂充分混合制得混悬液或乳状液，如有必要，抽样检查，符合要求后分装。在制备过程中，必要时应严格控制水分，防止水分混入。吸入气雾剂的有关规定见吸入制剂。

（3）气雾剂常用抛射剂为适宜的低沸点液体。根据气雾剂所需压力，可将两种或几种抛射剂以适宜比例混合使用。

（4）气雾剂的容器，应能耐受气雾剂所需的压力，各组成部件均不得与原料药物或附加剂发生理化作用,其尺寸精度与溶胀性必须符合要求。

(5)定量气雾剂释出的主药含量应准确、均一,喷出的雾滴(粒)应均匀。

(6)制成的气雾剂应进行泄漏检查,确保使用安全。

(7)气雾剂应置于凉暗处贮存,并避免曝晒、受热、敲打、撞击。

(8)定量气雾剂应标明:①每瓶总揿次;②每揿主药含量或递送剂量。

(9)气雾剂用于烧伤治疗如为非无菌制剂的,应在标签上标明"非无菌制剂",产品说明书中应注明"本品为非无菌制剂",同时在适应证下应明确"用于程度较轻的烧伤(Ⅰ°或浅Ⅱ°)";注意事项下规定"应遵医嘱使用"。

2. 气雾剂应进行的相应检查。

除另有规定外,气雾剂应进行以下相应检查。

鼻用气雾剂除符合气雾剂项下要求外,还应符合鼻用制剂(通则0106)相关项下要求。

(1)每罐总揿次、递送剂量均一性:定量气雾剂按照吸入制剂(通则0111)相关项下方法检查,应符合规定。

(2)每揿主药含量:定量气雾剂检查每揿主药含量,应符合规定。

(3)喷射速率:非定量气雾剂检查喷射速率,应符合规定。

(4)喷出总量:非定量气雾剂检查喷出总量,应符合规定。

(5)每揿喷量:定量气雾剂检查每揿喷量,应符合规定。

凡进行每揿递送剂量均一性检查的气雾剂,不再进行每揿喷量检查。

(6)粒度:除另有规定外,混悬型气雾剂应做粒度检查。

(7)装量:非定量气雾剂按照最低装量检查法检查,应符合规定。

(8)无菌:除另有规定外,用于烧伤〔除程度较轻的烧伤(Ⅰ°或浅Ⅱ°外)〕、严重创伤或临床必须无菌的气雾剂,按照无菌检查法(通则1101)检查,应符合规定。

(9)微生物限度:除另有规定外,按照非无菌产品微生物限度检查,应符合规定。

(二)喷雾剂

喷雾剂系指原料药物或与适宜辅料填充于特制的装置中,使用时借助手动泵的压力、高压气体、超声振动或其他方法将内容物呈雾状物释出,直接喷至腔道黏膜及皮肤等的制剂。

喷雾剂按内容物组成分为溶液型、乳状液型或混悬型,按用药途径可分为吸入喷雾剂、鼻用喷雾剂以及用于皮肤、黏膜的喷雾剂。按给药定量与否,喷雾剂还可分为定量喷雾剂和非定量喷雾剂。

定量吸入喷雾剂系指通过定量雾化器产生供吸入用气溶胶的溶液、混悬液或乳液。

1. 喷雾剂在生产与贮藏期间应符合的规定

(1)喷雾剂应在相关品种要求的环境配制,如一定的洁净度、灭菌条件和低温环境等。

(2)根据需要可加入溶剂、助溶剂、抗氧剂、抑菌剂、表面活性剂等附加剂,除另有规定外,在制剂确定处方时,该处方的抑菌效力应符合抑菌效力检查法(通则1121)的规定。所加附加剂对皮肤或黏膜应无刺激性。

(3)喷雾剂装置中各组成部件均应采用无毒、无刺激性、性质稳定、与原料药物不起作用的材料制备。

(4)溶液型喷雾剂的药液应澄清;乳状液型喷雾剂的液滴在液体介质中应分散均匀;混悬

型喷雾剂应将原料药物细粉和附加剂充分混匀、研细,制成稳定的混悬液。吸入喷雾剂的有关规定见吸入制剂项下。

(5)除另有规定外,喷雾剂应避光密封贮存。

喷雾剂用于烧伤治疗如为非无菌制剂的,应在标签上标明"非无菌制剂";产品说明书中应注明"本品为非无菌制剂",同时在适应证下应明确"用于程度较轻的烧伤(Ⅰ°或浅Ⅱ°)";注意事项下规定"应遵医嘱使用"。

2. 喷雾剂应进行的检查

除另有规定外,喷雾剂应进行以下相应检查。

鼻用喷雾剂除符合喷雾剂项下要求外,还应符合鼻用制剂(通则 0106)相关项下要求。

(1)每瓶总喷次:多剂量定量喷雾剂应检查每瓶总喷次,符合规定。

(2)每喷喷量:除另有规定外,定量喷雾剂应检查每喷喷量,符合规定。

(3)每喷主药含量:除另有规定外,定量喷雾剂应检查每喷主药含量,符合规定。

凡规定测定递送剂量均一性的喷雾剂,一般不再进行每喷主药含量的测定。

(4)递送剂量均一性:除另有规定外,混悬型和乳液型定量鼻用喷雾剂应检查递送剂量均一性,按照吸入制剂(通则 0111)或鼻用制剂(通则 0106)相关项下方法检查,应符合规定。

(5)装量差异:除另有规定外,单剂量喷雾剂按照下述方法检查,应符合规定。

检查法:除另有规定外,取供试品 20 个,按照各品种正文项下规定的方法,求出每个内容物的装量与平均装量。每个的装量与平均装量相比较,超出装量差异限度的不得多于 2 个,并不得有 1 个超出限度 1 倍(表 7 - 2)。

表 7 - 2　喷雾剂装量差异限度

平均装量	装量差异限度
0.30g 以下	±10%
0.30g 及 0.30g 以上	±7.5%

凡规定检查递送剂量均一性的单剂量喷雾剂,一般不再进行装量差异的检查。

(6)装量:非定量喷雾剂按照最低装量检查法(通则 0942)检查,应符合规定。

(7)无菌:除另有规定外,用于烧伤〔除程度较轻的烧伤(Ⅰ°或浅Ⅱ°外)〕、严重创伤或临床必须无菌的喷雾剂,按照无菌检查法(通则 1101)检查,应符合规定。

(8)微生物限度:除另有规定外,按照非无菌产品微生物限度检查,应符合规定。

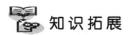 **知识拓展**

气雾剂常规项目检查法

(1)每撳主药含量检查法:取供试品 1 罐,充分振摇,除去帽盖,按产品说明书规定,弃去若干撳次,用溶剂洗净套口,充分干燥后,倒置于已加入一定量吸收液的适宜烧杯中,将套口浸入吸收液液面下(至少 25mm),喷射 10 次或 20 次(注意每次喷射间隔 5s 并缓缓振摇),取出供试品,用吸收液洗净套口内外,合并吸收液,转移至适宜量瓶中并稀释至刻度后,按各品种含量测定项下的方法测定,所得结果除以取样喷射次数,即为平均每撳主药含量。每撳主药含量应为每揿主药含量标示量的 80％～120％。

（2）喷射速率检查法：取供试品 4 罐，除去帽盖，分别喷射数秒后，擦净，精密称定，将其浸入恒温水浴（25℃±1℃）中 30min，取出，擦干，除另有规定外，连续喷射 5s，擦净，分别精密称重，然后放入恒温水浴（25℃±1℃）中，按上法重复操作 3 次，计算每罐的平均喷射速率（g/s），均应符合各品种正文项下的规定。

（3）喷出总量检查法：取供试品 4 罐，除去帽盖，精密称定，在通风橱内，分别连续喷射于已加入适量吸收液的容器中，直至喷尽为止，擦净，分别精密称定，每罐喷出量均不得少于标示装量的 85％。

（4）每揿喷量检查法：取供试品 1 罐，振摇 5s，按产品说明书规定，弃去若干揿次，擦净，精密称定，揿压阀门喷射 1 次，擦净，再精密称定。前后两次重量之差为 1 个喷量。按上法连续测定 3 个喷量；揿压阀门连续喷射，每次间隔 5s，弃去，至 $n/2$ 次；再按上法连续测定 4 个喷量；继续揿压阀门连续喷射，弃去，再按上法测定最后 3 个喷量。计算每罐 10 个喷量的平均值。再重复测定 3 罐。除另有规定外，均应为标示喷量的 80％～120％。

（5）粒度检查法：取供试品 1 罐，充分振摇，除去帽盖，试喷数次，擦干，取清洁干燥的载玻片一块，置于距喷嘴垂直方向 5cm 处喷射 1 次，用约 2ml 四氯化碳或其他适宜试剂小心冲洗载玻片上的喷射物，吸干多余的四氯化碳，待干燥，盖上盖玻片，移至具有测微尺的 400 倍或以上倍数显微镜下检视，上下左右移动，检查 25 个视野，计数，应符合各品种正文项下规定。

四、软膏剂及眼膏剂

（一）软膏剂

软膏剂系指原料药物与油脂性或水溶性基质混合制成的均匀的半固体外用制剂。因原料药物在基质中分散状态不同，可将软膏剂分为溶液型软膏剂和混悬型软膏剂。溶液型软膏剂为原料药物溶解（或共熔）于基质或基质组分中制成的软膏剂；混悬型软膏剂为原料药物细粉均匀分散于基质中制成的软膏剂。

1. 软膏剂在生产与贮藏期间应符合的规定

（1）软膏剂选用基质应考虑剂型特点、原料药物的性质，以及产品的疗效、稳定性及安全性。基质也可由不同类型基质混合组成。软膏剂根据需要可加入保湿剂、抑菌剂、增稠剂、抗氧剂及透皮促进剂等。

（2）软膏剂基质可分为油脂性基质和水溶性基质。油脂性基质常用的有凡士林、石蜡、液状石蜡、硅油、蜂蜡、硬脂酸、羊毛脂等；水溶性基质主要有聚乙二醇。

（3）乳膏剂常用的乳化剂可分为水包油型和油包水型。水包油型乳化剂有钠皂、三乙醇胺皂类、脂肪醇硫酸（酯）钠类和聚山梨酯类等；油包水型乳化剂有钙皂、羊毛脂、单硬脂酸甘油酯、脂肪醇等。

（4）除另有规定外，加入抑菌剂的软膏剂在制剂确定处方时，该处方的抑菌效力应符合抑菌效力检查法（通则 1121）的规定。

（5）软膏剂基质应均匀、细腻，涂于皮肤或黏膜上应无刺激性。软膏剂中不溶性药物，应预先用适宜的方法制成细粉，确保粒度符合规定。

（6）软膏剂应具有适当的黏稠度，易涂布于皮肤或黏膜上，不融化，黏稠度随季节变化应很小。

（7）软膏剂应无酸败、异臭、变色、变硬等变质现象。

（8）除另有规定外，软膏剂应避光密封贮存。

（9）软膏剂所用内包装材料，不应与原料药物或基质发生物理、化学反应，无菌产品的内包装材料应无菌。

（10）软膏剂用于烧伤治疗如为非无菌制剂的，应在标签上标明"非无菌制剂"；产品说明书中应注明"本品为非无菌制剂"，同时在适应证下应明确"用于程度较轻的烧伤（Ⅰ°或浅Ⅱ°）"；注意事项下规定"应遵医嘱使用"。

2. 软膏剂应进行的检查

除另有规定外，软膏剂应进行以下相应检查。

（1）粒度：除另有规定外，混悬型软膏剂、含饮片细粉的软膏剂按照下述方法检查，应符合规定。

检查法：取供试品适量，置于载玻片上涂成薄层，薄层面积相当于盖玻片面积，共涂 3 片，按照粒度和粒度分布测定法（通则 0982 第一法）测定，均不得检出大于 $180\mu m$ 的粒子。

（2）装量：按照最低装量检查法（通则 0942）检查，应符合规定。

（3）无菌：用于烧伤〔除程度较轻的烧伤（Ⅰ°或浅Ⅱ°）外〕、严重创伤或临床必须无菌的软膏剂，按照"无菌检查法"（通则 1101）检查，应符合规定。

（4）微生物限度：除另有规定外，按照非无菌产品微生物限度检查：微生物计数法和控制菌检查法及非无菌药品微生物限度标准检查，应符合规定。

（二）眼膏剂

眼膏剂系指由原料药物与适宜基质均匀混合，制成溶液型或混悬型膏状的无菌眼用半固体制剂。

1. 眼膏剂在生产和贮藏期间应符合的规定

（1）多剂量眼膏剂一般应加适当抑菌剂，尽量选用安全风险小的抑菌剂，产品标签应标明抑菌剂种类和标示量。除另有规定外，在制剂确定处方时，该处方的抑菌效力应符合抑菌效力检查法（通则 1121）的规定。

（2）眼膏剂的基质应过滤并灭菌，不溶性原料药物应预先制成极细粉。眼膏剂应均匀、细腻、无刺激性，并易涂布于眼部，便于原料药物分散和吸收。除另有规定外，每个容器的装量应不超过 5g。

（3）包装容器应无菌、不易破裂，其透明度应不影响可见异物检查。

（4）除另有规定外，眼膏剂还应符合相应剂型通则项下有关规定。

（5）除另有规定外，眼膏剂应遮光密封贮存。

（6）眼膏剂在启用后最多可使用 4 周。

2. 眼膏剂应进行的检查

除另有规定外，眼膏剂应进行以下相应检查。

（1）粒度：除另有规定外，含饮片原粉的眼膏剂和混悬型眼膏剂需检查粒度，应符合规定。

（2）金属性异物：除另有规定外，眼膏剂需按照《中国药典》方法检查金属性异物，应符合规定。

（3）装量差异：除另有规定外，单剂量包装的眼膏剂需按照《中国药典》方法检查装量差异，应符合规定。

凡规定检查含量均匀度的眼膏剂，一般不再进行装量差异检查。

（4）无菌：除另有规定外，眼膏剂需按照《中国药典》规定方法做无菌检查，并应符合规定。

知识拓展

眼膏剂常规项目检查法

（1）粒度：取液体型供试品强烈振摇，立即量取适量（或相当于主药 $10\mu g$），置于载玻片上，共涂 3 片；或取 3 个容器的半固体型供试品，将内容物全部挤于适宜的容器中，搅拌均匀，取适量（或相当于主药 $10\mu g$）置于载玻片上，涂成薄层，薄层面积相当于盖玻片面积，共涂 3 片；按照粒度和粒度分布测定法（通则 0982 第一法）测定，每个涂片中大于 $50\mu m$ 的粒子不得超过 2 个（含饮片原粉的除外），且不得检出大于 $90\mu m$ 的粒子。

（2）金属性异物：取供试品 10 个，分别将全部内容物置于底部平整光滑、无可见异物和气泡、直径为 6cm 的平底培养皿中，加盖，除另有规定外，在 85℃ 保温 2h，使供试品摊布均匀，室温放冷至凝固后，倒置于适宜的显微镜台上，用聚光灯从上方以 45°角的入射光照射皿底，放大 30 倍，检视不小于 $50\mu m$ 且具有光泽的金属性异物数。10 个容器中每个含金属性异物超过 8 粒者，不得超过 1 个，且其总数不得超过 50 粒；如不符合上述规定，应另取 20 个复试；初、复试结果合并计算，30 个中每个容器中含金属性异物超 8 粒者，不得超过 3 个，且其总数不得超过 150 粒。

（3）装量差异：检查法取供试品 20 个，分别称定内容物重量，计算平均装量，每个装量与平均装量相比较（有标示装量的应与标示装量相比较）超过平均装量 $\pm 10\%$ 者，不得超过 2 个，并不得有超过平均装量 $\pm 20\%$ 者。

五、其他剂型

《中国药典》（2020 年版）四部通则共收载 38 个制剂通则，除本节前面所述的剂型外，还有颗粒剂、栓剂、口服溶液剂、口服混悬剂、口服乳剂、丸剂、散剂、糖浆剂、贴剂、植入剂、糖浆剂等。每种剂型，《中国药典》都详细规定了其定义，生产和贮藏期间应符合的规定以及应进行的相应检查。本小节主要介绍颗粒剂、栓剂、糖浆剂的制剂规则。

（一）颗粒剂

颗粒剂系指原料药物与适宜的辅料混合制成具有一定粒度的干燥颗粒状制剂。颗粒剂可分为可溶颗粒（通称为颗粒）、混悬颗粒、泡腾颗粒、肠溶颗粒，根据释放特性不同还有缓释颗粒等。

1. 颗粒剂在生产与贮藏期间应符合的规定

（1）原料药物与辅料应均匀混合。含药量小或含毒、剧药物的颗粒剂，应根据原料药物的性质采用适宜方法使其分散均匀。

（2）除另有规定外，中药饮片应按各品种正文项下规定的方法进行提取、纯化、浓缩成规定的清膏，采用适宜的方法干燥并制成细粉，加适量辅料或饮片细粉，混匀并制成颗粒；也可将清膏加适量辅料或饮片细粉,混匀并制成颗粒。

(3)凡属挥发性原料药物或遇热不稳定的药物在制备过程应注意控制适宜的温度条件,凡遇光不稳定的原料药物应遮光操作。

(4)颗粒剂通常采用干法制粒、湿法制粒等方法制备。干法制粒可避免引入水分,尤其适合对湿热不稳定药物的颗粒剂的制备。

(5)根据需要,颗粒剂可加入适宜的辅料,如稀释剂、黏合剂、分散剂、着色剂以及矫味剂等。

(6)除另有规定外,挥发油应均匀喷入干燥颗粒中,密闭至规定时间或用包合等技术处理后加入。

(7)为了防潮、掩盖原料药物的不良气味,也可对颗粒进行包衣。必要时,包衣颗粒应检查残留溶剂。

(8)颗粒剂应干燥,颗粒均匀,色泽一致,无吸潮、软化、结块、潮解等现象。

(9)颗粒剂的微生物限度应符合要求。

(10)根据原料药物和制剂的特性,除来源于动、植物多组分且难以建立测定方法的颗粒剂外,溶出度、释放度、含量均匀度等应符合要求。

(11)除另有规定外,颗粒剂应密封,置于干燥处贮存,防止受潮。生物制品原液、半成品和成品的生产及质量控制应符合相关品种要求。

2. 颗粒剂应进行的检查

除另有规定外,颗粒剂应进行以下相应检查

(1)粒度:除另有规定外,按照粒度和粒度分布测定法(通则 0982 第二法——双筛分法)测定,不能通过一号筛与能通过五号筛的总和不得超过 15%。

(2)水分:中药颗粒剂按照水分测定法(通则 0832)测定,除另有规定外,水分不得超过 8.0%。

(3)干燥失重:除另有规定外,化学药品和生物制品颗粒剂按照干燥失重测定法(通则 0831)测定,于 105℃干燥(含糖颗粒应在 80℃减压干燥)至恒重,减失重量不得超过 2.0%。

(4)溶化性:除另有规定外,颗粒剂按照《中国药典》规定方法检查,溶化性应符合规定。含中药原粉的颗粒剂不进行溶化性检查。

颗粒剂按规定方法检查,均不得有异物,中药颗粒还不得有焦屑。

混悬颗粒以及已规定检查溶出度或释放度的颗粒剂可不进行溶化性检查。

(5)装量差异:单剂量包装的颗粒剂按规定方法检查,应符合规定。凡规定检查含量均匀度的颗粒剂,一般不再进行装量差异检查。

(6)装量:多剂量包装的颗粒剂,按照最低装量检查法检查,应符合规定。

(7)微生物限度:以动物、植物、矿物质来源的非单体成分制成的颗粒剂,生物制品颗粒剂,按照非无菌产品微生物限度检查法检查,应符合规定。凡规定检查杂菌的生物制品颗粒剂,可不进行微生物限度检查。

(二)栓剂

栓剂系指原料药物与适宜基质制成供腔道给药的固体制剂。栓剂因施用腔道的不同,分为直肠栓、阴道栓和尿道栓。直肠栓为鱼雷形、圆锥形或圆柱形等,阴道栓为鸭嘴形、球形或卵形等,尿道栓一般为棒状。阴道栓可分为普通栓和膨胀栓。

1. 栓剂在生产与贮藏期间应符合的规定

(1)栓剂一般采用搓捏法、冷压法和热熔法制备。搓捏法适宜于脂肪型基质小量制备;冷压法适宜于大量生产脂肪性基质栓剂;热熔法适宜于脂肪性基质和水溶性基质栓剂的制备。

(2)栓剂常用基质为半合成脂肪酸甘油酯、可可豆脂、聚氧乙烯硬脂酸酯、聚氧乙烯山梨聚糖脂肪酸酯、氢化植物油、甘油明胶、泊洛沙姆、聚乙二醇类或其他适宜物质。根据需要可加入表面活性剂、稀释剂、润滑剂和抑菌剂等。除另有规定外,在制剂确定处方时,该处方的抑菌效力应符合抑菌效力检查法的规定。常用水溶性或与水能混溶的基质制备阴道栓。

(3)制备栓剂用的固体原料药物,除另有规定外,应预先用适宜方法制成细粉或最细粉,可根据施用腔道和使用需要,制成各种适宜的形状。

(4)栓剂中的原料药物与基质应混合均匀,其外形应完整光滑,放入腔道后应无刺激性,应能融化、软化或溶化,并与分泌液混合,逐渐释放出药物,产生局部或全身作用;并应有适宜的硬度,以免在包装或贮存时变形。

(5)栓剂所用内包装材料应无毒性,并不得与原料药物或基质发生理化作用。

(6)阴道膨胀栓内芯应符合有关规定,以保证其安全性。

(7)除另有规定外,应在30℃以下密闭贮存和运输,防止因受热、受潮而变形、发霉、变质。生物制品原液、半成品和成品的生产及质量控制应符合相关品种要求。

2. 栓剂应进行的检查

除另有规定外,栓剂应进行以下相应检查。

(1)重量差异:按照《中国药典》规定方法检查,应符合规定。

(2)融变时限:除另有规定外,按照融变时限检查法(通则0922)检查,应符合规定。

(3)膨胀值:除另有规定外,阴道膨胀栓应按照《中国药典》规定方法检查膨胀值,并符合规定。

(4)微生物限度:除另有规定外,按照非无菌产品微生物限度检查法检查,应符合规定。

(三)糖浆剂

糖浆剂系指含有原料药物的浓蔗糖水溶液。

1. 糖浆剂在生产与贮藏期间应符合的规定

(1)将原料药物用水溶解(饮片应按各品种项下正文规定的方法提取、纯化、浓缩至一定体积),加入单糖浆;若直接加入蔗糖配制,则需煮沸,必要时过滤,并自滤器上添加适量新煮沸过的水至处方规定量。

(2)含蔗糖量应不低于45%(g/ml)。

(3)根据需要可加入适宜的附加剂。如需加入抑菌剂,除另有规定外,在制剂确定处方时,该处方的抑菌效力应符合抑菌效力检查法的规定。山梨酸和苯甲酸的用量不得超过0.3%(其钾盐、钠盐的用量分别按酸计),羟苯酯类的用量不得超过0.05%。如需加入其他附加剂,其品种与用量应符合国家标准的有关规定,且不应影响成品的稳定性,并应避免对检验产生干扰。必要时可加入适量的乙醇、甘油或其他多元醇。

(4)除另有规定外,糖浆剂应澄清。在贮存期间不得有发霉、酸败、产生气体或其他变质现象,允许有少量摇之易散的沉淀。

(5)一般应检查相对密度、pH值等。

(6)除另有规定外,糖浆剂应密封,避光,置于干燥处贮存。

2. 糖浆剂应进行的检查

除另有规定外,糖浆剂应进行以下相应检查。

(1)装量:单剂量灌装的糖浆剂,按照《中国药典》规定方法检查,应符合规定。

(2)微生物限度:除另有规定外,按照非无菌产品微生物限度检查法检查,应符合规定。

知识拓展

颗粒剂溶化性检查法

(1)可溶颗粒溶化性检查法:取供试品 10g(中药单剂量包装取 1 袋),加热水 200ml,搅拌 5min,立即观察,可溶颗粒应全部溶化或轻微混浊。

(2)泡腾颗粒溶化性检查法:取供试品 3 袋,将内容物分别转移至盛有 200ml 水的烧杯中,水温为 15～25℃,应迅速产生气体而呈泡腾状,5min 内颗粒均应完全分散或溶解在水中。

六、快速释放制剂、缓控释制剂和靶向制剂

(一)快速释放制剂

口服速释制剂系指口服后能快速崩解或者溶解的固体制剂,通过口腔或胃肠道迅速吸收,具有起效快、生物利用度高等特点。固体制剂的速释主要是增加药物的溶解度和溶出速度,常采用固体分散、包合等制备技术。常用的制剂类型有分散片、口崩片、滴丸。分散片和口崩片详见片剂部分,此处只介绍滴丸剂。

滴丸剂属于丸剂,系指原料药物与适宜的基质加热熔融混匀,滴入不相混溶、互不作用的冷凝介质中制成的球形或类球形制剂。

1. 滴丸剂在生产与贮藏期间应符合的规定

(1)除另有规定外,供制丸剂用的药粉应为细粉或最细粉。

(2)滴丸基质包括水溶性基质和非水溶性基质,常用的有聚乙二醇类(如聚乙二醇 6000、聚乙二醇 4000 等)、泊洛沙姆、硬脂酸聚烃氧(40)酯、明胶、硬脂酸、单硬脂酸甘油酯、氢化植物油等。

(3)滴丸冷凝介质必须安全无害,且与原料药物不发生作用。常用的冷凝介质有液体石蜡、植物油、甲基硅油和水等。

(4)根据原料药物的性质与使用、贮藏的要求,供口服的滴丸可包糖衣或薄膜衣。必要时,薄膜衣包衣滴丸应检查残留溶剂。

(5)根据原料药物和制剂的特性,除来源于动、植物的组分且难以建立测定方法的丸剂外,溶出度、释放度、含量均匀度等应符合要求。

(6)滴丸外观应圆整,大小、色泽应均匀,无粘连现象,表面无冷凝介质黏附。应密封保存,防止受潮、发霉、虫蛀、变质。

2. 滴丸剂应进行的检查

除另有规定外,滴丸剂应进行以下相应检查。

(1)重量差异:滴丸需按照《中国药典》规定方法检查重量差异,应符合规定。包衣滴丸应在包衣后检查重量差异并符合规定;凡进行装量差异检查的单剂量包装滴丸及进行含量均匀度检查的滴丸,一般不再进行重量差异检查。

(2)装量差异:单剂量包装的滴丸,按照《中国药典》规定方法检查,应符合规定。

(3)溶散时限:滴丸需进行溶散时限检查。除另有规定外,取供试品6丸,选择适当孔径筛网的吊篮(丸剂直径在2.5mm以下的用孔径约0.42mm的筛网;直径在2.5~3.5mm的用孔径约1.0mm的筛网;直径在3.5mm以上的用孔径约2.0mm的筛网),按照崩解时限检查法(通则0921)片剂项下的方法进行检查。除另有规定外,滴丸不加挡板检查,应在30min内全部溶散,包衣滴丸应在1h内全部溶散。操作过程中当供试品黏附挡板妨碍检查时,应另取供试品6丸,以不加挡板进行检查。上述检查,应在规定时间内全部通过筛网。如有细小颗粒状物未通过筛网,但已软化且无硬心者可按符合规定论。

(4)微生物限度:以动物、植物、矿物质来源的非单体成分制成的丸剂,生物制品丸剂,按照非无菌产品微生物限度检查,应符合规定。生物制品规定检查杂菌的,可不进行微生物限度检查。

(二)缓释、控释制剂

缓释、控释制剂与普通制剂比较,药物治疗作用更持久、毒副作用可能降低、用药次数减少,可提高患者用药依从性。

1. 缓释制剂

缓释制剂系指在规定的释放介质中,按要求缓慢地非恒速释放药物,与相应的普通制剂比较,给药频率减少一半或有所减少,且能显著增加患者依从性的制剂。

2. 控释制剂

控释制剂系指在规定的释放介质中,按要求缓慢地恒速释放药物,与相应的普通制剂比较,给药频率减少一半或有所减少,血药浓度比缓释制剂更加平稳,且能显著增加患者依从性的制剂。

缓控释制剂的主要剂型有缓控释片剂、缓控释胶囊剂、缓控释颗粒剂、缓控释植入剂等。缓、控释制剂需遵循"缓释、控释和迟释制剂指导原则"的要求,并应进行释放度检查,还需按照相应制剂通则项下的要求进行常规检验以及各品种正文项下的检验。

(三)靶向制剂

靶向制剂系指采用载体将药物通过循环系统浓集于或接近靶器官、靶组织、靶细胞和细胞内结构的一类新制剂,可提高疗效和/或降低对其他组织、器官及全身的毒副作用。靶向制剂可分为3类:①一级靶向制剂,系指进入特定组织或器官;②二级靶向制剂,系指药物进入靶部位的特殊细胞(如肿瘤细胞)释药;③三级靶向制剂,系指药物作用于细胞内的特定部位。

靶向制剂不仅要求药物到达病变部位,而且要求具有一定浓度的药物在这些靶部位滞留一定的时间,以便发挥药效,成功的靶向制剂应具备定位、浓集、控释及无毒可生物降解4个要素。由于靶向制剂可以提高药效、降低毒性,可以提高药品的安全性、有效性、可靠性和患者用药的顺应性,日益受到国内外医药界的广泛重视。靶向制剂主要有脂质体、微球、微囊、纳米粒等。

1. 常见靶向制剂

(1)脂质体(liposome):指药物被类脂双分子层包封成的微小囊泡。一般而言,水溶性药物常常包含在水性隔室中,药物则包含在脂质体的脂质双分子层中。亲脂性脂质体有单室与多室之分。小单室脂质体的粒径一般在20~80nm,大单室脂质体的粒径在0.1~1μm,多室脂质体的粒径在$1\sim5\mu m$。通常小单室脂质体也可称为纳米脂质体。脂质体需检测形态、粒径及其分布、包封率、载药量、稳定性等。

脂质体制备时具有防止氧化的措施（一般有充入氮气，添加抗氧剂——生育酚、金属络合剂等），脂质体要按照要求灭菌〔灭菌方法有过滤除菌、无菌操作、射线照射（钴-60　15～20kGy）、121℃热压灭菌等〕。

（2）微球（microshere）：指药物溶解或分散在载体辅料中形成的微小球状实体。通常粒径在$1\sim250\mu m$的称为微球，而粒径在$0.1\sim1\mu m$的称为亚微球，粒径在$10\sim100nm$的称为纳米球。微球能控制药物的释放速度以达到长效缓释目的；增加药物的靶向性；减少药物刺激，降低毒副作用，提高疗效。

微球制备材料要性质稳定；有适宜释药速率；无毒、无刺激；不影响药物药理作用及含量测定；有一定强度、弹性及可塑性，能完全包裹囊心物；具有符合要求的黏度、渗透性、亲水性、溶解性等特性。

（3）微囊（microcapsule）：指固态或液态药物被载体辅料包封成的微小胶囊。通常粒径在$1\sim250\mu m$的称为微囊，而粒径$0.1\sim1\mu m$的称为亚微囊，粒径在$10\sim100nm$的称为纳米囊。

2. 靶向制剂生产与贮藏期间应检查的项目

脂质体、微球、微囊等靶向制剂，需遵循"微粒制剂指导原则"（指导原则9014）的要求。

（1）有害有机溶剂的限度检查：在生产过程中引入有害有机溶剂时，应按残留溶剂测定法（通则0861）测定。

（2）形态、粒径及其分布的检查：①形态观察，可采用光学显微镜、扫描或透射电子显微镜等观察，均应提供照片。②粒径及其分布，应提供粒径的平均值及其分布的数据或图形。测定粒径有多种方法，如光学显微镜法、电感应法、光感应法或激光衍射法等。

（3）载药量和包封率的检查：微粒制剂应提供载药量和包封率的数据。载药量指微粒制剂中所含药物的重量百分率。包封率一般不得低于80％。

（4）突释效应或渗漏率的检查：在体外释放试验时，微囊、微球与脂质体表面吸附的药物会快速释放，称为突释效应。开始0.5h内的释放量要求低于40％。微囊、微球与脂质体制剂应检查渗漏率。

（5）其他规定：微囊、微球与脂质体制剂，除应符合本指导原则的要求外，还应分别符合有关制剂通则（如片剂、胶囊剂、注射剂、眼用制剂、鼻用制剂、贴剂、气雾剂等）的规定。若微囊、微球与脂质体制成缓释、控释制剂，则应符合缓释、控释制剂指导原则的要求。

（6）靶向制剂应提供靶向性的数据：如药物体内分布数据及体内分布动力学数据等。

【考纲提示】各剂型的必检项目，生产贮藏要求。

第三节　药品质量控制的常见制剂检查项目

在药物制剂的生产过程中，因为生产工艺、设备、操作技术、药用原辅料性质、环境洁净程度等因素，会对制剂的一些质量指标如重量（装量）、崩解时限、溶出度（或释放度）、微生物限度产生影响，从而影响制剂质量。需依照《中国药典》（2020年版）四部0100制剂通则，对相应项目进行检查，确保制剂生产符合规定。本节重点讨论片剂、注射剂等剂型制剂通则中规定的常规检查项目的检查方法及结果判定标准。

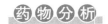

一、重量差异或装量差异

(一)片剂重量差异检查法

片剂重量差异(weight variation)系指按照规定称量方法测得片剂每片质量与平均片重之间的差异程度。在片剂的生产过程中,由于颗粒均匀度和流动性,以及工艺、设备和管理等因素,都会引起片剂重量差异。本项检查的目的在于控制各片重量的一致性,保证用药剂量准确。

1. 检查法

取供试品 20 片,精密称定总重量,求得平均片重后,再分别精密称定每片的重量,每片重量与平均片重比较(凡无含量测定的片剂或有标示片重的中药片剂,每片重量应与标示片重比较),按表 7-3 中的规定,超出重量差异限度的不得多于 2 片,并不得有 1 片超出限度 1 倍。

表 7-3 片剂重量差异限度规定

平均片重或标示片重	重量差异限度
0.30g 以下	±7.5%
0.30g 及 0.30g 以上	±5%

糖衣片的片芯应检查重量差异并符合规定,包糖衣后不再检查重量差异。薄膜衣片应在包薄膜衣后检查重量差异并符合规定。

凡规定检查含量均匀度的片剂,一般不再进行重量差异检查。

2. 结果判定

(1)20 片中每片重量均未超出允许片重范围(平均片重±平均片重×重量差异限度);或与平均片重相比较(凡无含量测定的片剂,每片重量应与标示片重相比较),均未超出表 7-3 中的重量差异限度;或超出重量差异限度的药片不多于 2 片,且均未超出限度 1 倍;均判为"符合规定"。

(2)每片重量与平均片重相比较,超出重量差异限度的药片多于 2 片;或超出重量差异限度的药片虽不多于 2 片,但其中 1 片超出限度的 1 倍;均判为"不符合规定"。

3. 不同制剂的重量差异检查规定

根据《中国药典》(2020 年版)四部通则规定,进行重量差异检查的剂型主要有片剂、栓剂、丸剂和膜剂,测定方法和结果判定办法相似,但所需提供的供试品数量和重量差异限度有所区别,见表 7-4。

表 7-4 片剂、栓剂、丸剂和膜剂的重量差异检查规定

剂型	供试品数量	平均重量或标示重量	重量差异限度
片剂	20 片	0.30g 以下	±7.5%
		0.30g 及 0.30g 以上	±5%
栓剂	10 粒	1.0g 及 1.0g 以下	±10%
		1.0g 以上至 3.0g	±7.5%
		3.0g 以上	±5%

续表

剂型	供试品数量	平均重量或标示重量	重量差异限度
丸剂*	20 丸	0.03g 及 0.03g 以下	±15%
		0.03g 以上至 0.1g	±12%
		0.1g 以上至 0.3g	±10%
		0.3g 以上	±7.5%
膜剂	20 片	0.02g 及 0.02g 以下	±15%
		0.02g 以上至 0.20g	±10%
		0.20g 以上	±7.5%

注：* 表示丸剂重量差异限度以滴丸为例。

（二）注射剂装量差异检查法

注射剂装量差异系指按规定称量方法测得注射剂每瓶（支）的装量与平均装量之间的差异度，适用于橡皮塞铝盖玻瓶装或安瓿装的注射用无菌粉末的装量差异检查。检查的目的在于控制各瓶（支）间装量的一致性，以保证使用剂量的准确。

> **课堂活动**
>
> 讨论在片剂的重量差异检查中需要什么仪器与用具，应注意哪些问题。

凡规定检查含量均匀度的注射用无菌粉末，一般不再进行装量差异检查。

1. 检查法

取供试品 5 瓶（支），除去标签、铝盖，容器外壁用乙醇擦净，干燥，开启时注意避免玻璃屑等异物落入容器中，分别迅速精密程定；容器为玻璃瓶的注射用无菌粉末，首先小心开启内塞，使容器内外气压平衡，盖紧后精密称定。然后倾出内容物，容器用水或乙醇洗净，在适宜条件下干燥后，再分别精密称定每一容器的重量，求出每瓶（支）的装量和平均装量。每瓶（支）的装量和平均装量相比较（若有标示装量，则与标示装量相比较），应符合表 7-5 规定，如有 1 瓶（支）不符合规定，应另取 10 瓶（支）复试，应符合规定。

表 7-5　注射剂装量差异限度

平均装量或标示装量	装量差异限度
0.05g 及 0.05g 以下	±15%
0.05g 以上至 0.15g	±10%
0.15g 以上至 0.50g	±7%
0.50g 以上	±5%

2. 结果判定

（1）每 1 瓶（支）中的装量均未超出允许装量范围（平均装量±平均装量×装量差异限度），或其装量差异均未超过表 7-5 限度规定者，均判为符合规定。

（2）每 1 瓶（支）中的装量与平均装量相比较，超过装量差异限度的粉针多于 1 瓶者，判为不符合规定。

（3）初试结果如仅有 1 瓶（支）的装量超过装量差异限度，应另取 10 瓶（支）复试。复试结果每瓶（支）的装量与装量差异限度相比较，均未超过者，可判为符合规定；若仍有 1 瓶（支）或 1 瓶（支）以上超出者，则判为不符合规定。

3. 不同制剂的装量差异检查规定

《中国药典》（2020 年版）四部通则规定进行装量差异检查的剂型主要有注射用无菌粉末、胶囊剂、植入剂、喷雾剂、颗粒剂和散剂等，测定方法基本一样，主要区别在于所取供试品个数及装量差异限度不同，见表 7 – 7。

另外，对于单剂量包装的眼用、鼻用固体制剂或半固体制剂，其装量差异检查方法及限度要求如下：取供试品 20 个，分别称定内容物重量，计算平均装量，每个装量与平均装量相比较（有标示装量的应与标示装量相比较）超过平均装量±10％者，不得超过 2 个，并不得有超过平均装量±20％者。凡规定检查含量均匀度的眼用制剂和鼻用制剂，一般不再进行装量差异检查。

> **课堂活动**
>
> 现对某批次盐酸左氧氟沙星片（规格：0.1g）进行重量差异检查，测定数据如下：20 片总重 4.8060g，每片重量见表 7 – 6。
>
> **表 7 – 6　20 片盐酸左氧氟沙星片每片重量**
>
> 单位：g
>
> | | | | | |
> |---|---|---|---|---|
> | 0.2541 | 0.2388 | 0.2417 | 0.2316 | 0.2418 |
> | 0.2591 | 0.2488 | 0.2478 | 0.2489 | 0.2420 |
> | 0.2407 | 0.2598 | 0.2513 | 0.2584 | 0.2318 |
> | 0.2505 | 0.2247 | 0.2422 | 0.2432 | 0.2488 |
>
> 请判定该批次片剂重量差异是否合格。

二、崩解时限

崩解时限检查法系用于检查口服固体制剂在规定条件下的崩解情况。"崩解"系指口服固体制剂在规定条件下全部崩解溶散或成碎粒，除不溶性包衣材料或破碎的胶囊壳外，应全部通过筛网。如有少量不能通过筛网，但已软化或轻质上浮且无硬心者，可作为符合规定论。

表 7 – 7　注射用无菌粉末、胶囊剂、植入剂、粉雾剂、喷雾剂、颗粒剂和散剂装量差异限度规定

剂型	供试品数量	平均装量	装量差异限度
注射用无菌粉末	5 瓶（支）	0.05g 及 0.05g 以下	±15％
		0.05g 以上至 0.15g	±10％
		0.15g 以上至 0.50g	±7％
		0.50g 以上	±5％
胶囊剂	20 粒	0.30g 以下	±10％
	（中药取 10 粒）	0.30g 及 0.30g 以上	±7.5％（中药±10％）
植入剂	5 瓶（支）	0.05g 及 0.05g 以下	±15％
		0.05g 以上至 0.15g	±10％
		0.15g 以上至 0.50g	±7％
		0.50g 以上	±5％
喷雾剂	20 个	0.30g 以下	±10％
		0.30g 及 0.30g 以上	±7.5％

剂型	供试品数量	平均装量	装量差异限度
颗粒剂	10袋(瓶)	1.0g及1.0g以下	±10%
		1.0g以上至1.5g	±8%
		1.5g以上至6.0g	±7%
		6.0g以上	±5%
散剂*	10袋(瓶)	0.1g及0.1g以下	±15%(±15%)
		0.1g以上至0.5g	±10%(±10%)
		0.5g以上至1.5g	±8%(±7.5%)
		1.5g以上至6.0g	±7%(±5%)
		6.0g以上	±5%(±3%)

注:＊表示在散剂的装量差异限度中,括号外的是中药、化学药散剂的装量差异限度,括号内的是生物制品散剂的装量差异限度。

片剂口服后,需经崩散、溶解,有效成分才易被机体吸收而达到治疗的目的;胶囊剂的崩解是药物溶出及被人体吸收的前提,而囊壳常因所用囊材的质量,久贮或与药物接触等原因,影响溶胀或崩解;滴丸剂中不含崩解剂,故在水中不是崩解而是逐渐溶散,且基质的种类与滴丸剂的溶解性能有密切关系,为控制产品质量,保证疗效,《中国药典》规定本检查项目。

检查方法依据《中国药典》(2020年版)四部通则0921"崩解时限检查法",适用于片剂、胶囊剂的崩解时限检查以及滴丸剂的溶散时限检查。除另有规定外,凡规定检查溶出度、释放度或分散均匀性的制剂,不再进行崩解时限检查。

(一)仪器装置

采用升降式崩解仪,主要结构为一能升降的金属支架与下端镶有筛网的吊篮,并附有挡板。升降的金属支架上下移动距离为55mm±2mm,往返频率为每分钟30～32次。详见《中国药典》(2020年版)四部通则0921的仪器装置。

1. 吊篮

玻璃管6根,管长为77.5mm±2.5mm;内径为21.5mm,壁厚为2mm;透明塑料板2块,直径为90mm,厚为6mm,板面有6个孔,孔径为26mm;不锈钢板1块(放在上面一块塑料板上),直径为90mm,厚为1mm,板面有6个孔,孔径为22mm;不锈钢丝筛网1张(放在下面一块塑料板下),直径为90mm,筛孔内径为2.0mm;以及不锈钢轴1根(固定在上面一块塑料板与不锈钢板上),长为80mm。将上述玻璃管6根垂直置于2块塑料板的孔中,并用3只螺丝将不锈钢板、塑料板和不锈钢丝筛网固定,即得(图7-1)。

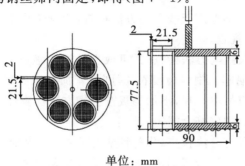

单位:mm

图7-1 升降式崩解仪吊篮结构示意图

2. 挡板

挡板为一平整光滑的透明塑料块,相对密度为 1.18～1.20,直径为 20.7mm±0.15mm,厚为 9.5mm±0.15mm;挡板共有 5 个孔,孔径为 2mm,中央 1 个孔,其余 4 个孔距中心为 6mm,各孔间距相等;挡板侧边有 4 个等距离的"V"形槽,"V"形槽上端宽为 9.5mm,深为 2.55mm,底部开口处的宽与深度均为 1.6mm(图 7 - 2)。

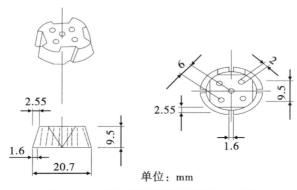

单位:mm

图 7 - 2 升降式崩解仪挡板结构示意图

(二)检查法

将吊篮通过上端的不锈钢轴悬挂于支架上,浸入 1000ml 烧杯中,并调节吊篮位置使其下降至低点时筛网距烧杯底部 25mm,烧杯内盛有温度为 37℃±1℃的水,调节水位高度使吊篮上升至高点时筛网在水面下 15mm 处。吊篮顶部不可浸没于溶液中。

除另有规定外,取供试品 6 片(粒),分别置于上述吊篮的玻璃管中,每管各加 1 片(粒),启动崩解仪进行检查,各片(粒)均应在规定时间内全部崩解。如有 1 片(粒)不能完全崩解,应另取 6 片(粒)复试,均应符合规定。

(三)供试品测定要求及结果判定

1. 片剂

(1)普通片剂:按上述装置与方法检查,各片均应在 15min 内全部崩解。如有 1 片不能完全崩解,应另取 6 片复试,均应符合规定。

(2)中药浸膏片、半浸膏片和全粉片:按上述装置,每管加挡板一块,启动崩解仪进行检查,全粉片各片均应在 30min 内全部崩解;浸膏(半浸膏)片各片均应在 1h 内全部崩解。如果供试品黏附挡板,应另取 6 片,不加挡板按上述方法检查,应符合规定。如有 1 片不能完全崩解,应另取 6 片复试,均应符合规定。

(3)薄膜衣片:按上述装置与方法检查,并可改在盐酸溶液(9→1000)中进行检查,化药薄膜衣片应在 30min 内全部崩解。中药薄膜衣片,则每管加挡板 1 块,各片均应在 1h 内全部崩解,如果供试品黏附挡板,应另取 6 片,不加挡板按上述方法检查,应符合规定。如有 1 片不能完全崩解,应另取 6 片复试,均应符合规定。

(4)糖衣片:按上述装置与方法检查,化药糖衣片应在 1h 内全部崩解。中药糖衣片,则每管加挡板 1 块,各片均应在 1h 内全部崩解,如果供试品黏附挡板,应另取 6 片,不加挡板按上述方法检查,应符合规定。如有 1 片不能完全崩解,应另取 6 片复试,均应符合规定。

(5)肠溶片:按上述装置与方法,先在盐酸溶液(9→1000)中检查 2h,每片均不得有裂缝、崩解或软化等现象;然后将吊篮取出,用少量水洗涤后,每管各加挡板 1 块,再按上述方法在磷酸盐缓冲液(pH 值为 6.8)中进行检查,1h 内应全部崩解。如果供试品黏附挡板,应另取 6 片,不加挡板按上述方法检查,应符合规定。如有 1 片不能完全崩解,应另取 6 片复试,均应符合规定。

(6)结肠定位肠溶片:除另有规定外,按上述装置按照各品种正文项下规定检查,各片在盐酸溶液(9→1000)及 pH 值为 6.8 以下的磷酸盐缓冲液中均应不得有裂缝、崩解或软化现象,在 pH 值为 7.5～8.0 的磷酸盐缓冲液中 1h 内完全崩解。如有 1 片不能完全崩解,应另取 6 片复试,均应符合规定。

(7)含片:除另有规定外,按上述装置和方法检查,各片均不应在 10min 内全部崩解或溶化。如有 1 片不符合规定,应另取 6 片复试,均应符合规定。

(8)舌下片:除另有规定外,按上述装置和方法检查,各片均应在 5min 内全部崩解并溶化。如有 1 片不能完全崩解或溶化,应另取 6 片复试,均应符合规定。

(9)可溶片:除另有规定外,水温为 20℃±5℃,按上述装置和方法检查,各片均应在 3min 内全部崩解并溶化。如有 1 片不能完全崩解或溶化,应另取 6 片复试,均应符合规定。

(10)泡腾片:取 1 片,置于 250ml 烧杯中(内有 200ml 温度为 20℃±5℃的水)中,即有许多气泡放出,当片剂或碎片周围的气体停止逸出时,片剂应溶解或分散在水中,无聚集的颗粒剩留。除另有规定外,同法检查 6 片,各片均应在 5min 内崩解。如有 1 片不能完全崩解,应另取 6 片复试,均应符合规定。

(11)口崩片:除另有规定外,按照下法检查。

仪器装置:主要结构为一能升降的支架与下端镶有筛网的不锈钢管,升降的支架上下移动距离为 10mm±1mm,往返频率为每分钟 30 次。

崩解篮:不锈钢管,管长为 30.0mm,内径为 13.0mm,不锈钢筛网(镶在不锈钢管底部)筛孔内径为 710μm(图 7-3)。

检查法:将不锈钢管固定于支架上,浸入 1000ml 杯中,杯内盛有温度为 37℃±1℃的水约 900ml,调节水位高度使不锈钢管最低位时筛网在水面下 15mm±1mm,启动仪器,取本品 1 片,置于上述不锈钢管中进行检查,应在 60s 内全部崩解并通过筛网,如有少量轻质上漂或黏附于不锈钢管内壁或筛网,但无硬心者,可做符合规定论。重复测定 6 片,均应符合规定。如有 1 片不符合规定,应另取 6 片复试,均应符合规定。

2. 胶囊剂

(1)硬胶囊:除另有规定外,取供试品 6 粒,按片剂的装置与方法(化药胶囊如漂浮于液面,可加挡板;中药胶囊加挡板)进行检查,应在 30min 内全部崩解。如有 1 粒不能完全崩解,应另取 6 粒复试,均应符合规定。

(2)软胶囊:除另有规定外,取供试品 6 粒,按片剂的装置与方法(化药胶囊如漂浮于液面,可加挡板;中药胶囊加挡板)进行检查,应在 1h 内全部崩解,以明胶为基质的软胶囊可改在人工胃液中进行检查。如有 1 粒不能完全崩解,应另取 6 粒复试,均应符合规定。

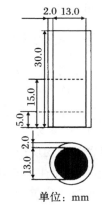

单位: mm

图 7-3 崩解篮结构

（3）肠溶胶囊：除另有规定外，取供试品6粒，按上述装置与方法，先在盐酸溶液（9→1000）中不加挡板检查2h，每粒的囊壳均不得有裂缝或崩解现象；继将吊篮取出，用少量水洗涤后，每管加入挡板，再按上述方法，改在人工肠液中进行检查，1h内应全部崩解。如有1粒不能完全崩解，应另取6粒复试，均应符合规定。

（4）结肠肠溶胶囊剂：除另有规定外，取供试品6粒，按上述装置与方法，先在盐酸溶液（9→1000）中不加挡板检查2h，每粒的囊壳均不得有裂缝或崩解现象；将吊篮取出，用少量水洗涤后，再按上述方法，在磷酸盐缓冲液（pH值为6.8）中不加挡板检查3h，每粒的囊壳均不得有裂缝或崩解现象；继将吊篮取出，用少量水洗涤后，每管加入挡板，再按上述方法，改在磷酸盐缓冲液（pH值为7.8）中检查，1h内应全部崩解，如有1粒不能完全崩解，应另取6粒复试，均应符合规定。

3. 滴丸剂

按片剂的装置，但不锈钢丝网的筛孔内径应为0.42mm；除另有规定外，取供试品6粒，按上述方法检查，应在30min内全部溶散，包衣滴丸应在1h内全部溶散。如有1粒不能完全溶散，应另取6粒复试，均应符合规定。

以明胶为基质的滴丸，可改在人工胃液中进行检查，亦应符合上述规定。

📖 知识拓展

（1）人工胃液：取稀盐酸16.4ml，加水约800ml与胃蛋白酶10g，摇匀后，加水稀释成1000ml，即得。

（2）人工肠液：也就是磷酸盐缓冲液（含胰酶）（pH值为6.8）。取磷酸二氢钾6.8g，加水500ml使溶解，用0.1mol/L氢氧化钠溶液调节pH值至6.8；另取胰酶10g，加水适量使溶解，将两液混合后，加水稀释至1000ml，即得。

> **课堂活动**
> 现对某批次的甲硝唑芬布芬胶囊进行崩解时限检查，请分析实验条件有哪些，如何判定合格与否。

三、含量均匀度

含量均匀度检查法用于检查单剂量的固体、半固体和非均相液体制剂的含量符合标示量的程度。除另有规定外，片剂、硬胶囊剂、颗粒剂或散剂等，每一个单剂标示量小于25mg或主药含量小于每一个单剂重量25%者；药物间或药物与辅料间采用混粉工艺制成的注射用无菌粉末；内充非均相溶液的软胶囊；单剂量包装的口服混悬液、透皮贴剂和栓剂等品种正文项下规定含量均匀度应符合要求的制剂，均应检查含量均匀度。复方制剂仅检查符合上述条件的组分，多种维生素或微量元素一般不检查含量均匀度。

凡检查含量均匀度的制剂，一般不再检查重（装）量差异；当全部主成分均进行含量均匀度检查时，复方制剂一般亦不再检查重（装）量差异。

检查方法依据《中国药典》（2020年版）四部通则0914"含量均匀度检查法"。

除另有规定外，取供试品10个，按照各品种正文项下规定的方法，分别测定每一个单剂以标示量为100的相对含量。如需复试，另取供试品20个。

1. 计算判定所需数据

（1）平均值 $\overline{X}$：根据响应值计算所得的每一单剂以标示量为 100 的相对含量 x_i，求出其平均值 $\overline{X}$。

（2）标准差 S：根据供试品数量 n、每一单剂以标示量为 100 的相对含量 x_i、平均值 $\overline{X}$，求出标准差 S（$S=\sqrt{\dfrac{\sum\limits_{i=1}^{n}(x_i-\overline{X})^2}{n-1}}$）。

（3）标示量 100 与平均值 $\overline{X}$ 之差的绝对值 A：$A=|100-\overline{X}|$。

2. 结果判定

（1）若 $A+2.2S\leqslant L$，则供试品的含量均匀度符合规定。

（2）若 $A+S>L$，则供试品的含量均匀度不符合规定。

（3）若 $A+2.2S>L$，且 $A+S\leqslant L$，则应另取 20 个复试。根据初、复试结果，计算 30 个单剂的均值 $\overline{X}$、标准差 S 和标示量与均值之差的绝对值 A，再按下述公式计算并判定。①当 $A\leqslant0.25L$ 时，若 $A^2+S^2\leqslant0.25L^2$，则供试品的含量均匀度符合规定；$A^2+S^2>0.25L^2$，则不符合规定。②当 $A>0.25L$ 时，若 $A+1.7S\leqslant L$，则供试品的含量均匀度符合规定；若 $A+1.7S>L$，则不符合规定。

（4）上述公式中 L 为规定值。①除另有规定外，$L=15.0$；②单剂量包装的口服混悬液，内充非均相溶液的软胶囊、胶囊型或泡囊型粉雾剂、单剂量包装的眼用、耳用、鼻用混悬剂、固体或半固体制剂 $L=20.0$；③透皮制剂、栓剂 $L=25.0$；④当该品种正文项下规定含量均匀度的限度为 ±20％ 或其他数值时，$L=20.0$ 或其他相应的数值。

3. 含量限度规定的上、下限的平均值判定

当各品种正文项下含量限度规定的上、下限的平均值（T）大于 100.0（％）时，若 $\overline{X}<100.0$，则 $A=100-\overline{X}$；若 $100.0\leqslant\overline{X}\leqslant T$，则 $A=0$；若 $\overline{X}>T$，则 $A=\overline{X}-T$。同上法计算，判定结果，即得。

当 $T<100.0$（％）时，应在各品种正文中规定 A 的计算方法。

4. 含量测定与含量均匀度检查所用检测方法不同时的结果判定

当含量测定与含量均匀度检查所用检测方法不同时，而且含量均匀度未能从响应值求出每一单剂含量的情况下，可取供试品 10 个，按照该品种含量均匀度项下规定的方法，分别测定，得到仪器测得的响应值 Y_i（可为吸光度、峰面积等）求其均值 $\overline{Y}$。另由含量测定法测得以标示量为 100 的含量 X_A。由 X_A 除以响应值的均值 $\overline{Y}$，得比例系数 K（$K=X_A/\overline{Y}$）。将上述诸响应值 Y_i 与 K 相乘，求得每一个单剂以标示量为 100 的相对含量（％）x_i（$x_i=KY_i$），同上法求 $\overline{X}$、S 及 A，计算，判定结果，即得。如需复试，应另取供试品 20 个，按上述方法测定，计算 30 个单剂的均值 $\overline{Y}$、比例系数 K、相对含量（％）X_i、标准差 S 和 A，判定结果，即得。

四、溶出度及释放度

溶出度系指活性药物从片剂、胶囊剂或颗粒剂等普通制剂在规定条件下溶出的速率和程度，在缓释制剂、控释制剂、肠溶制剂及透皮贴剂等制剂中也称为释放度。检查方法依据《中国药典》（2020 年版）四部通则 0931"溶出度与释放度检查法"，分为 7 种方法，采用溶出度测定仪进行检查。

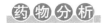

(一)仪器装置

1. 第一法(篮法)

(1)转篮分篮体与篮轴 2 部分,均为不锈钢或其他惰性材料制成,其形状尺寸见图 7-4。篮体 A 由方孔筛网(丝径为 0.28mm±0.03mm,网孔为 0.40mm±0.04mm)制成,呈圆柱形,转篮内径为 20.2mm±1.0mm,上下两端都有封边。篮轴 B 的直径为 9.75mm±0.35mm,轴的末端连一圆盘,作为转篮的盖;盖上有一通气孔(孔径为 2.0mm±0.5mm);盖边系两层,上层直径与转篮外径相同,下层直径与转篮内径相同;盖上的 3 个弹簧片与中心呈 120°角(图 7-4)。

(2)溶出杯一般是由硬质玻璃或其他惰性材料制成的底部为半球形的 1000ml 杯状容器,内径为 102mm±4mm(圆柱部分内径最大值和内径最小值之差不得大于 0.5mm),高为 185mm±25mm;溶出杯配有适宜的盖子,盖上有适当的孔,中心孔为篮轴的位置,其他孔供取样或测量温度用。溶出杯置于恒温水浴或其他适当的加热装置中。

(3)篮轴与电动机相连,由速度调节装置控制电动机的转速,使篮轴的转速在各品种正文项下规定转速的±4%范围之内。运转时整套装置应保持平稳,均不能产生明显的晃动或振动(包括装置所处的环境)。转篮旋转时,篮轴与溶出杯的垂直轴在任一点的偏离均不得大于 2mm,转篮下缘的摆动幅度不得偏离轴心 1.0mm。

(4)仪器一般配有 6 套以上测定装置。

2. 第二法(桨法)

除将转篮换成搅拌桨外,其他装置和要求与第一法相同。搅拌桨的下端及桨叶部分可涂适当的惰性材料(如聚四氟乙烯),其形状尺寸见图 7-5。桨杆对称度(即桨轴左侧距桨叶左边缘距离与桨轴右侧距桨叶右边缘距离之差)不得超过 0.5mm,桨轴和桨叶垂直度为 90°±0.2°;桨杆旋转时,桨轴与溶出杯的垂直轴在任一点的偏差均不得大于 2mm;搅拌桨旋转时 A、B 两点的摆动幅度不得超过 0.5mm。

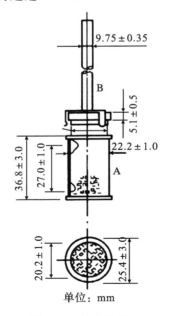

图 7-4 转篮装置

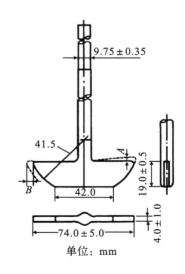

图 7-5 搅拌桨装置

3. 第三法(小杯法)

(1)搅拌桨的形状、尺寸见图7-6。桨杆上部直径为9.75mm±0.35mm,桨杆下部直径为6.0mm±0.2mm;桨杆对称度(即桨轴左侧距桨叶左边缘距离与桨轴右侧距桨叶右边缘距离之差)不得超过0.5mm,桨轴和桨叶垂直为90°±0.2°;桨杆旋转时,桨轴与溶出杯的垂直轴在任一点的偏差均不得大于2mm;搅拌桨旋转时,A、B两点的摆动幅度不得超过0.5mm。

(2)溶出杯一般是由硬质玻璃或其他惰性材料制成的底部为半球形的250ml杯状容器,其形状、尺寸见图7-7。内径为62mm±3mm(圆柱部分内径最大值和内径最小值之差不得大于0.5mm),高为126mm±6mm,其他要求同第一法(2)。

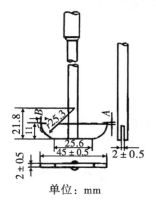

单位:mm

图7-6　小杯法搅拌桨装置

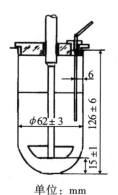

单位:mm

图7-7　小杯法溶出杯装置

(3)桨杆与电动机相连,转速应在各品种正文项下规定转速的±4%范围之内。其他要求同第二法。

4. 第四法(桨碟法)

(1)方法1:搅拌桨、溶出杯按第二法,溶出杯中放入用于放置贴片的不锈钢网碟(图7-8)。网碟装置见图7-9。

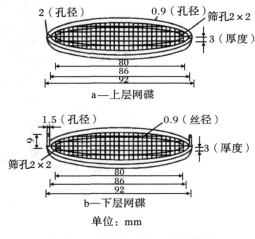

a—上层网碟

b—下层网碟

单位:mm

图7-9　桨碟法方法1网碟装置

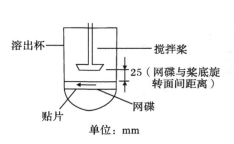

单位:mm

图7-8　桨碟法方法1装置

119

（2）方法 2：除将方法 1 的网碟换成图 7 - 10 所示的网碟外，其他装置和要求与方法 1 相同。

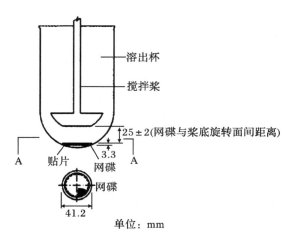

单位：mm

图 7 - 10　桨碟法方法 2 装置

5. 第五法（转筒法）

溶出杯按第二法，但搅拌桨另用不锈钢转筒装置替代。组成搅拌装置的杆和转筒均由不锈钢制成，其规格尺寸见图 7 - 11。

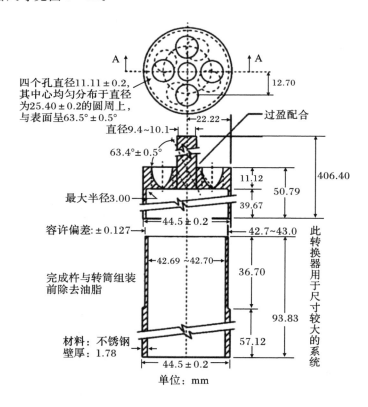

单位：mm

图 7 - 11　转筒法的搅拌装置

6. 第六法（流池法）

装置由溶出介质的贮液池、用于输送溶出介质的泵、流通池和保持溶出介质温度的恒温水浴组成，接触介质与样品的部分均为不锈钢或其他惰性材料制成。应使用品种正文项下规定尺寸的流通池。

（1）流通池：常用流通池的形状、尺寸见图7-12和图7-13，由透明惰性材料制成，垂直安装在一个带过滤系统的装置上（参见各品种正文项下的具体规定），以防止未溶解的颗粒从流通池顶部漏出；标准流通池的内径一般为12mm和22.6mm；流通池的锥形部分通常充填直径为1mm的玻璃珠，在倒置的锥体下端放一直径为5mm的玻璃珠以防止样品池中的介质倒流入管路；样品支架（图7-12、图7-13）用于放置特殊制剂，如植入片。样品池浸没在恒温水浴中，并保持温度在37℃±0.5℃。

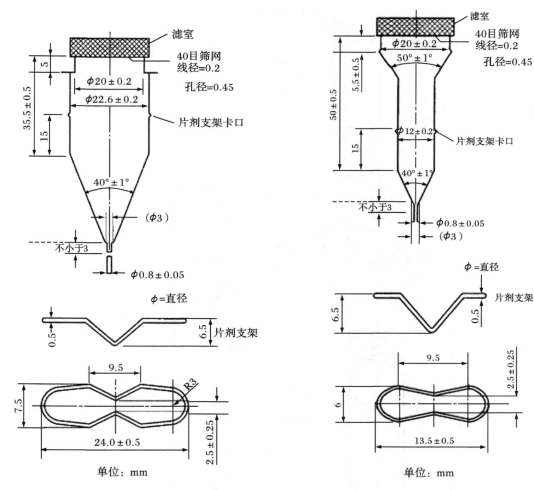

图7-12　方法6用于片剂和胶囊剂的大池（图示的上部分）和大池的支架（图示的下部分）

图7-13　方法6用于片剂和胶囊剂的小池（图示的上部分）和小池的支架（图示的下部分）

流通池用1个夹子和2个固定的"O"形环固定。泵应与溶出仪分开，以防止仪器受到泵产生的振动影响。泵的水平位置不得高于溶出介质的贮液池。连接管应尽量短，可采用内径为1.6mm的聚四氟乙烯以及惰性材料制成的法兰接头。在泵的作用下溶出介质向上流过流通池,流速通常为 240~960ml/h。标准流速为 4ml/min、8ml/min 和 16ml/min。泵应能提供恒流(变化范围为规定流速的±5%),流速曲线应为正弦曲线,脉动频率为 120 冲/分±10 冲/分,也可使用无脉冲泵。采用流池法进行溶出度检查的方法,应规定流速与脉冲频率。

(2)溶出仪适用性的考察应包括仪器的规格尺寸是否与上述规定一致或在其允许的范围内,此外在使用过程中应周期性的监控关键的试验参数,如溶出介质的体积与温度和溶出介质的流速。

(3)仪器一般配有 6 套以上测定装置。

7. 第七法(往复筒法)

装置由溶出杯、往复筒、电动机、恒温水浴或其他适当的加热装置等组成。除另有规定外,溶出杯和往复筒的形状尺寸见图 7－14。

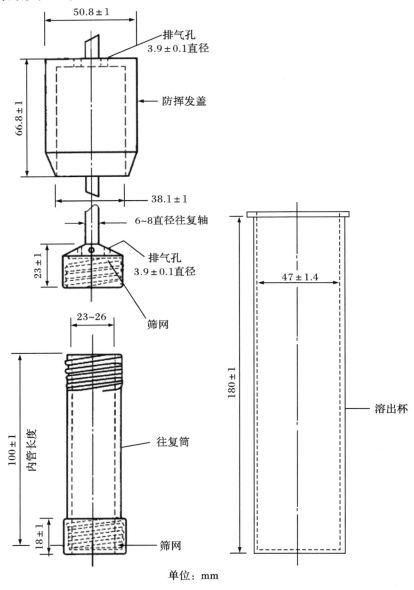

单位:mm

图 7－14　往复筒法中的溶出杯(图示的右部分)和往复筒(图示的左下部分)

（1）溶出杯：平底筒状溶出杯由硬质玻璃或者其他适宜的惰性材料制成。溶出杯内径为47mm±1.4mm，高为180mm±1mm。溶出杯上配有防挥发盖，防挥发盖高度为66.8mm±1mm，上端外径为50.8mm±1mm，下端可与溶出杯匹配，内径为38.1mm±1mm；盖上的中心孔供往复轴（直径为6～8mm）穿过。中心孔两侧可设置数量不等的排气孔，排气孔的直径为3.9mm±0.1mm。溶出杯置于恒温水浴或其他适当的加热装置中。

（2）往复筒：由硬质玻璃或者其他适宜的惰性材料制成。往复筒内径为23～26mm，高为100mm±1mm，底部放置筛网的圆筒状螺帽高为18mm±1mm，顶部螺帽高为23mm±1mm。往复轴与顶部螺帽于螺帽的中心点相连。螺帽中心点两侧可设置数量不等的排气孔。往复筒置于溶出杯中。

（3）往复轴和筛网：往复轴及其相关配件一般由不锈钢或其他适宜材料制成，筛网由不锈钢或其他惰性的材料制成。

（4）电动机：可驱动往复筒在溶出杯内做垂直往复运动，也可引导往复筒在水平方向移动。仪器的往复频率应可调节，并保持往复频率在品种正文项下规定的±5%的范围内变化。运行时，除往复筒平稳的垂直运动外，装置和实验室台面均不应出现明显移动、振荡或震动。

（二）测定法

1. 第一法和第二法

（1）普通制剂：测定前，应对仪器装置进行必要的调试，使转篮或桨叶底部距溶出杯的内底部25mm±2mm。分别量取溶出介质置于各溶出杯内，实际量取的体积与规定体积的偏差应在±1%范围之内，待溶出介质温度恒定在37℃±0.5℃后，取供试品6片（粒、袋），如为第一法，分别投入6个干燥的转篮内，将转篮降入溶出杯中；如为第二法，分别投入6个溶出杯内（当品种项下规定需要使用沉降篮时，可将胶囊剂先装入规定的沉降篮内；品种正文项下未规定使用沉降篮时，如胶囊剂浮于液面，可用一小段耐腐蚀的细金属丝轻绕于胶囊外壳。沉降篮的形状尺寸见图7-15）。注意避免供试品表面产生气泡，立即按各品种正文项下规定的转速启动仪器，计时；至规定的取样时间（实际取样时间与规定时间的差异不得超过±2%），吸取溶出液适量（取样位置应在转篮或桨叶顶端至液面的中点，距溶出杯内壁10mm处；需多次取样时，所量取溶出介质的体积之和应在溶出介质的1%之内，当超过总体积的1%时，应及时补充相同体积的温度为37℃±0.5℃的溶出介质，或在计算时加以校正），立即用适当的微孔滤膜过滤，自取样至过滤应在30s内完成。取澄清滤液，按照该种正文项下规定的方法测定，计算每片（粒、袋）的溶出量。

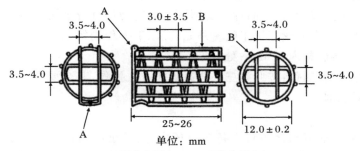

单位：mm

A—耐酸金属卡；B—耐酸金属支架。

图7-15　沉降篮结构示意图

(2)缓释制剂或控释制剂:按照普通制剂方法操作,但至少采用三个取样时间点,在规定取样时间点,吸取溶液适量,及时补充相同体积的温度为37℃±0.5℃的溶出介质,过滤,自取样至过滤应在30s内完成。按照各品种正文项下规定的方法测定,计算每片(粒)的溶出量。

(3)肠溶制剂:按方法1或方法2操作。

方法1

酸中溶出量:除另有规定外,分别量取0.1mol/L盐酸溶液750ml置于各溶出杯内,实际量取的体积与规定体积的偏差应在±1%范围之内,待溶出介质温度恒定在37℃±0.5℃后,取供试品6片(粒)分别投入转篮或溶出杯中(当品种正文项下规定需要使用沉降篮时,可将胶囊剂先装入规定的沉降篮内;当品种正文项下未规定使用沉降篮时,如胶囊剂浮于液面,可用一小段耐腐蚀的细金属丝轻绕于胶囊外壳),注意避免供试品表面产生气泡,立即按各品种正文项下规定的转速启动仪器,2h后在规定取样点吸取溶出液适量,过滤,自取样至过滤应在30s内完成。按各品种正文项下规定的方法测定,计算每片(粒)的酸中溶出量。

其他操作同第一法和第二法项下普通制剂。

缓冲液中溶出量:上述酸液中加入温度为37℃±0.5℃的0.2mol/L磷酸钠溶液250ml(必要时用2mol/L盐酸溶液或2mol/L氢氧化钠溶液调节pH值至6.8),继续运转45min,或按各品种正文项下规定的时间,在规定取样点吸取溶出液适量,过滤,自取样至过滤应在30s内完成。按各品种正文项下规定的方法测定,计算每片(粒)的缓冲液中溶出量。

方法2

酸中溶出量:除另有规定外,量取0.1mol/L盐酸溶液900ml,注入每个溶出杯中,按照方法1酸中溶出量项下进行测定。

缓冲液中溶出量:弃去上述各溶出杯中酸液,立即加入温度为37℃±0.5℃的磷酸盐缓冲液(pH值为6.8)(取0.1mol/L盐酸溶液和0.2mol/L磷酸钠溶液,按3:1混合均匀,必要时用2mol/L盐酸溶液或2mol/L氢氧化钠溶液调节pH值至6.8)900ml,或将每片(粒)转移入另一盛有温度为37℃±0.5℃的磷酸盐缓冲液(pH值为6.8)900ml的溶出杯中,按照方法1缓冲液中溶出量项下进行测定。

2. 第三法

(1)普通制剂:测定前,应对仪器装置进行必要的调试,使桨叶底部距溶出杯的内底部15mm±2mm。分别量取溶出介质置于各溶出杯内,介质的体积为150~250ml,实际量取的体积与规定体积的偏差应在±1%范围之内(当品种正文项下规定需要使用沉降装置时,可将胶囊剂先装入规定的沉降装置内;当品种正文项下未规定使用沉降装置时,如胶囊剂浮于液面,可用一小段耐腐蚀的细金属丝轻绕于胶囊外壳)。以下操作同第二法。取样位置应在桨叶顶端至液面的中点,距溶出杯内壁6mm处。

(2)缓释制剂或控释制剂:按照第三法普通制剂方法操作,其余要求同第一法和第二法项下缓释制剂或控释制剂。

3. 第四法

透皮贴剂:分别量取溶出介质置于各溶出杯内,实际量取的体积与规定体积的偏差应在±1%范围之内,待溶出介质预温至32℃±0.5℃后;将透皮贴剂固定于两层碟片之间(方法1)或网碟上(方法2),溶出面朝上,尽可能使其保持平整。再将网碟水平放置于溶出杯下部,并使网碟与桨底旋转面平行,两者相距25mm±2mm,按品种正文规定的转速启动装置。在规定取样时间点,吸取溶出液适量,及时补充相同体积的温度为32℃±0.5℃的溶出介质。

其他操作同第一法和第二法项下缓释制剂或控释制剂。

4. 第五法

透皮贴剂:分别量取溶出介质置于各溶出杯内,实际量取的体积与规定体积的偏差应在±1%范围之内,待溶出介质预温至32℃±0.5℃后;除另有规定外,按下述进行准备,除去贴剂的保护套,将有黏性的一面置于一片铜纺上,铜纺的边比贴剂的边至少大1cm。将贴剂的铜纺覆盖面朝下放置于干净的表面,涂布适宜的胶黏剂于多余的铜纺边。如需要,可将胶黏剂涂布于贴剂背面。干燥1min,仔细将贴剂涂胶黏剂的面安装于转筒外部,使贴剂的长轴通过转筒的圆心。挤压铜纺面除去引入气泡。将转筒安装在仪器中,试验过程中保持转筒底部距溶出杯内底部25mm±2mm,立即按品种正文规定的转速启动仪器。在规定取样时间点,吸取溶出液适量,及时补充相同体积的温度为32℃±0.5℃的溶出介质。同法测定其他透皮贴剂。

其他操作同第一法和第二法项下缓释制剂或控释制剂。

以上5种测定法中,当采用原位光纤实时测定时,辅料的干扰应可以忽略,或可以通过设定参比波长等方法消除;原位光纤实时测定主要适用于溶出曲线和缓释制剂溶出度的测定。

5. 第六法

普通制剂与缓、控释制剂:取玻璃珠置于品种正文项下规定的流通池中。按品种正文项下规定,取1片(粒)样品放在玻璃珠上,或置于支架上。装好滤头并将所有部件用夹子固定好。加热使溶出介质温度保持在37℃±0.5℃或规定的温度,并以品种正文项下规定的溶出介质与流速经流通池底部连续泵入池内,流速的测定应准确至5%。至规定的每一次取样时间,取溶出液适量,按各品种正文项下规定的方法测定,计算溶出量。重复试验其他样品。

肠溶制剂:使用各品种正文项下规定的溶出介质;除另有规定外,同第一法项下的肠溶制剂。

6. 第七法

普通制剂:量取各品种正文项下规定体积的溶出介质置于各溶出杯中,待溶出介质温度恒定在37℃±0.5℃后,取供试品6片(粒)置于6个往复筒中,注意避免供试品表面产生气泡,立即按各品种正文项下规定的试验参数(如筛网孔径和材质、往复筒进入溶出杯之后开始往复运动前的停留时间、往复筒由上一列溶出杯出来进入下一列溶出杯之前的停留时间、单排管或多排管等)进行试验,计时;在向上和向下的运动过程中,往复筒移动的距离为10cm±0.1cm;至各品种正文项下规定的取样时间,吸取规定体积的溶出液,立即用适当的微孔滤膜过滤,自取样至过滤应在30s内完成。按照各品种正文项下规定的方法测定,计算每片(粒)的溶出量。

缓释制剂或控释制剂:按照普通制剂的方法操作,但至少采用3个取样时间点,在各品种正文项下规定取样时间点,吸取规定体积的溶出液,过滤,自取样至过滤应在30s内完成。按照各品种正文项下规定的方法测定,计算每片(粒)的溶出量。

肠溶制剂:除另有规定外,按第一法与第二法中肠溶制剂的要求进行,采用各品种正文项下规定的体积,一列用作酸中溶出量的试验,另一列用作缓冲液中溶出量的试验。按照各品种正文项下规定的方法测定,计算每片(粒)的溶出量。

以上7种测定法中,除第七法往复筒法外,当采用原位光纤实时测定时,辅料的干扰应可以忽略,或可以通过设定参比波长等方法消除;原位光纤实时测定主要适用于溶出曲线和缓释制剂溶出度的测定。

(三)结果判定

1. 普通制剂

普通制剂符合下述条件之一者,可判为符合规定。

(1)6 片(粒、袋)中,每片(粒、袋)的溶出量按标示量计算,均不低于规定限度(Q)。

(2)6 片(粒、袋)中,如有 1～2 片(粒、袋)低于 Q 但不低于 $Q-10\%$,且其平均溶出量不低于 Q。

(3)6 片(粒、袋)中,有 1～2 片(粒、袋)低于 Q,其中仅有 1 片(粒、袋)低于 $Q-10\%$,但不低于 $Q-20\%$,且其平均溶出量不低于 Q 时,应另取 6 片(粒、袋)复试;初、复试的 12 片(粒、袋)中有 1～3 片(粒、袋)低于 Q,其中仅有 1 片(粒、袋)低于 $Q-10\%$,但不低于 $Q-20\%$,且其平均溶出量不低于 Q。

以上结果判断中所示的 10%、20% 指相对于标示量的百分率(%)。

2. 缓释制剂或控释制剂

除另有规定外,符合下述条件之一者,可判为符合规定。

(1)6 片(粒)中,每片(粒)在每个时间点测得的溶出量按标示量计算,均未超出规定范围。

(2)6 片(粒)中,在每个时间点测得的溶出量,如有 1～2 片(粒)超出规定范围,但未超出规定范围的 10%,且在每个时间点测得的平均溶出量未超出规定范围。

(3)6 片(粒)中,在每个时间点测得的溶出量,如有 1～2 片(粒)超出规定范围,其中仅有 1 片(粒)超出规定范围的 10%,但未超出规定范围的 20%,且其平均溶出量未超出规定范围,应另取 6 片(粒)复试;初、复试的 12 片(粒)中,在每个时间点测得的溶出量,如有 1～3 片(粒)超出规定范围,其中仅有 1 片(粒)超出规定范围的 10%,但未超出规定范围的 20%,且其平均溶出量未超出规定范围。

以上结果判断中所示超出规定范围的 10%、20% 指相对于标示量的百分率(%),其中超出规定范围 10% 指每个时间点测得的溶出量不低于低限的 −10%,或不超过高限的 +10%;每个时间点测得的溶出量应包括最终时间测得的溶出量。

3. 肠溶制剂

除另有规定外,符合下述条件之一者,可判为符合规定。

(1)酸中溶出量:①6 片(粒)中,每片(粒)的溶出量均不大于标示量的 10%。②6 片(粒)中,有 1～2 片(粒)大于 10%,但其平均溶出量不大于 10%。

(2)缓冲液中溶出量:①6 片(粒)中,每片(粒)的溶出量按标示量计算均不低于规定限度(Q);除另有规定外,Q 应为标示量的 70%。②6 片(粒)中仅有 1～2 片(粒)低于 Q,但不低于 $Q-10\%$,且其平均溶出量不低于 Q。③6 片(粒)中如有 1～2 片(粒)低于 Q,其中仅有 1 片(粒)低于 $Q-10\%$,但不低于 $Q-20\%$,且其平均溶出量不低于 Q 时,应另取 6 片(粒)复试;初、复试的 12 片(粒)中有 1～3 片(粒)低于 Q,其中仅有 1 片(粒)低于 $Q-10\%$,但不低于 $Q-20\%$,且其平均溶出量不低于 Q。

以上结果判断中所示的 10%、20% 指相对于标示量的百分率(%)。

4. 透皮贴剂

除另有规定外,透皮贴剂同缓释制剂或控释制剂。

（四）溶出条件和注意事项

（1）溶出度仪的适用性及性能确认试验除仪器的各项机械性能应符合上述规定外,还应用溶出度标准片对仪器进行性能确认试验,按照标准片的说明书操作,试验结果应符合标准片的规定。

课堂活动

进行溶出度测定时,需做哪些准备工作?

（2）溶出介质应使用各品种正文项下规定的溶出介质,除另有规定外,室温下体积为 900ml,并应新鲜配制和经脱气处理;如果溶出介质为缓冲液,当需要调节 pH 值时,一般调节 pH 值至规定 pH 值±0.05之内。

（3）取样时间应按照品种各论中规定的取样时间取样,自 6 杯中完成取样的时间应在 1min 内。

（4）除另有规定外,颗粒剂或干混悬剂的投样应在溶出介质表面分散投样,避免集中投样。

（5）如胶囊壳对分析有干扰,应取不少于 6 粒胶囊,除尽内容物后,置于 1 个溶出杯内,按该品种正文项下规定的分析方法测定空胶囊的平均值,做必要的校正。如校正值大于标示量的 25%,试验无效。如校正值不大于标示量的 2%,可忽略不计。

五、融变时限

融变时限检查法系用于检查栓剂、阴道片等固体制剂在规定条件下的融化、软化或溶散情况。栓剂、阴道片放入腔道后,在适宜温度应能融化、软化或溶散,与分泌液混合逐渐释放药物,才能产生局部或全身效用。检查方法依据《中国药典》(2020 年版)四部通则 0922"融变时限检查法",采用融变时限检查仪进行检查。

（一）栓剂

1. 仪器装置

栓剂检查仪器装置由透明的套筒与金属架组成(图 7 – 16a)。

（1）透明套筒:由玻璃或适宜的塑料材料制成,高为 60mm,内径为 52mm,以及适当的壁厚。

（2）金属架:由两片不锈钢的金属圆板及 3 个金属挂钩焊接而成。每个圆板直径为 50mm,具 39 个孔径为 4mm 的圆孔(图 7 – 16b);两板相距 30mm,通过 3 个等距的挂钩焊接在一起。

2. 检查法

取供试品 3 粒,在室温放置 1h 后,分别放在 3 个金属架的下层圆板上,装入各自的套筒内,并用挂钩固定。除另有规定外,将上述装置分别垂直浸入盛有不少于 4L 的 37.0℃ ± 0.5℃ 水的容器中,其上端位置应在水面下 90mm 处,容器中装一转动器,每隔 10min 在溶液中翻转该装置 1 次。

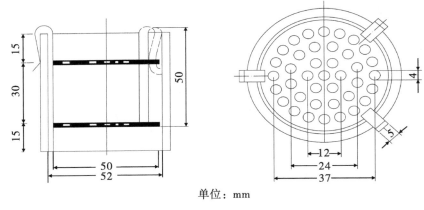

单位：mm

a—透明套筒和金属架。　　　　　　　　b—金属架结构。

图 7-16　栓剂检查仪器装置

3. 结果判定

除另有规定外,脂肪性基质的栓剂 3 粒均应在 30min 内全部融化、软化或触压时无硬心;水溶性基质的栓剂 3 粒均应在 60min 内全部溶解。如有 1 粒不符合规定,应另取 3 粒复试,均应符合规定。

(二)阴道片

1. 仪器装置

阴道片检查仪器同上述栓剂的检查装置,但应将金属架挂钩的钩端向下,倒置于容器内,见图 7-17。

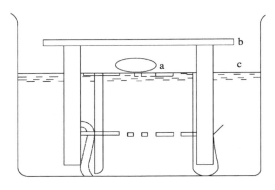

a—阴道片;b—玻璃板;c—水面。

图 7-17　阴道片检查仪器装置示意图

2. 检查法

调节水液面至上层金属圆盘的孔恰为均匀的一层水覆盖。取供试品 3 片,分别置于上面的金属圆盘上,装置上盖一玻璃板,以保证空气潮湿。

3. 结果判定

除另有规定外,阴道片 3 片,均应在 30min 内全部溶化或崩解溶散并通过开孔金属圆盘,或仅残留无硬心的软性团块。如有 1 片不合格,应另取 3 片复试,均应符合规定。

六、不溶性微粒

不溶性微粒检查法系用以检查静脉用注射剂(溶液型注射液、注射用无菌粉末、注射用浓溶液)及供静脉注射用无菌原料药中不溶性微粒的大小及数量。检查方法依据《中国药典》(2020 年版)四部通则 0903"不溶性微粒检查法"进行。

本法包括光阻法和显微计数法。当光阻法测定结果不符合规定或供试品不适于用光阻法测定时,应采用显微计数法进行测定,并以显微计数法的测定结果作为判定依据。光阻法不适用于黏度过高和易析出结晶的制剂,也不适用于进入传感器时易产生气泡的注射剂。对于黏度过高,采用 2 种方法都无法直接测定的注射液,可用适宜的溶剂稀释后测定。

(一)实验环境及检测

试验操作环境应不得引入外来微粒,测定前的操作在洁净工作台中进行。玻璃仪器和其他所需的用品均应洁净、无微粒。本法所用微粒检查用水(或其他适宜溶剂),使用前须经不大于 $1.0\mu m$ 的微孔滤膜过滤。

所取微粒检查用水(或其他适宜溶剂)应符合下列要求:光阻法取 50ml 测定,要求每 10ml 含 $10\mu m$ 及 $10\mu m$ 以上的不溶性微粒数应在 10 粒以下,含 $25\mu m$ 及 $25\mu m$ 以上的不溶性微粒数应在 2 粒以下。显微计数法取 50ml 测定,要求含 $10\mu m$ 及 $10\mu m$ 以上的不溶性微粒数应在 20 粒以下,含 $25\mu m$ 及 $25\mu m$ 以上的不溶性微粒粒数应在 5 粒以下。

(二)光阻法

1. 测定原理

当液体中的微粒通过一窄细的检测通道时,与液体流向垂直的入射光,由于被微粒阻挡而减弱,因此由传感器输出的信号降低,这种信号变化与微粒的截面积大小相关。

2. 对仪器的一般要求

光阻法不溶性微粒测定仪通常包括取样器、传感器和数据处理器 3 个部分。测量粒径范围为 $2\sim100\mu m$,检测微粒浓度为 $0\sim10000/ml$。不溶性微粒测定仪器应至少每 6 个月校准一次。

3. 检查法

(1)标示装量为 25ml 或 25ml 以上的静脉用注射液或注射用浓溶液:除另有规定外,取供试品至少 4 个,分别按下法测定。用水将容器外壁洗净,小心翻转 20 次,使溶液混合均匀,立即小心开启容器,先倒出部分供试品溶液冲洗开启口及取样杯,再将供试品溶液倒入取样杯中,静置 2min 或适当时间脱气泡,置于取样器上(或将供试品容器直接置于取样器上)。开启搅拌,使溶液混匀(避免气泡产生),每个供试品依法测定至少 3 次,每次取样应不少于 5ml,记录数据,弃第一次测定数据,取后续测定数据的平均值作为测定结果。

(2)标示装量为 25ml 以下的静脉用注射液或注射用浓溶液:除另有规定外,取供试品至少 4 个,分别按下法测定。用水将容器外壁洗净,小心翻转 20 次,使溶液混合均匀,静置 2min 或适当时间脱气泡,小心开启容器,直接将供试品容器置于取样器上,开启搅拌或以手缓缓转动,使溶液混匀（避免气泡产生），由仪器直接抽取适量溶液（以不吸入气泡为限），测定并记录数据,弃第一次测定数据,取后续测定数据的平均值作为测定结果。

（1）、（2）项下的注射用浓溶液当黏度太大而不便直接测定时,可经适当稀释,依法测定。

也可采用适宜的方法,在洁净工作台上小心合并至少 4 个供试品的内容物（使总体积不少于 25ml）,置于取样杯中,静置 2min 或适当时间脱气泡,置于取样器上,开启搅拌,使溶液混匀（避免气泡产生）,依法测定至少 4 次,每次取样应不少于 5ml。弃第一次测定数据,取后续 3 次测定数据的平均值作为测定结果,根据取样体积与每个容器的标示装置体积,计算每个容器所含的微粒数。

（3）静脉注射用无菌粉末:除另有规定外,取供试品至少 4 个,分别按下法测定。用水将容器外壁洗净,小心开启瓶盖,精密加入适量微粒检查用水（或适宜的溶剂）,小心盖上瓶盖,缓缓振摇使内容物溶解,静置 2min 或适当时间脱气泡,小心开启容器,直接将供试品容器置于取样器上,开启搅拌或以手缓缓转动,使溶液混匀（避免气泡产生）,由仪器直接抽取适量溶液（以不吸入气泡为限）,测定并记录数据;弃第一次测定数据,取后续测定数据的平均值作为测定结果。

也可采用适宜的方法,取至少 4 个供试品,在洁净工作台上用水将容器外壁洗净,小心开启瓶盖,分别精密加入适量微粒检查用水（或适宜的溶剂）,缓缓振摇使内容物溶解,小心合并容器中的溶液（使总体积不少于 25ml）,置于取样杯中,静置 2min 或适当时间脱气泡,置于取样器上。开启搅拌,使溶液混匀（避免气泡产生）,依法测定至少 4 次,每次取样应不少于 5ml。弃第一次测定数据,取后续测定数据的平均值作为测定结果。

（4）供注射用无菌原料药:按各品种正文项下规定,取供试品适量（相当于单个制剂的最大规格量）4 份,分别置于取样杯或适宜的容器中,精密加入适量微粒检查用水（或适宜的溶剂）,小心盖上瓶盖,缓缓振摇使内容物溶解,静置 2min 或适当时间脱气泡,小心开启容器,直接将供试品容器置于取样器上,开启搅拌或以手缓缓转动,使溶液混匀（避免气泡产生）,由仪器直接抽取适量溶液（以不吸入气泡为限）,测定并记录数据;弃第一次测定数据,取后续测定数据的平均值作为测定结果。

4. 结果与判定

（1）标示装量为 100ml 或 100ml 以上的静脉用注射液:除另有规定外,每 1ml 中含 $10\mu m$ 及 $10\mu m$ 以上（$\geqslant 10\mu m$）的微粒不得超过 25 粒,含 $25\mu m$ 及 $25\mu m$ 以上（$\geqslant 25\mu m$）的微粒不得超过 3 粒,判为符合规定。

（2）标示装量为 100ml 以下的静脉用注射液、静脉注射用无菌粉末、注射用浓溶液及供注射用无菌原料药:除另有规定外,每个供试品容器（份）中含 $10\mu m$ 及 $10\mu m$ 以上（$\geqslant 10\mu m$）的微粒不得超过 6000 粒,含 $25\mu m$ 及 $25\mu m$ 以上（$\geqslant 25\mu m$）的微粒不得超过 600 粒,判为符合规定。

（三）显微计数法

显微计数法是将一定体积的供试液过滤,使所含不溶性微粒截留在微孔滤膜上,在 100 倍显微镜下,用经标定的目镜测微尺分别测定其最大直径在 $10\mu m$ 以上（$\geqslant 10\mu m$）和 $25\mu m$ 以上（$\geqslant 25\mu m$）的微粒,根据过滤面积上得微粒总数,计算出被检供试液每 1ml（或每个容器）中含不溶性微粒的数量。

1. 对仪器的一般要求

仪器通常包括洁净工作台、显微镜、微孔滤膜及其滤器、平皿等。

(1)洁净工作台:高效空气过滤器孔径为 $0.45\mu m$,气流方向有里向外。

(2)显微镜:双筒大视野显微镜,目镜内附标定的测微尺(每格 $5\sim10\mu m$)。坐标轴前后、左右移动范围均应大于 30mm,显微镜装置内附有光线投射角度、光强度均可调节的照明装置。检测时放大 100 倍。

(3)微孔滤膜:孔径为 $0.45\mu m$、直径为 25mm 或 13mm,一面印有间隔 3mm 的格栅;膜上如有 $10\mu m$ 及 $10\mu m$ 以上($\geqslant10\mu m$)的不溶性微粒,应在 5 粒以下,并不得有 $25\mu m$ 及 $25\mu m$ 以上($\geqslant25\mu m$)的微粒,必要时,可用微粒检查用水冲洗使符合要求。

2. 检查前的准备

在洁净工作台上将滤器用微粒检查用水(或其他适宜溶剂)冲洗至洁净,用平头无齿镊子夹取测定用滤膜,用微粒检查用水(或其他适宜溶剂)冲洗后,置于滤器托架上;固定滤器,倒置,反复用微粒检查用水(或其他适宜溶剂)冲洗滤器内壁,控干后安装在抽滤瓶上,备用。

3. 检查法

(1)标示装量为 25ml 或 25ml 以上的静脉用注射液或注射用浓溶液:除另有规定外,取供试品至少 4 个,分别按下法测定。用水将容器外壁洗净,在洁净工作台上小心翻转 20 次,使溶液混合均匀,立即小心开启容器,用适宜的方法抽取或量取供试品溶液 25ml,沿滤器内壁缓缓注入经预处理的滤器(滤膜直径 25mm)中。静置 1min,缓缓抽滤至滤膜近干,再用微粒检查用水 25ml,沿滤器内壁缓缓注入,洗涤并抽滤至滤膜近干,然后用平头镊子将滤膜移至平皿上(必要时,可涂抹极薄层的甘油使滤膜平整),微启盖子使滤膜适当干燥后,将平皿闭合,置于显微镜载物台上,调好入射光,放大 100 倍进行显微测量,调节显微镜至滤膜格栅清晰,移动坐标轴,分别测定有效过滤面积上最长粒径大于 $10\mu m$ 和 $25\mu m$ 的微粒数。计算 3 个供试品测定结果的平均值。

(2)标示装量为 25ml 以下的静脉用注射液或注射用浓溶液:除另有规定外,取供试品至少 4 个,用水将容器外壁洗净,在洁净工作台上小心翻转 20 次,使混合均匀,立即小心开启容器,用适宜的方法直接抽取每个容器中的全部溶液,沿滤器内壁缓缓注入经预处理的滤器(滤膜直径 13mm)中,按照上述(1)同法测定。

(3)静脉注射用无菌粉末及供注射用无菌原料药:除另有规定外,按照光阻法中检查法的(3)或(4)制备供试品溶液,同上述(1)操作测定。

4. 结果判定

(1)标示装量为 100ml 或 100ml 以上的静脉用注射液:除另有规定外,每 1ml 中含 $10\mu m$ 及 $10\mu m$ 以上的微粒数不得超过 12 粒,含 $25\mu m$ 及 $25\mu m$ 以上的微粒数不得超过 2 粒。

(2)标示装量为 100ml 以下的静脉用注射液、静脉注射用无菌粉末、注射用浓溶液及供注射用无菌原料药:除另有规定外,每个供试品容器(份)中含 $10\mu m$ 及 $10\mu m$ 以上的微粒数不得超过 3000 粒,含 $25\mu m$ 及 $25\mu m$ 以上的微粒数不得超过 300 粒。

【考纲提示】重量(装量)差异检查法,崩解时限、溶出度(释放度)、含量均匀度、融变时限检查法及注意事项。

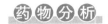

七、微生物限度、无菌

(一)微生物限度

非无菌产品规定的"微生物限度"检查方法依据《中国药典》(2020年版)四部通则1105"非无菌产品微生物限度检查:微生物计数法"、通则1106"控制菌检查法"及通则1107"非无菌药品微生物限度标准"。

1. 非无菌产品微生物限度检查:微生物计数法

微生物计数法系用于能在有氧条件下生长的嗜温细菌和真菌的计数,用于检查非无菌制剂及其原、辅料等是否符合相应的微生物限度标准。除另有规定外,本法不适用于活菌制剂的检查。

(1)微生物计数试验环境:应符合微生物限度检查的要求。检验全过程必须严格遵守无菌操作,防止再污染,防止污染的措施不得影响供试品中微生物的检出。洁净空气区域、工作台面及环境应定期进行监测。如供试品有抗菌活性,应尽可能去除或中和。供试品检查时,若使用了中和剂或灭活剂,则应确认其有效性及对微生物无毒性。供试液制备时如果使用了表面活性剂,应确认其对微生物无毒性以及与所使用中和剂或灭活剂的相容性。

(2)计数方法:计数方法包括平皿法、薄膜过滤法和最可能数法(most-probable-number method,简称MPN法)。MPN法用于微生物计数时精确度较差,但对于某些微生物污染量很小的供试品,MPN法可能是更适合的方法。

供试品检查时,应根据供试品理化特性和微生物限度标准等因素选择计数方法,检测的样品量应能保证所获得的试验结果能够判断供试品是否符合规定。所选方法的适用性须经确认。

(3)计数培养基适用性检查和供试品计数方法适用性试验:供试品微生物计数中所使用的商品化的预制培养基、由脱水培养基或按处方配制的培养基均应进行适用性检查。供试品的微生物计数方法应进行方法适用性试验,以确认所采用的方法适合于该产品的微生物计数。若检验程序或产品发生变化可能影响检验结果时,计数方法应重新进行适用性试验。

(4)供试品检查:除另有规定外,一般供试品的检验量为10g或10ml;膜剂、贴剂和贴膏剂为$100cm^2$;贵重药品、微量包装药品的检验量可以酌减。检验时,应从2个以上最小包装单位中抽取供试品,大蜜丸还不得少于4丸,膜剂、贴剂和贴膏剂还不得少于4片。一般应随机抽取供试品,取规定容器数,混合,取规定量供试品进行检验。按计数方法适用性试验确认的计数方法进行供试品中需氧菌总数、霉菌和酵母菌总数的测定。胰酪大豆胨琼脂培养基或胰酪大豆胨液体培养基用于测定需氧菌总数,沙氏葡萄糖琼脂培养基用于测定霉菌和酵母菌总数。

(5)阴性对照试验:试验时需以稀释剂代替供试液进行阴性对照试验,阴性对照试验应无菌生长。如果阴性对照有菌生长,应进行偏差调查。

(6)结果判断:需氧菌总数指胰酪大豆胨琼脂培养基上生长的总菌落数(包括真菌菌落数);霉菌和酵母菌总数指沙氏葡萄糖琼脂培养基上生长的总菌落数(包括细菌菌落数)。若供试品的需氧菌总数、霉菌和酵母菌总数的检查结果均符合该品种正文项下的规定,判供试品符合规定;若其中任何一项不符合该品种正文项下的规定,判供试品不符合规定。

2.非无菌产品微生物限度检查:控制菌检查法

控制菌检查法系用于在规定的试验条件下检查供试品中是否存在特定的微生物的方法。当供试品检出控制菌或其他致病菌时,按一次检出结果为准,不再复试。

(1)供试液制备及实验环境要求:同"非无菌产品微生物限度检查:微生物计数法"。如果供试品具有抗菌活性,应尽可能去除或中和。供试品检查时,若使用了中和剂或灭活剂,则应确认有效性及对微生物无毒性。供试液制备时如果使用了表面活性剂,应确认其对微生物无毒性以及与所使用中和剂或灭活剂的相容性。

(2)培养基适用性检查和控制菌检查方法适用性试验:供试品控制菌检查用的商品化的预制培养基、由脱水培养基或按处方配制的培养基均应进行培养基的适用性检查。控制菌检查用培养基的适用性检查项目包括促生长能力、抑制能力及指示特性的检查。

供试品的控制菌检查方法应进行方法适用性试验,以确认所采用的方法适合于该产品的控制菌检查。若检验程序或产品发生变化可能影响检验结果时,控制菌检查方法应重新进行适用性试验。

(3)供试品检查:供试品的控制菌检查应按经方法适用性试验确认的方法进行。同时需做阳性对照试验和阴性对照试验。阳性对照试验方法同供试品的控制菌检查,对照菌的加量应不大于 100cfu。阳性对照试验应检出相应的控制菌。阴性对照试验以稀释剂代替供试液按照相应控制菌检查法检查,阴性对照试验应无菌生长。如果阴性对照有菌生长,应进行偏差调查。

(4)控制菌检查:按照《中国药典》(2020 年版)四部通则规定,需检查的控制菌共有 7 种,分别是:耐胆盐革兰氏阴性菌(Bile-olerant gram-negative bacteria)、大肠埃希菌(*Escherichia coli*)、沙门菌(*Salmonella*)、铜绿假单胞菌(*Pseudomonas aeruginosa*)、金黄色葡萄球菌(*Staphylococcus aureus*)、梭菌(*Clostridia*)、白色念珠菌(*Candida albicans*)。

3.非无菌药品微生物限度标准

非无菌药品的微生物限度标准是基于药品的给药途径和对患者健康潜在的危害以及药品的特殊性而制定的。药品生产、贮存、销售过程中的检验,药用原料、辅料、中药提取物及中药饮片的检验,新药标准制定,进口药品标准复核,考察药品质量及仲裁等,除另有规定外,其微生物限度均以本标准为依据。《中国药典》(2020 年版)四部通则 1107 下收载的非无菌药品的微生物限度标准包括:

(1)制剂通则、品种正文项下要求无菌的及标示无菌的制剂和原辅料应符合无菌检查法规定。

(2)用于手术、严重烧伤、严重创伤的局部给药制剂应符合无菌检查法规定。

(3)非无菌化学药品制剂、生物制品制剂、不含药材原粉的中药制剂的微生物限度标准(表 7-8)。

(4)非无菌含药材原粉的中药制剂微生物限度标准。

(5)非无菌的药用原料及辅料微生物限度标准。

(6)中药提取物及中药饮片的微生物限度标准。

(7)有兼用途径的制剂,应符合各给药途径的标准。

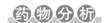

表 7-8　非无菌化学药品制剂、生物制品制剂、不含药材原粉的中药制剂的微生物限度标准

给药途径	需氧菌总数 （cfu/g、cfu/ml 或 cfu/10cm²）	霉菌和酵母菌总数 （cfu/g、cfu/ml 或 cfu/10cm²）	控制菌
口服给药① 　固体制剂 　液体及半固体制剂	 10^3 10^2	 10^2 10^1	不得检出大肠埃希菌（1g 或 1ml），含脏器提取物的制剂还不得检出沙门菌（10g 或 10ml）
口腔黏膜给药制剂 齿龈给药制剂 　鼻用制剂	10^2 10^2 10^2	10^1 10^1 10^1	不得检出大肠埃希菌、金黄色葡萄球菌、铜绿假单胞菌（1g、1ml 或 10cm²）
耳用制剂 皮肤给药制剂	10^2 10^2	10^1 10^1	不得检出金黄色葡萄球菌、铜绿假单胞菌（1g、1ml 或 10cm²）
呼吸道吸入给药制剂	10^2	10^1	不得检出大肠埃希菌、金黄色葡萄球菌、铜绿假单胞菌、耐胆盐革兰氏阴性菌（1g 或 1ml）
阴道、尿道给药制剂	10^2	10^1	不得检出金黄色葡萄球菌、铜绿假单胞菌、白色念珠菌（1g、1ml 或 10cm²）；中药制剂还不得检出梭菌（1g、1ml 或 10cm²）
直肠给药 　固体及半固体制剂 　液体制剂	 10^3 10^2	 10^2 10^2	不得检出金黄色葡萄球菌、铜绿假单胞菌（1g 或 1ml）
其他局部给药制剂	10^2	10^2	不得检出金黄色葡萄球菌、铜绿假单胞菌（1g、1ml 或 10cm²）

注：①化学药品制剂和生物制品制剂若含有未经提取的动植物来源的成分及矿物质，还不得检出沙门菌（10g 或 10ml）。

（8）除中药饮片外，非无菌药品的需氧菌总数、霉菌和酵母菌总数按照"非无菌产品微生物限度检查：微生物计数法"检查；非无菌药品的控制菌按照"非无菌产品微生物限度检查：控制菌检查法"检查。各品种正文项下规定的需氧菌总数、霉菌和酵母菌总数标准解释如下：

10^1 cfu：可接受的最大菌数为 20；

10^2 cfu：可接受的最大菌数为 200；

10^3 cfu：可接受的最大菌数为 2000；依此类推。

中药饮片的需氧菌总数、霉菌和酵母菌总数及控制菌检查按照"中药饮片微生物限度检查法"（通则 1108）检查；各品种正文项下规定的需氧菌总数、霉菌和酵母菌总数标准解释如下：

10^1 cfu：可接受的最大菌数为 50；

10^2 cfu：可接受的最大菌数为 500；

10^3 cfu：可接受的最大菌数为 5000；

10^4 cfu：可接受的最大菌数为 50000；依此类推。

（9）本限度标准所列的控制菌对于控制某些药品的微生物质量可能并不全面，因此，对于原料、辅料及某些特定的制剂,根据原辅料及其制剂的特性和用途、制剂的生产工艺等因素,可能还需检查其他具有潜在危害的微生物。

(10)除了本限度标准所列的控制菌外,药品中若检出其他可能具有潜在危害性的微生物,应从以下方面进行评估。①药品的给药途径:给药途径不同,其危害不同;②药品的特性:药品是否促进微生物生长,或者药品是否有足够的抑制微生物生长能力;③药品的使用方法;④用药人群:用药人群不同,如新生儿、婴幼儿及体弱者,风险可能不同;⑤患者使用免疫抑制剂和甾体类固醇激素等药品的情况;⑥存在疾病、伤残和器官损伤,等等。

(11)当进行上述相关因素的风险评估时,评估人员应经过微生物学和微生物数据分析等方面的专业知识培训。评估原辅料微生物质量时,应考虑相应制剂的生产工艺、现有的检测技术及原辅料符合该标准的必要性。

(二)无菌检查法

无菌检查法系用于检查《中国药典》要求无菌的药品、生物制品、医疗器械、原料、辅料及其他品种是否无菌的一种方法。若供试品符合无菌检查法的规定,仅表明了供试品在该检验条件下未发现微生物污染。检查方法依据《中国药典》(2020年版)四部通则1101"无菌检查法"。

1. 无菌检查的试验环境

无菌检查应在无菌条件下进行,试验环境必须达到无菌检查的要求,检验全过程应严格遵守无菌操作,防止微生物污染,防止污染的措施不得影响供试品中微生物的检出。单向流空气区域、工作台面及受控环境应定期按医药工业洁净室(区)悬浮粒子、浮游菌和沉降菌的测试方法的现行国家标准进行洁净度确认。隔离系统应定期按相关的要求进行验证,其内部环境的洁净度须符合无菌检查的要求。日常检验需对试验环境进行监控。无菌检查人员必须具备微生物专业知识,并经过无菌技术的培训。

2. 无菌检查的阳性对照菌

根据供试品特性选择阳性对照菌:无抑菌作用及抗革兰氏阳性菌为主的供试品,以金黄色葡萄球菌为对照菌;抗革兰氏阴性菌为主的供试品以大肠埃希菌为对照菌;抗厌氧菌的供试品,以生孢梭菌为对照菌;抗真菌的供试品,以白色念珠菌为对照菌。试验时,需根据对照菌的特点,选用不同的培养基,如硫乙醇酸盐流体培养基主要用于厌氧菌的培养,也可用于需氧菌的培养;胰酪大豆胨液体培养基适用于真菌和需气菌的培养。

3. 培养基的适用性检查

无菌检查用的硫乙醇酸盐流体培养基和胰酪大豆胨液体培养基等应符合培养基的无菌性检查及灵敏度检查的要求。本检查可在供试品的无菌检查前或与供试品的无菌检查同时进行。

4. 方法适用性试验

当进行产品无菌检查法时,应进行方法适用性试验,以确认所采用的方法适合于该产品的无菌检查。若检验程序或产品发生变化可能影响检验结果时,应重新进行方法适用性试验。方法适用性试验按"供试品的无菌检查"的规定操作,对每一试验菌应逐一进行方法确认。方法适用性试验也可与供试品的无菌检查同时进行。

与对照管比较,若含供试品各容器中的试验菌均生长良好,则说明供试品的该检验量在该检验条件下无抑菌作用或其抑菌作用可以忽略不计,可按照此检查方法和检查条件进行供试品的无菌检查。若含供试品的任一容器中的试验菌生长微弱、缓慢或不生长,则说明供试品的该检验量在该检验条件下有抑菌作用,应采用增加冲洗量、增加培养基的用量、使用中和剂或灭活剂、更换滤膜品种等方法,消除供试品的抑菌作用,并重新进行方法适用性试验。

5. 供试品的无菌检查

无菌检查法包括薄膜过滤法和直接接种法。只要供试品性质允许,应采用薄膜过滤法。供试品无菌检查所采用的检查方法和检验条件应与方法适用性试验确认的方法相同。无菌试验过程中,若需使用表面活性剂、灭活剂、中和剂等试剂,应证明其有效性,且对微生物无毒性。

(1)方法:检查时,需按照《中国药典》规定的供试品的最少检验数量,取样检验。将接种供试品后的培养基容器分别按各培养基规定的温度培养14d;接种生物制品的硫乙醇酸盐流体培养基的容器应分成两等份,一份置于30～35℃培养,一份置于20～25℃培养。培养期间应定期观察并记录是否有菌生长。如在加入供试品后或在培养过程中,培养基出现混浊,培养14d后,不能从外观上判断有无微生物生长,可取该培养液不少于1ml转种至同种新鲜培养基中,将原始培养物和新接种的培养基继续培养不少于4d,观察接种的同种新鲜培养基是否再出现混浊;或取培养液涂片,染色,镜检,判断是否有菌。

(2)阳性对照和阴性对照:阳性对照系根据供试品特性选择阳性对照菌同法操作,阳性对照管培养不超过5d,应生长良好。阴性对照系取相应溶剂和稀释液、冲洗液同法操作,阴性对照管不得有菌生长。

6. 结果判断

阳性对照管应生长良好,阴性对照管不得有菌生长。若供试品管均澄清,或虽显混浊但经确证无菌生长,判供试品符合规定;若供试品管中任何一管显混浊并确证有菌生长,判供试品不符合规定。

只有符合下列至少一个条件时方可认为试验无效。

(1)无菌检查试验所用的设备及环境的微生物监控结果不符合无菌检查法的要求。

(2)回顾无菌试验过程,发现有可能引起微生物污染的因素。

(3)在阴性对照中观察到微生物生长。

(4)供试品管中生长的微生物经鉴定后,确证是因无菌试验中所使用的物品和(或)无菌操作技术不当引起的。

试验若经评估确认无效后,应重试。重试时,重新取同量供试品,依法检查,若无菌生长,判供试品符合规定;若有菌生长,判供试品不符合规定。

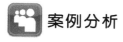 **案例分析**

真菌性脑膜炎事件

【实例】 2012年底,美国国家疾病控制和预防中心公布了一起严重的药源性真菌性脑膜炎事件。该事件波及美国19个州,共有490人染病,造成34人死亡。

【分析】 真菌性脑膜炎是由致病菌侵入中枢神经系统后引起的脑膜炎症,如不及时救治可致患者死亡或永久性脑损伤。然而,该事件的致病菌不具有传染性,患病患者都因为背痛而接受过注射治疗,美国食品药物监督管理局(FDA)经过调查确认,导致该事件的罪魁祸首是来自马萨诸塞州弗雷明汉的新英格兰化合制剂中心生产的一种类固醇注射剂,经检验发现,该药品被嘴突脐孢种真菌污染。

第四节　附加剂对制剂分析的影响

药物必须以特定的制剂形式供临床使用,以发挥其治疗、诊断、预防疾病的作用。在制成制剂的过程中,除主药外,制剂中还需加入各种附加剂,如稀释剂、赋形剂、黏合剂、稳定剂、抗氧剂等。附加剂的存在,通常会干扰药物的鉴别和含量测定方法,因此药物制剂的质量分析方法在制订环节,需要充分考虑附加剂对制剂分析的影响。本节主要讨论片剂、注射剂中常见的各种附加剂对其质量分析方法的影响。

一、片剂中常见附加剂的干扰及其排除

片剂中常见的附加成分有稀释剂、黏合剂、润滑剂、崩解剂等,多为淀粉、糖粉、碳酸钙、硫酸钙以及少量的硬脂酸镁、滑石粉等。这些辅料的存在,会对主药的含量测定产生干扰。在对片剂进行含量分析方法设计时,应结合附加剂的干扰、各种分析方法的专属性及灵敏度进行综合考虑。

(一)糖类

片剂中含有的淀粉、糊精、蔗糖、乳糖等附加剂,经水解后均生成葡萄糖,被统称为糖类附加剂。由于葡萄糖为醛糖,具有还原性,在适宜的条件下,可被氧化成葡萄糖酸。如果药物选用氧化还原滴定法中的高锰酸钾法、溴酸钾法测定含量,其制剂中的糖类物质将会消耗一定量的滴定液而使测定结果偏高。

由于葡萄糖的还原性较弱,通常不会与氧化性较弱的滴定液,如碘滴定液反应,因此对于采用高锰酸钾法、溴酸钾法测定含量的原料药,在制成片剂后采用硫酸铈法、亚硝酸钠法、碘量法测定含量,即可排除此类干扰。也可以根据药物的其他物理学性质,换用其他仪器分析的方法测定含量。

【实例】《中国药典》(2020年版)二部,硫酸亚铁原料采用高锰酸钾滴定法测定含量,硫酸亚铁片改用硫酸铈法测定含量。双嘧达莫原料采用溴酸钾滴定法测定含量,双嘧达莫片采用高效液相色谱法测定含量。双嘧达莫缓释胶囊采用紫外-可见分光光度法测定含量。

(二)硬脂酸镁

硬脂酸镁的干扰作用可分为2个方面:一方面是Mg^{2+}在碱性溶液中将干扰配位滴定法,使结果偏高;另一方面是硬脂酸根离子具有弱碱性,可消耗高氯酸滴定液,而使非水酸碱滴定法的测定结果偏高。

1. 排除硬脂酸镁对配位滴定干扰的方法

可通过提取分离、调节溶剂pH值等方法来排除硬脂酸镁对配位滴定的干扰。

【实例】《中国药典》(2020年版)二部,磷酸氢钙原料采用乙二胺四醋酸二钠滴定法测定含量;磷酸氢钙片则需要预先用稀盐酸处理供试品,使磷酸氢钙溶解后,过滤去除附加剂,取滤液中和后再采用该法测定含量。

2. 排除硬脂酸根对非水溶液滴定法干扰的方法

可采用提取分离法或更改含量测定方法,来排除硬脂酸根对非水溶液滴定法的干扰。

【实例】《中国药典》(2020年版)二部,硫酸奎宁原料采用高氯酸滴定法测定含量,硫酸奎宁片(规格:0.3g),则先通过氢氧化钠试液碱化后,用三氯甲烷萃取硫酸奎宁后,再采用高氯酸滴定法测定含量。六甲蜜胺原料采用高氯酸滴定法测定含量,六甲蜜胺片(规格:100mg)则改用高效液相色谱法测定含量。

（三）滑石粉等

滑石粉、碳酸钙、硫酸镁等附加剂，在水中不易溶解，会使供试品溶液混浊，当采用可见－紫外分光光度法、比旋法及高效液相色谱法测定片剂的主药含量时会发生干扰，一般采用滤除法和提取分离法，将附加剂与药物溶液分离后，再行测定。

【实例】《中国药典》（2020 年版）二部，异烟肼片的供试品溶液需经过滤后，再采用高效液相色谱法测定含量。盐酸氯丙嗪片的供试品溶液需经过滤后，再采用紫外-可见分光光度法测定含量。

二、注射剂中常见附加剂和溶剂的干扰和排除

注射剂分为注射液、注射用无菌粉末与注射用浓溶液等。注射剂在制备过程中常加入溶剂和附加剂。溶剂主要包括注射用水、注射用油以及其他注射用溶剂。附加剂主要有渗透压调节剂、pH 调节剂、抗氧剂、抑菌剂等。在测定注射剂含量时，这些附加剂和溶剂若不产生干扰，则可采用原料药物的含量测定方法；若产生干扰，则需通过适当办法排除干扰后才能测定含量。

（一）抗氧剂

注射剂中常用的抗氧剂有亚硫酸钠、亚硫酸氢钠、焦亚硫酸钠、硫代硫酸钠及维生素 C 等。

1. 消除含硫的抗氧剂干扰的方法

含硫的抗氧剂具有还原性，会对采用氧化还原滴定法（如碘量法、硫酸铈法、亚硝酸钠滴定法等）测定含量的注射剂产生干扰，使测定结果偏高。常用的消除干扰的方法如下。

（1）加入掩蔽剂法：常用的掩蔽剂是丙酮。注射剂如用亚硫酸钠、亚硫酸氢钠、焦亚硫酸钠作为抗氧剂，可加入丙酮消除干扰。

【实例】《中国药典》（2020 年版）二部，维生素 C 注射液的含量测定，需先加入丙酮 2ml 放置 5min 后，再继续操作。

（2）加酸分解法：利用抗氧剂亚硫酸钠、亚硫酸氢钠及焦亚硫酸钠可被强酸分解，产生二氧化硫气体，经加热可全部逸出的性质，亦可消除对含量测定的干扰。

【实例】《中国药典》（2020 年版）二部，磺胺嘧啶钠注射液的含量测定采用亚硝酸钠滴定法，但其中添加了亚硫酸氢钠抗氧剂，可消耗亚硝酸钠滴定液，在滴定前加入一定量的盐酸（这也是亚硝酸钠滴定法所要求的条件），使抗氧剂亚硫酸氢钠分解，从而排除干扰。

2. 消除抗氧剂维生素 C 干扰的方法

利用主药和抗氧剂紫外吸收光谱的差异性，消除抗氧剂维生素 C 的干扰。

维生素 C 在 243nm 具有特征紫外吸收，会干扰吩噻嗪类药物的含量测定。如盐酸氯丙嗪，其在 254nm 和 306nm 波长处有吸收峰，且 254nm 为最大吸收峰。

【实例】《中国药典》（2000 年版）选择 306nm 波长测定盐酸氯丙嗪注射液的含量。后因该制剂不再使用维生素 C 作为抗氧剂，故自《中国药典》（2005 年版）开始，该制剂采用 254nm 波长测定盐酸氯丙嗪注射液的含量。

（二）溶剂水

注射用水是常用的注射液溶剂，溶剂水的存在将会严重地干扰非水溶液滴定法。《中国药典》中，那些采用非水溶液滴定法测定含量的原料药物，其注射剂大多改用其他方法测定含量。

【实例】《中国药典》（2020 年版）吡罗昔康原料采用高氯酸滴定法，吡罗昔康注射液（规格：2ml：20mg）则采用高效液相色谱法测定含量。

（三）溶剂油

脂溶性药物的注射剂常以注射用油为溶剂,溶剂油通常会对以水为溶剂的注射剂的含量测定方法产生干扰。排除干扰的方法有以下 2 种。

(1)有机溶剂稀释法:有些注射剂药物含量较高,测定含量时取样量较少,可用有机溶剂稀释供试品后直接测定,此时溶剂油干扰影响很小。

【实例】《中国药典》(2020 年版)紫杉醇注射液的含量测定,即取 2ml 供试品,置于 100ml 量瓶中,用乙醇稀释至刻度作为供试品溶液,采用高效液相色谱法测定含量。

(2)有机溶剂提取法:可选用适当的有机溶剂将药物提取后进行含量测定,排除溶剂油的干扰。

【实例】《中国药典》(2020 年版)黄体酮注射液的含量测定,用甲醇振摇、提取并离心、分离后,取甲醇提取液用高效液相色谱法测定含量。

【考纲提示】片剂含量测定时附加剂的干扰及排除方法,注射剂中抗氧剂的干扰及排除方法。

第五节　复方制剂的分析

复方制剂指含有两种或两种以上有效成分的药物制剂。复方制剂分析较单方制剂分析,具有干扰多、分析方法复杂的特点。

复方制剂分析的干扰因素,不仅来自于附加成分,也来自于有效成分之间的相互干扰。制订复方制剂的质量分析标准时,除了要考虑每一有效成分的性质外,还应考虑药物之间的相互影响,以及辅料对测定方法的干扰。若各有效成分之间相互有干扰,则需根据它们的理化性质,采取适当的分离处理后再分别进行测定。高效液相色谱法、气相色谱法等,因兼具有分离和定量的功能,是目前复方制剂质量检测中应用最广泛的方法。

《中国药典》(2020 年版)二部收载有 51 个品种的复方制剂(其中复方磺胺甲噁唑包括两个小儿品种),此外还有一些联用制剂,如抗菌药与其增效剂联用的注射用头孢哌酮钠舒巴坦钠;药物的氯化钠或葡萄糖注射液,如甲硝唑氯化钠注射液;抗真菌类药与甾体激素类药物联合制剂,如曲安奈德益康唑乳膏等。

一、复方制剂的药品前处理

复方制剂成分较复杂,为避免各组分对检测的干扰,一般需先对样品进行前处理,然后再进行检测。根据复方制剂各组分对测定的干扰情况,样品处理方法区别较大。

（一）不经分离直接测定制剂中各主要成分的含量

对于注射液、注射用无菌粉末、滴眼液等剂型的复方制剂,通常只需将供试品用合适的溶剂稀释后即可做相应检测;而片剂、胶囊剂等固体制剂因含有不溶性的附加剂,需预先用适宜的溶剂溶解后,过滤,取续滤液做相应的检测。

【实例】复方门冬维甘滴眼液中门冬氨酸的含量测定:精密量取本品 2ml,置于 10ml 量瓶中,用水稀释至刻度,摇匀,作为供试品溶液,精密量取 20μl 注入液相色谱仪,记录色谱图。

（二）药物进行提取、转变后再进行测定

利用适当的分离、转化技术,将药物进行提取、转变后再进行测定。

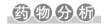

1. 将药物提取分离后做相应测定

对于栓剂、乳膏和软膏剂，因其制剂中含有脂溶性的基质，所以需用适当的办法，将药物提取出来后再进行相应的检测。

【实例】《中国药典》(2020 年版)二部，复方克霉唑乳膏中克霉唑的含量测定：取本品 5 支内容物混匀，精密称取适量(约相当于克霉唑 2mg)，置于 50ml 量瓶中，加甲醇 28ml，置于 50℃水浴中加热 5min，时时振摇，取出后强烈振摇 5min，加水 12ml，摇匀，放冷，用甲醇-水(7:3)稀释至刻度，摇匀，置于冰浴中冷却 2h，滤膜过滤，取放置至室温的续滤液作为供试品溶液，精密量取 10μl，注入液相色谱仪，记录色谱图。

2. 将药物萃取分离后做相应测定

对于复方甘草片、复方甘草口服液等药品中吗啡的含量测定时，需先将供试品溶液通过固相萃取柱的萃取，将药物中的吗啡分离出来后再做含量测定。

【实例】《中国药典》(2020 年版)二部，复方甘草口服溶液中吗啡的含量测定：取本品适量，超声 10min，取出，摇匀；精密量取 0.5ml，置于预先处理好的固相萃取柱上，滴加氨试液适量使柱内溶液的 pH 值约为 9，摇匀，待溶剂滴尽后，用水 20ml 冲洗，用 5% 醋酸溶液洗脱，用 5ml 量瓶收集洗脱液至刻度，摇匀，精密量取 20μl 注入液相色谱仪，记录色谱图。

3. 将药物转变成无机盐做相应检测

【实例】《中国药典》(2020 年版)二部，复方铝酸铋胶囊中铋的含量测定：取装量差异项下的内容物，混合均匀，精密称取适量(约相当于铝酸铋 0.3g)，置于 50ml 坩埚中，缓缓炽灼至完全炭化，放冷，加硝酸 3ml，低温加热至硝酸气除尽后，炽灼使完全灰化，放冷，加硝酸溶液(3→10)20ml，将残渣转移至 500ml 锥形瓶中，瓶口置小漏斗微火回流至残渣溶解(溶液微显混浊)，放冷后加水 200ml，加二甲酚橙指示液 5 滴，用乙二胺四醋酸二钠滴定液(0.05mol/L)滴定至溶液由橘红色转变为柠檬黄色。

二、复方制剂的检测

(一)鉴别

在鉴别复方制剂中的多种有效成分时，必须综合考虑各成分的理化性质，采取能避免干扰、专属性强，灵敏度高的鉴别方法。

1. 利用复方制剂中各有效成分的典型化学性质，进行鉴别

复方制剂经适当处理后，根据其主药成分的特征反应所具有的显色、沉淀(混浊)、荧光等现象，分别对各组分进行鉴别。

【实例】《中国药典》(2020 年版)二部，复方铝酸铋胶囊中的铝酸铋鉴别：①取残渣少许，加稀硝酸 5ml，使溶解，过滤，于滤液中滴加碘化钾试液，即生成棕红色沉淀，再滴加过量碘化钾试液，沉淀即溶解。②取残渣少许，加稀盐酸 5ml，使其溶解，过滤，滤液中滴加氨试液，至生成白色沉淀，再加茜素磺酸钠指示液数滴，沉淀即显樱红色。

2. 利用色谱法(高效液相色谱法、气相色谱法、薄层色谱法)的分离和分析特点进行鉴别

色谱法是目前复方制剂分析中应用最多的鉴别方法。选择适宜的色谱条件可实现多组分的分离，然后再利用比移值、保留时间等特征对不同组分进行鉴别。

【实例】《中国药典》(2020 年版)二部，复方利血平氨苯蝶啶片的鉴别方法规定：在含量测定项下记录的色谱图中，供试品溶液氢氯噻嗪、氨苯蝶啶主峰的保留时间应分别与其对照品溶液主峰的保留时间一致。

（二）含量测定

复方制剂的含量测定方法,应根据各成分的物理化学性质的差异,选用彼此互不干扰的方法分别测定含量。目前,高效液相色谱法因为分离效能高、专属性强、灵敏度高,成为最主要的含量检测方法。此外,还可采用气相色谱法、紫外-可见分光光度法、原子吸收法、配位滴定法等方法。

《中国药典》(2020年版)二部收载的复方制剂,大多采用高效液相色谱法测定主要成分的含量。当复方制剂中各有效成分的色谱条件相差较大时,可采用不同的色谱条件来分别测定含量,如复方地芬诺酯片中的盐酸地芬诺酯和硫酸阿托品的含量测定。如果试验设计科学,有时甚至可在同一色谱条件下同时测定多种有效成分的含量,如复方利血平片采用同一种高效液相色谱法条件,可同时测定制剂中利血平、氢氯噻嗪、盐酸异丙嗪3种有效成分的含量。

如果复方制剂中各有效成分具有不同的理化性质,也可采用不同的方法测定含量。例如,复方克霉唑乳膏的含量测定,就利用高效液相色谱法测定克霉唑含量,利用紫外-可见分光光度法测定尿素的含量。又如,复方乳酸钠葡萄糖注射液的含量测定,采用原子吸收法测定氯化钠、氯化钾和氯化钙含量,利用阳离子交换树脂法置换乳酸后用酸碱滴定法测乳酸钠含量,利用旋光法测定无水葡萄糖含量。再如,复方铝酸铋片的含量测定,则是利用不同金属离子与EDTA络合时的滴定条件不同,来控制不同的配位滴定条件,从而分别测定各有效成分铋、铝、氧化镁的含量。

知识点思维导图

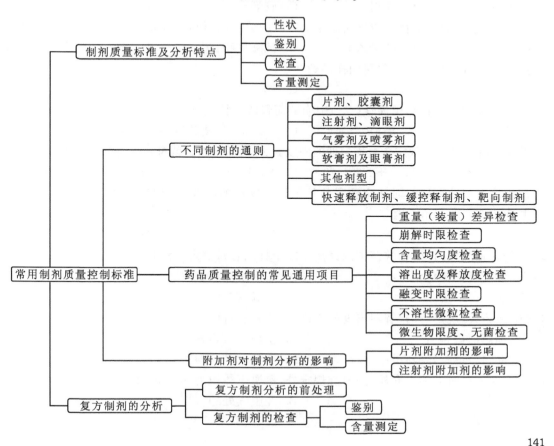

📝 目标检测

一、选择题

【A 型题】(最佳选择题,每题的备选答案中只有一个最佳答案)

1. 制剂通则收载在《中国药典》(2020 年版)第（　　　）部
   A. 一　　　　　　　B. 二　　　　　　　C. 三　　　　　　　D. 四

2. 咀嚼片可不进行（　　　）检验
   A. 崩解时限　　　　B. 重量差异　　　　C. 含量　　　　　　D. 微生物限度

3. 片剂外观应完整光洁,色泽均匀,有适宜的硬度和耐磨性,因此除另有规定外,非包衣片应做（　　　）检查
   A. 溶出度　　　　　B. 片剂脆碎度　　　C. 重量差异　　　　D. 微生物限度

4. 凡规定检查（　　　）的片剂,一般不再进行重量差异检查
   A. 含量均匀度　　　B. 崩解时限　　　　C. 溶出度　　　　　D. 释放度

5. 需做渗透压摩尔浓度检查的制剂是（　　　）
   A. 片剂　　　　　　B. 注射剂　　　　　C. 胶囊剂　　　　　D. 气雾剂

6. 可见异物检查是（　　　）的检查项目
   A. 片剂　　　　　　B. 注射剂　　　　　C. 胶囊　　　　　　D. 软膏剂

7. 混悬型滴眼剂的沉降物不应结块或聚集,经振摇应易分散,并应检查（　　　）
   A. 粒度　　　　　　B. 装量差异　　　　C. 沉降体积比　　　D. 微生物限度

8. 进行崩解时限检查时,需取用的样品数为（　　　）
   A. 5　　　　　　　　B. 6　　　　　　　　C. 10　　　　　　　D. 20

9. 肠溶胶囊不溶于胃液,但能在（　　　）中崩解而释放活性成分
   A. 水　　　　　　　B. 肠液　　　　　　C. 0.1mol/L 盐酸溶液　D. 缓冲液

10. 若某品种正文项下规定含量均匀度的限度为±20％,则初试就符合规定的关系式是（　　　）
    A. A+2.2S≤20.0　B. A+2.2S≥20.0　C. A+S>20.0　　D. A+2.2S>15.0

11. 溶出度与释放度取样时间应按照品种各论中规定的取样时间取样,自 6 杯中完成取样的时间应在（　　　）min 内
    A. 1　　　　　　　　B. 2　　　　　　　　C. 1.5　　　　　　D. 3

12. 片剂含量测定时,硬脂酸镁中的镁离子能干扰的含量测定方法是（　　　）
    A. 氧化还原滴定法　　　　　　　　B. 非水溶液滴定法
    C. 配位滴定法　　　　　　　　　　D. 酸碱滴定法

13. 《中国药典》规定,凡检查溶出度的制剂,可不再进行（　　　）
    A. 崩解时限检查　　　　　　　　　B. 主药含量检查
    C. 重(装)量差异检查　　　　　　　D. 含量均匀度检查

14. 溶出度测定时的溶出介质,除另有规定外,室温下体积为 900ml,并应（　　　）
    A. 新鲜配制　　　　　　　　　　　B. 经脱气处理
    C. 有一定的酸度　　　　　　　　　D. A 和 B

15. 缓控释制剂、肠溶制剂及透皮贴剂等制剂应进行(　　)检查

    A. 溶出度　　　　　B. 释放度　　　　　　C. 含量均匀度　　　　　　D. 崩解时限

【B型题】(配伍选择题,备选答案在前,试题在后。每题只有一个正确答案,每个备选答案可重复使用,也可不选用)

[1～4题]

    A. 融变时限　　　　　　　　　　B. 发泡量　　　　　　　　　C. 分散均匀度

    D. 释放度　　　　　　　　　　　E. 渗透压摩尔浓度

1. 分散片需做(　　)检查

2. 阴道片需做(　　)检查

3. 阴道泡腾片需做(　　)检查

4. 缓释片必须做(　　)检查

[5～8题]

    A. 5　　　　　B. 15　　　C. 30　　　　D. 60　　　E. 120

5. 普通片剂的崩解时限是(　　)min

6. 薄膜衣片的崩解时限是(　　)min

7. 糖衣片的崩解时限是(　　)min

8. 舌下片的崩解时限是(　　)min

[9～11题]

    A. 氧化还原滴定法　　B. 甲醛　　　C. 配位滴定法　　　D. 丙酮　　E. 非水溶液滴定法

9. 糖类可干扰的含量测定方法是(　　)

10. 片剂含量测定时,硬脂酸镁中的硬脂酸根能干扰的含量测定方法是(　　)

11. 为消除亚硫酸氢钠的干扰,《中国药典》采用碘量法测定维生素C的含量,可加入(　　)作为掩蔽剂

【X型题】(多选题,每题有2个及2个以上的正确答案)

1. 需做释放度检查的片剂有(　　)

    A. 缓释片　　　　B. 控释片　　　C. 肠溶片　　　　D. 含片　　　　　E. 分散片

2. 胶囊剂需进行的常规检查项目有(　　)

    A. 装量　　　　　B. 装量差异　　C. 水分　　　　D. 崩解时限　　　E. 微生物限度

3. 片剂进行下述(　　)检查后,可不再进行崩解时限检查

    A. 溶出度　　　　B. 释放度　　　C. 含量均匀度　　D. 融变时限　　　E. 重量差异

4. 注射剂的常规检查项目有(　　)

    A. 装量差异　　　B. 无菌　　　　C. 可见异物　　　D. 不溶性微粒　　E. 渗透压摩尔浓度

5.《中国药典》(2020年版)四部通则规定,溶出度与释放度的检测方法有(　　)

    A. 桨法　　　　　B. 篮法　　　　C. 小杯法　　　D. 桨碟法　　　　E. 转筒法

二、问答题

1. 片剂的常规检查项目有哪些?

2. 注射剂的常规检测项目有哪些?

3. 简述片剂中常见附加成分对测定的干扰及排除办法。

4. 简述注射剂常见附加成分对测定的干扰及排除办法。

(朱丽波)

第八章　典型药物分析

第一节　巴比妥类药物的分析

 学习目标

【掌握】巴比妥类药物基本结构、性质及鉴别试验。

【熟悉】常见巴比妥类药物的结构特征及典型性质;苯巴比妥含量测定方法;司可巴比妥、硫喷妥钠鉴别试验及含量测定方法。

【了解】巴比妥类药物的杂质检查。

巴比妥类药物是临床常用的镇静催眠药及麻醉辅助药,属于一类精神药品。《中国药典》收载有苯巴比妥及其钠盐、司可巴比妥钠、异戊巴比妥及其钠盐、注射用硫喷妥钠等原料药及其制剂。

一、常见药物的结构-性质-分析方法分析

(一)基本结构

巴比妥类药物具有环状酰脲的基本结构,多为巴比妥酸 $5,5'$ 位双取代的衍生物,少数为 $1,5,5'$ 位三取代的衍生物。

结构通式为

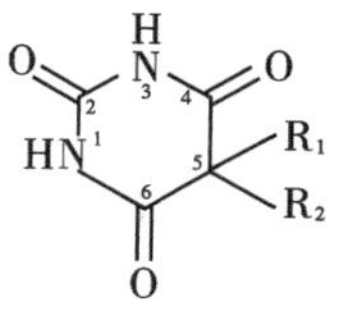

巴比妥类药物基本结构可分为 2 部分,一部分为环状丙二酰脲母核,另一部分为形成不同的巴比妥类药物的取代基,即 R_1 和 R_2。

(二)常见药物的结构特征

《中国药典》(2020 年版)收载有苯巴比妥、苯比妥钠、异戊巴比妥、异戊巴比妥钠、司可巴比妥钠和注射用硫喷妥钠等原料药及制剂。除硫喷妥钠为 C_2 位硫取代的硫代巴比妥酸衍生物外,均

> **课堂活动**
>
> 如何科学利用巴比妥类药物的结构,区分巴比妥类药物和其他类型的镇静催眠药,鉴别出不同的巴比妥类药物?

为 C_5 位双取代的巴比妥酸衍生物。常见巴比妥类药物结构见表 8-1。

表 8-1　常见巴比妥类药物的化学结构及结构特征

通用名称	化学结构	R₁	R₂	其他
苯巴比妥 (phenobarbital)	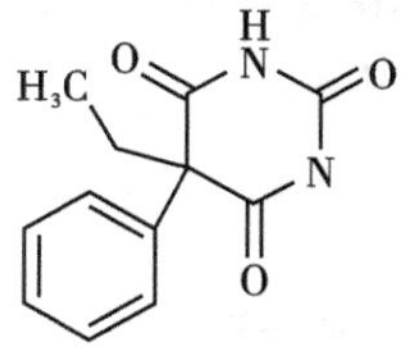	乙基	苯基	
苯巴比妥钠 (phenobarbital sodium)	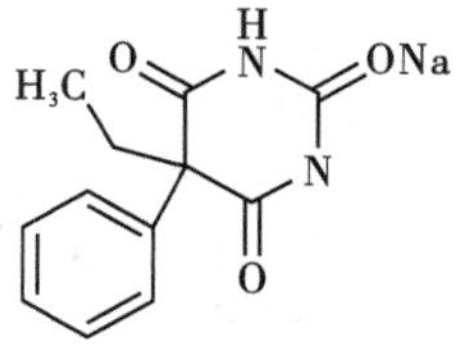	乙基	苯基	C₂、O 取代物钠盐
异戊巴比妥钠 (amobarbital sodium)	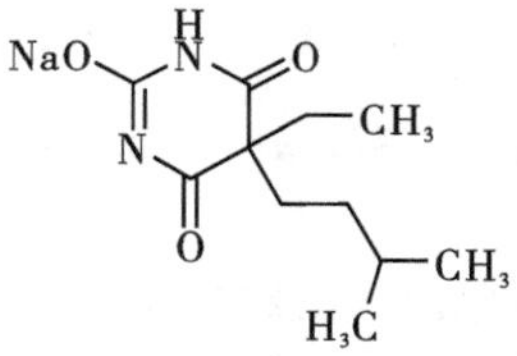	乙基	3-甲基丁基	
司可巴比妥钠 (secobarbital sodium)	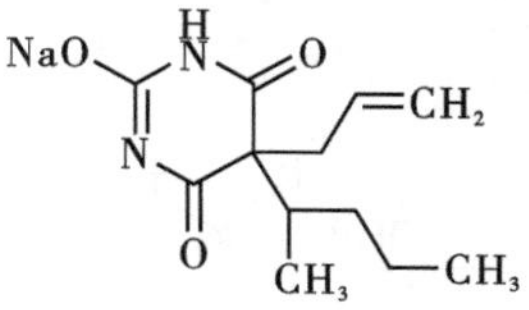	丙烯基	1-甲基丁基	C₂、O 取代物钠盐
硫喷妥钠 (thiopental sodium)	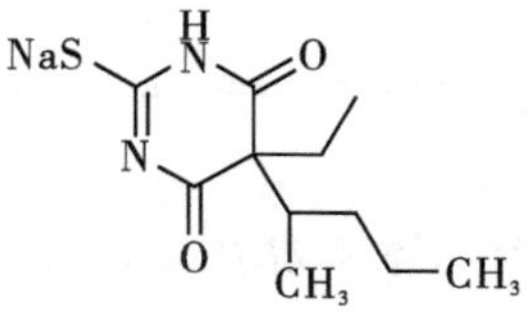	乙基	1-甲基丁基	C₂、S 取代物钠盐

从上述药物结构可知,巴比妥类药物的母核可决定此类药物共同的理化性质;而不同的取代基则影响不同药物所具有的特殊理化性质。

（三）主要理化性质

1. 共性

（1）性状:巴比妥类药物为白色结晶或结晶性粉末,具有相应的熔点。原药微溶或极微溶于水,易溶于乙醇和有机溶剂;钠盐极易溶于水,在乙醇中溶解,在三氯甲烷或乙醚中不溶或几乎不溶。

【实例】异戊巴比妥钠的鉴别:取本品约 0.5g,加水 10ml 溶解后,加盐酸 0.5ml,即析出异戊巴比妥的白色沉淀,过滤,沉淀用水洗净,在 105℃ 干燥后,依法测定(通则 0612 第一法),熔点为 157~160℃。

(2)弱酸性:环状丙二酰脲母核的 1,3 -二酰亚胺基团,其酰亚胺基上的氢由于邻位羰基的影响,通过质子迁移发生酮式和烯醇式互变异构,其水溶液具有弱酸性,可在氢氧化钠或碳酸钠溶液中溶解并生成钠盐。在水溶液中可以发生二级电离。

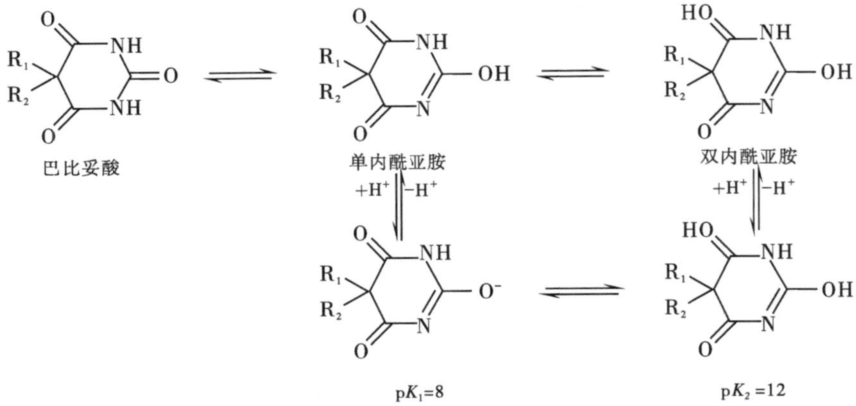

巴比妥酸　　　　　　单内酰亚胺　　　　　　双内酰亚胺

$pK_1=8$　　　　　　　$pK_2=12$

课堂活动

苯巴比妥钠注射液露置在空气中一段时间后变混浊了,为什么?

(3)水解性:丙二酰脲结构具有酰胺键,在碱性条件下加热,可发生水解,产生氨气。

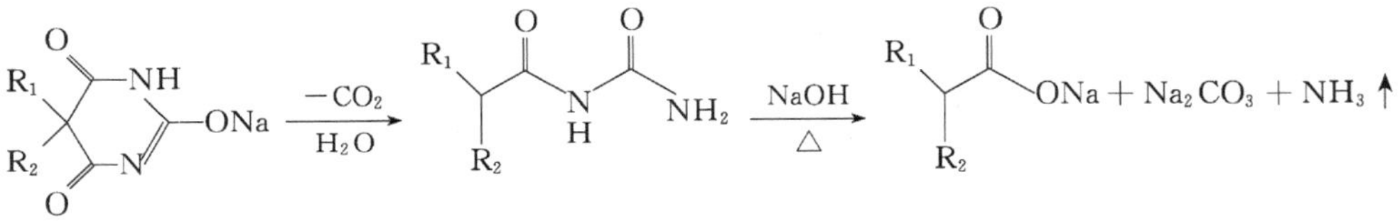

课堂活动

如何知道丙二酰脲发生了水解反应? 如何知道水解产物是氨气?

(4)丙二酰脲类鉴别反应:环状丙二酰脲母核的 1,3 -二酰亚胺基团,在适宜的 pH 条件下,可与 Ag^+、Cu^{2+}、Co^{2+}、Hg^{2+} 等重金属离子反应,生成有色沉淀。该性质属于巴比妥类药物的专属性鉴别反应,收载于《中国药典》(2020 版)四部通则 0301 一般鉴别试验,称为丙二酰脲类的鉴别反应。

(5)紫外吸收特性:巴比妥类钠盐药物,可电离产生共轭体系,碱性越强,紫外吸收越明显。硫喷妥钠的紫外吸收比较特殊,在酸性和碱性条件下,均有显著的紫外吸收。酸性条件下,具有 287nm 和 238nm 2 个吸收峰;pH 值为 10 时,吸收峰红移至 304nm 和 255nm;pH 值为 13 时,只有 304nm 的吸收峰。

(6)钠盐反应:巴比妥类钠盐溶液,具有钠离子,可发生钠盐的鉴别反应,该反应属于专属鉴别试液,收载于《中国药典》四部通则0301一般鉴别试验,该反应包括焰色反应和与焦锑酸钾试液生成白色焦锑酸钠的反应。

【实例】《中国药典》(2020年版)异戊巴比妥钠的鉴别

方法:取本品约1g,炽灼后,显钠盐的鉴别反应(通则0301)。

2. 取代基的特殊理化性质

(1)苯环:具有苯基取代的巴比妥类药物,可发生苯环的取代或缩合反应。

(2)不饱和烃:丙烯基是司可巴比妥钠的取代基,可与溴水、碘液或高锰酸钾反应,发生加成反应或氧化还原反应,使试液褪色。

【实例】司可巴比妥钠的鉴别:取本品0.1g,加水10ml溶解后,加碘试液2ml,所显棕黄色在5min内消失。

(3)硫原子:硫代巴比妥类药物在氢氧化钠溶液中可与醋酸铅试液反应生成白色的铅盐沉淀;继续加热后,硫原子解离为无机硫离子,与铅盐生成黑色的硫化铅沉淀。

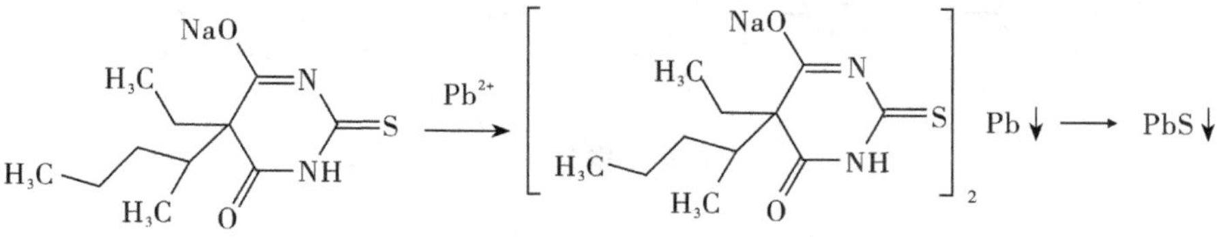

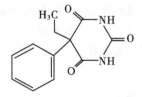

【实例】《中国药典》(2020年版)注射用硫喷妥钠的鉴别

方法:取本品约0.2g,加氢氧化钠试液5ml与醋酸铅试液2ml,生成白色沉淀;加热后,沉淀变为黑色。

> **课堂活动**
>
> 已知有3种药物,分别是苯巴比妥、司可巴比妥钠、硫喷妥钠,如何利用化学反应将3种药物区别开?

二、苯巴比妥的质量分析

此部分以苯巴比妥为代表解析巴比妥类药物质量分析方法。

苯巴比妥(phenobarbital)

苯巴比妥为白色有光泽的结晶性粉末;无臭;饱和水溶液显酸性反应。在乙醇或乙醚中溶解,在三氯甲烷中略溶,在水中极微溶解;在氢氧化钠或碳酸钠溶液中溶解。

> **课堂活动**
>
> 请根据苯巴比妥的性质,给出适宜的鉴别试验方法。

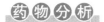

(一)鉴别试验

苯巴比妥具有丙二酰脲母核,取代基为苯环,可发生丙二酰脲反应和苯环取代基反应,巴比妥钠还可发生钠离子反应。

1.丙二酰脲类的鉴别反应

在《中国药典》(2020年版)苯巴比妥正文【鉴别】项下,鉴别方法(4)"本品显丙二酰脲类的鉴别反应(通则0301)"。该反应包括银盐反应和铜盐反应2类反应。

(1)银盐反应:实例如下。

【实例】取供试品约0.1g,加碳酸钠试液1ml与水10ml,振摇2min,过滤;滤液中逐滴加入硝酸银试液,即生成白色沉淀,振摇,沉淀即溶解;继续滴加过量的硝酸银试液,沉淀不再溶解。

反应原理:苯巴比妥可溶于碳酸钠溶液,与硝酸银试液反应,先生成可溶性的一银盐,加入过量的硝酸银试液后即生成难溶性的二银盐白色沉淀。

(可溶)一银盐　　　　(白色沉淀)二银盐

【考纲提示】掌握苯巴比妥的鉴别——丙二酰脲反应。

(2)铜盐反应:实例如下。

【实例】苯巴比妥:取供试品约50mg,加吡啶溶液(1→10)5ml,溶解后,加铜-吡啶试液(硫酸铜4g,水90ml溶解后,加吡啶30ml,即得)1ml,即显紫色或生成紫色沉淀。

反应原理:巴比妥类药物在吡啶溶液中生成烯醇式异构体,可与铜-吡啶试液反应,普通巴比妥类药物生成稳定的紫堇色或紫色配位化合物。

📖 知识拓展

硫代巴比妥类药物的铜-吡啶反应生成绿色配合物

【实例】注射用硫喷妥钠:取本品约0.2g,加吡啶溶液(1→10)10ml使硫喷妥钠溶解,加铜-吡啶试液1ml,振摇,放置1min,即生成绿色沉淀。

2. 苯环的鉴别反应

苯巴比妥 C_5 位具有苯基取代，《中国药典》(2020 年版)利用苯环的亚硝基化和缩合反应，鉴别苯巴比妥及其钠盐。

(1)与硫酸-亚硝酸钠反应：实例如下。

【实例】苯巴比妥的鉴别方法(1)：取本品约 10mg，加硫酸 2 滴与亚硝酸钠约 5mg，混合，即显橙黄色，随即转橙红色。

(2)甲醛-硫酸反应：实例如下。

【实例】苯巴比妥的鉴别方法(2)：取本品约 50mg，置于试管中，加甲醛试液 1ml，加热煮沸，冷却，沿管壁缓缓加硫酸 0.5ml，使成两液层，置于水浴中加热，接界面显玫瑰红色。

3. 光谱法鉴别

苯巴比妥及其钠盐结构中均有芳环及特征官能团，红外光谱具有特征吸收，可用红外光谱法鉴别原料。《中国药典》规定药品的红外光吸收图谱应与对照的图谱(光谱集 227 图)一致。

4. 钠盐反应

在《中国药典》(2020 年版)苯巴比妥钠正文【鉴别】项下，注明"本品显钠盐的鉴别反应(通则 0301)"。

(1)焰色反应：取铂丝，用盐酸湿润后，蘸取供试品溶液，在无色火焰中燃烧，火焰即显鲜黄色；通过绿色玻璃透视，火焰显蓝色。

(2)与焦锑酸钾试液反应：取供试品约 100mg，置于 10ml 试管中，加水 2ml 溶解，加 15% 碳酸钾溶液 2ml，加热至沸，应不得有沉淀生成；加焦锑酸钾试液 4ml，加热至沸；置于冰水中冷却，必要时，用玻璃棒摩擦试管内壁，生有致密的沉淀生成。

(二)检查

巴比妥类药物在生产过程中易于产生多种中间体和副产物，《中国药典》(2020 年版)规定苯巴比妥及其钠盐，需检查酸度、乙醇澄清度、有关物质和中性或碱性物质。

1. 酸度

酸度主要是控制乙基化不完全引入的副产物苯基丙二酰脲。其酸性比苯巴比妥强，能使甲基橙指示剂显红色。

【实例】取本品 0.20g，加水 10ml，煮沸搅拌 1min，放冷，过滤，取滤液 5ml，加甲基橙指示液 1 滴，不得显红色。

2. 乙醇溶液的澄清度

本项检查主要是控制苯巴比妥酸等杂质的量，利用其与苯巴比妥在热乙醇溶液中的溶解度差异进行检查。

【实例】取本品 1.0g，加乙醇 5ml，加热回流 3min，溶液应澄清。

3. 有关物质

有关物质主要指药物中存在的合成的起始物、中间体、副产物以及降解产物等，由于这些杂质和药物结构相似，《中国药典》规定采用高效液相色谱法中的主成分自身对照法，来控制药物中杂质的限量。

苯巴比妥的有关物质检查，采用辛烷基硅烷键合硅胶作为填充剂，以乙腈-水(25:75)为流动相，检测波长为 220nm；进样体积为 $5\mu l$。

【实例】取本品,加流动相溶解并稀释成每1ml中约含1mg的溶液,作为供试品溶液;精密量取供试品溶液1ml,置于200ml量瓶中,用流动相稀释至刻度,摇匀,作为对照溶液。精密量取对照溶液和供试品溶液各5μl,分别注入液相色谱仪,记录色谱图至主成分峰保留时间的3倍。供试品溶液色谱图中如有杂质峰,单个杂质峰面积不得大于对照溶液主峰面积(0.5%),各杂质峰面积的和不得大于对照溶液主峰面积的2倍(1.0%)。

【考纲提示】了解苯巴比妥有关物质检查。

4. 中性或碱性物质

这类杂质主要指中间体的副产物2-苯基丁酰胺、2-苯基丁酰脲或分解产物。利用这些物质不溶于氢氧化钠试液但溶于乙醚;而苯巴比妥具有酸性,溶于氢氧化钠试液的性质差异,采用提取重量法控制杂质限量。

> **课堂活动**
>
> 请根据苯巴比妥的性质,给出适宜的含量测定方法。

【实例】取本品1.0g,置于分液漏斗中,加氢氧化钠试液10ml溶解后,加水5ml与乙醚25ml,振摇1min,分取醚层,用水振摇洗涤3次,每次5ml,取醚液经干燥滤纸过滤,滤液置于105℃恒重的蒸发皿中,蒸干,在105℃干燥1h,遗留残渣不得超过3mg。

(三)含量测定

苯巴比妥的性质中,能够有明确定量关系的性质包括与银盐的络合反应、紫外吸收性质以及高效液相色谱性质。环状丙二酰脲在碱性条件下具有与银离子定量成盐的性质。

1. 苯巴比妥的银量法

《中国药典》(2020年版)采用银量法测定苯巴比妥的含量,采用高效液相色谱法测定巴比妥片剂的含量。

【实例】取本品约0.2g,精密称定,加甲醇40ml使溶解,再加新制的3%无水碳酸钠溶液15ml,按照电位滴定法(通则0701),用硝酸银滴定液(0.1mol/L)滴定。每1ml硝酸银滴定液(0.1mol/L)相当于23.22mg的$C_{12}H_{12}N_2O_3$。

解析:苯巴比妥与银盐的反应,操作简便,且杂质不与银离子反应,专属性强。在被测的供试品完全形成一银盐后,继续滴加硝酸银滴定液,稍过量的银离子与巴比妥类药物形成难溶性的二银盐沉淀,溶液混浊,反应终点到达。为使得终点敏锐,采取新制的甲醇和3%无水碳酸钠碱性溶液为介质,银-玻璃电极系统电位法指示终点。银电极临用前需用硝酸浸洗1～2min,再用水淋洗干净后使用。

《中国药典》(2020年版)中,银量法用于大多数巴比妥类药物及其钠盐的原料的含量测定,如苯巴比妥、苯巴比妥钠、注射用苯巴比妥钠、异戊巴比妥、异戊巴比妥片、异戊巴比妥钠和注射用异戊巴比妥钠的含量。

本法为滴定分析法,其含量测定计算公式为

$$含量(\%) = \frac{V \times T \times F \times 10^{-3}}{m} \times 100\%$$

式中,V为供试品消耗滴定液的体积(ml);

F为滴定液浓度校正因子;

T为滴定度(mg/ml);

m为供试品的取样量(g)。

【考纲提示】掌握苯巴比妥的银量法。

2. 苯巴比妥片的高效液相色谱法

苯巴比妥片的含量测定,采用高效液相色谱法,可有效避免杂质及辅料等的干扰。色谱条件用辛烷基硅烷键合硅胶为填充剂,以乙腈-水(30:70)为流动相,检测波长为220nm;进样体积为10μl。

【实例】测定法:取本品20片,精密称定,研细,精密称取适量(约相当于苯巴比妥30mg),置于50ml量瓶中,加流动相适量,超声处理20min使苯巴比妥溶解,放冷,用流动相稀释至刻度,摇匀,过滤,精密量取续滤液1ml,置于10ml量瓶中,用流动相稀释至刻度,摇匀,精密量取10μl,注入液相色谱仪,记录色谱图。另取苯巴比妥对照品,精密称定,加流动相溶解并定量稀释制成每1ml中约含苯巴比妥60μg的溶液,同法测定。按外标法以峰面积计算,即得。

本法采取外标法,含量测定计算公式为

$$标示量(\%) = \frac{\dfrac{A_X}{A_R} \times C_R \times V \times D \times \overline{m} \times 10^{-3}}{m \times S} \times 100\%$$

式中,A_X 为供试品峰面积;

A_R 为对照品峰面积;

C_R 为对照品溶液的浓度(μg/ml);

V 为供试品溶液的体积(ml);

D 为苯巴比妥片供试品的稀释倍数;

$\overline{m}$ 为20片平均片重(mg);

m 为苯巴比妥片供试品取样量(mg);

S 为苯巴比妥片标示量(mg)。

(四)苯巴比妥原料及制剂的质量分析方法概述

苯巴比妥原料及制剂的质量分析方法概述见表8-2。

表8-2 苯巴比妥原料及制剂的质量分析方法

通用名称	鉴别	检查	含量测定
苯巴比妥	丙二酰脲类鉴别反应 苯环鉴别反应 红外分光光度法	酸度 乙醇溶液的澄清度 有关物质	银量法
苯巴比妥片	丙二酰脲类鉴别反应 苯环鉴别反应	中性或碱性物质 有关物质	高效液相色谱法

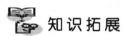 **知识拓展**

其他巴比妥类药物的含量测定方法

(1)司可巴比妥的溴量法:司可巴比妥钠的5位取代基为丙烯基,具有不饱和双键,可以与溴定量发生加成反应,《中国药典》(2020年版)采用溴量法测定原料药及其胶囊的含量。

【实例】司可巴比妥钠的含量测定方法:取本品约0.1g,精密称定,置于250ml碘瓶中,加水10ml,振摇使溶解,精密加溴滴定液(0.05mol/L)25ml,再加盐酸5ml,立即密塞并振摇

1min，在暗处静置15min后，注意微开瓶塞，加碘化钾试液10ml，立即密塞，摇匀后，用硫代硫酸钠滴定液(0.1mol/L)滴定，至近终点时，加淀粉指示液，继续滴定至蓝色消失，并将滴定的结果用空白试验校正。每1ml溴滴定液(0.05mol/L)相当于13.01mg的$C_{12}H_{17}N_2NaO_3$。

（2）硫喷妥钠的紫外-可见分光光度法：硫喷妥钠具有特征紫外吸收，可用于本类药物及其制剂的含量测定，以及固体制剂溶出度和含量均匀度的检查，也可用于体内药物分析。紫外法专属性强、灵敏度高，《中国药典》(2020年版)用本法测定注射用硫喷妥钠的含量，以及异戊巴比妥片和苯巴比妥片的溶出度。

【实例】注射用硫喷妥钠的含量测定：取装量差异项下的内容物，混合均匀，精密称取适量（约相当于硫喷妥钠0.25g），置于500ml量瓶中，加水使硫喷妥钠溶解并稀释至刻度，摇匀，精密量取适量，用0.4%氢氧化钠溶液定量稀释制成每1ml中约含5μg的溶液；另取硫喷妥对照品，精密称定，用0.4%氢氧化钠溶液稀释并定量稀释制成每1ml中约含5μg的溶液。按照紫外-可见分光光度法，在304nm波长处测定吸光度，根据每支平均装量计算。每1mg硫喷妥相当于1.091mg的$C_{11}H_{17}N_2NaO_2S$。

知识点思维导图

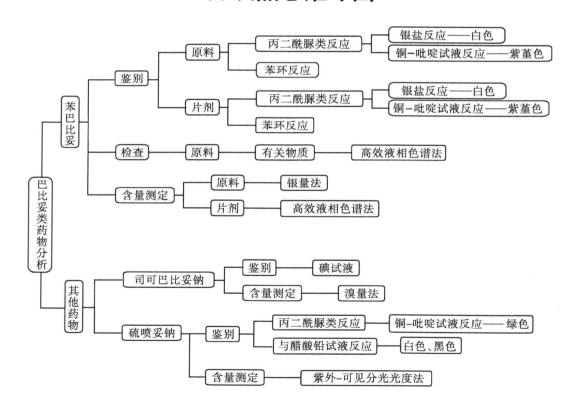

目标检测

选择题

【A型题】(最佳选择题,每题的备选答案中只有一个最佳答案)

1. 巴比妥类药物在吡啶溶液中与铜离子作用,生成的配位化合物的颜色通常为(　　)
   A. 红色　　　　B. 紫堇色　　　　C. 黄色　　　　D. 绿色　　　　E. 橙红色

2. 巴比妥类药物与铜-吡啶试液作用,生成绿色配位化合物的是(　　)
   A. 苯巴比妥　　　　　　B. 异戊巴比妥　　　　　　C. 司可巴比妥
   D. 苯巴比妥钠　　　　　E. 硫喷妥钠

3. 银量法测定巴比妥类药物含量时,《中国药典》采用的指示终点的方法是(　　)
   A. 吸附指示剂法　　　　　　B. 过量硝酸银与巴比妥类药物生成二银盐的白色混浊
   C. 铬酸钾法　　　　　　　　D. 永停法　　　　　　　　　E. 电位滴定法

4. 银量法测定巴比妥类药物时,为使得终点敏锐,需加入的碱性溶剂是(　　)
   A. 碳酸钠溶液　　　　　　　B. 碳酸氢钠溶液　　　　　　C. 新配制的碳酸钠溶液
   D. 新配制的碳酸氢钠溶液　　E. 新配制的3%无水碳酸钠溶液

5. 巴比妥类药物的专属性鉴别试验称为(　　)
   A. 苯甲酸盐鉴别反应　　　　B. 丙二酰脲类鉴别反应　　　　C. 钠盐的鉴别反应
   D. 托烷生物碱类鉴别反应　　E. 芳香第一胺类鉴别反应

6. 银量法测定苯巴比妥含量时,药物与硝酸银反应的定量关系是(　　)
   A. 1:1　　　　B. 1:2　　　　C. 1:3　　　　D. 2:1　　　　E. 3:1

7. 用溴量法测定含量的巴比妥类药物是(　　)
   A. 苯巴比妥　　　　　　B. 苯巴比妥片　　　　　　C. 司可巴比妥钠
   D. 异戊巴比妥　　　　　E. 注射用硫喷妥钠

8. 能够采用碘试液褪色方法鉴别的药物是(　　)
   A. 苯巴比妥钠　　　　　B. 司可巴比妥钠　　　　　C. 异戊巴比妥钠
   D. 硫喷妥钠　　　　　　E. 苯巴比妥

9. 《中国药典》(2020年版)苯巴比妥片含量测定的方法是(　　)
   A. 银量法　　　　　　　B. 溴量法　　　　　　　C. 紫外-可见分光光度法
   D. 高效液相色谱法　　　E. 酸碱滴定法

10. 某药物加氢氧化钠试液5ml与醋酸铅试液2ml,生成白色沉淀;加热后,沉淀变为黑色。该药物是(　　)
    A. 苯巴比妥　　　　　　B. 苯巴比妥片　　　　　　C. 司可巴比妥钠
    D. 异戊巴比妥　　　　　E. 注射用硫喷妥钠

11. 某药物加硫酸2滴与亚硝酸钠约5mg,混合,即显橙黄色,随即转橙红色。该药物是(　　)
    A. 苯巴比妥　　　　　　B. 异戊巴比妥钠　　　　　C. 司可巴比妥钠
    D. 异戊巴比妥　　　　　E. 注射用硫喷妥钠

(杨　红　李德成)

第二节 芳酸及其酯类药物的分析

学习目标

【掌握】芳酸及其酯类药物基本结构、性质及鉴别试验。

【熟悉】常见芳酸及其酯类药物的结构特征及典型性质;阿司匹林含量测定方法;布洛芬鉴别试验及含量测定方法。

【了解】芳酸及其酯类药物的杂质检查。

芳酸及其酯类药物在临床中使用广泛,如许多的非甾体抗炎药、消毒防腐药等。《中国药典》收载有苯甲酸、丙磺舒、甲芬那酸、水杨酸、阿司匹林、布洛芬等原料药及其制剂。

一、常见药物的结构-性质-分析方法分析

(一)基本结构

芳酸及其酯类药物的结构中具有羧基、酯键和芳香环等,这些官能团是药物理化性质和质量控制方法的基础。

> **课堂活动**
>
> 如何科学利用芳酸类药物的结构,区分芳酸类和非芳酸类的非甾体抗炎药?

(二)常见药物的结构特征

本类药物中的羧基可作为原料药含量测定的基础,苯环的紫外吸收特征常被用作鉴别和部分制剂的含量测定,酯键易于水解的性质决定了药物特殊杂质检查的项目和方法等。《中国药典》(2020 年版)收载的常见药物结构见表 8-3。

表 8-3 常见芳酸及其酯类药物的化学结构及结构特征

通用名称	化学结构	结构特征
苯甲酸(钠) (benzoic acid and sodium benzoate)	COOH(Na) 苯环	苯环、羧基
丙磺舒 (probenecid)	COOH 苯环 $SO_2N(CH_2CH_2CH_3)_2$	苯环、羧基、磺酰氨基
甲芬那酸 (mefenamic acid)	COOH CH_3 CH_3 H N	苯环、羧基

通用名称	化学结构	结构特征
布洛芬 (ibuprofen)	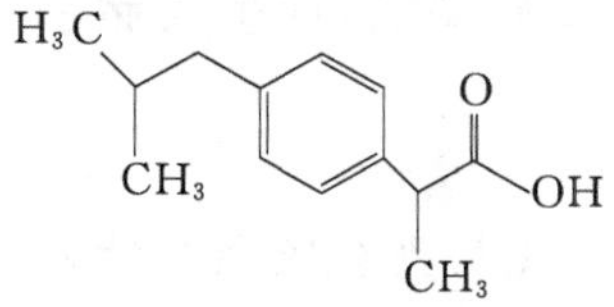	苯环、羧基
水杨酸 (salicylic acid)	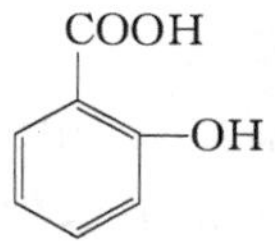	苯环、羧基、酚羟基
阿司匹林 (aspirin)	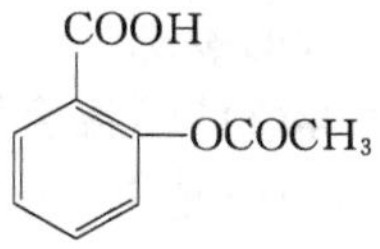	苯环、羧基、酯键
贝诺酯 (benorilate)	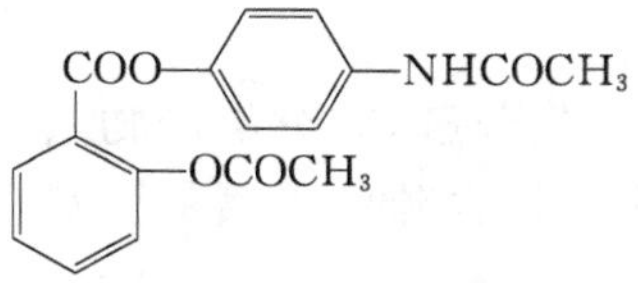	苯环、羧基、酯键

(三)主要理化性质

1. 溶解性

苯甲酸在乙醇、三氯甲烷或乙醚中易溶,在沸水中溶解,在水中微溶。丙磺舒在丙酮中溶解,在乙醇或三氯甲烷中略溶,在水中几乎不溶;在稀氢氧化钠溶液中溶解,在稀酸中几乎不溶。甲芬那酸在乙醚中略溶,在乙醇或三氯甲烷中微溶,在水中不溶。布洛芬在乙醇、丙酮、三氯甲烷或乙醚中易溶,在水中几乎不溶;在氢氧化钠或碳酸钠试液中易溶。

> **课堂活动**
> 布洛芬可以溶于碳酸氢钠溶液吗?为什么?

2. 弱酸性

本类药物分子结构中羧基与苯环直接相连,具有较强的酸性,易溶于氢氧化钠溶液及碳酸钠试液,可用于含量测定

【实例】《中国药典》(2020年版)布洛芬的含量测定

方法:取本品约0.5g,精密称定,加中性乙醇(对酚酞指示液显中性)50ml溶解后,加酚酞指示液3滴,用氢氧化钠滴定液(0.1mol/L)滴定。每1ml氢氧化钠滴定液(0.1mol/L)相当于20.63mg的$C_{13}H_{18}O_2$。

3. 三氯化铁反应

苯甲酸类药物的芳酸结构可与三氯化铁试液作用,生成在水中溶解度小,且具有特殊颜色的铁盐,可用于鉴别。水杨酸具有游离酚羟基,阿司匹林、贝诺酯水解后生成具有游离酚羟基的水杨酸,可与三氯化铁试液作用,生成紫色或紫堇色的配位化合物,用于鉴别。

【实例】《中国药典》(2020 年版)苯甲酸的鉴别。

方法：取本品约 0.2g，加 0.4％氢氧化钠溶液 15ml，振摇，过滤，滤液中加三氯化铁试液 2 滴，即生成赭色沉淀。

4. 紫外吸收特性

本类药物结构中的苯环及取代基具有较强的紫外吸收和红外吸收特征，可用于鉴别和含量测定。

【实例】《中国药典》(2020 年版)布洛芬的鉴别

方法：取本品，加 0.4％氢氧化钠溶液制成每 1ml 中含 0.25mg 的溶液，按照紫外-可见分光光度法（通则 0401）测定，在 265nm 与 273nm 的波长处有最大吸收，在 245nm 与 271nm 的波长处有最小吸收，在 259nm 的波长处有一肩峰。

【实例】《中国药典》(2020 年版)甲芬那酸的鉴别

方法：取本品，加 1mol/L 盐酸溶液-甲醇(1∶99)混合液溶解并稀释制成每 1ml 中含 20μg 的溶液，按照紫外-可见分光光度法（通则 0401）测定，在 279nm 与 350mn 的波长处有最大吸收，其吸光度分别为 0.69～0.74 与 0.56～0.60。

5. 分解性

某些药物在一定条件下可发生分解，其分解产物具有特殊的理化性质，可用于鉴别。如含硫的丙磺舒受热分解生成亚硫酸盐。

【实例】《中国药典》(2020 年版)丙磺舒的鉴别

方法：取本品约 0.1g，加氢氧化钠 1 粒，小火加热熔融数分钟，放冷，残渣加硝酸数滴，再加盐酸溶解使呈酸性，加水少许稀释，过滤，滤液显硫酸盐的鉴别反应（通则 0301）。

6. 水解性

水杨酸的酯类在一定条件下可水解，其水解产物具有特殊的性质，可用于鉴别。

【实例】《中国药典》(2020 年版)贝诺酯的鉴别

方法(1)：取本品约 0.2g，加氢氧化钠试液 5ml，煮沸，放冷，过滤，滤液加盐酸适量至显微酸性，加三氯化铁试液 2 滴，即显紫堇色。

方法(2)：取本品约 0.1g，加稀盐酸 5ml，煮沸，放冷，过滤，滤液显芳香第一胺类的鉴别反应（通则 0301）。

> **课堂活动**
>
> 阿司匹林可以直接与三氯化铁反应吗？应该如何利用三氯化铁反应区别水杨酸和阿司匹林？

> **课堂活动**
>
> 已知有 3 种药物，分别是阿司匹林、贝诺酯、水杨酸，如何利用化学反应将 3 种药物进行区别？

二、阿司匹林的质量分析

阿司匹林(aspirin)

阿司匹林为白色结晶或结晶性粉末，无臭或微带醋酸味，遇湿气即缓缓水解。在乙醇中易溶，在三氯甲烷或乙醚中溶解，在水或无水乙醚中微溶；在氢氧化钠或碳酸钠溶液中溶解，但同时分解。

（一）鉴别试验

> **课堂活动**
>
> 请根据阿司匹林的性质，给出适宜的鉴别试验方法。

1. 三氯化铁反应

【实例】《中国药典》（2020 年版）阿司匹林的鉴别

方法：取本品约 0.1g，加水 10ml，煮沸，放冷，加三氯化铁试液 1 滴，即显紫堇色。

反应原理：阿司匹林分子结构中无游离的酚羟基，不能直接与三氯化铁试液反应，但其水解产物水杨酸在中性或弱酸性（pH 值为 4～6）条件下，可与三氯化铁试液反应，生成紫堇色配位化合物。

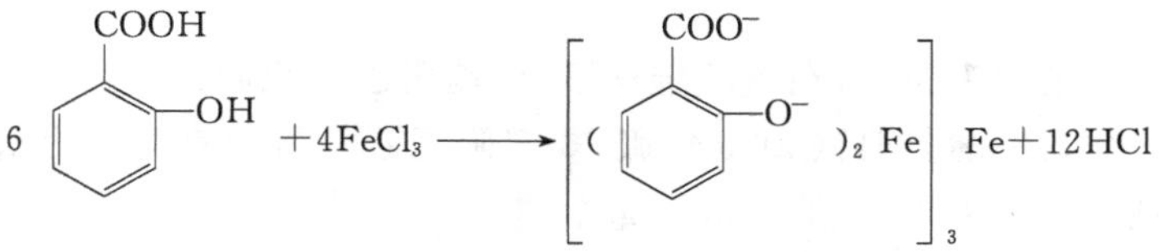

【考纲提示】掌握阿司匹林的鉴别——三氯化铁反应。

2. 水解反应

【实例】《中国药典》（2020 年版）阿司匹林的鉴别

方法：取本品约 0.5g，加碳酸钠试液 10ml，煮沸 2min 后，放冷，加过量的稀硫酸，即析出白色沉淀，并发生醋酸的臭气。

反应原理：阿司匹林在碱性溶液中加热，水解生成水杨酸钠及醋酸钠，放冷后用稀硫酸酸化，析出白色的水杨酸沉淀，并产生醋酸的臭气。

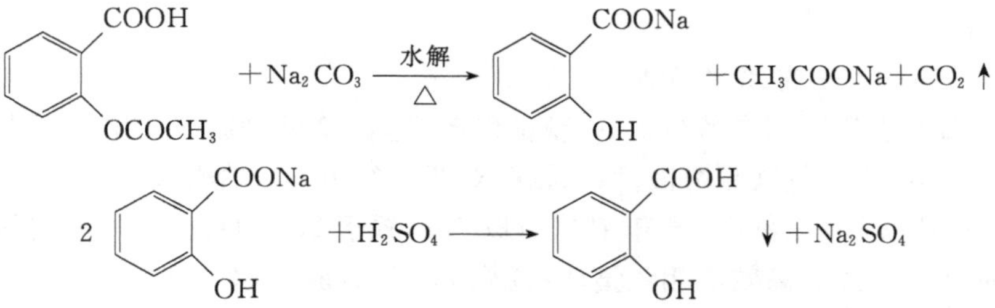

$$2CH_3COONa + H_2SO_4 \longrightarrow 2CH_3COOH + Na_2SO_4$$

3. 光谱法鉴别

阿司匹林结构中均有芳环及特征官能团，红外光谱具有特征吸收，可用红外光谱法鉴别原料。《中国药典》规定药品的红外光吸收图谱应与对照的图谱（光谱集 5 图）一致。特征峰的归属见表 8 - 4。

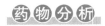

表8-4 阿司匹林红外光谱中特征峰归属

波数	振动类型	归属
3300～2300	ν_{O-H}	羟基
1760,1695	$\nu_{C=O}$	羰基
1610,1580	$\nu_{C=C}$	苯环
1310,1190	ν_{C-O}	酯基
750	δ_{C-H}	邻位取代苯环

（二）检查

阿司匹林是以水杨酸为原料,在硫酸催化下,用醋酐乙酰化制得。在生产过程中易于产生多种中间体和副产物,《中国药典》(2020年版)规定阿司匹林需检查溶液澄清度、游离水杨酸、易炭化物、有关物质、干燥失重、炽灼残渣和重金属。

1. 溶液澄清度

本项检查系控制阿司匹林原料药中无羧基的特殊杂质的量。其原理是利用药物与杂质在溶解行为上的差异,检查碳酸钠试液中不溶物。阿司匹林分子结构中含羧基,可溶于碳酸钠试液;而苯酚、醋酸苯酯、水杨酸苯酯及乙酰水杨酸苯酯等杂质不溶。

【实例】阿司匹林——溶液澄清度

检查方法:取本品0.50g,加温热至约45℃的碳酸钠试液10ml溶解后,溶液应澄清。

2. 游离水杨酸

本项检查系控制阿司匹林中的游离水杨酸的量。水杨酸对人体有毒性,其分子中所含的酚羟基易被氧化,在空气中被逐渐氧化成一系列醌型有色化合物(如淡黄色、红棕色,甚至深棕色)而使成品变色,因而需加以控制。《中国药典》(2020年版)采用高效液相色谱法(通则0521)进行检查。

【实例】阿司匹林——游离水杨酸

检查方法:临用新制。取本品约0.1g,精密称定,置于10ml量瓶中,加溶剂适量,振摇使溶解并稀释至刻度,摇匀,作为供试品溶液;取水杨酸对照品约10mg,精密称定,置于100ml量瓶中,加溶剂适量使溶解并稀释至刻度,摇匀,精密量取5ml,置于50ml量瓶中,用溶剂稀释至刻度,摇匀,作为对照品溶液。按照高效液相色谱法(通则0512)试验。用十八烷基硅烷键合硅胶为填充剂;以乙腈-四氢呋喃-冰醋酸-水(20:5:5:70)为流动相;检测波长为303nm;进样体积为10μl。理论塔板数按水杨酸峰计算不低于5000,阿司匹林峰与水杨酸峰的分离度应符合要求。精密量取供试品溶液与对照品溶液,分别注入液相色谱仪,记录色谱图。供试品溶液色谱图中如有与水杨酸峰保留时间一致的色谱峰,按外标法以峰面积计算,不得超过0.1%。

3. 易炭化物

本项检查系控制药物中遇硫酸易炭化或氧化而呈色的微量有机杂质的量。

【实例】阿司匹林——易炭化物

检查方法:取本品0.5g,依法检查(通则0842),与对照液(取比色用氯化钴液0.25ml、比色用重铬酸钾液0.25ml、比色用硫酸铜液0.40ml,加水使成5ml)比较,不得更深。

4. 有关物质

阿司匹林中的"有关物质"主要指除"游离水杨酸"外的合成原料苯酚及其他合成副产物，如醋酸苯酯、水杨酸苯酯、水杨酰水杨酸、水杨酸酐、乙酰水杨酸苯酯等杂质。《中国药典》（2020 年版）采用高效液相色谱法，利用主成分自身对照法，来控制药物中杂质的限量。有关物质的检查，使得阿司匹林的杂质检测更加严格，有利于药品质量的控制。

【实例】阿司匹林——有关物质

检查方法：取本品约 0.1g，置于 10ml 量瓶中，加 1% 冰醋酸甲醇溶液适量，振摇使溶解并稀释至刻度，摇匀，作为供试品溶液；精密量取供试品溶液 1ml，置于 200ml 量瓶中，用 1% 冰醋酸甲醇溶液稀释至刻度，摇匀，作为对照溶液；精密量取对照溶液 1ml，置于 10ml 量瓶中，用 1% 冰醋酸甲醇溶液稀释至刻度，摇匀，作为灵敏度试验溶液。按照高效液相色谱法（通则 0512）试验。用十八烷基硅烷键合硅胶为填充剂；以乙腈-四氢呋喃-冰醋酸-水（20:5:5:70）为流动相 A，乙腈为流动相 B，按表 8-5 进行梯度洗脱；检测波长为 276nm；进样体积为 $10\mu l$。阿司匹林峰的保留时间约为 8min，阿司匹林峰与水杨酸峰的分离度应符合要求。精密量取供试品溶液、对照溶液、灵敏度溶液及水杨酸对照品溶液，分别注入液相色谱仪，记录色谱图。供试品溶液色谱图中如有杂质峰，除水杨酸峰外，其他各杂质峰面积的和不得大于对照溶液主峰面积（0.5%）。小于灵敏度试验溶液主峰面积的峰可忽略不计。

表 8-5　梯度洗脱程序

时间（min）	流动相 A（%）	流动相 B（%）
0	100	0
60	20	80

【考纲提示】了解阿司匹林有关物质检查。

（三）含量测定

阿司匹林的性质中，能够有明确定量关系的性质包括弱酸性、紫外吸收性质以及高效液相色谱性质。《中国药典》（2020 年版）采用酸碱滴定法测定阿司匹林的含量，采用高效液相色谱法测定阿司匹林片、阿司匹林肠溶片、阿司匹林肠溶胶囊、阿司匹林栓剂等制剂的含量。

> **课堂活动**
> 请根据阿司匹林的性质，给出适宜的含量测定方法。

1. 阿司匹林的酸碱滴定法

【实例】《中国药典》（2020 年版）阿司匹林的含量测定

方法：取本品约 0.4g，精密称定，加中性乙醇（对酚酞指示液显中性）20ml 溶解后，加酚酞指示液 3 滴，用氢氧化钠滴定液（0.1mol/L）滴定。每 1ml 氢氧化钠滴定液（0.1mol/L）相当于 18.02mg 的 $C_9H_8O_4$。

分析：阿司匹林在水中微溶，在乙醇中易溶，为防止阿司匹林在测定过程中由于酯键的水解而使结果偏高，需使用中性乙醇为溶剂。因本品为有机酸，显弱酸性，用氢氧化钠滴定时，化学计量点偏碱性，故选用碱性区变色的酚酞作为指示剂。因乙醇对酚酞显微酸性，可消耗氢氧化钠而使结果偏高，故乙醇在使用前需用氢氧化钠中和后使用。

温度控制在 0~40℃ 时，对测定结果无显著影响。滴定应在不断振摇下稍快地进行，以防止局部碱浓度过大而促使阿司匹林水解。供试品中所含水杨酸超过规定限度时，会对滴定产生干扰，不宜用本法测定，否则测定结果偏高。

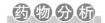

《中国药典》(2020 年版)中,苯甲酸、丙磺舒、水杨酸等的含量测定均采用直接酸碱滴定法。本法为滴定分析法,其含量测定计算公式为

$$含量(\%)=\frac{V\times T\times F\times 10^{-3}}{m}\times 100\%$$

式中,V 为供试品消耗滴定液的体积(ml);

F 为滴定液浓度校正因子;

T 为滴定度(mg/ml);

m 为供试品的取样量(g)。

【考纲提示】掌握阿司匹林的酸碱滴定法。

2. 阿司匹林肠溶片的高效液相色谱法

阿司匹林肠溶片的规格较低,其含量测定采用高效液相色谱法,可有效避免杂质及辅料等的干扰。该法采用十八烷基硅烷键合硅胶为填充剂,以乙腈-四氢呋喃-冰醋酸-水(20∶5∶5∶70)为流动相;检测波长为 276nm。系统适应性试验要求理论塔板数按阿司匹林峰计算不低于 3000,阿司匹林峰与水杨酸峰的分离度应符合要求。

【实例】《中国药典》(2020 年版)阿司匹林肠溶片含量的测定

方法:取本品 20 片,精密称定,充分研细,精密称取适量(约相当于阿司匹林 10mg),置于 100ml 量瓶中,加 1%冰醋酸甲醇溶液强烈振摇使阿司匹林溶解并稀释至刻度,摇匀,滤膜过滤,取续滤液。精密量取供试品溶液与对照品溶液,分别注入液相色谱仪,记录色谱图;另取阿司匹林对照品,精密称定,加 1%冰醋酸的甲醇溶液溶解并定量稀释制成每 1ml 中约含 0.1mg 的溶液,同法测定。按外标法以峰面积计算,即得。

本法采取外标法,含量测定计算公式为

$$标示量(\%)=\frac{\dfrac{A_{x}}{A_{R}}\times C_{R}\times V\times D\times \overline{m}\times 10^{-3}}{m\times S}\times 100\%$$

式中,A_x 为供试品峰面积;

A_R 为对照品峰面积;

C_R 为对照品溶液的浓度(μg/ml);

V 为供试品溶液的体积(ml);

D 为阿司匹林供试品的稀释倍数;

$\overline{m}$ 为 20 片平均片重(mg);

m 为阿司匹林片供试品取样量(mg);

S 为阿司匹林肠溶片标示量(mg)。

(四)阿司匹林原料及制剂的质量分析方法概述

阿司匹林原料及制剂的质量分析方法见表 8-6。

表 8-6　阿司匹林原料及制剂的质量分析方法

通用名称	鉴别	检查	含量测定
阿司匹林	三氯化铁反应 水解反应 红外分光光度法	溶液澄清度 游离水杨酸 易炭化物、有关物质	酸碱滴定法
阿司匹林肠溶片	三氯化铁反应 高效液相色谱法	游离水杨酸、溶出度	高效液相色谱法

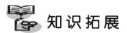 知识拓展

阿司匹林片曾经使用的含量测定方法——两步滴定法

因阿司匹林片剂中除了存在其水解产物水杨酸和醋酸外,在制剂工艺中还添加了抑制阿司匹林水解的稳定剂酒石酸或枸橼酸等,因而无法用直接滴定法测定含量,为了消除片剂中降解产物及稳定剂对测定的干扰,《中国药典》(2005年版)曾收载两步滴定法测定阿司匹林片的含量。第一步中和了供试品中存在的各种游离酸,同时阿司匹林也被中和为钠盐。供试品中阿司匹林的含量,由第二步水解时消耗的碱量计算。

【实例分析】《中国药典》(2005年版)阿司匹林含量的测定

方法:取本品10片,研细,用中性乙醇70ml分数次研磨,并移入100ml量瓶中,充分振摇,再用水适量洗涤研钵数次,洗液合并于100ml量瓶中,再用水稀释至刻度,摇匀;过滤,精密量取续滤液10ml(相当于阿司匹林0.3g),置于锥形瓶中,加中性乙醇(对酚酞指示液显中性)20ml,振摇,使阿司匹林溶解。加酚酞指示液3滴,滴加氢氧化钠滴定液(0.1mol/L)至溶液显粉红色,再精密加氢氧化钠滴定液(0.1mol/L)40ml,置于水浴上加热15min并时时振摇,迅速放冷至室温,用硫酸滴定液(0.05mol/L)滴定,并将滴定的结果用空白试验校正。每1ml氢氧化钠滴定液(0.1mol/L)当于18.02mg $C_9H_8O_4$。

计算公式为

$$标示量(\%) = \frac{(V_0 - V) \times F \times T \times \overline{m} \times 10^{-3}}{m \times S} \times 100\%$$

式中,V_0为空白试验消耗硫酸滴定液体积(ml);

V为剩余滴定时消耗硫酸滴定液体积(ml);

F为硫酸滴定液的浓度校正因数;

T为滴定度(mg/ml);

$\overline{m}$为平均片重(g);

m为供试品的片粉的取样量(g);

S为标示量即片剂"规格"项下的标示值。

知识点思维导图

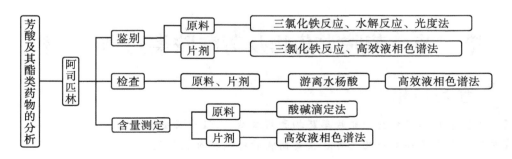

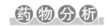

目标检测

选择题

【A 型题】(最佳选择题,每题的备选答案中只有一个最佳答案)

1. 某药与 Na_2CO_3 共热,酸化后有白色沉淀产生,加乙醇和硫酸,共热,有香气产生,此药可能是(   )

    A. 对氨基水杨酸钠   B. 对氨基苯甲酸   C. 苯甲酸钠

    D. 乙酰水杨酸   E. 普鲁卡因

2. 双相滴定法可适用的药物为(   )

    A. 阿司匹林   B. 对乙酰氨基酚   C. 水杨酸

    D. 苯甲酸   E. 苯甲酸钠

3. 鉴别水杨酸及其盐类,最常用的试液是(   )

    A. 碘化钾   B. 碘化汞钾   C. 三氯化铁   D. 硫酸亚铁   E. 亚铁氰化钾

4. 双相滴定指(   )

    A. 双步滴定   B. 水和乙醇中的滴定

    C. 水和与水不相混溶的有机溶剂中的滴定   D. 分两次滴定

    E. 酸碱回滴定

5. 在本类药物的酸碱滴定中,要求采用中性乙醇做溶剂,所谓"中性"指(   )

    A. pH 值为 7   B. 对所用指示剂显中性   C. 除去酸性杂质的乙醇

    D. 对甲基橙显中性   E. 相对被测物而言

6. 丙磺舒的酸度检查:取本品 2.0g,加新沸过的冷水 100ml,置于水浴上加热 5min,并时时振摇,放冷,过滤;取滤液 50ml,加酚酞指示剂数滴,用氢氧化钠滴定液(0.1mol/L)滴定,消耗氢氧化钠滴定液(0.1mol/L)不得超过 0.25ml。丙磺舒中酸度限量为多少(mmol/g)(   )

    A. 0.025   B. 0.013   C. 0.25   D. 0.125   E. 0.0125

7. 两步滴定法测定阿司匹林片是因为(   )

    A. 片剂中有其他酸性物质   B. 片剂中有其他碱性物质   C. 需用碱定量水解

    D. 阿司匹林具有酸碱两性   E. 使滴定终点明显

(付　正　李德成)

第三节　芳胺类药物及芳酰胺类药物的分析

 学习目标

【掌握】芳胺类药物及芳酰胺类药物的基本结构、性质及鉴别试验。

【熟悉】常见芳胺类药物及芳酰胺类药物的结构特征及典型性质;对乙酰氨基酚与盐酸普鲁卡因的鉴别试验及含量测定方法。

【了解】芳胺类药物及芳酰胺类药物的杂质检查。

芳胺类药物是临床常用的药物，《中国药典》收载品种较多，依据化学结构差异，有芳烃胺类、芳酰胺类、脂肪胺类、磺酰胺类等，临床作用涉及局部麻醉药、解热镇痛药、拟肾上腺素药、抗菌药等等。本章重点讨论芳胺类药物和芳酰胺类药物的分析方法。芳胺类药物以对氨基苯甲酸酯类药物为代表，《中国药典》（2020 年版）收载有苯佐卡因、盐酸普鲁卡因和盐酸丁卡因等原料药及其制剂；芳酰胺类药物则选择芳伯氨基被酰化，并在芳环对位有取代的酰胺类药物，《中国药典》（2020 年版）收载有对乙酰氨基酚、盐酸利多卡因、盐酸布比卡因以及醋氨苯砜等原料药及其制剂。

一、常见药物的结构-性质-分析方法分析

（一）对氨基苯甲酸酯类药物

1. 基本结构

对氨基苯甲酸酯类药物的结构通式为

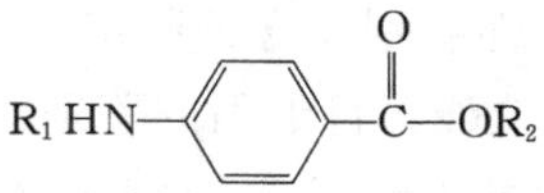

此类药物基本结构可分为 2 部分，一部分为对氨基苯甲酸酯母核，另一部分为形成不同本类药物的取代基，即 R_1 和 R_2。

2. 常见药物的结构特征

《中国药典》（2020 年版）收载有苯佐卡因、盐酸普鲁卡因和盐酸丁卡因等原料药及其制剂。常见药物结构见表 8-7。

表 8-7　常见对氨基苯甲酸酯类药物的化学结构及结构特征

通用名称	化学结构	R_1	R_2
苯佐卡因 (benzocaine)	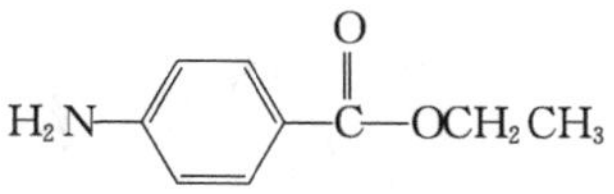	—	乙基
盐酸普鲁卡因 (procaine hydrochloride)	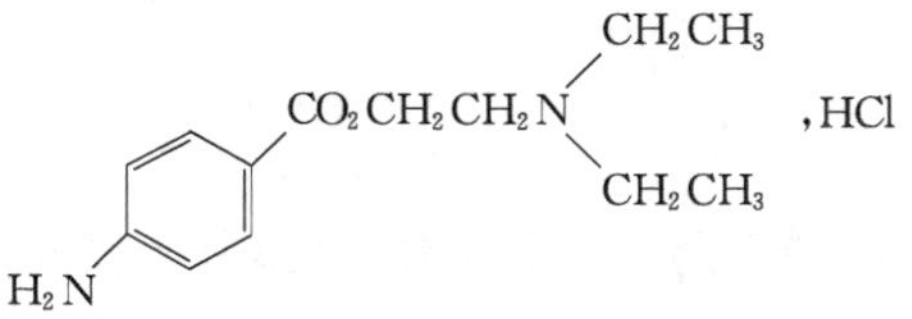	—	二乙胺基乙基
盐酸丁卡因 (tetracaine hydrochloride)	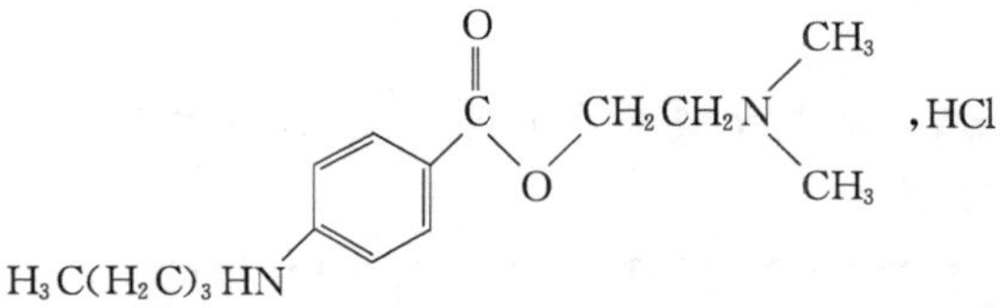	丁基	二甲胺基乙基

从上述药物结构可知，对氨基苯甲酸酯类药物的母核，可决定此类药物共同的理化性质；而不同的取代基，则影响不同药物所具有的特殊理化性质。

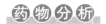

3. 主要理化性质

(1)性状:对氨基苯甲酸酯类药物多为碱性油状液体或低熔点固体,难溶于水,可溶于有机溶剂。盐酸盐均系白色结晶性粉末,具有一定的熔点,易溶于水和乙醇,难溶于有机溶剂。

(2)弱碱性:除苯佐卡因外,对氨基苯甲酸酯类药物分子结构中均具有脂烃胺基侧链且为叔胺氮原子,具有弱碱性,能与生物碱沉淀剂发生显色反应。因其碱性较弱,需在非水溶剂中滴定。

(3)水解性:对氨基苯甲酸酯类药物分子药物结构中含有酯键,易水解。药物水解的速度受光、热或碱性条件的影响。苯佐卡因、盐酸普鲁卡因水解生成对氨基苯甲酸,盐酸丁卡因水解生成对丁氨基苯甲酸。

【实例】《中国药典》(2020 年版)苯佐卡因的鉴别

方法:取本品约 0.1g,加氢氧化钠试液 5ml,煮沸,即有乙醇生成;加碘试液,加热,即生成黄色沉淀,并发生碘仿的臭气。

(4)芳伯氨基特性:除盐酸丁卡因外,对氨基苯甲酸酯类药物分子结构中均具有芳伯氨基,可发生芳香第一胺反应,可以用于定性鉴别及含量测定。

【实例】《中国药典》(2020 年版)盐酸普鲁卡因的鉴别

方法:取供试品约 50mg,加稀盐酸 1ml,必要时缓缓煮沸使溶解,加 0.1mol/L 亚硝酸钠溶液数滴,加与 0.1mol/L 亚硝酸钠溶液等体积的 1mol/L 脲溶液,振摇 1min,滴加碱性 β-萘酚试液数滴,视供试品不同,生成由粉红色到猩红色沉淀。

(5)光谱特征:对氨基苯甲酸酯类药物都有苯环,在紫外光区和红外光区均有特征吸收。

课堂活动

已知有 3 种药物,分别是盐酸普鲁卡因、盐酸利多卡因、盐酸丁卡因,如何利用化学反应将 3 种药物区别开?

(二)芳酰胺类药物

1. 基本结构

芳酰胺类药物的结构通式为

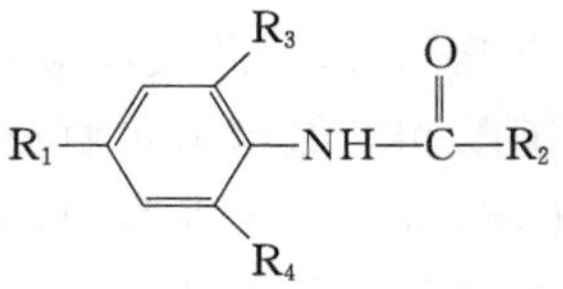

此类药物基本结构可分为 2 部分，一部分为芳酰胺基母核，另一部分为形成不同本类药物的取代基，即 R_1、R_2、R_3 和 R_4。

2. 常见药物的结构特征

《中国药典》(2020 年版)收载有对乙酰氨基酚、盐酸利多卡因、盐酸布比卡因以及醋氨苯砜的原料药及制剂。常见药物结构见表 8－8。

表 8－8　常见芳酰胺类药物的化学结构及结构特征

通用名称	化学结构	R_1	R_2	R_3	R_4
对乙酰氨基酚(paracetamol)	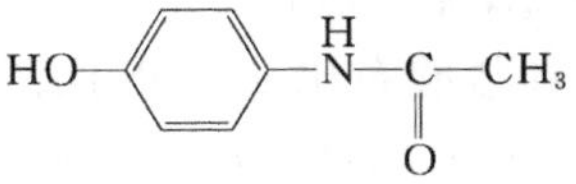	羟基	甲基	—	—
盐酸利多卡因(lidocaine hydrochloride)	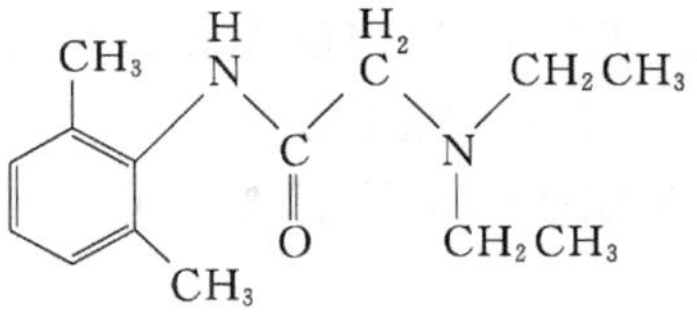 ,HCl,H_2O	—	二乙胺基甲基	甲基	甲基
盐酸布比卡因(bupivacaine hydrochloride)	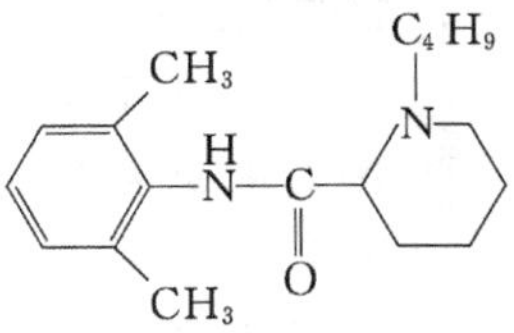 ,HCl,H_2O	—	1－丁基-2－哌啶基	甲基	甲基
醋氨苯砜(acedapsone)	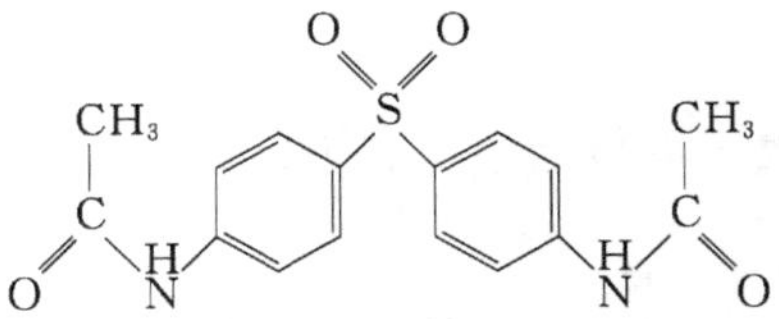	4,4′-磺酰基	甲基	—	—

3. 主要理化性质

(1)性状：酰胺类药物多为白色结晶或结晶性粉末，游离碱难溶于水，其盐酸盐易溶于水和乙醇。

(2)弱碱性：利多卡因和布比卡因的脂烃胺基侧链有叔胺氮原子，显碱性，可以成盐，可与生物碱沉淀剂发生显色反应。与三硝基苯酚试液反应生成的沉淀具有一定的熔点,可用于鉴别。对乙酰氨基酚和醋氨苯砜不具有此侧链,无此类反应,可用以区别。

（3）水解产物易酯化:对乙酰氨基酚和醋氨苯砜水解后生成的醋酸,在硫酸介质中与乙醇发生酯化反应,产生乙酸乙酯的香味,此特性可用以鉴别。

（4）水解后显芳伯氨基特性:酰胺类药物分子结构中均具有芳酰氨基,在酸性溶液中易水解为具有芳伯氨基的化合物,可发生芳香第一胺反应。水解反应速率受药物分子结构的空间位阻影响,对乙酰氨基酚比利多卡因与布比卡因的反应速率快。

【实例】《中国药典》（2020 年版）对乙酰氨基酚的鉴别

方法:取本品约 0.1g,加稀盐酸 5ml,置于水浴中加热 40min,放冷;取 0.5ml,滴加亚硝酸钠试液 5 滴,摇匀,用水 3ml 稀释后,加碱性 β-萘酚试液 2ml 振摇,即显红色。

（5）酚羟基特性:对乙酰氨基酚具有酚羟基,与三氯化铁发生显色反应,可与利多卡因和醋氨苯砜区别。

【实例】《中国药典》（2020 年版）对乙酰氨基酚栓的鉴别

方法:取本品适量(约相当于对乙酰氨基酚 0.3g),加水 20ml,置于 60℃水浴内加热使完全融化,振摇 5min,置于冰浴中冷却,过滤,取滤液 5ml,加三氯化铁试液 1 滴,即显蓝紫色。

（6）与重金属离子发生沉淀反应:盐酸利多卡因和盐酸布比卡因分子结构中的酰胺基上的氮可在水溶液中与铜离子或钴离子配位,生成有色的配位化合物沉淀。此沉淀可溶于三氯甲烷等有机溶剂后显色,可用以鉴别。

【实例】《中国药典》（2020 年版）盐酸利多卡因的鉴别

方法:取本品 0.2g,加水 20ml 溶解后,取溶液 2ml,加硫酸铜试液 0.2ml 与碳酸钠试液 1ml,即显蓝紫色;加三氯甲烷 2ml,振摇后放置,三氯甲烷层显黄色。

分析:盐酸利多卡因在碳酸钠的水溶液中,与硫酸铜中的铜离子配位生成蓝紫色沉淀,溶于三氯甲烷显黄色。

（7）光谱特征:酰胺类药物都有苯环,在紫外光区和红外光区均有特征吸收,可供分析用。

【实例】《中国药典》（2020 年版）醋氨苯砜的鉴别

方法:取本品,加无水乙醇制成每 1ml 中约含 5μg 的溶液,按照紫外-可见分光光度法测定,在 256nm 与 284nm 的波长处有最大吸收。

课堂活动

已知有 3 种药物,分别是对乙酰氨基酚、醋氨苯砜和盐酸利多卡因,如何利用化学反应将 3 种药物区别开?

二、对乙酰氨基酚的质量分析

此部分以对乙酰氨基酚为代表解析酰胺类药物质量分析方法。

$$\text{HO} \diagdown \diagup \text{N} - \overset{H}{\underset{\underset{O}{||}}{C}} - CH_3$$

对乙酰氨基酚（paracetamol）

对乙酰氨基酚为白色结晶或结晶性粉末;无臭;在热水或乙醇中易溶,在丙酮中溶解,在水中略溶。

（一）鉴别试验

1. 三氯化铁反应

对乙酰氨基酚的分子结构中具有酚羟基，其水溶液加三氯化铁试液，即显蓝紫色。

【实例】《中国药典》(2020年版)对乙酰氨基酚的鉴别方法(1)：本品的水溶液加三氯化铁试液，即显蓝紫色。

2. 水解后芳香第一胺类反应

【实例】《中国药典》(2020年版)对乙酰氨基酚的鉴别

方法(2)：取本品约0.1g，加稀盐酸5ml，置于水浴中加热40min，放冷；取0.5ml，滴加亚硝酸钠试液5滴，摇匀，用水3ml稀释后，加碱性β-萘酚试液2ml振摇，即显红色。

反应原理：芳香第一胺类反应又称为重氮化-偶合反应，收载于《中国药典》(2020年版)四部通则0301"一般鉴别试验"中，用于鉴别分子结构中具有芳伯氨基或潜在芳伯氨基的药物。对乙酰氨基酚分子结构中具有芳酰氨基，在酸性溶液中可水解为对氨基酚，产生芳伯氨基，可发生芳香第一胺类反应。

3. 红外分光光度法

对乙酰氨基酚分子结构中存在酰胺基、酚羟基和苯环等基团，红外光谱具有特征吸收，可用红外光谱法鉴别。《中国药典》(2020年版)规定药品的红外光吸收图谱应与对照的图谱（光谱集131图）一致。

（二）检查

对乙酰氨基酚的生产过程中易于产生多种中间体、副产物以及分解产物，《中国药典》(2020年版)规定对乙酰氨基酚，需检查酸度、乙醇溶液的澄清度与颜色、氯化物、硫酸盐、有关物质、对氯苯乙酰胺、干燥失重、炽灼残渣及重金属。

1. 酸度

对乙酰氨基酚在生产过程中或水解都可能引入酸性杂质，故需检查酸度。

【实例】《中国药典》(2020年版)对乙酰氨基酚的检查

酸度：取本品0.10g，加水10ml使溶解，依法测定（通则0631），pH值应为5.5～6.5。

2. 乙醇溶液的澄清度与颜色

对乙酰氨基酚在生产过程中使用铁粉作还原剂，可能带入成品，使乙醇溶液产生混浊。中间体对氨基酚的有色氧化产物，在乙醇中会显橙红色或棕红色。

【实例】《中国药典》(2020年版)对乙酰氨基酚的检查

乙醇溶液的澄清度与颜色：取本品1.0g，加乙醇10ml溶解后，溶液应澄清无色；如显混浊，与1号浊度标准液（通则0902第一法）比较，不得更浓；如显色，与棕红色2号或橙红色2号标准比色液（通则0901第一法）比较，不得更深。

3. 有关物质

对乙酰氨基酚在生产过程中，由于乙酰化不完全或因贮藏不当发生水解，会引入对氨基酚。对氨基酚易被氧化变色且对人体有毒性，应严格控制其限量。《中国药典》(2020年版)规定采用高效液相色谱法，来控制有关物质的限量。

【实例】《中国药典》(2020年版)对乙酰氨基酚的有关物质检查

按照高效液相色谱法(通则 0512)测定。临用新制。溶剂:甲醇-水(4:6)。供试品溶液:取本品适量,精密称定,加溶剂溶解并定量稀释制成每 1ml 中约含 20mg 的溶液。对照品溶液:取对氨基酚对照品适量,精密称定,加溶剂溶解并定量稀释制成每 1ml 中约含 0.1mg 的溶液。对照溶液:精密量取对照品溶液与供试品溶液各 1ml,置于同一 100ml 量瓶中,用溶剂稀释至刻度,摇匀。色谱条件:用辛基硅烷键合硅胶为填充剂,以磷酸盐缓冲液(取磷酸氢二钠 8.95g,磷酸二氢钠 3.9g,加水溶解至 1000ml,加 10% 四丁基氢氧化铵溶液 12ml)-甲醇(90:10)为流动相,检测波长为 245nm;柱温为 40℃,进样体积为 20μl。系统适用性要求:理论塔板数按对乙酰氨基酚峰计算不低于 2000。对氨基酚峰与对乙酰氨基酚峰之间的分离度应符合要求。测定法:精密量取供试品溶液与对照溶液,分别注入液相色谱仪,记录色谱图至主峰保留时间的 4 倍。限度:供试品溶液色谱图中如有与对氨基酚保留时间一致的色谱峰,按外标法以峰面积计算,含对氨基酚不得超过 0.005%,其他单个杂质峰面积不得大于对照溶液中对乙酰氨基酚峰面积的 0.1 倍(0.1%),其他各杂质峰面积的和不得大于对照溶液中对乙酰氨基酚峰面积的 0.5 倍(0.5%)。

4. 对氯苯乙酰胺

对乙酰氨基酚的生产工艺路线中,会引入较多的反应中间体、分解产物、副产物等杂质,如对氨基酚、对氯苯乙酰胺等。《中国药典》(2020 年版)规定采用高效液相色谱法控制对氯苯乙酰胺杂质的限量。

【实例】《中国药典》(2020 年版)对乙酰氨基酚的检查

对氯苯乙酰胺:按照高效液相色谱法(通则 0512)测定。临用新制。溶剂与供试品溶液:见有关物质项下。对照品溶液:取对氯苯乙酰胺对照品与对乙酰氨基酚对照品各适量,精密称定,加溶剂溶解并定量稀释制成每 1ml 中约含对氯苯乙酰胺 1μg 与对乙酰氨基酚 20μg 的混合溶液。色谱条件:用辛烷基硅烷键合硅胶为填充剂,以磷酸盐缓冲液(取磷酸氢二钠 8.95g,磷酸二氢钠 3.9g,加水溶解至 1000ml,加 10% 四丁基氢氧化铵 12ml)-甲醇(60:40)为流动相,检测波长为 245nm;柱温为 40℃,进样体积为 20μl。系统适用性要求:理论塔板数按对乙酰氨基酚峰计算不低于 2000。对氯苯乙酰胺峰与对乙酰氨基酚峰之间的分离度应符合要求。测定法:精密量取供试品溶液与对照品溶液,分别注入液相色谱仪,记录色谱图。限度:按外标法以峰面积计算,含对氯苯乙酰胺不得超过 0.005%。

(三)含量测定

1. 对乙酰氨基酚的紫外-可见分光光度法

对乙酰氨基酚结构中有苯环,在稀碱性溶液中,在 257nm 波长处有最大吸收。《中国药典》(2020 年版)采用紫外-可见分光光度法测定对乙酰氨基酚原料药、片剂、咀嚼片、栓剂、胶囊及颗粒剂的含量。

【实例】《中国药典》(2020 年版)对乙酰氨基酚的含量测定

按照紫外-可见分光光度法(通则 0401)测定。供试品溶液:取本品约 40mg,精密称定,置于 250ml 容量瓶中,加 0.4% 氢氧化钠溶液 50ml 溶解后,用水稀释至刻度,摇匀,精密量取 5ml,置于 100ml 容量瓶中,加 0.4% 氢氧化钠溶液 10ml,用水稀释至刻度,摇匀。测定法:取供试品溶液,在 257nm 的波长处测定吸光度,按 $C_8H_9NO_2$ 的吸收系数($E_{1cm}^{1\%}$)为 715 计算。

本法为吸收系数法,其含量测定计算公式为

$$含量（\%）=\dfrac{\dfrac{A}{E_{1cm}^{1\%}\times l}\times\dfrac{1}{100}\times V\times D}{m}\times 100\%$$

式中，A 为供试品溶液的吸光度；

$E_{1cm}^{1\%}$ 为百分吸光系数；

l 为液层厚度；

V 为供试品溶液原始体积（ml）；

D 为稀释倍数；

m 为供试品的取样量（g）。

【实例】《中国药典》（2020 年版）对乙酰氨基酚片的含量测定

按照紫外-可见分光光度法（通则 0401）测定。供试品溶液：取本品 20 片，精密称定，研细，精密称取适量（约相当于对乙酰氨基酚 40mg），置于 250ml 容量瓶中，加 0.4％氢氧化钠溶液 50ml 与水 50ml，振摇 15min，用水稀释至刻度，摇匀，过滤，精密量取续滤液 5ml，置于 100ml 容量瓶中，加 0.4％氢氧化钠溶液 10ml，用水稀释至刻度，摇匀。测定法：取供试品溶液，在 257nm 的波长处测定吸光度，按 $C_8H_9NO_2$ 的吸收系数（$E_{1cm}^{1\%}$）为 715 计算。

本法为吸收系数法，其含量测定计算公式为

$$标示量（\%）=\dfrac{\dfrac{A}{E_{1cm}^{1\%}\times l}\times\dfrac{1}{100}\times V\times D\times\overline{m}}{m\times S}\times 100\%$$

式中，A 为供试品溶液的吸光度；

$E_{1cm}^{1\%}$ 为百分吸光系数；

l 为液层厚度，V 为供试品溶液体积（ml）；

D 为稀释倍数；

$\overline{m}$ 为平均片重；

m 为供试品的取样量（g）；

S 为供试品的规格。

2. 对乙酰氨基酚制剂的高效液相色谱法

《中国药典》（2020 年版）采用高效液相色谱法，测定对乙酰氨基酚泡腾片、注射液、滴剂及凝胶剂的含量。

【实例】《中国药典》（2020 年版）对乙酰氨基酚泡腾片的含量测定

按照高效液相色谱法（通则 0512）测定。供试品溶液：取本品 10 片，精密称定，研细，精密称取适量（约相当于对乙酰氨基酚 25mg），置于 50ml 量瓶中，加流动相适量，振摇使对乙酰氨基酚溶解，用流动相稀释至刻度，摇匀，过滤，精密量取续滤液 10ml，置于 50ml 量瓶中，用流动相稀释至刻度，摇匀。对照品溶液：取对乙酰氨基酚对照品适量，精密称定，加流动相溶解并定量稀释制成每 1ml 中约含 0.1mg 的溶液。系统适用性溶液：取对氨基酚对照品和对乙酰氨基酚对照品适量，加流动相溶解并稀释成每 1ml 中各约含对氨基酚 10μg 和对乙酰氨基酚 0.1mg 的混合溶液。色谱条件：用十八烷基硅烷键合硅胶为填充剂，以磷酸盐缓冲液（pH 值为 4.5）（取磷酸二氢钠二水合物 15.04g、磷酸氢二钠 0.0627g，加水溶解并稀释至 1000ml，调节 pH 值至 4.5）-甲醇（80∶20）为流动相，检测波长为 254nm；进样体积为 10μl。系统适用性要求：系统适用性溶液色谱图中，理论塔板数按对乙酰氨基酚峰计算不低于 5000。对乙酰氨基酚峰与对氨基酚峰之间的分离度应符合要求。测定法:精密量取供试品溶液与对照品溶液,分别注入液相色谱仪,记录色谱图。按外标法以峰面积计算。

本法为外标法,其含量测定计算公式为

$$标示量(\%)=\frac{\frac{A_X}{A_R}\times C_R \times V \times D \times \overline{m}}{m \times S}\times 100\%$$

式中,A_X 为供试品峰面积;

A_R 为对照品峰面积;

C_R 为对照品溶液的浓度(mg/ml);

D 为供试品的稀释倍数;

V 为供试品溶液原始体积(ml);

$\overline{m}$ 为 10 片平均片重(mg);

m 为对乙酰氨基酚泡腾片供试品取样量(mg);

S 为供试品的规格。

(四)对乙酰氨基酚原料及制剂的质量分析方法概述

对乙酰氨基酚原料及制剂的质量分析方法见表 8-9。

表 8-9　对乙酰氨基酚原料及制剂的质量分析方法概述

通用名称	鉴别	检查	含量测定
对乙酰氨基酚	三氯化铁反应 水解后芳香第一胺类反应 红外分光光度法	酸度、乙醇溶液的澄清度与颜色、氯化物、硫酸盐、有关物质、对氯苯乙酰胺、干燥失重、炽灼残渣、重金属	紫外-可见分光光度法
对乙酰氨基酚片剂、咀嚼片、栓、胶囊、颗粒	三氯化铁反应 水解后芳香第一胺类反应	对氨基酚 有关物质	紫外-可见分光光度法
对乙酰氨基酚泡腾片、注射液、滴剂、凝胶	紫外-可见分光光度法 高效液相色谱法		高效液相色谱法

三、盐酸普鲁卡因的质量分析

本节以盐酸普鲁卡因为代表解析对氨基苯甲酸酯类药物质量分析方法。

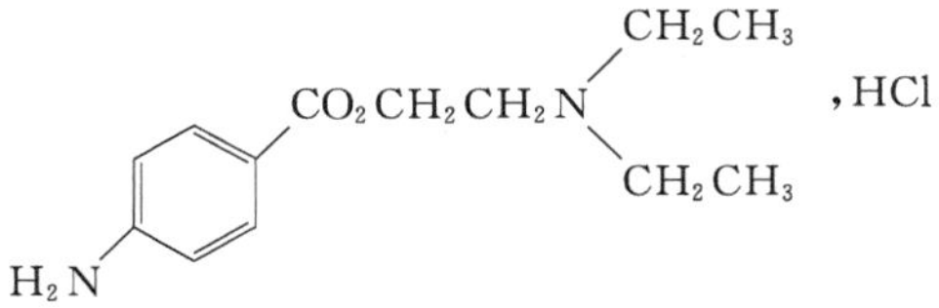

盐酸普鲁卡因(procaine hydrochloride)

盐酸普鲁卡因为白色结晶或结晶性粉末,无臭。在水中易溶,在乙醇中略溶,在三氯甲烷中微溶,在乙醚中几乎不溶。

> **课堂活动**
>
> 请根据盐酸普鲁卡因的性质,给出适宜的鉴别试验方法。

(一)鉴别试验

1. 水解反应

【实例】《中国药典》(2020年版)盐酸普鲁卡因的鉴别

方法(1):取本品约0.1g,加水2ml溶解后,加10％氢氧化钠溶液1ml,即生成白色沉淀;加热,变成油状物,继续加热,发生的蒸气能使湿润的红色石蕊试纸变为蓝色;热至油状物消失后,放冷,加盐酸酸化,即析出白色沉淀。

反应原理:盐酸普鲁卡因在碱性溶液中水解生成普鲁卡因白色沉淀,白色沉淀加热成为油状物,继续加热酯键水解,产生具有碱性的二乙氨基乙醇气体,可以使湿润的红色石蕊试纸变为蓝色。对氨基苯甲酸钠的水溶液,放冷后加盐酸酸化,即析出对氨基苯甲酸白色沉淀,此沉淀能溶于过量的盐酸。

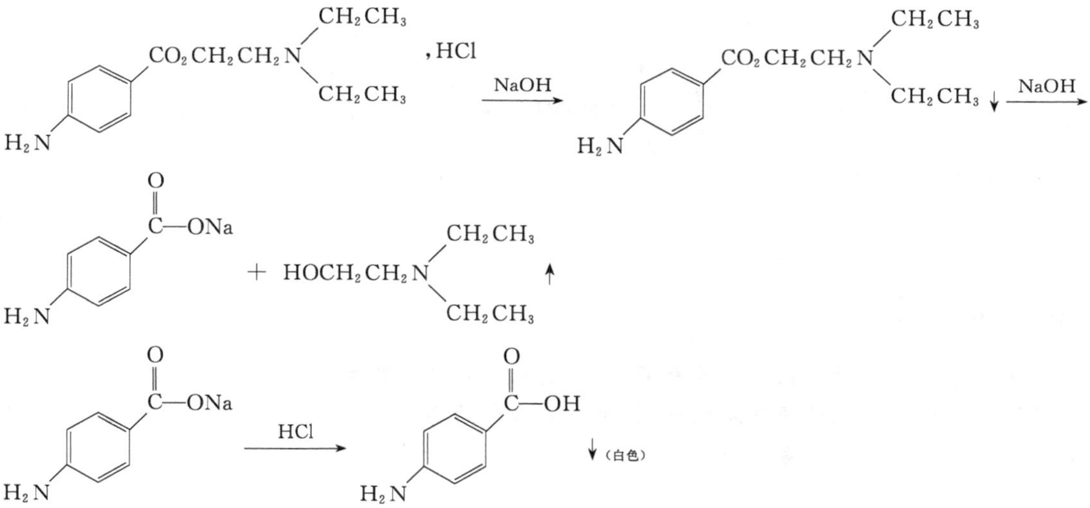

《中国药典》(2020年版)也采用水解反应对苯佐卡因进行鉴别。

2. 红外分光光度法

盐酸普鲁卡因的分子结构中存在苯环、芳伯氨基、酯基等基团,红外光谱具有特征吸收,可用红外分光光度法鉴别。《中国药典》规定药品的红外光吸收图谱应与对照的图谱一致。

3. 氯化物的鉴别反应

在《中国药典》(2020年版)盐酸普鲁卡因正文【鉴别】项下,方法(3)注明"本品的水溶液显氯化物鉴别(1)的反应(通则0301)",即沉淀反应。

【实例】(通则0301)氯化物的鉴别(1)

方法:取供试品溶液,加稀硝酸使成酸性后,滴加硝酸银试液,即生成白色凝乳状沉淀;分离,沉淀加氨试液即溶解,再加稀硝酸酸化后,沉淀复生成。如供试品为生物碱或其他有机碱的盐酸盐,须先加氨试液使成碱性,将析出的沉淀过滤除去,取滤液进行试验。

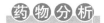

4. 芳香第一胺类反应

在《中国药典》(2020年版)盐酸普鲁卡因正文【鉴别】项下,方法(4)注明"本品显芳香第一胺类的鉴别反应(通则0301)"。

【实例】(通则0301)芳香第一胺类的鉴别反应

方法:取供试品约50mg,加稀盐酸1ml,必要时缓缓煮沸使溶解,加0.1mol/L亚硝酸钠溶液数滴,加与0.1mol/L亚硝酸钠溶液等体积的1mol/L脲溶液,振摇1min,滴加碱性β-萘酚试液数滴,视供试品不同,生成由粉红色到猩红色沉淀。

反应原理:盐酸普鲁卡因的分子结构中具有芳伯氨基,在盐酸介质中可直接与亚硝酸钠作用,生成重氮盐,滴加碱性β-萘酚,生成由橙黄色到猩红色偶氮化合物。

$$\underset{\underset{COOCH_2CH_2N(C_2H_5)_2}{\mid}}{\overset{NH_2}{\bigcirc}} + NaNO_2 + 2HCl \longrightarrow \underset{\underset{COOCH_2CH_2N(C_2H_5)_2}{\mid}}{\overset{N_2Cl}{\bigcirc}} + NaCl + 2H_2O$$

$$\underset{\underset{COOCH_2CH_2N(C_2H_5)_2}{\mid}}{\overset{N_2Cl}{\bigcirc}} + \overset{OH}{\bigcirc\bigcirc} + NaOH \longrightarrow \underset{\underset{COOCH_2CH_2N(C_2H_5)_2}{\mid}}{\bigcirc} N=N \overset{HO}{\bigcirc\bigcirc} \downarrow + NaCl + H_2O$$

📖 知识拓展

盐酸丁卡因的分子结构中不具有芳伯氨基,无芳香第一胺类反应,但其结构中的芳香仲胺在酸性溶液中也可与亚硝酸钠发生反应,生成乳白色的N-亚硝基化合物沉淀,可与具有芳伯氨基的同类药物区别。反应式为

$$C_4H_9HN-\bigcirc-COOCH_2CH_2N(CH_3)_2 + HNO_2 \longrightarrow$$

$$\underset{\underset{NO}{\mid}}{C_4H_9-N}-\bigcirc-COOCH_2CH_2N(CH_3)_2 \downarrow + H_2O$$

课堂活动

已知有3种药物,分别是盐酸普鲁卡因、盐酸丁卡因和对乙酰氨基酚,如何利用化学反应将3种药物区别开?

（二）检查

《中国药典》(2020 年版)规定盐酸普鲁卡因,需检查酸度、溶液的澄清度、对氨基苯甲酸、干燥失重、炽灼残渣、铁盐及重金属。

1. 酸度

盐酸普鲁卡因的生产过程中均需在酸性条件下进行,经过氧化、酯化、成盐等反应,均可能会引入酸性杂质;在贮藏过程中,也可能会水解产生游离酸,故《中国药典》规定需要进行酸度检查。

【实例】《中国药典》(2020 年版)盐酸普鲁卡因的检查

酸度:取本品 0.40g,加水 10ml 溶解后,加甲基红指示液 1 滴,如显红色,加氢氧化钠滴定液(0.02mol/L)0.20ml,应变为橙色。

2. 对氨基苯甲酸

盐酸普鲁卡因的分子结构中含有酯键,在水溶液条件下易发生水解。其注射液在制备过程中,受灭菌温度、灭菌时间、溶液 pH、贮藏时间、光线等因素的影响,易发生水解,生成对氨基苯甲酸和二乙氨基乙醇。对氨基苯甲酸经长期贮藏或高温加热,可进一步脱羧转化为苯胺,苯胺又可被氧化为有色物质,使注射液变黄,导致药物疗效下降,毒性增加。

《中国药典》(2020 年版)规定采用高效液相色谱法控制对氨基苯甲酸杂质的限量。

【实例】《中国药典》(2020 年版)盐酸普鲁卡因的检查

按照高效液相色谱法(通则 0512)测定。供试品溶液:取本品,精密称定,加水溶解并定量稀释制成每 1ml 含 0.2mg 的溶液。对照品溶液:取对氨基苯甲酸对照品适量,精密称定,加水溶解并定量稀释制成每 1ml 含 1μg 的溶液。系统适用性溶液:取供试品溶液 1ml 与对照品溶液 9ml,混匀。色谱条件:用十八烷基硅烷键合硅胶为填充剂;以含 0.1% 庚烷磺酸钠的 0.05mol/L 磷酸二氢钾溶液(用磷酸调节 pH 值至 3.0)-甲醇(68:32)为流动相;检测波长为 279nm;进样体积为 10μl。系统适用性要求:系统适用性溶液色谱图中,理论塔板数按对氨基苯甲酸峰计算不低于 2000,普鲁卡因峰与对氨基苯甲酸峰之间的分离度应大于 2.0。测定法:精密量取供试品溶液与对照品溶液,分别注入液相色谱仪,记录色谱图。限度:供试品溶液色谱图中如有与对氨基苯甲酸峰保留时间一致的色谱峰,按外标法以峰面积计算,不得超过 0.5%。

（三）含量测定

1. 盐酸普鲁卡因的亚硝酸钠滴定法

盐酸普鲁卡因的分子结构中具有芳伯氨基,《中国药典》(2020 年版)采用亚硝酸钠滴定法测定盐酸普鲁卡因原料药与注射用盐酸普鲁卡因的含量,采用永停滴定法指示终点。

【实例】《中国药典》(2020 年版)盐酸普鲁卡因的含量测定

方法:取本品约 0.6g,精密称定,按照永停滴定法(通则 0701),在 15～25℃,用亚硝酸钠滴定液(0.1mol/L)滴定。每 1ml 亚硝酸钠滴定液(0.1mol/L)相当于 27.28mg 的 $C_{13}H_{20}N_2O_2 \cdot HCl$。

本法为滴定分析法,其含量测定计算公式为

$$含量(\%) = \frac{V \times F \times T \times 10^{-3}}{m} \times 100\%$$

式中,V 为消耗滴定液的体积(ml);

F 为滴定液浓度校正因子；

T 为滴定度(mg/ml)；

m 为供试品的取样量(g)。

【实例】《中国药典》(2020 年版)注射用盐酸普鲁卡因的含量测定

方法：取装量差异项下的内容物，混合均匀，精密称取适量(约相当于盐酸普鲁卡因 0.6g)，按照永停滴定法(通则 0701)，在 15～25℃，用亚硝酸钠滴定液(0.1mol/L)滴定。每 1ml 亚硝酸钠滴定液(0.1mol/L)相当于 27.28mg 的 $C_{13}H_{20}N_2O_2 \cdot HCl$。

本法为滴定分析法，其含量测定计算公式为

$$标示量(\%) = \frac{V \times F \times T \times 10^{-3} \times \overline{m}}{m \times S} \times 100\%$$

式中，V 为消耗滴定液的体积(ml)；

F 为滴定液浓度校正因子；

T 为滴定度(mg/ml)；

m 供试品的取样量(g)；

$\overline{m}$ 为平均装量；

S 为供试品的规格。

2. 盐酸普鲁卡因注射液的高效液相色谱法

《中国药典》(2020 年版)采用高效液相色谱法，测定盐酸普鲁卡因注射液的含量。

【实例】《中国药典》(2020 年版)盐酸普鲁卡因注射液的含量测定

按照高效液相色谱法(通则 0512)测定。供试品溶液：精密量取本品适量，用水定量稀释制成每 1ml 含盐酸普鲁卡因 0.02mg 的溶液；对照品溶液：取盐酸普鲁卡因对照品适量，精密称定，加水溶解并定量稀释制成每 1ml 中含 0.02mg 的溶液。色谱条件：用十八烷基硅烷键合硅胶为填充剂；以含 0.1% 庚烷磺酸钠的 0.05mol/L 磷酸二氢钾溶液(用磷酸调节 pH 值至 3.0)-甲醇(68:32)为流动相；检测波长为 290nm；进样体积为 $10\mu l$。系统适用性要求：理论塔板数按普鲁卡因峰计算不低于 2000，普鲁卡因峰与相邻杂质峰的分离度应符合要求。测定法：精密量取供试品溶液与对照品溶液，分别注入液相色谱仪，记录色谱图。按外标法以峰面积计算。

本法采取外标法，含量测定计算公式为：

$$标示量(\%) = \frac{\dfrac{A_X}{A_R} \times C_R \times D \times V \times \overline{W}}{V_X \times S} \times 100\%$$

式中，A_X 为供试品峰面积；

A_R 为对照品峰面积；

C_R 为对照品溶液的浓度(mg/ml)；

D 为供试品的稀释倍数；

V 为供试品溶液原始体积(ml)；

$\overline{W}$ 为平均装量(ml)；

V_X 为供试品取样量(ml)；

S 为供试品的规格(mg)。

（四）盐酸普鲁卡因原料及制剂的质量分析方法概述

盐酸普鲁卡因原料及制剂的质量分析方法见表8-10。

表8-10　盐酸普鲁卡因原料及制剂的质量分析方法

通用名称	鉴别	检查	含量测定
盐酸普鲁卡因	水解反应、红外分光光度法、氯化物的反应、芳香第一胺类反应	酸度、溶液的澄清度、对氨基苯甲酸、干燥失重、炽灼残渣、铁盐、重金属	亚硝酸钠滴定法
盐酸普鲁卡因注射液	氯化物的反应、芳香第一胺类反应、高效液相色谱法、红外分光光度法	pH值、有关物质、渗透压摩尔浓度、细菌内毒素	高效液相色谱法
注射用盐酸普鲁卡因	水解反应、氯化物的反应、芳香第一胺类反应	酸度、溶液的澄清度、对氨基苯甲酸、干燥失重、细菌内毒素、无菌	亚硝酸钠滴定法

四、亚硝酸钠滴定法

亚硝酸钠滴定法是通过亚硝酸钠在盐酸存在下可以与具有芳伯氨基或潜在芳伯氨基的化合物发生重氮化反应,定量生成偶氮化合物,根据滴定时消耗的亚硝酸钠的体积与浓度计算药物含量的方法。亚硝酸钠滴定法精密度高、简便易行、耐用性强、适用范围较广。《中国药典》（2020年版）采用亚硝酸钠滴定法测定苯佐卡因、盐酸普鲁卡因、注射用盐酸普鲁卡因、盐酸普鲁卡因胺及其片剂与注射液的含量,并采用永停滴定法指示终点。

（一）基本原理

具有芳伯氨基的药物或经水解后的潜在芳伯氨基的药物,在酸性溶液中定量的与亚硝酸钠反应,生成重氮化合物。反应式为

$$Ar—NH_2 + NaNO_2 + 2HCl \longrightarrow Ar—N_2^+Cl^- + NaCl + 2H_2O$$

（二）反应条件

亚硝酸钠滴定法受滴定条件的影响很大,主要包括:

1. 温度

重氮化反应的速度随温度的升高而加快,但温度太高会使亚硝酸分解逸失,同时生成的重氮盐也随温度的升高而加速分解。反应式为

$$Ar—N_2^+Cl^- + H_2O \longrightarrow Ar—OH + HCl + N_2\uparrow$$

综合考虑,经实践证明反应温度在室温（10～30℃）下滴定较合适。

2. 酸度

酸的种类和浓度影响重氮化反应的速率,因盐酸价格较氢溴酸低,且胺类药物的盐酸盐溶解度高于硫酸盐,所以多采用盐酸。生成的偶氮化合物在酸性溶液中比较稳定,并且过量的盐酸可以加快重氮化反应速率,同时防止生成偶氮氨基化合物。反应式为

$$Ar—N_2^+Cl^- + H_2N \longrightarrow Ar—N\!=\!N—NH—Ar + HCl$$

但是,酸的浓度也不可过高,否则将阻碍芳伯氨基的游离,反而影响反应速率。综合考虑,

芳胺类药物与加入盐酸的量的摩尔比等于 $1:(2.5\sim6.0)$。

3. 滴定速率与方式

采用先快后慢的滴定方式。为避免亚硝酸在滴定过程中挥发和分解,需将滴定管的尖端插入液面下约 2/3 处,用亚硝酸钠滴定液在搅拌条件下迅速滴定,在近终点时,药物浓度极稀,滴定反应的速度变慢,此时需将滴定速度减慢,并将滴定管的尖端提出液面,用少量水淋洗尖端,缓缓滴定至终点。

4. 溴化钾

重氮化反应分为 3 步进行,其中生成 NOCl 的反应速率较慢,是反应的限速步骤。滴定时需要加入适量溴化钾作为催化剂,以加快重氮化反应速率。反应式为

溴化钾与盐酸作用可产生溴化氢,溴化氢与亚硝酸作用可生成 NOBr。

$$HNO_2 + HBr \longrightarrow NOBr + H_2O \quad (1)$$

如果供试液中仅有 HCl,则生成 NOCl。

$$HNO_2 + HCl \longrightarrow NOCl + H_2O \quad (2)$$

反应式(1)比(2)的平衡常数约大 300 倍,生成 NOBr 的量大,在供试液中 NO^+ 的浓度就大,重氮化反应速率快。《中国药典》(2020 年版)规定加入 2g KBr,可以加快反应速率。

5. 芳伯氨基的碱性

化合物中芳伯氨基游离的程度影响反应的快慢。游离的芳伯氨基多,即碱性较弱,在酸性溶液中成盐较少,重氮化反应速率快;反之,游离的芳伯氨基少,重氮化反应速率就慢。

(三)指示终点的方法

指示终点的方法有永停滴定法、电位滴定法、外指示剂法等。药品标准中多采用电位滴定法与永停滴定法指示终点。

1. 永停滴定法

《中国药典》(2020 年版)采用永停滴定法指示亚硝酸钠滴定法的终点,永停滴定装置见图 8-1。电流计的灵敏度,除另有规定外,为每格 10^{-9} A,电极为铂-铂电极系统,终点前,溶液中无亚硝酸,线路无电流通过,电流计指针指零。化学计量点后,溶液中有微量亚硝酸存在,电极去极化,起氧化还原反应,线路中有电流通过,使得电流计指针突然偏转,并不再回复,即为终点。需要注意的是,铂电极易钝化,滴定前需用加有少量三氯化铁的硝酸或用铬酸清洁液浸洗,进行活化处理。

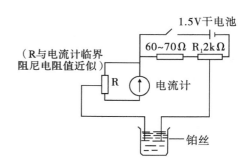

图 8-1 永停滴定装置简图

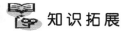 **知识拓展**

《中国药典》(2020 年版)四部通则 0701 (2)永停滴定法

永停滴定法用作重氮化法的终点指示时,调节 R_1 使加于电极上的电压约为 50mV。取供试品适量,精密称定,置于烧杯中,除另有规定外,可加水 40ml 与盐酸溶液(1→2)15ml,而后置于电磁搅拌器上,搅拌使溶解,再加溴化钾 2g,插入铂-铂电极后,将滴定管的尖端插入液面下约 2/3 处,用亚硝酸钠滴定液(0.1mol/L 或 0.05mol/L)迅速滴定,随滴随搅拌,至近终点时,将滴定管的尖端提出液面,用少量水淋洗尖端,洗液并入溶液中,继续缓缓滴定,至电流计指针突然偏转,并不再回复,即为滴定终点。

2. 电位滴定法

选用 2 支电极,1 支为指示电极,另 1 支为参比电极。指示电极电位随溶液中离子浓度的变化而变化,参比电极电位固定不变。当到达等计量点时,离子浓度发生急剧变化,引起指示电极电位至突跃点,确定终点。

3. 外指示剂法

外指示剂法常用碘化钾-淀粉糊剂、指示液或试纸指示终点。滴定时先在白瓷板上将碘化钾淀粉糊剂或指示液铺为薄层,以细玻棒蘸取少许溶液划过,当滴定至终点时,稍过量的亚硝酸钠在酸性溶液中,氧化碘化钾析出碘,遇淀粉显蓝色,即为终点。

$$2NaNO_2 + 2KI + 4HCl \longrightarrow 2NO + I_2 + 2KCl + 2NaCl + 2H_2O$$

知识拓展

芳胺类及芳酰胺类药物含量测定的电位滴定法

盐酸丁卡因分子结构中的脂烃胺侧链,盐酸布比卡因分子结构中的侧链哌啶环上的叔胺氮,均具有弱碱性。《中国药典》(2020 年版)采用电位滴定法测定含量。

【实例】《中国药典》(2020 年版)盐酸丁卡因的含量测定

方法:取本品约 0.25g,精密称定,加乙醇 50ml 振摇使溶解,加 0.01mol/L 盐酸溶液 5ml,摇匀,按照电位滴定法(通则 0701),用氢氧化钠滴定液(0.1mol/L)滴定,2 个突跃点体积的差作为滴定体积。每 1ml 氢氧化钠滴定液(0.1mol/L)相当于 30.08mg 的 $C_{15}H_{24}N_2O_2 \cdot HCl$。

【实例】《中国药典》(2020 年版)盐酸布比卡因的含量测定

方法:取本品约 0.2g,精密称定,加冰醋酸 20ml 与醋酐 20ml 溶解后,按照电位滴定法(通则 0701),用高氯酸滴定液(0.1mol/L)滴定,并将滴定的结果用空白试验校正。每 1ml 高氯酸滴定液(0.1mol/L)相当于 32.49mg 的 $C_{18}H_{28}N_2O \cdot HCl$。

知识点思维导图

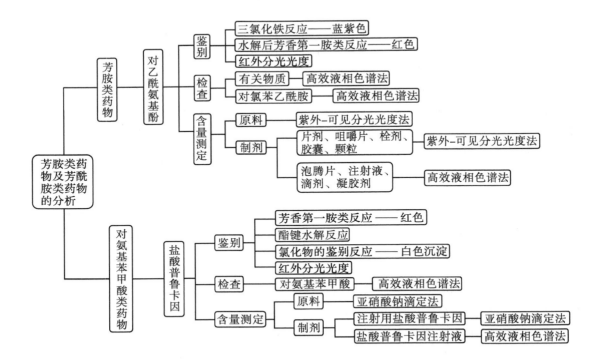

 目标检测

选择题

【A 型题】(最佳选择题,每题的备选答案中只有一个最佳答案)

1. 盐酸普鲁卡因注射液中检查的特殊杂质是( )

   A. 对氨基苯甲酸   B. 间氨基酚   C. 酮体

   D. 对氨基酚   E. 水杨酸

2. 对乙酰氨基酚中检查的特殊杂质是( )

   A. 对氨基苯甲酸   B. 间氨基酚   C. 酮体

   D. 对氨基酚   E. 水杨酸

3. 芳香第一胺发生重氮化反应的条件是( )

   A. 酸性   B. 碱性   C. 弱碱性   D. 中性   E. 以上皆可

4. 以下哪种药物可以水解后发生重氮化-偶合反应( )

   A. 盐酸利多卡因   B. 肾上腺素   C. 盐酸布比卡因

   D. 盐酸丁卡因   E. 对乙酰氨基酚

5. 《中国药典》中收载的亚硝酸钠滴定法指示终点的方法为( )

   A. 电位滴定法   B. 永停滴定法   C. 内指示剂法

   D. 外指示剂法   E. 自身指示剂法

6. 亚硝酸钠滴定法中加入溴化钾的作用是( )

A. 抑制生成的重氮盐分解   B. 防止亚硝酸逸失   C. 增加亚硝酸钠稳定性

D. 加快重氮化反应的速度   E. 使终点清晰

7. 以下药物不具有弱碱性的是（   ）

A. 利多卡因   B. 布比卡因   C. 苯佐卡因

D. 丁卡因   E. 普鲁卡因

8. 采用外指示剂法指示亚硝酸钠滴定法终点时,采用的外指示剂是（   ）

A. 溴麝香草酚蓝指示液   B. 碘化钾-淀粉指示液   C. 甲基橙-亚甲蓝指示液

D. 甲基红-亚甲蓝指示液   E. 淀粉指示剂

9. 以下药物可以发生三氯化铁反应的是（   ）

A. 盐酸利多卡因   B. 盐酸布比卡因   C. 醋氨苯砜

D. 苯佐卡因   E. 对乙酰氨基酚

10. 对乙酰氨基酚检查乙醇溶液的澄清度的目的是检查（   ）

A. 成品中有无铁粉   B. 成品中有无酸性杂质

C. 成品中有无对氨基酚   D. 成品中有无对氨基酚的氧化产物

E. 成品中有无对氯苯乙酰胺

11. 对乙酰氨基酚中对氨基酚的检查方法是（   ）

A. 比浊法   B. 比色法   C. 薄层色谱法

D. 高效液相色谱法   E. 紫外-可见分光光度法

（史 凡）

第四节 杂环类药物的分析

学习目标

【掌握】杂环类药物的基本结构、性质及鉴别试验。

【熟悉】常见杂环类药物的结构特征及典型性质;异烟肼、地西泮、盐酸氯丙嗪鉴别试验及含量测定方法。

【了解】杂环类药物的杂质检查。

    杂环化合物指碳环中夹杂非碳原子的环状有机化合物。其中,非碳原子称为杂原子,常见的杂原子有氮、氧和硫等。杂环化合物种类繁多,数量庞大,在自然界分布很广,如某些生物碱、维生素、抗生素等。由于杂原子的种类与数目、环的元数与环数的不同,杂环类药物可分成许多不同的大类,如吡啶类、喹啉类、托烷类、吩噻嗪类、苯并二氮杂䓬类、呋喃类、吡唑酮类、嘧啶类等。本节主要讨论吡啶类、吩噻嗪类、苯并二氮杂䓬类药物。

一、常见药物的结构-性质-分析方法分析

（一）吡啶类药物

1. 基本结构

吡啶类药物的基本结构为

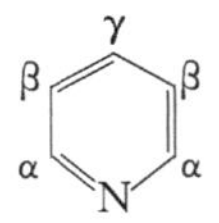

吡啶（pyridine）

吡啶类药物基本结构可分为 2 部分，一部分为吡啶环，另一部分为 α、β、γ 位上的取代基。

课堂活动

如何科学利用吡啶类药物的结构，鉴别出不同的吡啶类药物？

2. 常见药物的结构特征

《中国药典》（2020 年版）收载有异烟肼、尼可刹米、硝苯地平等原料药及其制剂。常见药物结构见表 8-11。

表 8-11 常见吡啶类药物的化学结构与结构特征

通用名称	化学结构	结构特征	
异烟肼 （isoniazid）	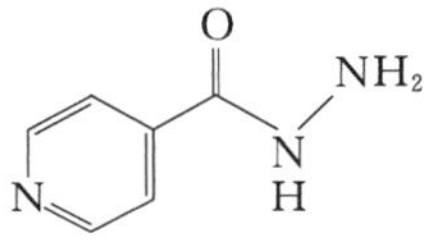	吡啶环	γ 位酰肼取代基
尼可刹米 （nikethamide）	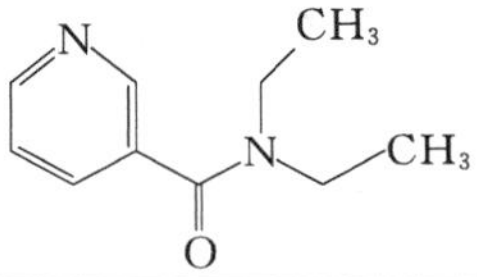	吡啶环	β 位酰胺取代基 二乙胺侧链

从上述药物结构可知，吡啶类药物的吡啶环，可决定此类药物共同的理化性质；而不同的取代基，则影响不同药物所具有的特殊理化性质。

3. 主要理化性质

（1）弱碱性：吡啶类药物母核吡啶环上的氮原子为碱性氮原子，吡啶环的 pK_b 值为 8.8，可用非水溶液滴定法测定本类药物的含量。

（2）吡啶环的开环反应——戊烯二醛反应（Köning 反应）：吡啶类药物分子结构中均含有 β 或 γ 位被羧基衍生物所取代的吡啶环，可发生开环反应。异烟肼和尼可刹米结构中吡啶环的 α 位未被取代，而 β 或 γ 位被羧基衍生物取代。

吡啶环的开环反应适应于吡啶环 β 或 γ 位被羧基衍生物所取代，α 位无取代基的化合物。

《中国药典》（2020 版）尼可刹米的鉴别即采用此反应。

【实例】《中国药典》（2020 版）尼可刹米的鉴别

方法：取本品 1 滴，加水 50ml，摇匀，分取 2ml，加溴化氰试液 2ml 与 2.5% 苯胺溶液 3ml，摇匀，溶液渐显黄色。

反应原理：溴化氰与芳香第一胺作用于吡啶环，可形成戊烯二醛的衍生物。这一反应不能由吡啶环单独发生,而是通过溴化氰加到吡啶环,使环上氮原子由 3 价转变成 5 价,造成吡啶环水解,形成戊烯二醛后再与芳香第一胺缩合而成。

（3）与重金属离子的沉淀反应:吡啶类药物具有吡啶环结构,可与重金属盐类(如氯化汞、硫酸铜、碘化铋钾)及苦味酸等试剂形成沉淀。

【实例】《中国药典》(2020 版)尼可刹米的鉴别

方法:取本品 2 滴,加水 1ml,摇匀,加硫酸铜试液 2 滴与硫氰酸铵试液 3 滴,即生成草绿色沉淀。

（4）取代基的性质:①酰肼基。异烟肼具有未被取代的酰肼基,酰肼基具有较强的还原性,可被不同的氧化剂氧化,也可与某些含羰基的化合物发生缩合反应。②酰胺基。在尼可刹米结构中,除了吡啶环上氮原子外,吡啶环 β 位上被酰胺基取代,酰胺的化学性质虽然不甚活泼,但遇碱水解后,可释放出具有碱性的二乙胺。

> **课堂活动**
>
> 已知有 2 种药物,分别是异烟肼、尼可刹米,如何利用化学反应将药物区别开？

【实例】尼可刹米的鉴别:取本品 10 滴,加氢氧化钠试液 3ml,加热,即发生二乙胺的臭气,能使湿润的红色石蕊试纸变蓝色。

（5）紫外吸收特性:吡啶类药物的分子结构中含有芳杂环,在紫外区有特征吸收,可用于药物的鉴别及含量测定。

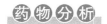
(二)苯并二氮杂䓬类药物

1. 基本结构

1,4-苯并二氮杂䓬类药物为苯环和含二个氮杂原子的七元环骈合而成的有机化合物,是目前临床应用最广泛的镇静剂。

药物的基本结构为

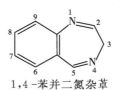

1,4-苯并二氮杂䓬

课堂活动

如何科学利用苯并二氮杂䓬类药物的结构,鉴别出不同的药物?

2. 常见药物的结构特征

《中国药典》(2020年版)收载典型药物有地西泮、氯氮䓬、硝西泮。常见药物结构见表8-12。

表 8-12 常见吡啶类药物的化学结构与结构特征

通用名称	化学结构	结构特征
地西泮 (diazepam)	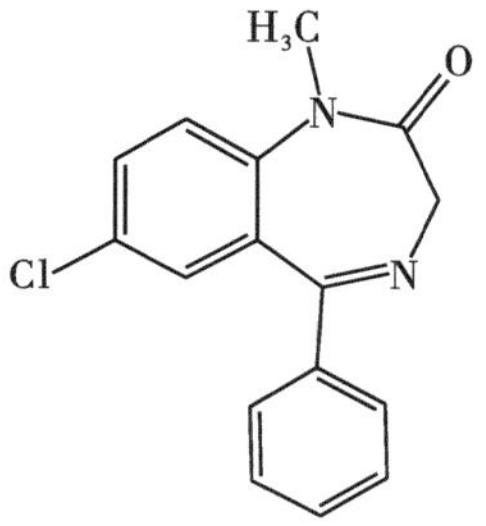	苯并二氮杂䓬环 1~2位为内酰胺键 4~5位为 C=N 键 N₁有甲基取代 7位为氯取代
氯氮䓬 (chlordiazepoxide)	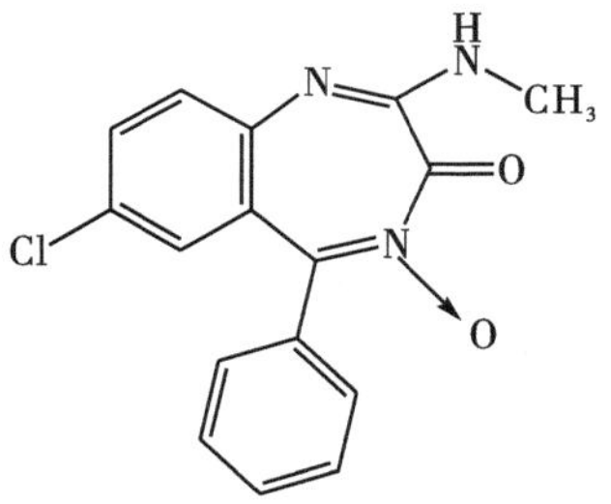	苯并二氮杂䓬环 1~2位为脒 C₂为甲氨基取代 7位为氯取代 4~5位为 C=N 键 N₁没有取代
艾司唑仑 (estazolam)	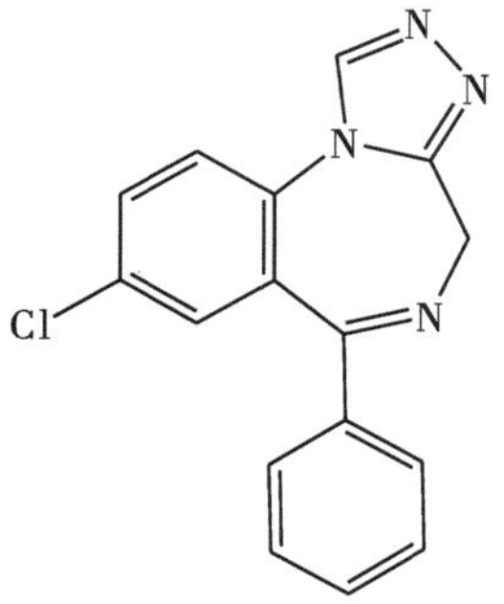	苯并二氮杂䓬环 1~2位骈合三氮唑环 7位为氯取代 4~5位为 C=N 键

从上述药物结构可知,苯并二氮杂䓬类药物的苯并二氮杂䓬母核,可决定此类药物共同的理化性质;而不同的取代基,则影响不同药物所具有的特殊理化性质。

3. 主要理化性质

(1)弱碱性:二氮杂䓬环上的氮原子具有强碱性,与苯环骈合后,碱性减弱,可用非水溶液滴定法测定本类药物的含量。

(2)沉淀反应:一些苯并二氮杂䓬类药物具有生物碱性质,可以与生物碱沉淀剂(如碘化铋钾等)生成有色沉淀,《中国药典》(2020 年版)采用此反应进行氯氮䓬的鉴别。

【实例】《中国药典》(2020 年版)氯氮䓬的鉴别

方法:取本品约 10mg,加盐酸溶液(9→1000)10ml 溶解后,加碘化铋钾试液 1 滴,即生成橙红色沉淀。

(3)硫酸-荧光反应:苯并二氮杂䓬类药物溶于硫酸后,在紫外光(365nm)下会呈现不同颜色的荧光,且在浓硫酸中荧光的颜色与在稀硫酸中的颜色也不相同。

知识拓展

苯并二氮杂䓬类药物溶于硫酸后在紫外光下(365nm)的荧光反应颜色见表 8-13。

表 8-13　苯并二氮杂䓬类药物溶于硫酸后在紫外光下(365nm)的荧光反应颜色

药物	浓硫酸	稀硫酸
地西泮	黄绿色	黄色
氯氮䓬	黄色	紫色
硝西泮	淡蓝色	蓝绿色
艾司唑仑	亮绿色	天蓝色

(4)紫外吸收特性:本类药物的分子结构中含有共轭体系,在紫外区有特征吸收,《中国药典》(2020 年版)常采用紫外-可见分光光度法进行鉴别,多比较最大吸收波长、最大吸收处的吸收度或吸收度比值的一致性。

【实例】《中国药典》(2020 年版)硝西泮的鉴别

方法:取本品,加无水乙醇制成每 1ml 中约含 8μg 的溶液,按照紫外-可见分光光度法(通则 0401)测定,在 220nm、260nm 与 310nm 的波长处有最大吸收。260nm 与 310nm 波长处的吸光度的比值应为 1.45～1.65。

(5)取代基的性质:①有机氯。本类药物大多含有机氯,可采用氧瓶燃烧法破坏,5‰氢氧化钠溶液吸收,加硝酸酸化后,显氯化物反应。②七元䓬环的水解。苯并二氮杂䓬环在酸性条件下加热,1～2 位、4～5 位会水解,生成二苯甲酮衍生物。氯氮䓬、艾司唑仑的因 N1 位水解后生成芳伯氨基,可与亚硝酸钠溶液和碱性 β-萘酚试液发生重氮化-偶合反应,产生橙红色沉淀。地西泮 N1 有甲基取代,水解产物为芳香仲胺,无此反应。

课堂活动

已知有 2 种药物,分别是艾司唑仑、地西泮,如何利用化学反应将 2 种药物区别开?

【实例】《中国药典》(2020 年版)氯氮䓬的鉴别以及艾司唑仑的鉴别

方法：取本品约 10mg，加盐酸溶液(1→2)15ml，缓缓煮沸 15min，放冷；溶液显芳香第一胺类的鉴别反应(通则 0301)。

(三)吩噻嗪类药物

1. 基本结构

吩噻嗪类药物为苯并噻嗪的衍生物，其分子结构中均具有共同的硫氮杂蒽母核。药物的基本结构为

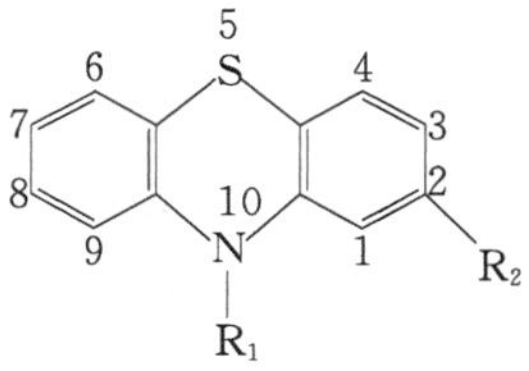

吩噻嗪(phenothiazine)类药物

课堂活动

如何科学利用吩噻嗪类药物的结构，给出适宜的鉴别试验方法？

---

2. 常见药物的结构特征

《中国药典》(2020 年版)收载典型药物有盐酸氯丙嗪、盐酸异丙嗪、奋乃静等。本类药物结构上的差异，主要表现在母核 2 位上的 R_2 取代基和 N_{10} 位上的 R_1 取代基的不同。R_2 基团通常为—H、—Cl、—CF_3、—$COCH_3$、—SCH_2CH_3 等，R_1 基团则为具有 2～3 个碳链的二甲或二乙胺基，或为含氮杂环如哌嗪和哌啶的衍生物等。常见药物结构见表 8 – 14。

表 8 – 14　常见吩噻嗪类药物的化学结构及结构特征

通用名称	化学结构	R_1	R_2
盐酸氯丙嗪 (chlorpromazine hydrochloride)	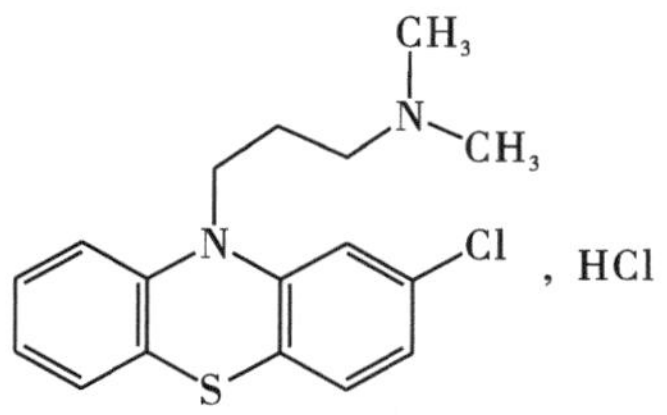	N,N –二甲基– 10 –丙胺	氯
盐酸异丙嗪 (promethazine hydrochloride)	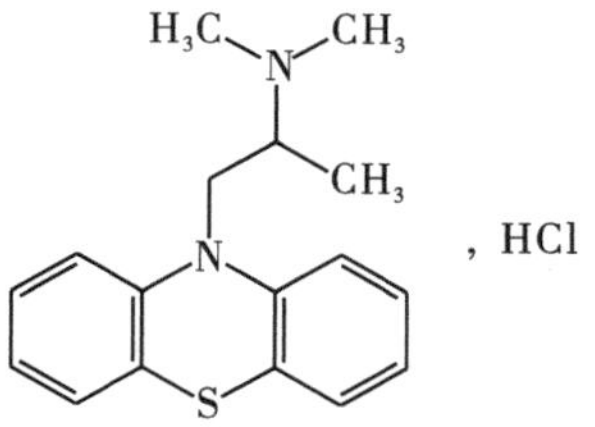	N,N,α –三甲基– 10 –乙胺	氢

通用名称	化学结构	R_1	R_2
奋乃静 （perphenazine）		丙基-1-哌嗪乙醇	氯

从上述药物结构可知，吩噻嗪类药物的吩噻嗪类母核，可决定此类药物共同的理化性质；而不同的取代基，则影响不同药物所具有的特殊理化性质。

3. 主要理化性质

（1）紫外和红外吸收特性：本类药物的紫外特征吸收，主要由母核共轭三环的 π 系统所产生。一般具有 3 个峰值，分别为 204～209nm（205nm 附近）、250～265nm（254nm 附近）和 300～325nm（300nm 附近），最强峰多在 250～265nm（254nm 附近）。利用其紫外特征吸收可进行本类药物的鉴别。

【实例】《中国药典》（2020 年版）奋乃静的鉴别

方法：取本品，加甲醇溶解并稀释制成每 1ml 中含 $10\mu g$ 的溶液，按照紫外-可见分光光度法（通则 0401）测定，在 258nm 与 313nm 的波长处有最大吸收，在 313mn 与 258nm 处的吸光度比值应为 0.12～0.13。

本类药物由于 R_1 和 R_2 取代基的不同，可产生不同的红外吸收光谱，可采用红外分光光度法对本类药物的原料进行鉴别。

（2）还原性：本类药物硫氮杂蒽母核中的硫为二价，易被氧化成亚砜、砜而呈色，可用于本类药物的鉴别。

知识拓展

吩噻嗪类药物可以与氧化剂反应显色，常用的显色剂包括硫酸、硝酸、过氧化氢等。不同吩噻嗪类药物被氧化呈现的颜色也不同（表 8 - 15）。

表 8 - 15　吩噻嗪类药物氧化显色反应

药物	硫酸	硝酸	过氧化氢
盐酸氯丙嗪	—	红色渐变为淡黄色	—
盐酸异丙嗪	樱桃红色，放置后颜色渐变深	红色沉淀，加热即溶解，溶液由红色转变为橙黄色	—
奋乃静	—	—	深红色，放置后颜色渐褪去

（3）与金属离子络合：本类药物母核中未被氧化的二价硫，可与金属离子（如钯离子）形成有色络合物，其氧化产物砜和亚砜则无此反应。利用此性质可进行鉴别和含量测定，并具有专属性，可排除氧化产物的干扰。

【实例】《中国药典》（2020年版）癸氟奋乃静的鉴别

方法：取本品约50mg，加甲醇2ml溶解后，加0.1%氯化钯溶液3ml，即有沉淀生成，并显红色，再加过量的氯化钯溶液，颜色变深。

> **课堂活动**
>
> 采用何种方法测定吩噻嗪类药物可不受其氧化产物的干扰？

（4）弱碱性：本类药物吩噻嗪母核上氮原子的碱性极弱，而10位取代基R多为烃胺具有碱性，可与生物碱沉淀剂、生物碱显色剂反应，可用于鉴别和含量测定。

> **课堂活动**
>
> 已知有2种药物，分别是盐酸氯丙嗪、盐酸异丙嗪，如何利用化学反应将2种药物区别开？

二、异烟肼的质量分析

此部分以异烟肼为代表解析吡啶类药物质量分析方法。

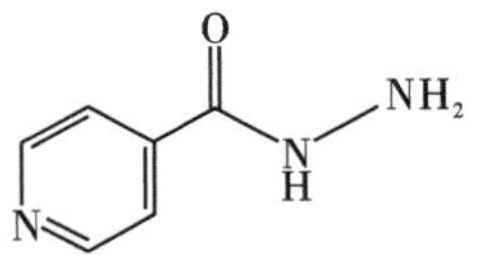

异烟肼（isoniazid）

异烟肼是一种抗结核药，为无色结晶，白色或类白色的结晶性粉末；无臭，味微甜后苦；遇光渐变质；在水中易溶，在乙醇中微溶，在乙醚中极微溶解；熔点（通则0612）为170～173℃。

（一）鉴别试验

异烟肼的吡啶环上被酰肼基团取代，具有较强的还原性，可被不同的氧化剂（如硝酸银、溴酸钾、碘、溴等）氧化。

> **课堂活动**
>
> 请根据异烟肼的性质，给出适宜的鉴别试验方法。

1. 酰肼基团的鉴别反应

【实例】《中国药典》（2020年版）异烟肼的鉴别

方法：取本品约10mg，置于试管中，加水2ml溶解后，加氨制硝酸银试液1ml，即发生气泡与黑色混浊，并在试管壁上生成银镜。

反应原理：异烟肼吡啶环上的酰肼基团，具有较强的还原性，可被硝酸银氧化生成单质银附着在试管壁上形成银镜，肼基被氧化成氮气。

$$N_2NNH_2 + 4AgNO_3 \longrightarrow 4Ag\downarrow + N_2\uparrow + 4HNO_3$$

【考纲提示】掌握异烟肼的鉴别——银镜反应。

2. 色谱法鉴别

高效液相色谱法具有很强的分离能力,可用于药物的鉴别。《中国药典》规定在【含量测定】项下记录的色谱图中,供试品溶液主峰的保留时间应与对照品溶液主峰的保留时间一致。

3. 光谱法鉴别

异烟肼结构中均有吡啶环及特征官能团,红外光谱具有特征吸收,可用红外分光光度法鉴别原料。《中国药典》规定药品的红外光吸收图谱应与对照的图谱一致。

(二)检查

异烟肼在生产和贮存过程中易于产生多种中间体和副产物,《中国药典》(2020 年版)规定,异烟肼需检查酸碱度、溶液的澄清度与颜色、游离肼、有关物质、干燥失重、炽灼残渣、重金属、无菌(供无菌分装用)。

1. 游离肼

异烟肼是一种不甚稳定的药物,生产过程中原料反应不完全或贮藏过程中降解可引入游离肼。肼是一种诱变剂和致癌物质,《中国药典》(2020 年版)采用薄层色谱法中的杂质对照品法对异烟肼及其制剂中游离肼进行限量检查。

【实例】《中国药典》(2020 年版)异烟肼的检查

游离肼:按照薄层色谱法(通则 0502)试验。溶剂:丙酮-水(1:1),供试品溶液:取本品适量,加溶剂溶解并定量稀释制成每 1ml 中约含 0.1g 的溶液。对照品溶液:取硫酸肼对照品适量,加溶剂溶解并定量稀释制成每 1ml 中约含 80μg(相当于游离肼 20μg)的溶液。系统适用性溶液:取异烟肼与硫酸肼各适量,加溶剂溶解并稀释制成每 1ml 中分别含异烟肼 0.1g 与硫酸肼 80μg 的混合溶液。色谱条件:采用硅胶 G 薄层板上,以异丙醇-丙酮(3:2)为展开剂。系统适用性要求:系统适用性溶液所显游离肼与异烟肼的斑点应完全分离,游离肼的 R_f 值约为 0.75,异烟肼的 R_f 值约为 0.56。测定法:吸取供试品溶液与系统适用性溶液各 5μl,分别点于同一薄层板上,展开,晾干,喷以乙醇制对二甲氨基苯甲醛试液,15min 后检视。限度:在供试品溶液主斑点前方与对照品溶液主斑点相应的位置上,不得显黄色斑点。

2. 有关物质

有关物质主要指药物中存在的合成的起始物、中间体、副产物以及降解产物等,由于这些杂质和药物结构相似,《中国药典》(2020 年版)规定采用高效液相色谱法中的主成分自身对照法来控制药物中杂质的限量。

【实例】《中国药典》(2020 年版)异烟肼的检查

有关物质:按照高效液相色谱法(通则 0512)测定。供试品溶液:取本品适量,加水溶解并稀释制成每 1ml 中约含 0.5mg 的溶液。对照溶液:精密量取供试品溶液 1ml,置于 100ml 量瓶中,用水稀释至刻度,摇匀。色谱条件:用十八烷基硅烷键合硅胶为填充剂;以 0.02mol/L 磷酸氢二钠溶液(用磷酸调 pH 值至 6.0)-甲醇(85:15)为流动相;检测波长为 262nm;进样体积为 10μl。系统适应性要求:理论塔板数按异烟肼峰计算不低于 4000。测定法:精密量取供试品溶液与对照溶液分别注入液相色谱仪,记录色谱图至主成分峰保留时间的 3.5 倍。限度:供试品溶液的色谱图中如有杂质峰,单个杂质峰面积不得大于对照溶液主峰面积的 0.35 倍(0.35%),各杂质峰面积的和不得大于对照溶液主峰面积(1.0%)。

> **课堂活动**
> 请根据异烟肼的性质,给出适宜的含量测定方法。

(三)含量测定

异烟肼的性质中,能够有明确定量关系的性质包括与溴酸钾的氧化还原反应、紫外吸收性质以及高效液相色谱性质。《中国药典》(2020 年版)采用高效液相色谱法测定异烟肼及其制剂的含量,以有效避免杂质及辅料等的干扰。

【实例】《中国药典》(2020 年版)异烟肼的含量测定

按照高效液相色谱法(通则 0512)测定。供试品溶液:取本品适量,精密称定,加水溶解并定量稀释制成每 1ml 中约含 0.1mg 的溶液。对照品溶液:取异烟肼对照品适量,精密称定,加水溶解并定量稀释成每 1ml 中约含 0.1mg 的溶液。色谱条件与系统适用性要求:见有关物质项下。测定法:精密量取供试品溶液与对照品溶液,注入液相色谱仪,记录色谱图。按外标法以峰面积计算,即得。

$$含量(\%)=\frac{\dfrac{A_X}{A_R}\times C_R \times V \times D}{m}\times 100\%$$

式中,A_X 为供试品峰面积;

A_R 为对照品峰面积;

C_R 为对照品溶液的浓度(mg/ml);

V 为供试品溶液体积;

D 为异烟肼供试品的稀释倍数;

m 为异烟肼供试品取样量(mg)。

(四)异烟肼原料及制剂的质量分析方法概述

异烟肼原料及制剂的质量分析方法见表 8-16。

表 8-16　异烟肼原料及制剂的质量分析方法

通用名称	鉴别	检查	含量测定
异烟肼	与氨制硝酸银试液的反应 高效液相色谱法 红外分光光度法	酸碱度、溶液的澄清度与颜色、游离肼、有关物质、干燥失重、炽灼残渣、重金属、无菌(供无菌分装用)	高效液相色谱法
异烟肼片	与氨制硝酸银试液的反应高效液相色谱法 红外分光光度法	游离肼、有关物质、溶出度、其他	高效液相色谱法
注射用异烟肼	与氨制硝酸银试液的反应 红外分光光度法	溶液的与颜色、酸碱度、游离肼与有关物质、干燥失重、无菌、其他	高效液相色谱法

三、地西泮的质量分析

此部分以地西泮为代表解析苯并二氮杂草类药物质量分析方法。

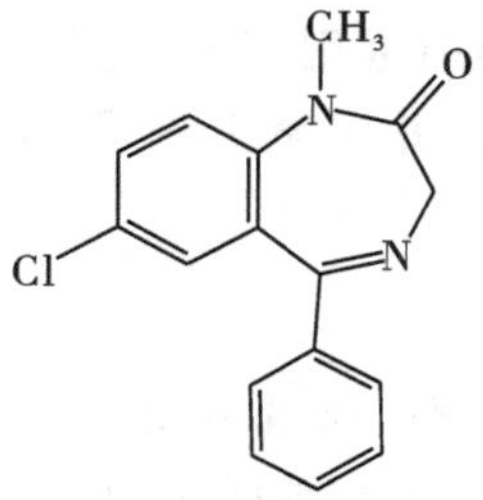

地西泮（diazepam）

地西泮具有抗焦虑、抗癫痫、镇静、松弛骨骼肌及消除记忆的作用，常用于医治焦虑、失眠、肌肉痉挛及部分癫痫症；为白色或类白色的结晶性粉末，无臭；在丙酮或三氯甲烷中易溶，在乙醇中溶解，在水中几乎不溶；熔点（通则 0612 第一法）为 130～134℃。

> **课堂活动**
>
> 请根据地西泮的性质，给出适宜的鉴别试验方法。

（一）鉴别试验

地西泮具有苯并二氮杂草结构，该类药物溶于硫酸后在紫外光下（365nm）呈现不同颜色的荧光，《中国药典》采用硫酸-荧光反应对该药物进行鉴别。地西泮还具有氯取代，经氧瓶燃烧后，还可发生氯化物鉴别反应。

1. 硫酸-荧光反应

地西泮具有苯并二氮杂草结构，溶于硫酸后，在紫外光（365nm）下，呈现荧光。《中国药典》（2020 年版）采用硫酸-荧光反应进行鉴别。

【实例】《中国药典》（2020 年版）地西泮的鉴别

方法：取本品约 10mg，加硫酸 3ml，振摇使溶解，在紫外光灯（365nm）下检视，显黄绿色荧光。

【考纲提示】掌握地西泮的鉴别——硫酸-荧光反应。

2. 紫外-可见分光光度法鉴别

地西泮结构中具有共轭体系在紫外区有特征吸收，《中国药典》（2020 年版）利用测定最大吸收波长和相应吸收度进行鉴别。

【实例】《中国药典》（2020 年版）地西泮的鉴别

方法：取本品，加 0.5% 硫酸的甲醇溶液制成每 1ml 中含 5μg 的溶液，按照紫外-可见分光光度法（通则 0401）测定，在 242nm、284nm 与 366nm 的波长处有最大吸收；在 242nm 波长处的吸光度约为 0.51，在 284nm 波长处的吸光度约为 0.23。

3. 红外法鉴别

地西泮结构中均有芳环及特征官能团，红外光谱具有特征吸收，可用红外分光光度法鉴别原料。《中国药典》规定药品的红外光吸收图谱应与对照的图谱一致。

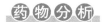

4. 氯化物的鉴别反应

在《中国药典》(2020 年版)地西泮正文【鉴别】项下,注明"显氯化物鉴别(1)反应(通则0301)"。

【实例】《中国药典》(2020 年版)地西泮的鉴别

方法:取本品 20mg,用氧瓶燃烧法(通则 0703)进行有机破坏,以 5% 氢氧化钠溶液 5ml 为吸收液,燃烧完全后,用稀硝酸酸化,并缓缓煮沸 2min,溶液显氯化物鉴别(1)反应(通则0301)。

(二)有关物质检查

地西泮在生产工艺过程或贮藏期间出现分解,产生 2-甲氨基-5-氯二苯酮杂质,《中国药典》(2020年版)采用高效液相色谱法中不加校正因子的主成分自身对照法检查杂质。用十八烷基硅烷键合硅胶为填充剂;以甲醇-水(70:30)为流动相;检测波长为254nm。理论塔板数按地西泮峰计算不低于 1500。

> **课堂活动**
>
> 请根据地西泮的性质,给出适宜的含量测定方法。

【实例】《中国药典》(2020 年版)地西泮的检查

有关物质:按照高效液相色谱法(通则 0512)试验。供试品溶液:取本品适量,加甲醇溶解并稀释制成每 1ml 中含 1mg 的溶液。对照溶液:精密量取供试品溶液 1ml,置于 200ml 量瓶中,用甲醇稀释至刻度,摇匀。色谱条件:用十八烷基硅烷键合硅胶为填充剂;以甲醇-水(70:30)为流动相;检测波长 254nm;进样体积为 $10\mu l$。系统适用性要求:理论塔板数按地西泮峰计算不低于 1500。测定法:精密量取供试品溶液与对照溶液,分别注入液相色谱仪,记录色谱图至主成分峰保留时间的 4 倍。限度:供试品溶液色谱图中如有杂质峰,各杂质峰面积的和不得大于对照溶液主峰面积的 0.6 倍(0.3%)。

(三)含量测定

地西泮含有二氮杂䓬环,具有碱性,可采用非水溶液滴定法测定,还可采用紫外吸收法以及高效液相色谱法。

《中国药典》(2020 年版)采用非水溶液滴定法测定地西泮的含量,采用高效液相色谱法测定地西泮片剂和注射剂的含量。

1. 地西泮片的非水溶液滴定法

【实例】《中国药典》(2020 年版)地西泮的含量测定

方法:取本品约 0.2g,精密称定,加冰醋酸与醋酐各 10ml 使溶解,加结晶紫指示液 1 滴,用高氯酸滴定液(0.1mol/L)滴定至溶液显绿色。每 1ml 高氯酸滴定液(0.1mol/L)相当于 28.47mg 的 $C_{16}H_{13}ClN_2O$。

分析:本法是利用地西泮的弱碱性,采用非水溶液滴定法测定含量。以高氯酸滴定液(0.1mol/L)为滴定液,结晶紫指示终点,终点颜色为绿色。

含量测定计算公式为

$$含量(\%) = \frac{V \times T \times F \times 10^{-3}}{m} \times 100\%$$

式中,V 为供试品消耗滴定液的体积(ml);

F 为滴定液浓度校正因子；

T 为滴定度(mg/ml)；

m 为供试品的取样量(g)。

2. 地西泮片的高效液相色谱法

采用高效液相色谱法,可有效避免地西泮片中杂质及辅料等的干扰。

【实例】《中国药典》(2020 年版)地西泮的含量测定

按照高效液相色谱法(通则 0512)试验。供试品溶液:取本品 20 片,精密称定,研细,精密称取适量(约相当于地西泮 10mg),置于 50ml 量瓶中,加甲醇适量,振摇,使地西泮溶解,用甲醇稀释至刻度,摇匀,过滤,取续滤液。对照品溶液:取地西泮对照品约 10mg,精密称定,置于 50ml 量瓶中,加甲醇适量,振摇使溶解,用甲醇稀释至刻度,摇匀。色谱条件见有关物质项下。系统适用性要求:理论塔板数按地西泮峰计算不低于 1500。测定法:精密量取供试品溶液与对照品溶液,分别注入液相色谱仪,记录色谱图。按外标法以峰面积计算。

本法采取外标法,含量测定计算公式为

$$标示量(\%)=\frac{\dfrac{A_X}{A_R}\times C_R\times V\times D\times \overline{m}\times 10^{-3}}{m\times S}\times 100\%$$

式中,A_X 为供试品峰面积；

A_R 为对照品峰面积；

C_R 为对照品溶液的浓度(μg/ml)；

V 为地西泮供试品溶液的体积；

D 为地西泮片供试品的稀释倍数；

$\overline{m}$ 为 20 片平均片重(mg)；

m 为地西泮片供试品取样量(mg)；

S 为地西泮片标示量(mg)。

(四)地西泮原料及制剂的质量分析方法概述

地西泮原料及制剂的质量分析方法见表 8-17。

表 8-17　地西泮原料及制剂的质量分析方法

通用名称	鉴别	检查	含量测定
地西泮	硫酸-荧光反应 紫外-可见分光光度法 红外分光光度法 氯化物的鉴别反应	乙醇溶液的澄清度与颜色、氯化物、有关物质、干燥失重、炽灼残渣	非水溶液滴定法
地西泮片	硫酸-荧光反应 高效液相色谱法	有关物质、含量均匀度、溶出度、其他	高效液相色谱法
地西泮注射液	沉淀反应 高效液相色谱法	pH 值、颜色、有关物质、其他	高效液相色谱法

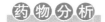

四、盐酸氯丙嗪的质量分析

此部分以盐酸氯丙嗪为代表解析吩噻嗪类药物质量分析方法。

盐酸氯丙嗪(chlorpromazine hydrochloride)

盐酸氯丙嗪主要用于抗精神病、加强催眠剂、麻醉剂、镇痛剂及抗惊厥剂的作用,又可用于对呕吐和顽固性呃逆的镇吐及引起人工冬眠等;为白色或乳白色结晶性粉末;有微臭,有引湿性;遇光渐变色;水溶液显酸性反应;在水、乙醇或三氯甲烷中易溶,在乙醚或苯中不溶;熔点(通则 0612)为 194～198℃。

课堂活动

请根据盐酸氯丙嗪的性质,给出适宜的鉴别试验方法。

(一)鉴别试验

盐酸氯丙嗪具有硫氮杂蒽母核,含有二价硫,可被氧化,含有吩噻嗪共轭系统,有紫外吸收,还含有盐酸盐,显氯化物的鉴别反应。

1. 氧化剂显色反应

盐酸氯丙嗪硫氮杂蒽母核,含有二价硫,具有还原性,易被不同氧化剂氧化为砜或亚砜类物质而显色。在《中国药典》(2020 年版)盐酸氯丙嗪正文【鉴别】项下,采用与硝酸反应显色进行鉴别。

【实例】《中国药典》(2020 年版)盐酸氯丙嗪的鉴别

方法:取本品约 10mg,加水 1ml 溶解后,加硝酸 5 滴即显红色,渐变淡黄色。

【考纲提示】掌握盐酸氯丙嗪的鉴别——氧化剂显色反应。

2. 紫外法鉴别

盐酸氯丙嗪结构中具有硫氮杂蒽母核,为三环共轭的 π 系统,在紫外区有特征吸收,《中国药典》(2020 年版)利用测定最大吸收波长和相应吸收度进行鉴别。

【实例】《中国药典》(2020 年版)盐酸氯丙嗪的鉴别

方法:取本品,加盐酸溶液(9→1000)制成每 1ml 含 $5\mu g$ 的溶液,按照紫外-可见分光光度法(通则 0401)测定,在 254nm 与 306nm 的波长处有最大吸收,在 254nm 的波长处吸光度约为 0.46。

3. 红外法鉴别

盐酸氯丙嗪及其钠盐结构中均有芳环及特征官能团,红外光谱具有特征吸收,可用红外分光光度法鉴别原料。《中国药典》规定药品的红外光吸收图谱应与对照的图谱一致。

4. 氯化物的鉴别反应

在《中国药典》(2020 年版)盐酸氯丙嗪钠正文【鉴别】项下,注明"本品的水溶液显氯化物鉴别(1)的反应(通则 0301)"。

（二）有关物质检查

吩噻嗪类药物在生产过程中易于发生副反应，贮藏过程中易被氧化且遇光分解，产生多种中间体、副产物和降解产物。盐酸氯丙嗪在生产过程中，原料药中会引入氯吩噻嗪和间氯二苯胺等有关物质杂质，《中国药典》（2020年版）规定采用高效液相色谱法中的主成分自身对照法，来控制药物中有关物质的限量。

【实例】《中国药典》（2020年版）盐酸氯丙嗪的有关物质检查

按照高效液相色谱法（通则0512）试验。避光操作。供试品溶液：取本品20mg，置于50ml量瓶中，加流动相溶解并稀释至刻度，摇匀。对照溶液：精密量取供试品溶液适量，用流动相定量稀释制成每1ml中约含2μg的溶液。色谱条件：用辛烷基硅烷键合硅胶为填充柱；以乙腈-0.5%三氟乙酸（用四甲基乙二胺调节pH值至5.3）（50∶50）为流动相；检测波长为254nm；进样体积为10μl。测定法：精密量取供试品溶液与对照溶液，分别注入液相色谱仪，记录色谱图至主成分峰保留时间的4倍。限度：供试品溶液的色谱图中如有杂质峰，单个杂质峰面积不得大于对照溶液主峰面积（0.5%），各杂质峰面积的和不得大于对照溶液主峰面积的2倍（1.0%）。

> **课堂活动**
>
> 请根据盐酸氯丙嗪的性质，给出适宜的含量测定方法。

（三）含量测定

吩噻嗪类药物的含量测定方法有非水溶液滴定法、紫外分光光度法、色谱法等。

1. 盐酸氯丙嗪的非水溶液滴定法

盐酸氯丙嗪药物母核侧链上的氮原子具有一定的碱性，可用非水溶液滴定法测定含量。《中国药典》（2020年版）采用非水溶液滴定法测定盐酸氯丙嗪的含量。

【实例】《中国药典》（2020年版）盐酸氯丙嗪的含量测定

方法：取本品约0.2g，精密称定，加冰醋酸10ml与醋酐30ml溶解后，按照电位滴定法（通则0701），用高氯酸滴定液（0.1mol/L）滴定，并将滴定的结果用空白试验校正。每1ml高氯酸滴定液（0.1mol/L）相当于35.53mg的$C_{17}H_{19}ClN_2S \cdot HCl$。

本法为滴定分析法，其含量测定计算公式为

$$含量（\%）=\frac{(V-V_0) \times T \times F \times 10^{-3}}{m} \times 100\%$$

式中，V为供试品消耗滴定液的体积（ml）；

V_0为空白试验消耗滴定液的体积（ml）；

F为滴定液浓度校正因子；

T为滴定度（mg/ml）；

m为供试品的取样量（g）。

【考纲提示】掌握盐酸氯丙嗪的非水溶液滴定法。

2. 盐酸氯丙嗪片的紫外分光光度法

盐酸氯丙嗪具有共轭体系，在紫外区有吸收，《中国药典》（2020年版）采用紫外分光光度法测定盐酸氯丙嗪片剂和注射剂的含量。

【实例】《中国药典》（2020年版）盐酸氯丙嗪片的含量测定

按照紫外-可见分光光度法（通则0401），避光操作。供试品溶液：取本品10片，除去包衣后，精密称定，研细，精密称取适量（约相当于盐酸氯丙嗪10mg），置于100ml量瓶中，加溶剂

〔盐酸溶液(9→1000)〕70ml,振摇使盐酸氯丙嗪溶解,用盐酸溶液(9→1000)稀释至刻度,摇匀,过滤,精密量取续滤液5ml,置于100ml量瓶中,加盐酸溶液(9→1000)稀释至刻度,摇匀。测定法:取供试品溶液,在254nm的波长处测定吸光度,按 $C_{17}H_{19}ClN_2S \cdot HCl$ 的吸收系数($E_{1cm}^{1\%}$)为915计算。

本法采取吸收系数法测定含量,含量测定计算公式为

$$标示量(\%)=\frac{\dfrac{A_X}{E_{1cm}^{1\%} \times l} \times \dfrac{1}{100} \times V \times D \times \overline{m}}{m \times S} \times 100\%$$

式中,A_X 为供试品吸收度;

$E_{1cm}^{1\%}$ 为百分吸收系数;

l 为液层厚度;

V 为供试品溶液体积(ml);

D 为供试品的稀释倍数;

m 为盐酸氯丙嗪片供试品取样量(g);

$\overline{m}$ 为平均片重(g);

S 为盐酸氯丙嗪片标示量(g)。

(四)盐酸氯丙嗪原料及制剂的质量分析方法概述

盐酸氯丙嗪原料及制剂的质量分析方法见表8-18。

表8-18　盐酸氯丙嗪原料及制剂的质量分析方法

通用名称	鉴别	检查	含量测定
盐酸氯丙嗪	氧化显色反应 紫外-可见分光光度法 红外分光光度法 氯化物的鉴别反应	溶液的澄清度与颜色、有关物质、干燥失重、炽灼残渣	非水溶液滴定法
盐酸氯丙嗪片	氧化显色反应 氯化物的鉴别反应	有关物质、溶出度、其他	紫外分光光度法
盐酸氯丙嗪注射液	氧化显色反应 紫外-可见分光光度法	pH值、有关物质、其他	紫外分光光度法

五、非水溶液滴定法

非水溶液滴定法是在非水溶剂中进行滴定的容量分析方法,以非水溶液为滴定介质,能改变物质的化学性质(主要是酸碱强度),使在水中不能反应完全的滴定反应能在非水溶剂中顺利进行,有时还能增大有机化合物的溶解度。

非水溶液酸碱滴定法主要用于测定有机碱及其氢卤酸盐、硫酸盐、有机酸盐和有机酸碱金属盐类药物的含量,同时用于测定某些有机弱酸的含量,大多用于原料药品的含量测定。该方法准确、快速、设备简单。因有机溶剂价格高,故非水溶液酸碱滴定法的取样量比一般滴定分析法少,常采用半微量法,使用10ml滴定管,以消耗0.1mol/L标准溶液在10ml以内为宜。

《中国药典》(2020年版)四部通则0702非水溶液滴定法,收载了2种方法。

（一）第一法——用酸滴定液滴定碱性药物

1. 测定法

除另有规定外,精密称取供试品适量〔约消耗高氯酸滴定液(0.1mol/L)8ml〕,加冰醋酸10～30ml 使溶解,加各品种正文项下规定的指示液 1～2 滴、用高氯酸滴定液(0.1mol/L)滴定。终点颜色应以电位滴定时的突跃点为准,并将滴定的结果用空白试验校正。

2. 标准溶液的配制与标定

第一法的标准溶液常采用高氯酸的冰醋酸溶液。高氯酸有腐蚀性,配制时要注意防护,并应将高氯酸先用冰醋酸稀释,在搅拌下缓缓加入醋酐。若高氯酸滴定液颜色变黄,则说明高氯酸部分分解,不能应用。

(1)高氯酸滴定液(0.1mol/L)的配制:取无水冰醋酸(按含水量计算,每 1g 水加醋酐 5.22ml)750ml,加入高氯酸(70%～72%)8.5ml,摇匀,在室温下缓缓滴加醋酐 23ml,边加边振摇,加完后再振摇均匀,放冷,加无水冰醋酸适量使成1000ml,摇匀,放置24h。若所测供试品易乙酰化,则须用水分测定法测定本液的含水量,再用水和醋酐调节至本液的含水量为 0.01%～0.2%。

当需用高氯酸滴定液(0.05mol/L 或 0.02mol/L)时,可取高氯酸滴定液(0.1mol/L)用无水冰醋酸稀释制成,并标定浓度。

(2)高氯酸滴定液(0.1mol/L)的标定:取在 105℃ 干燥至恒重的基准邻苯二甲酸氢钾约 0.16g,精密称定,加无水冰醋酸 20ml 使溶解,加结晶紫指示液 1 滴,用本液缓缓滴定至蓝色,并将滴定结果用空白试验校正。每 1ml 高氯酸滴定液(0.1mol/L)相当于 20.42mg 的邻苯二甲酸氢钾。根据本液的消耗量与邻苯二甲酸氢钾的取用量,算出本液的浓度,即得。

标定反应为

滴定样品与标定高氯酸滴定液的温度差超过 10℃时,应重新标定;未超过 10℃时,高氯酸液的浓度可按下式校正。

$$C_1 = \frac{C_0}{1 + 0.0011(T_1 - T_0)}$$

式中,0.0011 为冰醋酸的膨胀系数;

T_0 为标定时的温度;

T_1 为测定时的温度;

C_0 为标定时的浓度;

C_1 为测定时的浓度。

3. 指示剂

用非水酸碱滴定法滴定弱碱性物质时,常用指示剂有结晶紫、喹哪啶红、α-萘酚苯甲醇。除用指示剂指示终点外,电位滴定法是确定终点的基本方法。

指示剂中结晶紫最常用,在滴定中,随着溶液酸度的增加,结晶紫由紫色(碱式色)变至蓝紫色、蓝色、蓝绿色、黄绿色,最后转变为黄色(酸式色)。当滴定不同强度的碱时,终点颜色不同。滴定较强碱时应以蓝色或蓝绿色为终点,滴定极弱碱则应以蓝绿色或绿色为终点,最好以电位滴定法为对照,以确定终点的颜色,并做空白试验以减小滴定终点误差。

电位滴定法确定终点时指示剂不宜多加,以 1～2 滴为宜,指示终点的颜色由电位滴定突跃来确定。电位滴定用玻璃电极为指示电极,使用前在冰醋酸中浸泡过夜,甘汞电极为参比电极,实验用过的甘汞电极与玻璃先用水或与供试品溶液互溶的溶剂清洗,再用与水互溶的溶剂清洗,最后用水洗净保存,玻璃电极可浸在水中保存备用。供试品溶液中当含有醋酐时应尽量减少玻璃电极与之接触的时间,并要及时清洗,避免玻璃电极的损坏。

4. 应用

(1)有机弱碱:有机弱碱其在水溶液中的 $K_b > 10^{-10}$,都能在冰醋酸介质中用高氯酸标准溶液进行定量测定。在水溶液中 $K_b < 10^{-12}$ 的极弱碱,需使用冰醋酸-醋酐的混合溶液为介质,且随着醋酐用量的增加,滴定范围显著增大。

(2)有机酸的碱金属:因有机酸的酸性较弱,其共轭碱-有机酸根在冰醋酸中显较强的碱性,故可用高氯酸的冰醋酸溶液滴定。

(3)有机碱的氢卤酸盐:由于置换出的氢卤酸的酸性较强,会抑制滴定反应,一般需先按理论量加入醋酸汞试液使与氢卤酸形成难电离的卤化汞,以消除氢卤酸的干扰。其用量按醋酸汞与氢卤酸的摩尔比(1:2)计算,可稍过量,一般加 3~5ml。为减少汞盐对环境的污染,《中国药典》中部分氢卤酸盐也采取改变溶剂使终点突跃增大,同时改用电位滴定法指示终点的方法取代汞盐的使用。

(4)有机碱的硫酸盐:有机碱的硫酸盐可直接用高氯酸滴定,但由于硫酸酸性较强,用高氯酸滴定时只能滴定至硫酸氢盐(HSO_4^-)为止,必要时还必须提高滴定介质的碱性,才能使滴定终点突跃增大,终点明显。

(5)有机碱的硝酸盐、有机酸盐和磷酸盐:有机碱的硝酸盐因置换出的硝酸具有氧化性,可使指示剂褪色,无法观察终点,故规定有机碱的硝酸盐采用电位滴定法指示终点;有机碱的有机酸盐、磷酸盐因置换出的酸性均弱于高氯酸,可以直接滴定,并用结晶紫指示终点。

(二)第二法——用碱滴定液滴定酸性药物

1. 测定法

除另有规定外,精密称取供试品适量〔约消耗碱滴定液(0.1mol/L)8ml〕,加各品种正文项下规定的溶剂使溶解,再加规定的指示液 1~2 滴,用规定的碱滴定液(0.1mol/L)滴定。终点颜色应以电位滴定时的突跃点为准,并将滴定的结果用空白试验校正。

在滴定过程中,应注意防止溶剂和碱滴定液吸收大气中的二氧化碳和水蒸气,以及滴定液中溶剂的挥发。

2. 标准溶液的配制与标定

滴定酸性药物常用滴定剂为甲醇钠的苯-甲醇溶液。

(1)甲醇钠滴定液(0.1mol/L)的配制:取无水甲醇(含水量 0.2% 以下)150ml,置于冰水冷却的容器中,分次加入新切的金属钠 2.5g。俟完全溶解后,加无水苯(含水量 0.02% 以下)适量,使成 1000ml,摇匀。应保存在密闭的附有滴定装置的容器内,避免与空气中的二氧化碳及湿气接触。

(2)甲醇钠滴定液(0.1mol/L)的标定:取在五氧化二磷干燥器中减压干燥至恒重的基准苯甲酸约 0.4g,精密称定,加无水甲醇 15ml 使溶解,加无水苯 5ml 与 1% 麝香草酚蓝的无水甲醇溶液 1滴,用本液滴定至蓝色,并将滴定的结果用空白试验校正。每 1ml 的甲醇钠滴定液(0.1mol/L)相当于 12.21mg 的苯甲酸。根据本液的消耗量与苯甲酸的取用量,算出本液的浓度,即得。

本液标定时应注意防止二氧化碳的干扰和溶剂的挥发,每次临用前均应重新标定。

3. 指示剂

(1)百里酚蓝:百里酚蓝适宜于在苯、丁胺、二甲基甲酰胺、吡啶、叔丁醇溶剂中滴定中等强度酸时作指示剂,变色敏锐,终点清楚,其碱式色为蓝色,酸式色为黄色。

(2)偶氮紫:偶氮紫适用于在碱性溶剂或偶极亲质子溶剂中滴定较弱的酸,其碱式色为蓝色,酸式色为红色。

(3)溴酚蓝:溴酚蓝适用于在甲醇、苯、氯仿等溶剂中滴定羧酸、磺胺类、巴比妥类等,其碱式色为蓝色,酸式色为红色。

4. 应用

对于难溶于水的酸性物质,如羧酸、酚类、巴比妥类、磺胺类和氨基酸类药物等,常用碱标准溶液测定其含量。

知识点思维导图

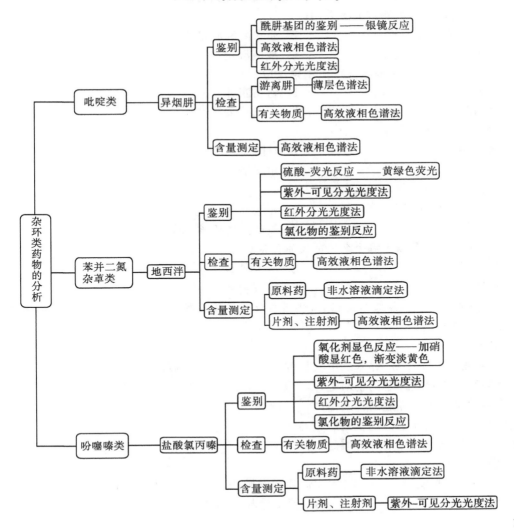

目标检测

一、选择题

【A 型题】(最佳选择题,每题的备选答案中只有一个最佳答案)

1. 异烟肼不具有的性质和反应是( )
   A. 还原性   B. 与芳醛缩合呈色反应
   C. 弱碱性   D. 重氮化偶合反应

2. 硫酸-荧光反应为下列哪类药物的特征鉴别反应( )
   A. 吩噻嗪类   B. 吡啶类
   C. 苯并二氮䓬类   D. 咪唑类

3. 吩噻嗪类药物遇光易变色的主要原因是( )
   A. 吩噻嗪环侧链的还原性   B. 吩噻嗪环具有氧化性
   C. 吩噻嗪环具有水解性   D. 吩噻嗪环具有还原性

4. 杂环类原料药的含量测定大多采用( )
   A. 紫外分光光度法   B. 非水溶液滴定法
   C. 比色法   D. 酸碱滴定法

5. 下列药物中,加氨制硝酸银能产生银镜反应的是( )
   A. 地西泮   B. 阿司匹林
   C. 异烟肼   D. 苯巴比妥

6. 异烟肼中的特殊杂质是( )
   A. 游离肼   B. 硫酸肼
   C. 水杨酸   D. 水杨醛

7. 噻嗪类药物易被氧化,这是因为( )
   A. 低价态的硫元素   B. 环上 N 原子
   C. 侧链脂肪胺   D. 侧链上的卤素原子

8. 酰肼基团的反应是以下哪个药物的鉴别反应( )
   A. 巴比妥类   B. 维生素 B_1
   C. 异烟肼   D. 尼可刹米

【B 型题】(配伍选择题,备选答案在前,试题在后。每题只有一个正确答案,每个备选答案可重复选用,也可不选用)

[1~4 题]
  A. 苯甲酸   B. 邻苯二甲酸氢钾   C. 无水碳酸钠   D. NaCl

1. 用作高氯酸滴定液标定的物质是( )
2. 用作甲醇钠滴定液标定的物质是( )
3. 用作盐酸滴定液标定的物质是( )
4. 用作硝酸银滴定液标定的物质是( )

[5~9 题]
  A. 紫外分光光度法   B. 亚硝酸钠法   C. 非水溶液滴定法
  D. 沉淀滴定法   E. 高效液相色谱法

5. 异烟肼的含量测定选用(　　)
6. 地西泮的含量测定选用(　　)
7. 盐酸氯丙嗪的含量测定选用(　　)
8. 盐酸氯丙嗪注射液的含量测定选用(　　)
9. 地西泮的片的含量测定选用(　　)

二、问答题

1. 异烟肼中游离肼是怎样产生的?《中国药典》(2020 年版)用什么方法检查?
2. 吡啶类药物中的吡啶环结构具有哪些重要的化学性质及反应?
3. 简述非水溶液滴定法的第一法。

(邹小丽)

第五节　维生素类药物的分析

学习目标

【掌握】维生素类药物基本结构、性质及鉴别试验。

【熟悉】常见维生素类药物的结构特征及典型性质;维生素 A 与维生素 C 的鉴别试验及含量测定方法。

【了解】维生素类药物的杂质检查。

维生素是维持人体正常生命活动所必需的一类活性物质,不能在体内自行合成,需要从食物中摄取。一般可分为 2 类:一类为脂溶性维生素,《中国药典》(2020 年版)收载有维生素 A、维生素 D_2、维生素 D_3、维生素 E 和维生素 K_1 等原料药及其制剂;另一类为水溶性维生素,《中国药典》(2020 年版)收载有维生素 B 族(维生素 B_1、维生素 B_2、维生素 B_6、维生素 B_{12})、维生素 C、烟酸、叶酸和泛酸等原料药及其制剂。

一、常见药物的结构-性质-分析方法分析

(一)脂溶性维生素

1. 维生素 A

1)维生素 A 的结构及结构特征　维生素 A 具有一个环己烯的结构,环上具有共轭多烯醇侧链,有多种立体异构体,包括维生素 A_1、维生素 A_2、维生素 A_3 等。药用物质是维生素 A 的醋酸酯,结构式为

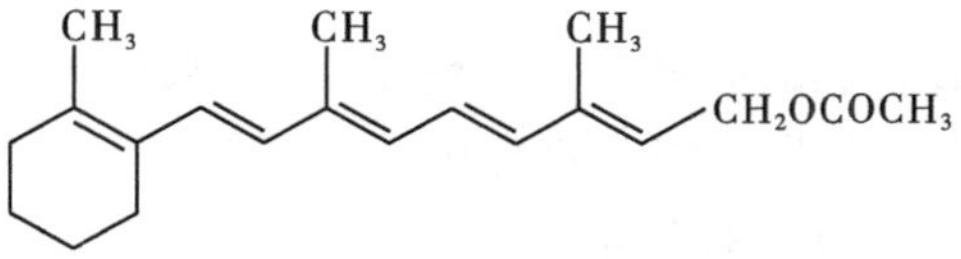

2)主要理化性质　叙述如下。

(1)性状:维生素 A 及其制剂,一般为淡黄色的油溶液或结晶与油的混合物,加热至 60 ℃ 应为澄清溶液;与三氯甲烷、乙醚、环己烷或石油醚能任意混合,在乙醇中微溶,在水中不溶。

（2）易氧化：维生素 A 分子结构中具有共轭多烯醇侧链，易被空气中的氧或氧化剂氧化，遇紫外光易变质；受热或有金属离子共存时，更易氧化变质，生成无生物活性的环氧化合物，进一步氧化生成维生素 A 醛或维生素 A 酸。因此，需要注意贮藏条件，《中国药典》（2020 年版）规定维生素 A 应装于铝制或其他适宜的容器内，充氮气，密封，在凉暗处保存。

（3）脱水反应：维生素 A 在酸性条件下不稳定，发生脱水反应，生成去水维生素 A。

（4）与三氯化锑呈色：维生素 A 在三氯甲烷溶液中可以与三氯化锑作用显色，产生蓝色，渐变成紫红色，此反应为维生素 A 的专属性反应，可用于鉴别。

【实例】《中国药典》（2020 年版）维生素 A 的鉴别

三氯化锑反应：取本品 1 滴，加三氯甲烷 10ml 振摇使溶解；取 2 滴，加三氯甲烷 2ml 与 25% 三氯化锑的三氯甲烷溶液 0.5ml，即显蓝色，渐变成紫红色。

（5）具紫外特征吸收：维生素 A 分子结构中具有共轭体系，在紫外光区有特征吸收，可用于维生素 A 的定性鉴别和含量测定。

2. 维生素 E

1）维生素 E 的结构及结构特征　维生素 E 为苯并二氢吡喃醇（色满醇）的衍生物，苯环上有一个乙酰化的酚羟基，故又可称为生育酚。主要有 α、β、γ 及 δ 4 种异构体，其中以 α-生育酚的生理活性最强。药用物质是维生素 E 的醋酸酯，分为天然型和合成型，合成型的结构式为

2）主要理化性质　叙述如下。

（1）性状：维生素 E 为微黄色至黄色或黄绿色澄清的黏稠液体，遇光色渐变深；天然型放置会固化，25℃左右熔化；在无水乙醇、丙酮、乙醚或植物油中易溶，在水中不溶。

（2）水解性：维生素 E 的分子结构中有酯键，在酸性或碱性条件下，加热可水解生成游离生育酚，后者常作为特殊杂质进行检查。

【实例】《中国药典》（2020 年版）维生素 E（天然型）的检查

生育酚：取本品 0.10g，加无水乙醇 5ml 溶解后，加二苯胺试液 1 滴，用硫酸铈滴定液（0.01mol/L）滴定，消耗的硫酸铈滴定液（0.01mol/L）不得超过 1.0ml。

反应原理：《中国药典》（2020 年版）采用铈量法对维生素 E 中的生育酚进行检查。游离生育酚具有还原性，可被硫酸铈定量氧化，在规定条件下，通过限制硫酸铈滴定液的体积，来控制游离生育酚的限量。

（3）易被氧化：维生素 E 在无氧条件下对热稳定，但对氧敏感，遇光、空气可被氧化。水解生成的游离生育酚可进一步氧化生成醌式化合物。故维生素 E 应避光保存。

【实例】《中国药典》（2020 年版）维生素 E 的鉴别

方法：取本品约 30mg，加无水乙醇 10ml 溶解后，加硝酸 2ml，摇匀，在 75℃ 加热约 15min，溶液显橙红色。

反应原理：维生素 E 在酸性溶液中加热，水解生成生育酚，又被硝酸氧化成生育红而显橙红色。

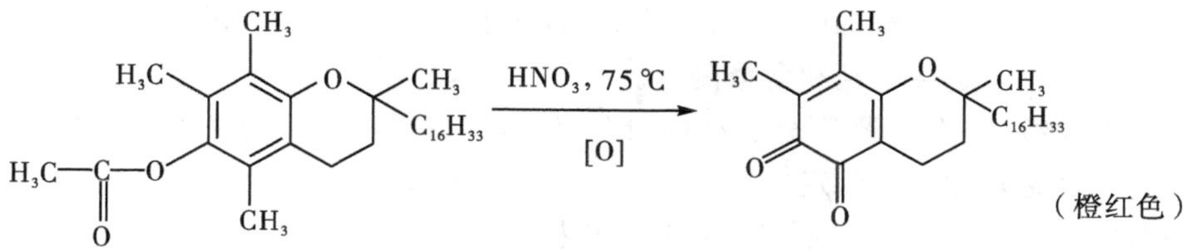

（4）光谱吸收特征：维生素 E 的分子结构中有苯环和酚羟基，在紫外光区和红外光区均有特征吸收，可用于鉴别。

【实例】《中国药典》（2020 年版）维生素 E 的鉴别

方法：取本品，精密称定，加无水乙醇溶解并定量稀释制成每 1ml 中约含 0.1mg 的溶液，按照紫外-可见分光光度法，在 284nm 的波长处测定吸光度，吸收系数（$E_{1cm}^{1\%}$）为 41.0～45.0。

（5）旋光性：维生素 E 的分子结构中具有手性碳原子，有旋光性，天然品为右旋体，比旋度不低于+24°，合成品为消旋体。

（6）气相色谱学性质：维生素 E 具有气相色谱学特性，故《中国药典》（2020 年版）采用气相色谱法检查药物中的有关物质，以及进行含量测定。

（二）水溶性维生素

1. 维生素 B_1

1）维生素 B_1 的结构及结构特征　维生素 B_1 是由氨基嘧啶环和噻唑环通过亚甲基连接而成的季铵类化合物，与盐酸天然成盐。其结构式为

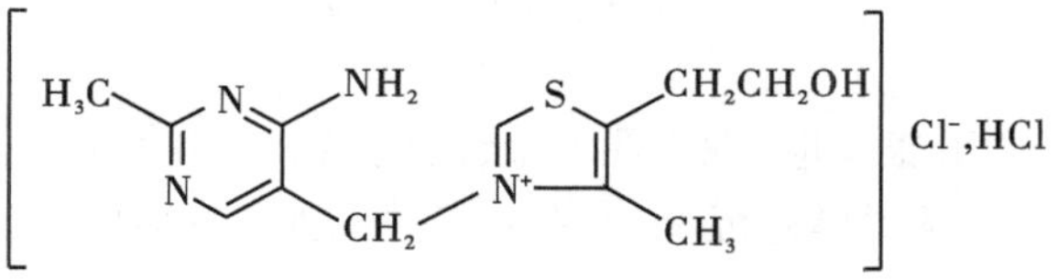

2）主要理化性质　叙述如下。

（1）性状：维生素 B_1 为白色结晶或结晶性粉末，干燥品在空气中可迅速吸收约 4% 的水分；在水中易溶，在乙醇中微溶，在乙醚中不溶。

（2）硫色素反应：维生素 B_1 分子结构中的噻唑环在碱性介质中可开环，再与嘧啶环上的氨基环合，经氧化剂铁氰化钾等氧化可生成具有荧光的硫色素。此为维生素 B_1 的专属性反应。

【实例】《中国药典》（2020 年版）维生素 B_1 的鉴别

硫色素反应：取本品约 5mg，加氢氧化钠试液 2.5ml 溶解后，加铁氰化钾试液 0.5ml 与正丁醇 5ml，强力振摇 2min，放置使分层，上面的醇层显强烈的蓝色荧光；加酸使成酸性，荧光即消失；再加碱使成碱性，荧光又显出。

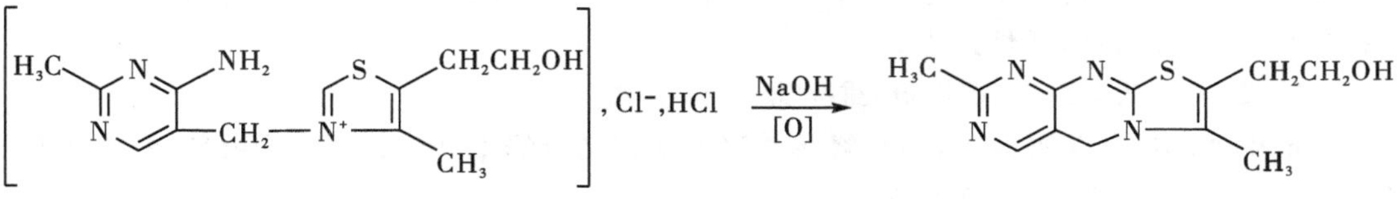

(3)与生物碱沉淀剂的反应：维生素 B_1 分子结构中的 2 个杂环（嘧啶环和噻唑环），均含有碱性氮原子，可与多种生物碱沉淀剂（如硅钨酸、碘化汞钾、三硝基酚和碘溶液等）反应，生成不同颜色的沉淀，可用于定性鉴别和含量测定。

(4)光谱吸收特征：维生素 B_1 分子结构中含有共轭双键，在紫外光区和红外光区均有特征吸收，可用于定性鉴别和含量测定。

【实例】《中国药典》(2020 年版)维生素 B_1 的鉴别

方法：取本品适量，加水溶解，水浴蒸干，在 105℃ 干燥 2h 测定。规定本品的红外光吸收图谱应与对照的图谱（光谱集 1205 图）一致。

(5)氯化物的鉴别反应：维生素 B_1 的水溶液显氯化物的鉴别反应。《中国药典》(2020 年版)采用此法对维生素 B_1 原料药及制剂进行鉴别。

2. 维生素 C

1)维生素 C 的结构及结构特征　维生素 C 又称为 L-抗坏血酸，分子中具有二烯醇和内酯环的结构。其结构式为

2)主要理化性质　叙述如下。

(1)性状：维生素 C 为白色结晶或结晶性粉末，久置色渐变微黄；在水中易溶，水溶液呈酸性反应，而在乙醇中略溶，在三氯甲烷或乙醚中不溶。

(2)酸性：维生素 C 分子结构中 C_3 上的羟基受共轭效应的影响，酸性较强（$pK_1=4.17$）；C_2 上的羟基与 C_1 羰基形成分子内氢键而酸性极弱（$pK_2=11.57$），所以维生素 C 表现为一元酸，可与碳酸氢钠作用生成钠盐。

(3)还原性：维生素 C 分子中的连二烯醇结构具有极强的还原性，易氧化为去氢维生素 C，加氢又可还原为维生素 C；在碱性或强酸性条件下，可进一步水解生成二酮古洛糖酸而失去活性。

【实例】维生素 C 与硝酸银反应：取本品 0.2g，加水 10ml 溶解后，分成二等份，在一份中加硝酸银试液 0.5ml，即生成银的黑色沉淀；在另一份中，加二氯靛酚钠试液 1~2 滴，试液的颜色即消失。

L-抗坏血酸　　　　　　　　　　L-去氢抗坏血酸　　　　　　　　L-二酮古洛糖酸
（有生物活性）　　　　　　　　　（有生物活性）　　　　　　　　　（无生物活性）

(4)旋光性：维生素 C 的分子结构中有 2 个手性碳原子，有 4 个光学异构体，具有旋光性，其中 L-(＋)-抗坏血酸活性最强。

【实例】《中国药典》(2020 年版)维生素 C 的性状

旋光性：取本品，精密称定，加水溶解并定量稀释制成每 1ml 中约含 0.10g 的溶液，依法测定（通则 0621），比旋度为 ＋20.5° 至 ＋21.5°。

（5）水解性：因维生素 C 的双键使内酯环变得较稳定，故和碳酸钠作用不发生水解，只生成单钠盐；但在强碱中，内酯环被水解，生成酮酸盐。

（6）糖类的性质：维生素 C 的分子结构与糖相似，具有糖的性质和反应。

（7）紫外吸收特性：维生素 C 分子中具有共轭双键的结构，其稀盐酸溶液在 243nm 波长处有最大吸收，$E_{1cm}^{1\%}$ 为 560；若在中性或碱性条件下，波长红移至 265nm 处。此特性可用于定性鉴别和含量测定。

二、维生素 A 的质量分析

此部分以维生素 A 为代表解析脂溶性维生素质量分析方法。

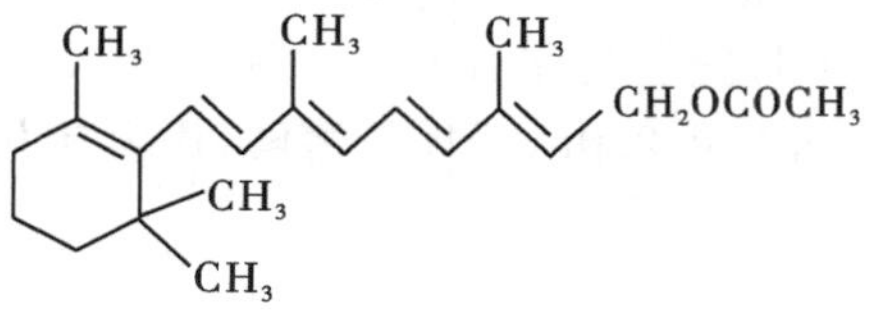

维生素 A（vitamin A）

维生素 A 为淡黄色油溶液或结晶与油的混合物（加热至 60℃ 应为澄清溶液）；无臭；在空气中易氧化，遇光易变质；与三氯甲烷、乙醚、环己烷或石油醚能任意混合，在乙醇中微溶，在水中不溶。

> **课堂活动**
>
> 　请根据维生素 A 的性质，给出适宜的鉴别试验方法。

（一）鉴别试验

三氯化锑反应

【实例】《中国药典》(2020 年版)维生素 A 的鉴别

方法：取本品 1 滴，加三氯甲烷 10ml 振摇使溶解；取 2 滴，加三氯甲烷 2ml 与 25% 三氯化锑的三氯甲烷溶液 0.5ml，即显蓝色，渐变成紫红色。

反应原理：维生素 A 在饱和无水三氯化锑的三氯甲烷溶液中，与三氯化锑中的亲电试剂氯化高锑作用形成不稳定的蓝色碳正离子，后渐变为紫红色。反应式为

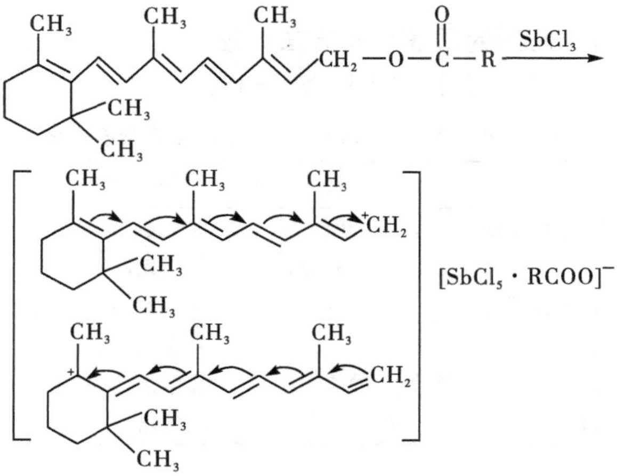

为避免水使三氯化锑水解成氯化氧锑(SbOCl),乙醇使碳正离子的正电荷消失,该反应须在无水、无醇的条件下进行。该反应专属性好,但显色非常不稳定,应立即比色。

《中国药典》(2020年版)收载的维生素A及其软胶囊、维生素AD软胶囊以及维生素AD滴剂均采用此法鉴别。

(二)检查

《中国药典》(2020年版)规定维生素A需检查酸值与过氧化值。

1. 酸值

维生素A在制备和贮藏过程中,若酯化不完全或水解,均可产生醋酸,而且维生素A在酸性条件下不稳定,故应控制酸度。

【实例】《中国药典》(2020年版)维生素A的检查

酸值:取乙醇与乙醚各15ml,置于锥形瓶中,加酚酞指示液5滴,滴加氢氧化钠滴定液(0.1mol/L)至微显粉红色,再加本品2.0g,振摇使溶解,用氢氧化钠滴定液(0.1mol/L)滴定,酸值应不大于2.0。

2. 过氧化值

维生素A分子结构中具有的共轭双键,易被氧化生成过氧化物,故应控制此类杂质。

【实例】《中国药典》(2020年版)维生素A的检查

过氧化值:取本品1.0g,加冰醋酸-三氯甲烷(6:4)30ml,振摇使溶解,加碘化钾的饱和溶液1ml,振摇1min,加水100ml与淀粉指示液1ml,用硫代硫酸钠滴定液(0.01mol/L)滴定至紫蓝色消失,并将滴定的结果用空白试验校正。消耗硫代硫酸钠滴定液(0.01mol/L)不得超过1.5ml。

(三)含量测定

维生素A可以采用紫外-可见分光光度法、高效液相色谱法以及三氯化锑比色法进行含量测定。传统采用的三氯化锑比色法,水分和温度对测定结果的影响较大,显色非常不稳定,目前仅用于测定食品和饲料中维生素A的含量。《中国药典》(2020年版)采用紫外-可见分光光度法中的三点校正法测定维生素A原料药与维生素A软胶囊的含量,采用高效液相色谱法测定维生素AD滴剂与维生素AD软胶囊的含量。

【实例】《中国药典》(2020年版)维生素A的含量测定

方法:取本品,按照维生素A测定法(通则0721)项下紫外-可见分光光度法测定,即得。

具体测定方法详见本节"四、维生素A测定法"。

(四)维生素A原料及制剂的质量分析方法概述

维生素A原料及制剂的质量分析方法见表8-19。

表8-19 维生素A原料及制剂的质量分析方法

通用名称	鉴别	检查	含量测定
维生素A	三氯化锑反应	酸值 过氧化值	维生素A测定法(通则0721)项下紫外-可见分光光度法
维生素A软胶囊	三氯化锑反应	—	维生素A测定法(通则0721)项下紫外-可见分光光度法
维生素AD软胶囊、维生素AD滴剂	三氯化锑反应、维生素D测定法	酸值	维生素A测定法(通则0721)项下高效液相色谱法

三、维生素 C 的质量分析

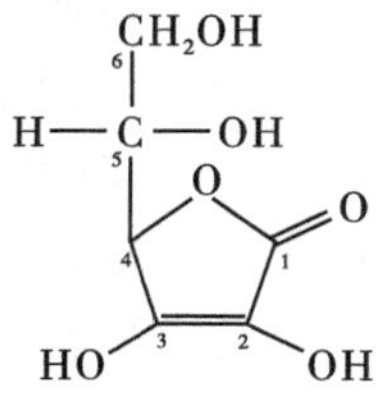

此部分以维生素 C 为代表解析水溶性维生素质量分析方法。

维生素 C 为白色结晶或结晶性粉末；无臭，味酸；久置色渐变微黄；水溶液显酸性反应；在水中易溶，在乙醇中略溶，在三氯甲烷或乙醚中不溶。

维生素 C(vitamin C)

> **课堂活动**
>
> 　　请根据维生素 C 的性质，给出适宜的鉴别试验方法。

(一)鉴别试验

1. 与硝酸银及 2,6 -二氯靛酚反应

【实例】《中国药典》(2020 年版)维生素 C 的鉴别

方法：取本品 0.2g，加水 10ml 溶解后，分成二等份，在一份中加硝酸银试液 0.5ml，即生成银的黑色沉淀；在另一份中，加二氯靛酚钠试液 1~2 滴，试液的颜色即消失。

反应原理：维生素 C 分子中有连二烯醇的结构，具有极强的还原性，与硝酸银发生氧化还原反应生成去氢维生素 C 与黑色银沉淀。

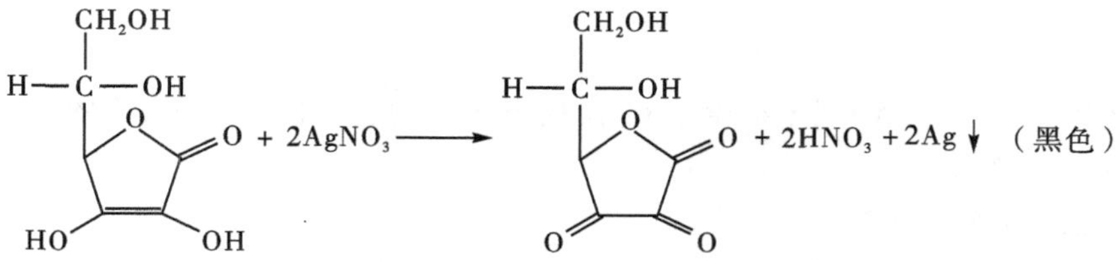

2,6 -二氯靛酚为氧化性染料，其氧化型在酸性介质中为玫瑰红色，在碱性介质中为蓝色，其还原型酚亚胺无色。《中国药典》(2020 年版)所制备 2,6 -二氯靛酚试液为碱性，呈现蓝色，与维生素 C 作用后，被还原，故现象为试液的蓝色消失。

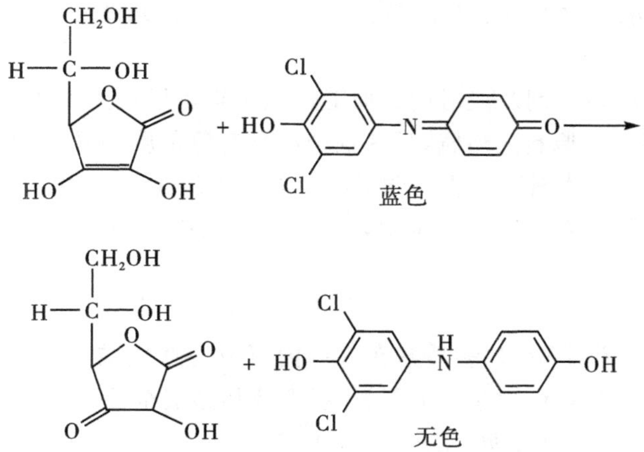

2. 与碱性酒石酸铜反应

【实例】《中国药典》(2020 年版)维生素 C 钠的鉴别

方法:取本品水溶液(1→50)4ml,加 0.1mol/L 盐酸溶液 1ml,加碱性酒石酸铜试液数滴,加热,生成红色沉淀。

反应原理:维生素 C 被碱性酒石酸铜氧化,生成砖红色氧化亚铜沉淀。

3. 红外分光光度法

维生素 C 分子结构中存在羰基、羟基和二烯醇基,在红外光区有特征吸收,可用红外分光光度法鉴别。《中国药典》(2020 年版)规定药品的红外光吸收图谱应与对照的图谱(光谱集 450 图)一致。

4. 薄层色谱法

【实例】《中国药典》(2020 年版)维生素 C 的鉴别

供试品溶液:取本品细粉适量(约相当于维生素 C 10mg),加水 10ml,振摇使维生素 C 溶解,过滤,取滤液。对照品溶液:取维生素 C 对照品适量,加水溶解并稀释制成 1ml 中约含 1mg 的溶液。色谱条件:采用硅胶 GF$_{254}$ 薄层板,以乙酸乙酯-乙醇-水(5:4:1)为展开剂。测定法:吸取供试品溶液与对照品溶液各 2μl,分别点于同一薄层板上,展开,取出,晾干,立即(1h 内)置于紫外光灯(254nm)下检视。结果判定:供试品溶液所显主斑点的位置和颜色应与对照品溶液的主斑点相同。

(二)检查

《中国药典》(2020 年版)规定维生素 C,需检查溶液的澄清度与颜色、草酸、炽灼残渣、铁、铜、重金属及细菌内毒素。

1. 溶液的澄清度与颜色

维生素 C 在高于或低于 pH 值为 5～6 的水溶液中不稳定,易受空气、温度和光线的影响,分子中的内酯环发生水解,进一步脱羧,脱水生成糠醛并聚合呈色。《中国药典》(2020 年版)采用紫外-可见分光光度法通过测定吸光度来控制维生素 C 中有色杂质的限量。

【实例】《中国药典》(2020 年版)维生素 C 的检查

溶液的澄清度与颜色:取本品 3.0g,加水 15ml,振摇使溶解,溶液应澄清无色;如显色,将溶液经 4 号垂熔玻璃漏斗过滤,取滤液,按照紫外-可见分光光度法,在 420nm 的波长处测定吸光度,不得超过 0.03。

【注意事项】维生素 C 片剂及注射剂在加工过程中均可以产生有色杂质,因此《中国药典》(2020 年版)规定其限量比原料药略宽,且片剂中所含有色杂质的吸收峰与原料药和注射液的略有不同,故测定限量时,片剂所用波长也不同。如规定维生素 C 片剂的限量为在 440nm 波长处测定的吸光度值不得超过 0.07。维生素 C 注射液的限量为在 420nm 波长处测定的吸光度值不得超过 0.06。

2. 草酸

维生素 C 分解可产生草酸,过多草酸在人体内可能会造成结石,《中国药典》(2020 年版)规定采用比浊法控制维生素 C 中草酸的限量,提高药物的安全性。

【实例】《中国药典》(2020 年版)维生素 C 的检查

草酸:取本品 0.25g,加水 4.5ml,振摇使维生素 C 溶解,加氢氧化钠试液 0.5ml、稀醋酸

1ml 与氯化钙试液 0.5ml,摇匀,放置 1h,作为供试品溶液;另精密称取草酸 75mg,置于 500ml 量瓶中,加水溶解并稀释至刻度,摇匀,精密量取 5ml,加稀醋酸 1ml 与氯化钙试液 0.5ml,摇匀,放置 1h,作为对照溶液。供试品溶液产生的混浊不得浓于对照溶液(0.3%)。

3. 铜、铁离子的检查

铜、铁离子会加速维生素 C 的氧化、分解,《中国药典》(2020 年版)采用原子吸收分光光度法,对维生素 C 原料药中所含铜、铁离子进行检查。

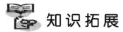 **知识拓展**

《中国药典》(2020 年版)维生素 C 的检查

铁:取本品 5.0g 两份,分别置于 25ml 量瓶中,一份中加 0.1mol/L 硝酸溶液溶解并稀释至刻度,摇匀,作为供试品溶液(B);另一份中加标准铁溶液(精密称取硫酸铁铵 863mg,置于 1000ml 量瓶中,加 1mol/L 硫酸溶液 25ml,用水稀释至刻度,精密量取 10ml,置于 100ml 量瓶中,用水稀释至刻度,摇匀)1.0ml,加 0.1mol/L 硝酸溶液溶解并稀释至刻度,摇匀,作为对照溶液(A)。按照原子吸收分光光度法,在 248.3nm 的波长处分别测定,应符合规定。

铜:取本品 2.0g 两份,分别置于 25ml 量瓶中,一份中加 0.1mol/L 硝酸溶液溶解并稀释至刻度,摇匀,作为供试品溶液(B);另一份中加标准铜溶液(精密称取硫酸铜 393mg,置于 1000ml 量瓶中,加水溶解并稀释至刻度,摇匀,精密量取 10ml,置于 100ml 量瓶中,用水稀释至刻度,摇匀)1.0ml,加 0.1mol/L 硝酸溶液溶解并稀释至刻度,摇匀,作为对照溶液(A)。按照原子吸收分光光度法,在 324.8nm 的波长处分别测定,应符合规定。

4. 细菌内毒素

《中国药典》(2020 年版)规定供注射用的维生素 C 需做细菌内毒素检查。

【实例】《中国药典》(2020 年版)维生素 C 的检查

细菌内毒素:取本品,加碳酸钠(170℃加热 4h 以上)适量,使混合,依法检查(通则 1143),每 1mg 维生素 C 中含内毒素的量应小于 0.020EU(供注射用)。

(三)含量测定

维生素 C 的含量测定可采用碘量法、2,6-二氯靛酚法、紫外-可见分光光度法和高效液相色谱法等。《中国药典》(2020 年版)采用碘量法,测定维生素 C 原料药、片剂、泡腾片、泡腾颗粒、注射液、颗粒、维生素 C 钙及维生素 C 钠的含量。

【实例】《中国药典》(2020 年版)维生素 C 的含量测定

方法:取本品约 0.2g,精密称定,加新沸过的冷水 100ml 与稀醋酸 10ml 使溶解,加淀粉指示液 1ml,立即用碘滴定液(0.05mol/L)滴定,至溶液显蓝色并在 30s 内不褪。每 1ml 碘滴定液(0.05mol/L)相当于 8.806mg 的 $C_6H_8O_6$。

具体测量方法见本节"五、碘量法"。

(四)维生素 C 原料及制剂的质量分析方法概述

维生素 C 原料及制剂的质量分析方法见表 8-20。

表 8-20 维生素 C 原料及制剂的质量分析方法

通用名称	鉴别	检查	含量测定
维生素 C	与硝酸银及 2,6-二氯靛酚反应、红外分光光度法	溶液的澄清度与颜色、草酸、炽灼残渣、铁、铜、重金属、细菌内毒素	碘量法
维生素 C 片剂、泡腾片、泡腾颗粒、注射液、颗粒	与硝酸银及 2,6-二氯靛酚反应、薄层色谱法	溶液的澄清度与颜色、草酸、pH、细菌内毒素	碘量法

四、维生素 A 测定法

《中国药典》(2020 年版)四部通则 0721 维生素 A 测定法,是用紫外-可见分光光度法(通则 0401)或高效液相色谱法(通则 0512)测定维生素 A 及其制剂中维生素 A 的含量的方法,测定时需在半暗室尽快进行。结果以单位表示,每单位相当于全反式维生素 A 醋酸酯 $0.344\mu g$ 或全反式维生素 A 醇 $0.300\mu g$。

(一)第一法（紫外-可见分光光度法）（三点校正法）

维生素 A 分子结构中具有共轭多烯醇侧链,在 325～328nm 波长处有特征吸收,可用于维生素 A 的含量测定。由于维生素 A 制剂中含有稀释用油和维生素 A 原料药中混有其他杂质,采用紫外-可见分光光度法测得的吸光度不是维生素 A 独有的吸收。为消除干扰杂质吸收而产生的误差,提高测定结果的准确性,非维生素 A 物质的无关吸收所引入的误差可以用校正公式校正,《中国药典》(2020 年版)第一法的紫外-可见分光光度法采用三点校正法,测定维生素 A 原料药与维生素 A 软胶囊的含量,根据具体情况,采用等波长差法或等吸收比法测定。

采用三点校正法,主要基于以下两点原理:一是物质对光吸收呈加和性,即吸收曲线上各波长处的吸光度值为维生素 A 与干扰杂质的吸光度的代数和;二是在 310～340nm 波长范围内,干扰杂质的吸收呈线性,且吸光度随波长的增大而变小。

校正公式采用三点法,除其中一点是在吸收峰波长(λ_1)处测得外,其他两点分别在吸收峰两侧的波长处测定。《中国药典》(2020 年版)规定,采用等波长差法测定维生素 A 醋酸酯时,需要使 $\lambda_3-\lambda_1=\lambda_1-\lambda_2$,3 个波长分别为 328nm、316nm 及 340nm;采用等吸收比法测定维生素 A 醇时,需要使 $A_{\lambda_2}=A_{\lambda_3}=6/7A_{\lambda_1}$,3 个波长分别为 310nm、325nm 及 340nm。

1. 等波长差法

等波长差法是第一法默认的直接测定法,是用溶剂溶解供试品后直接进行含量测定的方法,适用于干扰杂质较少、纯度高的维生素 A 醋酸酯含量的测定。

【实例】《中国药典》(2020 年版)通则 0721 维生素 A 测定法第一法

等波长差法测定法:取供试品适量,精密称定,加环己烷溶解并定量稀释制成每 1ml 中含 9～15U 的溶液,按照紫外-可见分光光度法,测定其吸收峰的波长,并在表 8-21 中 300nm、316nm、328nm、340nm、360nm 5 个波长处测定吸光度,计算各吸光度与波长 328nm 处吸光度的比值和波长 328nm 处的($E_{1cm}^{1\%}$)值。维生素 A 用第一法测定的药典规定值见表 8-21。

表 8 - 21　维生素 A 用第一法测定的药典规定值

波长(nm)	300	316	328	340	360
吸光度比值	0.555	0.907	1.000	0.811	0.299

(1)波长 328nm 处 $E_{1cm}^{1\%}$ 的计算方法

$$E_{1cm}^{1\%}=\frac{A}{C}$$

式中,C 为维生素 A 供试液的浓度(g/100ml);

A 为 328nm 处维生素 A 的吸光度,需根据测定的具体情况进行选定。

如果吸收峰波长在 326～329nm,且所测得的各波长吸光度比值均不超过表 8 - 18 中规定值的 ±0.02,应直接用 A_{328} 求出 $E_{1cm}^{1\%}$,再计算含量。

如果吸收峰波长在 326～329nm,但所测得的波长吸光度比值只要有一个超过表 8 - 18 中规定值的 ±0.02,应按下式求出校正后的吸光度,再计算含量。

$$A_{328\text{校正}}=3.52(2A_{328}-A_{316}-A_{340})$$

如果在 328nm 处的校正吸光度与未校正吸光度相差不超过 ±3.0%,那么仍用 A_{328} 计算含量。

如果在 328nm 处的校正吸光度与未校正吸光度相差在 −15%～−3%,那么用 $A_{328\text{校正}}$ 计算含量。

如果校正吸光度超出未校正吸光度的 −15%～−3% 的范围,或者吸收峰波长不在 326～329nm,那么供试品应按等吸收比法(皂化法)测定。

(2)维生素 A 的效价与质量换算公式

$$每 1g 供试品中含维生素 A 的效价=E_{1cm}^{1\%}\times1900=\frac{A}{C}\times1900$$

式中,1900 为维生素 A 醋酸酯的效价换算因数。

(3)维生素 A 制剂的含量计算公式

$$标示量(\%)=\frac{维生素 A 效价(IU/g)\times每丸内容物平均装量(g)}{标示量(单位/丸)}\times100\%$$

$$=\frac{E_{1cm}^{1\%}\times1900\times\overline{m}}{S}\times100\%$$

$$=\frac{\frac{A}{C}\times1900\times\overline{m}}{S}\times100\%$$

式中,A 为选定的吸光度;

C 为维生素 A 的浓度;

$\overline{m}$ 为平均丸重(g);

S 为维生素 A 的标示量(单位/丸)。

2. 等吸收比法(皂化法)

等吸收比法是先经皂化提取,除去干扰杂质后再进行含量测定的方法,故又称为皂化法,适用于含干扰杂质较多的维生素 A 醇含量的测定。

【实例】《中国药典》(2020 年版)通则 0721 维生素 A 测定法第一法

等吸收比法测定法:精密称取供试品适量(约相当于维生素 A 总量 500U 以上,重量不多于 2g),置于皂化瓶中,加乙醇 30ml 与 50％氢氧化钾溶液 3ml,置于水浴中煮沸回流 30min,冷却后,自冷凝管顶端加水 10ml 冲洗冷凝管内部管壁,将皂化液移至分液漏斗中(分液漏斗活塞涂以甘油淀粉润滑剂),皂化瓶用水 60～100ml 分数次洗涤,洗液并入分液漏斗中,用不含过氧化物的乙醚振摇提取 4 次,每次振摇约 5min,第一次 60ml,以后各次 40ml,合并乙醚液,用水洗涤数次,每次约 100ml,洗涤应缓缓旋动,避免乳化,直至水层遇酚酞指示液不再显红色,乙醚液用铺有脱脂棉与无水硫酸钠的滤器过滤,滤器用乙醚洗涤,洗液与乙醚液合并,置于 250ml 量瓶中,用乙醚稀释至刻度,摇匀;精密量取适量,置于蒸发皿内,微温挥去乙醚,迅速加异丙醇溶解并定量稀释制成每 1ml 中含维生素 A 9～15U,按照紫外-可见分光光度法,在 300nm、310nm、325nm 与 334nm 4 个波长处测定吸光度,并测定吸收峰的波长。

(1)波长 325nm 处 $E_{1cm}^{1\%}$ 的计算方法

$$E_{1cm}^{1\%} = \frac{A}{C}$$

式中,C 为维生素 A 供试液的浓度(g/100ml);

A 为 325nm 处维生素 A 的吸光度,需根据测定的具体情况进行选定。

如果吸收峰的波长在 323～327nm,且 300nm 波长处的吸光度与 325nm 波长处的吸光度比值(A_{300}/A_{325})不超过 0.73,应按下式计算校正吸光度,再用 $A_{325校正}$ 求出 $E_{1cm}^{1\%}$。

$$A_{325校正} = 6.815A_{325} - 2.555A_{310} - 4.260A_{334}$$

校正吸光度与未校正吸光度相差在 ±3.0％以内,则直接用 A_{325} 求出 $E_{1cm}^{1\%}$,再计算含量;若超过 ±3.0％,应按上式求出校正后的吸光度,用 $A_{325校正}$ 求出 $E_{1cm}^{1\%}$,再计算含量。

如果最大吸收波长不在 323～327nm,或 A_{300}/A_{325} 的比值超过 0.73,说明供试品中的干扰杂质含量过高,需采用色谱法,分离纯化后再进行测定。

(2)维生素 A 的效价与质量换算公式

$$每 1g 供试品中含维生素 A 的效价 = E_{1cm}^{1\%} \times 1830 = \frac{A}{C} \times 1830$$

式中,1830 为维生素 A 醇的效价换算因数。

(3)维生素 A 制剂的含量计算公式

$$标示量(\%) = \frac{维生素 A 效价(IU/g) \times 每丸内容物平均装量(g)}{标示量(单位/丸)} \times 100\%$$

$$= \frac{E_{1cm}^{1\%} \times 1830 \times \overline{m}}{S} \times 100\%$$

$$= \frac{\frac{A}{C} \times 1830 \times \overline{m}}{S} \times 100\%$$

式中,A 为选定的吸光度;

$\overline{m}$ 为平均丸重(g);

S 为维生素 A 的标示量(单位/丸)。

(二)高效液相色谱法

在《中国药典》(2020 年版)通则 0721 维生素 A 测定法中,高效液相色谱法列为第二法,适用于维生素 A

> **课堂活动**
>
> 换算因子 1830 与 1900 的含义是什么?如何计算?

与维生素 D 复方制剂中维生素 A 的含量测定,如维生素 AD 滴剂与维生素 AD 软胶囊。

【实例】《中国药典》(2020 年版)通则 0721 维生素 A 测定法第二法

色谱条件:用硅胶为填充剂;以正己烷-异丙醇(997:3)为流动相;检测波长为 325nm。取系统适用性试验溶液 $10\mu l$,注入液相色谱仪,调整色谱系统,维生素 A 醋酸酯峰与其顺式异构体峰的分离度应大于 3.0。精密量取对照品溶液 $10\mu l$,注入液相色谱仪,连续进样 5 次,主成分峰面积的相对标准偏差不得超过 3.0%。

测定法:精密称取供试品适量(约相当于 15mg 维生素 A 醋酸酯),置于 100ml 量瓶中,用正己烷稀释至刻度,摇匀,精密量取 5ml,置于 50ml 量瓶中,用正己烷稀释至刻度,摇匀,作为供试品溶液。另精密称取维生素 A 对照品适量,同法制成对照品溶液。精密量取供试品溶液与对照品溶液各 $10\mu l$,分别注入液相色谱仪,记录色谱图,按外标法以峰面积计算,即得。

五、碘量法

(一)基本原理

碘量法属于氧化还原滴定法,是利用碘的氧化性或碘离子(I^-)的还原性进行容量分析的方法。根据滴定方式的不同,碘量法可分为直接碘量法和间接碘量法。此部分重点介绍直接碘量法。

直接碘量法是用碘为滴定液直接进行滴定的方法,可以用淀粉指示剂或以碘为自身指示剂指示终点,主要适用于具有较强还原性药物的含量测定。《中国药典》(2020 年版)采用直接碘量法对硫代硫酸钠及其注射液、维生素 C 以及乙酰半胱氨酸等药物进行含量测定。

(二)应用

【实例】《中国药典》(2020 年版)维生素 C 的含量测定

方法:取本品约 0.2g,精密称定,加新沸过的冷水 100ml 与稀醋酸 10ml 使溶解,加淀粉指示液 1ml,立即用碘滴定液(0.05mol/L)滴定,至溶液显蓝色并在 30s 内不褪。每 1ml 碘滴定液(0.05mol/L)相当于 8.806mg 的 $C_6H_8O_6$。

分析:维生素 C 具有较强的还原性,在醋酸酸性条件下,可被氧化剂碘定量氧化。反应式为

本法为碘量法,其含量测定计算公式为

$$含量(\%) = \frac{V \times F \times T \times 10^{-3}}{m} \times 100\%$$

式中,V 为消耗碘滴定液的体积(ml);

F 为碘滴定液的浓度校正因子;

T 为滴定度(mg/ml);

m 为供试品的取样量(g)。

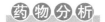

（三）注意事项

（1）使用碘量法应注意控制溶液的酸度；维生素 C 在酸性介质中受空气中氧的影响，氧化速度减慢，故滴定需在加入稀醋酸的酸性溶液中进行，但加酸后仍需立即滴定。

（2）使用新煮沸过的冷水，减少水中溶解的氧对滴定的干扰。

（3）采用本法测定维生素 C 制剂的含量，制剂中辅料会干扰测定，故滴定前需进行必要的处理。

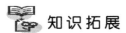知识拓展

其他维生素类药物的含量测定方法

一、维生素 B_1 的含量测定方法

1. 维生素 B_1 原料药的非水溶液滴定法

维生素 B_1 的分子结构上有 2 个碱性基团，噻唑环上的季铵与嘧啶环上的氨基，具有弱碱性，《中国药典》（2020 年版）采用非水溶液滴定法测定维生素 B_1 原料药的含量。

【实例】《中国药典》（2020 年版）维生素 B_1 的含量测定

方法：取本品约 0.12g，精密称定，加冰醋酸 20ml 微热使溶解，放冷，加醋酐 30ml，按照电位滴定法，用高氯酸滴定液（0.1mol/L）滴定，并将滴定的结果用空白试验校正。每 1ml 高氯酸滴定液（0.1mol/L）相当于 16.86mg 的 $C_{12}H_{17}ClN_4OS \cdot HCl$。

2. 维生素 B_1 制剂的紫外-可见分光光度法

维生素 B_1 的分子结构有共轭体系，具有紫外吸收特性。《中国药典》（2020 年版）用本法测定维生素 B_1 片剂与注射液的含量。

【实例】《中国药典》（2020 年版）维生素 B_1 片的含量测定

按照紫外-可见分光光度法（通则 0401）测定。供试品溶液：取本品 20 片，精密称定，研细，精密称取适量（约相当于维生素 B_1 25mg），置于 100ml 量瓶中，加盐酸溶液（9→1000）约 70ml，振摇 15min 使维生素 B_1 溶解，用上述溶剂稀释至刻度，摇匀，用干燥滤纸过滤，精密量取续滤液 5ml，置于另一 100ml 量瓶中，再加上述溶剂稀释至刻度，摇匀。测定法：取供试品溶液，在 246nm 的波长处测定吸光度。按 $C_{12}H_{17}ClN_4OS \cdot HCl$ 的吸收系数（$E_{1cm}^{1\%}$）为 421 计算，即得。

二、维生素 E 的气相色谱法

维生素 E 的含量测定方法有比色法、铈量法、荧光法、气相色谱法、高效液相色谱法等。《中国药典》（2020 年版）采用气相色谱法测定维生素 E、片剂、软胶囊、注射液以及粉剂的含量。

【实例】《中国药典》（2020 年版）维生素 E 的含量测定

按照气相色谱法（通则 0521）测定。内标溶液：取正三十二烷适量，加正己烷溶解并稀释成每 1ml 中含 1.0mg 的溶液。供试品溶液：取本品约 20mg，精密称定，置于棕色具塞瓶中，精密加内标溶液 10ml，密塞，振摇使溶解。对照品溶液：取维生素 E 对照品约 20mg，精密称定，置于棕色具塞瓶中，精密加内标溶液 10ml，密塞，振摇使溶解。色谱条件：用硅酮（OV-17）为固定液，涂布浓度为 2% 的填充柱，或用 100% 二甲基聚硅氧烷为固定液的毛细管柱；柱温为 265℃；进样体积为 1～3μl。系统适用性溶液：取维生素 E 与正三十二烷各适量，加正己烷溶解并稀释制成每 1ml 中约含维生素 E 2mg 与正三十二烷 1mg 的混合溶液。系统适用性要求：

系统适用性溶液色谱图中,理论塔板数按维生素E峰计算不低于500(填充柱)或5000(毛细管柱),维生素E峰与正三十二烷峰之间的分离度应符合规定。测定法:精密量取供试品溶液和对照品溶液,分别注入气相色谱仪,记录色谱图。按内标法以峰面积计算。

知识点思维导图

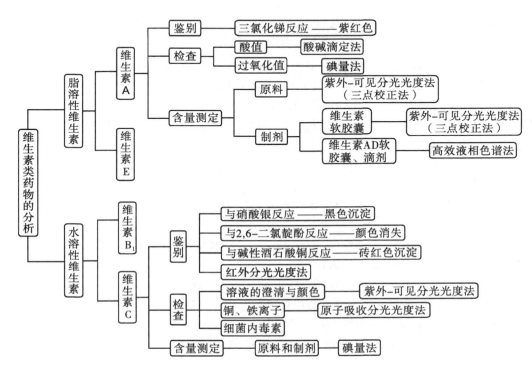

 目标检测

选择题

【A型题】(最佳选择题,每题的备选答案中只有一个最佳答案)

1. 维生素A具有易被紫外光裂解、易被空气中氧或氧化剂氧化等性质,是由于分子中含有(　　)
   A. 二烯醇基　　B. 噻唑环　　　C. 共轭多烯烃侧链　　　D. 内酯环　　　E. 嘧啶环

2. 下列哪种药物能在碱性条件下开环、环合,与铁氰化钾作用后,加异丁醇,醇层显荧光(　　)
   A. 维生素A　　B. 维生素B₁　C. 维生素C　　D. 维生素E　　E. 维生素K

3. 下列哪种药物采用碘量法测定含量(　　)
   A. 维生素A　　B. 维生素B₁　C. 维生素C　　D. 维生素E　　E. 维生素K

4. 下列哪种药物在饱和无水三氯化锑的无醇三氯甲烷溶液中即显蓝色,渐变紫红(　　)
   A. 维生素A　　B. 维生素B₁　C. 维生素C　　D. 维生素E　　E. 维生素K

5. 下列哪种药物与硝酸银发生氧化还原反应,产生黑色沉淀(　　)
   A. 维生素A　　B. 维生素B₁　C. 维生素C　　D. 维生素E　　E. 维生素K

6. "三点校正法"测定维生素 A 的原理基于两点,其中一点是(　　　)

　　A. 在维生素 A 的最大吸收波长附近,无关吸收几乎成一直线

　　B. 物质对光吸收的加和性很差

　　C. 维生素 A 的吸收的最大吸收波长附近,无关吸收是一条二次曲线

　　D. 在 310~340nm 范围内,杂质吸收呈一直线,且随波长的增大吸光度下降

　　E. 以上都不正确

7. 维生素 C 易发生氧化还原反应,是由于分子中含有(　　　)

　　A. 二烯醇基　　　　　　　　B. 噻唑环　　　　　　　　　　　C. 共轭多烯烃侧链

　　D. 内酯环　　　　　　　　　E. 嘧啶环

8. "三点校正法"测定维生素 A 时,测得最大吸收波长在 327nm,吸光度比值 A_i/A_{328} 与规定值相减,差值有一个超过 ±0.02,$100(A_{328(校正)}-A_{328(实测)})/A_{328(实测)}$ 为 $-15\%\sim-3\%$,则需(　　　)

　　A. 用 $A_{328(实测)}$ 计算含量　　　　B. 用 $A_{328(校正)}$ 计算含量

　　C. 采用第二法(皂化法)测定　　　D. 须经处理后过色谱柱,分离、纯化、再行测定

　　E. 以上都不正确

9. 维生素 E 中生育酚的检查方法是(　　　)

　　A. 氧化还原滴定法　　　　　　B. 比色法　　　　　　　　　　C. 薄层色谱法

　　D. 气相色谱法　　　　　　　　E. 非水溶液滴定法

10. 维生素 B_1 显(　　　)

　　A. 酸性　　　　B. 碱性　　　　C. 中性　　　　D. 酸碱两性　　　　E. 弱酸性

11. 维生素 E 的法定含量测定方法为(　　　)

　　A. 旋光法　　　　　　　　　　B. 紫外-可见分光光度法　　　　C. HPLC

　　D. GC　　　　　　　　　　　　E. 薄层色谱法

12. 维生素 A 的法定含量测定方法为(　　　)

　　A. 旋光法　　　B. 紫外-可见分光光度法　　　C. HPLC　　　D. GC　　　E. 薄层色谱法

（史　凡）

第六节　抗生素类药物的分析

 学习目标

【掌握】β-内酰胺类、氨基糖苷类及大环内酯类药物基本结构、性质及鉴别试验。

【熟悉】常见 β-内酰胺类、氨基糖苷类及大环内酯类药物的结构特征及典型性质;阿莫西林、硫酸链霉素与阿奇霉素的鉴别试验及含量测定方法。

【了解】β-内酰胺类、氨基糖苷类及大环内酯类药物的杂质检查。

　　抗生素是在低微浓度下可对某些生物的生命活动有特异性抑制作用的化学物质,是临床防治疾病的一类重要药物。抗生素类药物种类繁多、性质各异,根据化学结构不同主要可以分为 β-内酰胺类、氨基糖苷类、大环内酯类、四环素类以及多烯大环类、多肽类、酰胺醇类等。《中国药典》(2020 年版)收载的 β-内酰胺类抗生素主要包括青霉素钠、阿莫西林、头孢氨苄等原料药及制剂,收载的氨基糖苷类抗生素主要包括硫酸链霉素、硫酸庆大霉素和

硫酸卡那霉素等原料药及制剂,收载的大环内酯类抗生素主要包括红霉素、麦白霉素、阿奇霉素等原料药及其制剂。

一、常见药物的结构-性质-分析方法分析

(一)β-内酰胺类药物

1. 基本结构

β-内酰胺类药物具有β-内酰胺环的基本结构,根据不同的骈合杂环结构可分为具有氢化噻唑环的青霉素类和具有氢化噻嗪环的头孢菌素类。

结构通式为

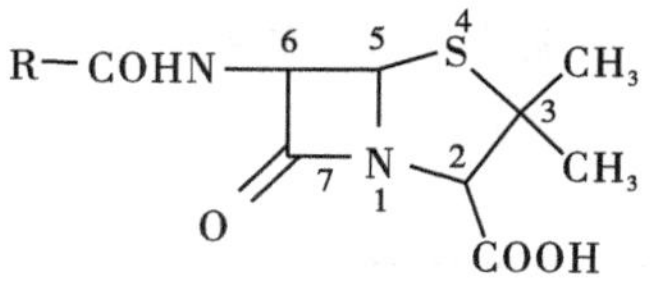

青霉素类 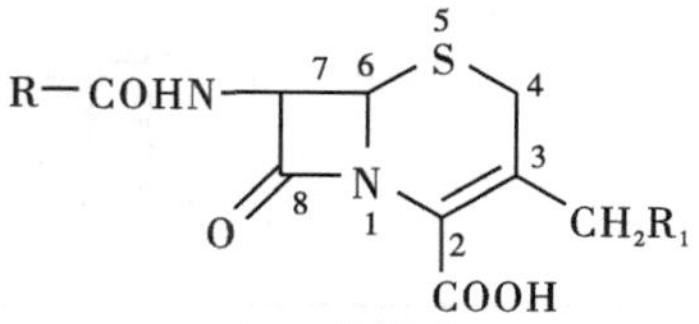   头孢菌素类

此类药物基本结构可分为2部分,一部分为氢化噻唑环或氢化噻嗪环的母核,另一部分为形成不同本类药物的取代基,即R和(或)R_1。

2. 常见药物的结构特征

《中国药典》(2020年版)收载青霉素类药物有阿莫西林、青霉素钠和哌拉西林钠等原料药及制剂,收载头孢菌素类药物有头孢羟氨苄和头孢噻肟钠等原料药及制剂,常见药物结构见表8-22。

表 8-22 常见 β-内酰胺类药物的化学结构及结构特征

通用名称	化学结构	R	其他
阿莫西林 (amoxicillin)	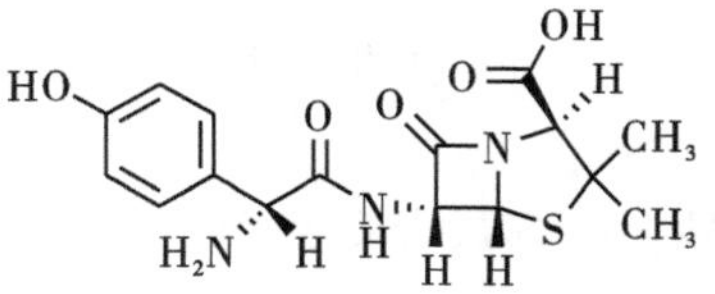	6-[2-氨基-2-(4-羟基苯甲基)]	酚羟基 α-氨基
青霉素钠 (benzylpenicillin sodium)	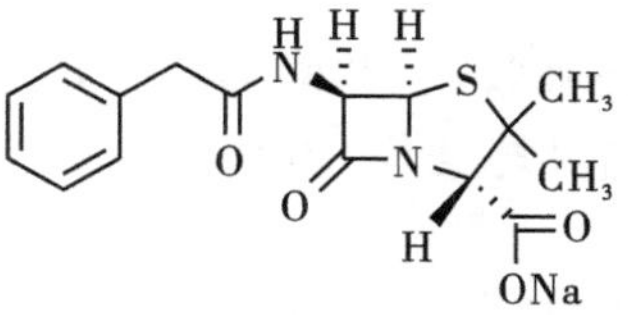	6-(2-苯甲基)	钠盐
哌拉西林钠 (piperacillin sodium)	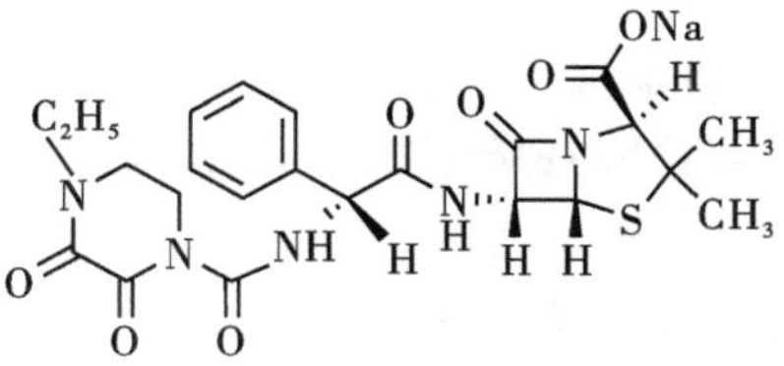	6-[2-(4-乙基-2,3-二氧代-1-哌嗪甲酰氨基)-2-苯甲基]	钠盐

通用名称	化学结构	R	其他
头孢羟氨苄 （cefadroxil）		7-[2-氨基-2-（4-羟基 苯基)乙酰氨基]	酚羟基 α-氨基
头孢噻肟钠 （cefotaxime sodium)		7-[2-（2-氨基噻唑-4- 基)-2-（甲氧亚氨基)甲 基]	钠盐

从上述药物结构可知，β-内酰胺类药物的母核，可决定此类药物共同的理化性质；而不同的取代基，则影响不同药物所具有的特殊理化性质。

3. 主要理化性质

（1）性状：β-内酰胺类药物均为白色、类白色或微黄色粉末或结晶性粉末。其碱金属盐易溶于水，遇酸可析出白色沉淀；有机碱盐难溶于水，易溶于有机溶剂。

（2）酸性：β-内酰胺类药物的游离羧基显酸性，大多数 pKa 在 2.5～2.8，能与无机碱或某些有机碱成盐。

（3）旋光性：青霉素类药物具有 3 个手性碳原子，头孢菌素类药物具有 2 个手性碳原子，均具有旋光性，可用于定性鉴别和定量分析。

【实例】《中国药典》(2020 年版)阿莫西林的性状

比旋度：精密称定，加水溶解并定量稀释制成每 1ml 中约含 2mg 的溶液，依法测定（通则 0621），比旋度为＋290°～＋315°。

（4）β-内酰胺环的不稳定性：β-内酰胺环易在酸、碱、青霉素酶及某些金属离子等条件下发生水解和重排，使 β-内酰胺环被破坏，药物失去抗菌活性。与青霉素相比，头孢菌素类相对稳定。

（5）紫外吸收：青霉素类药物的母核不具有紫外吸收，但其侧链部分具有苯环等共轭结构时，可产生紫外吸收；头孢菌素类药物的分子中具有共轭结构，因此母核具有紫外吸收，可用于药物的鉴别及含量测定。

（6）羟肟酸铁反应：β-内酰胺类药物在碱性条件下，与盐酸羟胺发生反应，可使 β-内酰胺环开环生成羟肟酸，与高铁离子生成有色配位化合物。

【实例】《中国药典》(2020 年版)哌拉西林的鉴别

羟肟酸铁反应：取本品 10mg，加水 2ml 与盐酸羟胺溶液 3ml，振摇溶解后，放置 5min，加酸性硫酸铁铵试液 1ml，摇匀，显红棕色。

（7）钠、钾盐的性质：β-内酰胺类药物的注射剂多以钠盐或钾盐形式使用，可显钠、钾离子的特征鉴别反应。

（8）取代基的特殊理化性质：根据 β-内酰胺类药物的特征取代基性质，可用于鉴别具体药物。例如：①具有类似肽键的结构，有 α-氨基酸性质，可以发生双缩脲和茚三酮反应，如阿莫西林、氨苄西林钠等可以采用此法鉴别；②侧链具有酚羟基取代时，可以与重氮苯磺酸试液发生偶合反应，显橙黄色；也可与三氯化铁试液发生显色反应。

【实例】《中国药典》（2020 年版）头孢羟氨苄的鉴别

三氯化铁反应：取本品适量，加水适量，超声使溶解并稀释制成每 1ml 中约含 12.5mg 的溶液，取溶液 1ml，加三氯化铁试液 3 滴，即显棕黄色。

课堂活动

临床上常用的 β-内酰胺类抗生素均为粉针剂，临用现配，试分析原因。

（二）氨基糖苷类药物

1. 化学结构

氨基糖苷类药物由碱性环己多元醇为苷元与氨基糖缩合而成。《中国药典》（2020 年版）收载氨基糖苷类药物有硫酸链霉素、硫酸庆大霉素和硫酸卡那霉素等原料药及制剂，常见药物结构见表 8 − 23。

表 8 − 23　常见氨基糖苷类药物的化学结构及结构特征

通用名称	化学结构	其他
硫酸链霉素 （streptomycin sulfate）	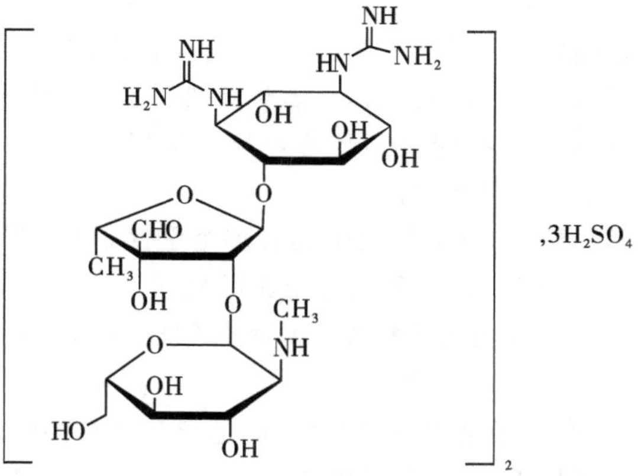 ,3H_2SO_4	硫酸盐 链霉糖 链霉胍 糖苷键
硫酸庆大霉素 （gentamycin sulfate）	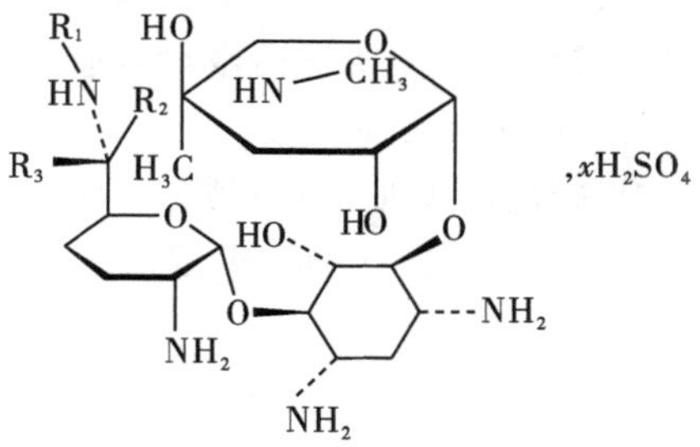 ,xH_2SO_4	糖苷键 硫酸盐 庆大霉素 C 的复合物，R_1、R_2、R_3 基团的不同决定不同的 C 组分

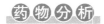

通用名称	化学结构	其他
硫酸卡那霉素 (kanamycin sulfate)	 , $n\mathrm{H_2SO_4}$	糖苷键 硫酸盐

2. 主要理化性质

(1)性状:氨基糖苷类药物一般为白色或类白色粉末,无臭或微臭,味微苦,有引湿性。硫酸盐在水中易溶,在乙醇、三氯甲烷等有机溶剂中几乎不溶。

(2)碱性:氨基糖苷类药物的分子结构中含有多个羟基和碱性基团如氨基和胍基,可与无机酸或有机酸成盐,临床多用其硫酸盐。

(3)糖苷键的稳定性:硫酸链霉素水溶液在 pH 值为 5～7.5 范围内稳定,过酸与过碱条件下均易水解失效。其分子结构中具有双糖苷,链霉糖和氨基葡萄糖间的苷键结合强,不易水解;链霉双糖胺与链霉胍间的苷键结合较弱,易于水解,生成链霉双糖胺和链霉胍,且在酸性条件下进一步水解得 N-甲基-L-葡萄糖胺,在碱性条件下链霉糖发生分子重排生成麦芽酚,此性质为链霉素所特有,可以用于药物鉴别与含量测定。然而,庆大霉素较稳定,pH 值为 2～12,100℃加热 30min,活性无明显变化。

(4)旋光性:氨基糖苷类药物分子结构中具有多个手性中心,具有旋光性。

【实例】《中国药典》(2020 年版)硫酸庆大霉素的性状

比旋度:取本品,精密称定,加水溶解并定量稀释制成每 1ml 中约含 50mg 的溶液,依法测定(通则 0621),比旋度为＋107°～＋121°。

(5)氧化还原性:链霉素分子结构中具有醛基,遇氧化剂如高锰酸钾、过氧化氢等易被氧化成链霉酸而失效,遇还原剂如维生素 C、半胱氨酸等可被还原为双氢链霉素,毒性增加。

(6)组分:氨基糖苷类药物因为取代基的微弱差异(甲基或氢)不同,会产生不同的组分,这些组分存在抗菌效力和毒副反应的差异性,多需要进行限量检查。

【实例】《中国药典》(2020 年版)庆大霉素的检查

庆大霉素 C 组分:按照高效液相色谱法(通则 0512)测定。规定各组分的含量(％,mg/mg),C_1 应为 14％～23％,C_{1a} 应为 10％～23％,$C_{2a}+C_2$ 应为 17％～36％,4 个组分总含量不得低于 50.0％。

(三)大环内酯类药物

1. 化学结构

大环内酯类药物具有一个十四元、十五元或十六元大环的内酯结构,并通过内酯环上的羟基和去氧氨基糖或 6 -去氧糖缩合成碱性苷。《中国药典》(2020 年版)收载有十四元大环内酯类抗生素红霉素 A、罗红霉素等,十六元大环内酯类抗生素麦白霉素、乙酰螺旋霉素、交沙霉素等以及半合成的十五元大环内酯类抗生素阿奇霉素等原料药及其制剂,常见药物结构见表 8 - 24。

表 8 - 24 常见大环内酯类药物的化学结构及结构特征

通用名称	化学结构	其他
红霉素 (erythromycin)		内酯键 糖苷键 羰基
罗红霉素 (roxithromycin)		内酯键 糖苷键 肟基
阿奇霉素 (azithromycin)		内酯键 糖苷键

2. 主要理化性质

(1)性状:大环内酯类药物均为白色或类白色粉末,无臭,味苦,微有引湿性;在水中溶解性差,在甲醇、乙醇、丙酮中溶解。

(2)碱性:大环内酯类药物分子结构中的氨基显碱性,可以与酸成盐。

(3)内酯与苷键稳定性差:大环内酯类药物对酸碱不稳定,会发生苷键水解、脱酰基以及内酯环开环等反应,使药物的活性降低或丧失。

(4)旋光性:大环内酯类药物的分子结构中具有多个手性碳原子,分子具有旋光性。

【实例】《中国药典》(2020年版)阿奇霉素的性状

旋光度:取本品,精密称定,加无水乙醇溶解并定量稀释制成每1ml中约含20mg的溶液,依法测定(通则0621),比旋度应为−45°～−49°。

(5)组分:大环内酯类药物因为取代基的微弱差异(甲基或氢)不同,也会产生不同的组分,这些组分存在抗菌效力和毒副反应的差异性,多需要进行限量检查。

二、阿莫西林的质量分析

此部分以阿莫西林为代表解析β-内酰胺类药物质量分析方法。

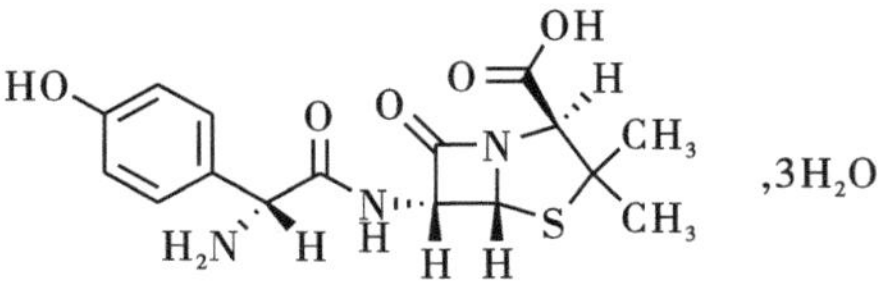

阿莫西林(amoxicillin)

阿莫西林为白色或类白色结晶性粉末;在水中微溶,在乙醇中几乎不溶。

(一)鉴别试验

1. 薄层色谱法

【实例】《中国药典》(2020年版)阿莫西林的鉴别

方法:取本品与阿莫西林对照品各约0.125g,分别加4.6%碳酸氢钠溶液溶解并稀释制成每1ml中约含10mg的溶液,作为供试品溶液与对照品溶液;另取阿莫西林对照品和头孢唑林对照品各适量,加4.6%碳酸氢钠溶液溶解并稀释制成每1ml中分别约含10mg和5mg的溶液作为系统适用性溶液。按照薄层色谱法(通则0502)试验,吸取上述3种溶液各2μl,分别点于同一硅胶GF$_{254}$薄层板上,以乙酸乙酯-丙酮-冰醋酸-水(5:2:2:1)为展开剂,展开,晾干,置于紫外光灯254nm下检视。系统适用性溶液应显2个清晰分离的斑点。供试品溶液所显主斑点的位置和颜色应与对照品溶液主斑点的位置和颜色相同。

> **课堂活动**
> 请根据阿莫西林的性质,给出适宜的鉴别试验方法。

反应原理:采用薄层色谱法进行鉴别,需比较斑点数量、位置,以及斑点颜色的一致性。《中国药典》(2020年版)采用此法对阿莫西林原料药及其制剂进行鉴别。

2. 高效液相色谱法

《中国药典》(2020年版)采用高效液相色谱法对阿莫西林原料药及其制剂进行鉴别,规定:在含量测定项下记录的色谱图中,供试品溶液主峰的保留时间应与对照品溶液主峰的保留时间一致。

薄层色谱法和高效液相色谱法,《中国药典》(2020年版)规定选做一项即可。

3. 红外分光光度法

阿莫西林分子结构中存在β-内酰胺环与仲酰胺氨基等结构,红外光谱具有特征吸收,可用红外分光光度法鉴别。《中国药典》(2020年版)规定药品的红外光吸收图谱应与对照图谱（光谱集441图）一致。

(二)检查

《中国药典》(2020年版)规定阿莫西林需检查酸度、溶液的澄清度、有关物质、阿莫西林聚合物、残留溶剂、水分以及炽灼残渣。

1. 酸度

阿莫西林分子结构中的β-内酰胺环易在酸或碱性条件下水解开环,导致药物失去活性。因此《中国药典》(2020年版)规定需控制阿莫西林的酸度。

【实例】《中国药典》(2020年版)阿莫西林的检查

酸度:取本品,加水制成每1ml中含2mg的溶液,依法测定(通则0631),pH值应为3.5～5.5。

2. 有关物质

阿莫西林多采用半合成方法制备,在制备的过程中易引入原料及有关物质,生成异构体。《中国药典》(2020年版)规定采用高效液相色谱法来控制有关物质的限量。

【实例】《中国药典》(2020年版)阿莫西林的有关物质检查

供试品溶液:取本品适量,精密称定,加流动相A溶解并定量稀释制成每1ml中约含阿莫西林2.0mg的溶液。对照品溶液:取阿莫西林对照品适量,精密称定,加流动相A溶解并定量稀释制成每1ml中约含阿莫西林20μg的溶液。系统适用性溶液:取阿莫西林系统适用性对照品适量,加流动相A溶解并稀释制成每1ml中约含2.0mg的溶液。色谱条件:用十八烷基硅烷键合硅胶为填充剂;以0.05mol/L磷酸盐缓冲液(取0.05mol/L磷酸二氢钾溶液,用2mol/L氢氧化钾溶液调节pH值至5.0)-乙腈(99:1)为流动相A;以0.05mol/L磷酸盐缓冲液(pH值为5.0)-乙腈(80:20)为流动相B;先以流动相A-流动相B(92:8)等度洗脱,待阿莫西林峰洗脱完毕后立即按下表8-25线性梯度洗脱;检测波长为254nm;进样体积为20μl。系统适用性要求:系统适用性溶液色谱图应与标准图谱一致。测定法:精密量取供试品溶液和对照品溶液,分别注入液相色谱仪,记录色谱图。限度:供试品溶液色谱图中如有杂质峰,按主成分外标法以峰面积计算,单个杂质不得超过1.0%,杂质总量不得超过3.0%,小于对照品溶液主峰面积0.05倍的峰忽略不计。

表8-25　高效液相色谱法对阿莫西林有关物质检查梯度洗脱程序

时间(min)	流动相A(%)	流动相B(%)
0	92	8
25	0	100
40	0	100
41	92	8
55	92	8

3. 阿莫西林聚合物

在生产、贮藏或使用等多种途径中均可产生阿莫西林聚合物,它是内源性杂质,具有多价半抗原性质,可引发速发型的过敏反应,是阿莫西林检查的重点。《中国药典》(2020年版)规定采用分子排阻色谱法来控制阿莫西林聚合物的限量。聚合物的检查是β-内酰胺类药物常见的检查项目。

【实例】《中国药典》(2020年版)阿莫西林的聚合物检查

供试品溶液:取本品约0.2g,精密称定,置于10ml量瓶中,加2％无水碳酸钠溶液4ml使溶解,用水稀释至刻度,摇匀。对照溶液:取青霉素对照品适量,精密称定,加水溶解并定量稀释制成每1ml中约含0.2mg的溶液。系统适用性溶液(1):取蓝色葡聚糖2000适量,加水溶解并稀释制成每1ml中约含0.2mg的溶液。系统适用性溶液(2):称取阿莫西林约0.2g,置于10ml量瓶中,加2％无水碳酸钠溶液4ml使溶解后,用0.3mg/ml的蓝色葡聚糖2000溶液稀释至刻度,摇匀。色谱条件:用葡聚糖凝胶G10(40～120μm)为填充剂;玻璃柱内径1.0～1.44cm,柱长30～40cm;以pH值为8.0的0.05mol/L磷酸盐缓冲液〔0.05mol/L磷酸氢二钠溶液-0.05mol/L磷酸二氢钠溶液(95:5)〕为流动相A,以水为流动相B;流速为每分钟1.5ml;检测波长为254nm;进样体积为100～2000μl。系统适用性要求:系统适用性溶液(1)分别在以流动相A与流动相B为流动相记录的色谱图中,按蓝色葡聚糖2000峰计算,理论塔板数均不低于500,拖尾因子均应小于2.0,蓝色葡聚糖2000的保留时间比值应为0.93～1.07。系统适用性溶液(2)在以流动相A为流动相记录的色谱图中,高聚体的峰高与单体和高聚体之间的谷高比应大于2.0。对照溶液色谱图中主峰和供试品溶液色谱图中聚合物峰,与相应色谱系统中蓝色葡聚糖2000峰的保留时间的比值均应为0.93～1.007。以流动相B为流动相,精密量取对照溶液连续进样5次,峰面积的相对标准偏差应不大于5.0％。测定法:以流动相A为流动相,精密量取供试品溶液,注入液相色谱仪,记录色谱图;以流动相B为流动相,精密量取对照溶液,注入液相色谱仪,记录色谱图。限度:按外标法以青霉素峰面积计算,并乘以校正因子0.1,阿莫西林聚合物的量不得超过0.15％。

4. 水分

阿莫西林分子结构中的β-内酰胺环易在多种条件下降解而失效,包括水分的影响。《中国药典》(2020年版)规定采用水分测定法来控制阿莫西林水分的限量。

> **课堂活动**
> 请分析上述方法中蓝色葡聚糖2000的作用。

【实例】《中国药典》(2020年版)阿莫西林的检查

水分:取本品,按照水分测定法(通则0832第一法1)测定,含水分应为12.0％～15.0％。

(三)含量测定

《中国药典》(2020年版)采用高效液相色谱法,测定阿莫西林原料药、干混悬剂、片剂、胶囊、颗粒剂,阿莫西林钠及注射用阿莫西林钠的含量。高效液相色谱法也是《中国药典》(2020年版)β-内酰胺类药物通用的含量测定方法。

【实例】《中国药典》(2020年版)阿莫西林的含量测定

供试品溶液:取本品适量(约相当于阿莫西林25mg),精密称定,置于50ml量瓶中,加流动相溶解并稀释至刻度,摇匀。对照品溶液:取阿莫西林对照品适量,精密称定,加流动相溶解并定量稀释制成每1ml约含阿莫西林0.5mg的溶液。系统适用性溶液:取阿莫西林系统适用性对照品约25mg,置于50ml量瓶中,加流动相溶解并稀释至刻度,摇匀。色谱条件:用十八烷基硅烷键合硅胶为填充剂;以0.05mol/L磷酸二氢钾溶液(用2mol/L氢氧化钾溶液调节pH值至5.0)-乙腈(97.5:2.5)为流动相;检测波长为254nm;进样体积为20μl。系统适用性要求:系统适用性溶液色谱图应与标准图谱一致。测定法:精密量取供试品溶液和对照品溶液,分别注入液相色谱仪,记录色谱图。按外标法以峰面积计算。

本法采取外标法,含量测定计算公式为

$$含量(\%)=\dfrac{C_R\times\dfrac{A_X}{A_R}\times V\times D}{m}\times100\%$$

式中，A_X 为供试品峰面积；

A_R 为对照品峰面积；

C_R 为对照品溶液的浓度（mg/ml）；

D 为供试品的稀释倍数；

V 为供试品溶液原始体积（ml）；

m 为供试品取样量（mg）。

（四）阿莫西林原料及制剂的质量分析方法概述

阿莫西林原料及制剂的质量分析方法见表 8-26。

表 8-26　阿莫西林原料及制剂的质量分析方法

通用名称	鉴别	检查	含量测定
阿莫西林	薄层色谱法 高效液相色谱法 红外分光光度法	酸度、溶液的澄清度、有关物质、阿莫西林聚合物、残留溶剂、水分、炽灼残渣	高效液相色谱法
阿莫西林制剂	薄层色谱法 高效液相色谱法	酸度、溶液的澄清度、有关物质、阿莫西林聚合物、水分	高效液相色谱法

三、硫酸链霉素的质量分析

此部分以硫酸链霉素为代表解析氨基糖苷类药物的质量分析方法。

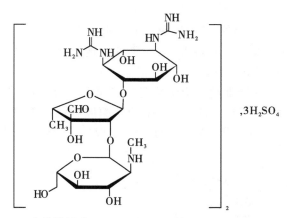

硫酸链霉素（streptomycin sulfate）

课堂活动

请根据硫酸链霉素的性质，给出适宜的鉴别试验方法。

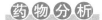

硫酸链霉素为白色或类白色的粉末,无臭或几乎无臭,有引湿性;在水中易溶,在乙醇中不溶。

(一)鉴别试验

1. 坂口反应

【实例】《中国药典》(2020 年版)硫酸链霉素的鉴别

方法:取本品约 0.5mg,加水 4ml 溶解后,加氢氧化钠试液 2.5ml 与 0.1% 8-羟基喹啉的乙醇溶液 1ml,放冷至约 15℃,加次溴酸钠试液 3 滴,即显橙红色。

反应原理:坂口反应为链霉胍的特征反应。链霉素在碱性条件下水解生成链霉胍。链霉胍、8-羟基喹啉分别与次溴酸钠反应,生成的产物再相互作用后生成橙红色产物。

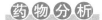

2. 麦芽酚反应

【实例】《中国药典》(2020 年版)硫酸链霉素的鉴别

方法:取本品约 20mg,加水 5ml 溶解后,加氢氧化钠试液 0.3ml,置于水浴中加热 5min,加硫酸铁铵溶液 0.5ml,即显紫红色。

反应原理:麦芽酚反应为链霉素的特征反应。在碱性溶液中,链霉素水解生成链霉糖,经分子重排使环扩大为六元环,然后消除 N-甲基葡萄糖胺和链霉胍,生成麦芽酚(α-甲基-β-羟基-γ-吡喃酮),在微酸性条件下,麦芽酚与 Fe^{3+} 反应生成紫红色配位化合物。

3. 红外分光光度法

硫酸链霉素的分子结构在红外光谱具有特征吸收,可用红外分光光度法鉴别。《中国药典》(2020 年版)规定药品的红外光吸收图谱应与对照的图谱一致。

4. 硫酸盐鉴别反应

硫酸链霉素为硫酸盐,可通过鉴定硫酸根来鉴别硫酸链霉素。

【实例】《中国药典》(2020 年版)硫酸链霉素的鉴别

方法:本品的水溶液显硫酸盐的鉴别反应(通则 0301)。

(二)检查

《中国药典》(2020 年版)规定硫酸链霉素需检查酸度、溶液的澄清度与颜色、硫酸盐、有关物质、干燥失重、可见异物、不溶性微粒、异常毒性、细菌内毒素以及无菌。

1. 酸度

硫酸链霉素水溶液在 pH 值为 5～7.5 范围稳定,过酸与过碱条件下均易水解失效。故《中国药典》(2020 年版)规定硫酸链霉素应控制酸度。

【实例】《中国药典》(2020 年版)硫酸链霉素的检查

酸度:取本品,加水制成每 1ml 中含 20 万单位的溶液,依法测定(通则 0631),pH 值应为 4.5～7.0。

2. 溶液的澄清度与颜色

为控制生产中引入杂质、菌丝体培养基,生成降解产物和色素等的限量,规定应检查硫酸链霉素溶液的澄清度与颜色。

【实例】《中国药典》(2020 年版)硫酸链霉素的检查

溶液的澄清度与颜色:取本品 5 份,各 1.5g,分别加水 5ml,溶解后,溶液应澄清无色;如显混浊,与 2 号浊度标准液(通则 0902 第一法)比较,均不得更浓;如显色,与各色 5 号标准比色液(通则 0901 第一法)比较,均不得更深。

3. 硫酸盐

《中国药典》(2020 年版)采用沉淀滴定法及配位滴定法测定硫酸链霉素中硫酸盐的含量。

【实例】《中国药典》(2020 年版)硫酸链霉素的检查

硫酸盐:取本品 0.25g,精密称定,置于碘量瓶中,加水 100ml 使溶解,用氨试液调节 pH 值至 11,精密加入氯化钡滴定液(0.1mol/L)10ml 与酞紫指示液 5 滴,用乙二胺四醋酸二钠滴定液(0.1mol/L)滴定,注意保持滴定过程中的 pH 值为 11,滴定至紫色开始消退,加乙醇 50ml,继续滴定至紫蓝色消失,并将滴定结果用空白试验校正。每 1ml 氯化钡滴定液(0.1mol/L)相当于 9.606mg 的硫酸盐(SO_4^{2-})。按干燥品计算,含硫酸盐应为 18.0%～21.5%。

4. 有关物质

《中国药典》(2020 年版)规定采用高效液相色谱法来控制硫酸链霉素中有关物质的限量。

【实例】《中国药典》(2020 年版)硫酸链霉素的有关物质检查

供试品溶液:取本品适量,加水溶解并定量稀释制成每 1ml 中约含链霉素 3.5mg 的溶液。对照溶液(1):精密量取供试品溶液适量,用水定量稀释制成每 1ml 中约含链霉素 $35\mu g$ 的溶液。对照溶液(2):精密量取供试品溶液适量,用水定量稀释制成每 1ml 中约含链霉素 $70\mu g$ 的溶液。对照溶液(3):精密量取供试品溶液适量,用水定量稀释制成每 1ml 中约含链霉素

0.14mg的溶液。系统适用性溶液:取链霉素标准品适量,加水溶解并稀释制成每1ml中约含链霉素3.5mg的溶液,置于日光灯(3000lx)下照射24h;另取妥布霉素标准品适量,用此溶液溶解并稀释制成每1ml中约含妥布霉素0.06mg的混合溶液。色谱条件:采用十八烷基硅烷键合硅胶为填充剂,以0.15mol/L的三氟醋酸溶液为流动相,流速为每分钟0.5ml,用蒸发光散射检测器检测;进样体积为$10\mu l$。系统适用性要求:系统适用性溶液色谱图中,链霉素峰保留时间为10~12min,链霉素峰与相对保留时间约为0.9处的杂质峰的分离度和链霉素峰与妥布霉素峰之间的分离度应分别大于1.2和1.5。对照溶液(1)~(3)色谱图中,以对照溶液浓度的对数值与相应峰面积的对数值计算线性回归方程,相关系数(r)应不小于0.99。测定法:精密量取供试品溶液和对照溶液(1)、(2)和(3),分别注入液相色谱仪,记录色谱图至主成分峰保留时间的2倍。限度:供试品溶液色谱图中如有杂质峰(硫酸根峰除外),用线性回归方程计算,单个杂质不得超过2.0%,杂质总量不得超过5.0%。

5. 异常毒性

按《中国药典》(2020年版)规定应检查硫酸链霉素的异常毒性,通过观察给药后小鼠的死亡情况,判定供试品是否符合规定。

【实例】《中国药典》(2020年版)硫酸链霉素的检查

异常毒性:取本品,加氯化钠注射液制成每1ml中约含2600U的溶液,依法检查(通则1141),按静脉注射法给药,观察24h,应符合规定。(供注射用)异常毒性检查方法详见第十章"生化药物及生物制品分析"。

6. 细菌内毒素

由于硫酸链霉素制备工艺的特点,可能含有能够引起体温升高的杂质。《中国药典》(2020年版)规定采用鲎试剂检测硫酸链霉素中的细菌内毒素,检查限量是否符合规定。

【实例】取本品,依法检查(通则1143),每1mg链霉素中含内毒素的量应小于0.25EU。(供注射用)。细菌内毒素检查方法详见第十章"生化药物及生物制品分析",此不赘述。

(三)含量测定

《中国药典》(2020年版)采用抗生素微生物检定法,测定硫酸链霉素原料药与注射用硫酸链霉素的含量。抗生素微生物检定法是氨基糖苷类药物传统的含量测定方法,如硫酸庆大霉素。对于半合成的氨基糖苷类药物,目前已经开始使用高效液相色谱法测定原料及制剂的含量,如硫酸阿米卡星。

【实例】《中国药典》(2020年版)硫酸链霉素的含量测定

方法:精密称取本品适量,加灭菌水定量制成每1ml中约含1000U的溶液,按照抗生素微生物检定法测定。1000链霉素单位相当于1mg的$C_{21}H_{39}N_7O_{12}$。

反应原理:抗生素微生物检定法是在适宜条件下,根据量反应平行线原理设计,通过检测抗生素对微生物的抑制作用,计算抗生素活性(效价)的方法。详见本节"五、抗生素微生物检定法"。

(四)硫酸链霉素原料及制剂的质量分析方法概述

硫酸链霉素原料及制剂的质量分析方法见表8-27。

表 8－27　硫酸链霉素原料及制剂的质量分析方法

通用名称	鉴别	检查	含量测定
硫酸链霉素	坂口反应 麦芽酚反应 红外分光光度法 硫酸盐鉴别反应	酸度、溶液的澄清度与颜色、硫酸盐、有关物质、干燥失重、可见异物、不溶性微粒、异常毒性、细菌内毒素、无菌	抗生素微生物检定法
注射用硫酸链霉素	坂口反应 麦芽酚反应 红外分光光度法 硫酸盐鉴别反应	酸度、溶液的澄清度与颜色、有关物质、干燥失重、异常毒性、细菌内毒素、无菌	抗生素微生物检定法

四、阿奇霉素的质量分析

此部分以阿奇霉素为代表解析大环内酯类药物的质量分析方法。

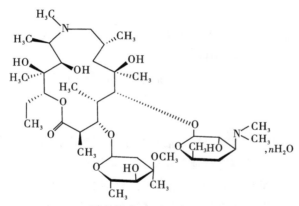

阿奇霉素（azithromycin）

阿奇霉素为白色或类白色结晶性粉末，无臭，微有引湿性；在甲醇、丙酮、无水乙醇或稀盐酸中易溶，在乙腈中溶解，在水中几乎不溶。

课堂活动

请根据阿奇霉素的性质，给出适宜的鉴别试验方法。

（一）鉴别试验

1. 薄层色谱法

【实例】《中国药典》（2020 年版）阿奇霉素的鉴别

供试品溶液：取本品，加无水乙醇溶解并稀释制成每 1ml 中约含 5mg 的溶液。对照品溶液：取阿奇霉素对照品适量，加无水乙醇溶解并稀释制成每 1ml 中约含 5mg 的溶液。色谱条件：采用硅胶 G 薄层板，以乙酸乙酯-正己烷-二乙胺（10：10：2）为展开剂。测定法：吸取供试品溶液与对照品溶液各 2μl，分别点于同一薄层板上，展开，晾干，喷以显色剂（取钼酸钠 2.5g、硫酸铈 1g，加 10％硫酸溶液溶解并稀释至 100ml），置于 105℃加热数分钟。结果判定：供试品溶液所显主斑点的位置和颜色应与对照品溶液主斑点的位置和颜色相同。

反应原理:采用薄层色谱法进行鉴别,需比较斑点数量、位置,以及斑点颜色的一致性。《中国药典》(2020 年版)采用此法对阿奇霉素原料药及其制剂进行鉴别。

2. 高效液相色谱法

《中国药典》(2020 年版)采用高效液相色谱法对阿奇霉素原料药及其制剂进行鉴别,规定:在含量测定项下记录的色谱图中,供试品溶液主峰的保留时间应与对照品溶液主峰的保留时间一致。

上述均为色谱法,《中国药典》(2020 年版)规定选做一项即可。

3. 红外分光光度法

阿奇霉素的分子结构在红外光谱具有特征吸收,可用红外分光光度法鉴别。《中国药典》(2020 年版)规定药品的红外光吸收图谱应与对照的图谱一致。(当不一致时,可取本品与对照品各适量,分别溶于丙酮中,于室温挥发至干,测定。)

(二)检查

《中国药典》(2020 年版)规定阿奇霉素需检查结晶性、碱度、有关物质、水分、炽灼残渣及重金属。

1. 碱度

阿奇霉素对酸碱不稳定,会发生苷键水解与开环等反应,使药物的活性降低或丧失。

【实例】《中国药典》(2020 年版)阿奇霉素的检查

碱度:取本品约 0.1g,加甲醇 25ml,振摇使溶解后,加水 25ml,摇匀,依法测定(通则 0631),pH 值应为 9.0~11.0。

2. 有关物质

《中国药典》(2020 年版)规定采用高效液相色谱法来控制阿奇霉素有关物质的限量。

【实例】《中国药典》(2020 年版)阿奇霉素的有关物质检查

稀释液:磷酸二氢铵溶液(称取磷酸二氢铵 1.73g,加水溶解并稀释至 1000ml,用氨试液调节 pH 值至 10.0±0.05)-甲醇-乙腈(7:7:6)。供试品溶液:取本品适量,精密称定,加稀释液溶解并定量稀释制成每 1ml 中约含 10mg 的溶液。对照溶液:精密量取供试品溶液 1ml,置于200ml 量瓶中,用稀释液稀释至刻度,摇匀。杂质 S 对照品与杂质 A 对照品溶液:取杂质 S 对照品和杂质 A 对照品各适量,加稀释液溶解并稀释制成每 1ml 中各约含 0.05mg 的溶液。系统适用性溶液:取阿奇霉素系统适用性对照品(含杂质 R、杂质 Q、杂质 J、杂质 I、杂质 H、阿奇霉素和杂质 B)适量,加杂质 S 对照品与杂质 A 对照品溶液溶解并稀释制成每 1ml 中约含 10mg 的溶液。灵敏度溶液:精密量取对照溶液 10ml,置于 50ml 量瓶中,用稀释液稀释至刻度,摇匀。色谱条件:采用十八烷基硅烷键合硅胶为填充剂;以磷酸盐缓冲液(取 0.05mol/L 磷酸氢二钾溶液,用 20% 的磷酸溶液调节 pH 值至 8.2)-乙腈(45:55)为流动相 A,以甲醇为流动相 B,柱温为 30℃(必要时适当调整);按表 8-28 进行线性梯度洗脱;流速为每分钟 1.0ml,检测波长为 210nm;进样体积为 50μl。系统适用性要求:系统适用性溶液色谱图中,各峰之间的分离度均应大于 1.2,阿奇霉素峰的保留时间应为 30~40min。灵敏度溶液色谱图中,主成分峰峰高的信噪比应大于 10。测定法:精密量取供试品溶液和对照溶液,分别注入液相色谱仪,记录色谱图。限度:供试品溶液色谱图中如有杂质峰,杂质 B 峰面积不得大于对照溶液主峰面积的 2 倍（1.0%），杂质 R、杂质 Q、杂质 J、杂质 I、杂质 S、杂质 A 和杂质 H 按校正后的峰面积计算（分别乘以校正因子 0.5、0.4、0.7、1.6、0.4、1.4、0.1）均不得大于对照溶液主峰面积（0.5%），其他单个杂质峰面积不得大于对照溶液主峰面积（0.5%），各杂质峰面积的和按校正后的峰面积计算不得大于对照溶液主峰面积的 4 倍（2.0%）（供注射用）。供试品溶液色谱图中如有杂质峰，杂质 B 峰面积不得大于对照溶液主峰面积的 4 倍（2.0%），杂质 R、杂质 Q、杂质 J、杂质 I、杂质 S、杂质 A 和杂质 H 按校正后的峰面积计算（分别乘以校正因子 0.5、0.4、0.7、1.6、0.4、1.4、0.1）均不得大于对照溶液主峰面积的 2 倍（1.0%），其他单个杂质峰面积不得大于对照溶液主峰面积的 2 倍（1.0%），各杂质峰面积的和按校正后的峰面积计算不得大于对照溶液主峰面积的 8 倍（4.0%）（供口服用）。小于灵敏度溶液主峰面积的峰忽略不计。

表 8 - 28　高效液相色谱法对阿奇霉素有关物质检查梯度洗脱程序

时间（min）	流动相 A（%）	流动相 B（%）
0	75	25
35	95	5
64	95	5
65	75	25
71	75	25

（三）含量测定

《中国药典》（2020 年版）采用高效液相色谱法测定阿奇霉素原料药、干混悬剂、片剂、胶囊、颗粒剂及注射用阿奇霉素的含量。

【实例】《中国药典》（2020 年版）阿奇霉素的含量测定

供试品溶液：取本品适量，精密称定，加乙腈溶解并定量稀释制成每 1ml 中约含 1mg 的溶液。对照品溶液：取阿奇霉素对照品适量，精密称定，加乙腈溶解并定量稀释制成每 1ml 中约含 1mg 的溶液。系统适用性溶液：取阿奇霉素系统适用性对照品适量，加乙腈溶解并稀释制成每 1ml 含 10mg 的溶液。色谱条件：用十八烷基硅烷键合硅胶为填充剂；以磷酸盐缓冲液（取 0.05mol/L 磷酸氢二钾溶液，用 20% 磷酸溶液调节 pH 值至 8.2）-乙腈（45∶55）为流动相；检测波长为 210nm；进样体积为 $50\mu l$。系统适用性要求：系统适用性溶液色谱图应与标准图谱一致。测定法：精密量取供试品溶液和对照品溶液，分别注入液相色谱仪，记录色谱图。按外标法以峰面积计算。

本法采取外标法，含量测定计算公式为

$$含量（\%）=\frac{C_R \times \dfrac{A_X}{A_R} \times V \times D}{m} \times 100\%$$

式中，A_X 为供试品峰面积；

A_R 为对照品峰面积；

C_R 为对照品溶液的浓度（mg/ml）；

D 为供试品的稀释倍数;

V 为供试品溶液原始体积(ml);

m 为供试品取样量(mg)。

(四)阿奇霉素原料及制剂的质量分析方法概述

阿奇霉素原料及制剂的质量分析方法见表 8-29。

表 8-29 阿奇霉素原料及制剂的质量分析方法

通用名称	鉴别	检查	含量测定
阿奇霉素	薄层色谱法 高效液相色谱法 红外分光光度法	结晶性、碱度、有关物质、水分、炽灼残渣、重金属	高效液相色谱法
阿奇霉素干混悬剂、片剂、胶囊、颗粒剂	薄层色谱法	碱度、有关物质、水分	高效液相色谱法
注射用阿奇霉素	高效液相色谱法	酸碱度、溶液的澄清度与颜色、有关物质、水分、细菌内毒素、无菌	高效液相色谱法

五、抗生素微生物检定法

抗生素微生物检定法是在适宜条件下,根据量反应平行线原理设计,通过检测抗生素对微生物的抑制作用来计算抗生素活性(效价)的方法。

该法的测定原理与临床应用一致,可以直接反映抗生素的医疗价值,并且具备灵敏度较高,供试品用量较小,对产品纯度限度要求较宽等优点。该法适用于一些全生物合成的或新发现的抗生素类药物。

《中国药典》(2020 年版)收载的抗生素微生物检定包括 2 种方法,即管碟法和浊度法。

(一)管碟法

管碟法是利用抗生素在琼脂培养基内的扩散作用,比较标准品与供试品两者对接种的试验菌产生抑菌圈的大小,以测定供试品效价的一种方法。

常用的试验菌有枯草芽孢杆菌、短小芽孢杆菌、金黄色葡萄球菌、藤黄微球菌、大肠埃希菌、啤酒酵母菌、肺炎克雷白菌、支气管炎伯德特菌。需按照"抗生素微生物检定试验设计表"为不同类别的抗生素选择相应的试验菌。

1. 双碟的制备

为避免微生物污染,制备过程应在半无菌室或洁净室内进行,主要包括底层和菌层的制备。需按照"抗生素微生物检定试验设计表"为不同类别的抗生素选择相应的试验培养基及培养条件。

(1)底层的制备:取直径约 90mm、高为 16~17mm 的平底双碟,分别注入加热融化的培养基 20ml,使在碟底内均匀摊布,放置水平台上使凝固。

(2)菌层的制备:取培养基适量加热融化后,放冷至 48~50℃(芽孢可至 60℃),加入规定的试验菌悬液适量(能得清晰的抑菌圈为度:二剂量法标准品溶液的高浓度所致的抑菌圈直径为 18~22mm,三剂量法标准品溶液的中心浓度所致的抑菌圈直径为 15~18mm),摇匀,在每 1 双碟中分别加入 5ml,使在底层上均匀摊布,作为菌层。

双碟放置水平台上冷却后,在每 1 双碟中以等距离均匀安置不锈钢小管(内径为 6.0mm ±0.1mm,高为 10.0mm±0.1mm,外径为 7.8mm±0.1mm),二剂量法需安置 4 个,三剂量法需安置 6 个,用陶瓦圆盖覆盖备用。

2. 检定法

《中国药典》(2020 年版)法定方法为二剂量法和三剂量法。通过测量比较标准品溶液与供试品溶液对接种的试验菌培养产生抑菌圈的直径(或面积),按照生物检定统计法进行可靠性测验及效价的计算。

(1)二剂量法:取双碟不得少于 4 个,在每 1 双碟中对角的 2 个不锈钢小管中分别滴装高浓度及低浓度的标准品溶液,其余 2 个小管中分别滴装相应的高低 2 种浓度的供试品溶液;高、低浓度的剂距为 2∶1 或 4∶1。在规定条件下培养后,测量各个抑菌圈的直径(或面积),按照生物检定统计法进行可靠性测验及效价计算。

(2)三剂量法:取双碟不得少于 6 个,在每 1 双碟中间隔的 3 个不锈钢小管中分别滴装高浓度(S3)、中浓度(S2)及低浓度(S1)的标准品溶液,其余 3 个小管分别滴装相应的高、中、低 3 种浓度的供试品溶液;高、低浓度的剂距为 1∶0.8。在规定条件下培养后,测量各个抑菌圈的直径(或面积),按照生物检定统计法进行可靠性测验及效价计算。

(二)浊度法

浊度法系利用抗生素在液体培养基中对试验菌生长的抑制作用,通过测定培养后细菌浊度值的大小,比较标准品与供试品对试验菌生长抑制的程度,以测定供试品效价的一种方法。

常用的试验菌有金黄色葡萄球菌、大肠埃希菌、白色念珠菌。需按照"抗生素微生物检定试验设计表"为不同类别的抗生素选择相应的试验菌。

1. 含试验菌液体培养基的制备

取规定的试验菌悬液适量(35~37℃培养 3~4h 后测定的吸光度在 0.3~0.7,且剂距为 2 的相邻剂量间的吸光度差值不小于 0.1),加入到各规定的液体培养基中,混合,使在试验条件下能得到满意的剂量-反应关系和适宜的测定浊度。已接种试验菌的液体培养基应立即使用。

2. 检定法

《中国药典》(2020 年版)法定方法为标准曲线法、二剂量法和三剂量法。通过测量标准品溶液与供试品溶液的含试验菌液体培养基的浊度(吸光度),可以计算供试品效价。

(1)标准曲线法:取适宜的大小厚度均匀的已灭菌试管,在各品种正文项下规定的剂量-反应线性范围内,以线性浓度范围的中间值作为中间浓度,标准品溶液选择 5 个剂量,剂量间的比例应适宜(通常为 1∶1.25 或更小),供试品根据估计效价或标示量溶液选择中间剂量,每一剂量不少于 3 个试管。在各试验管内精密加入含试验菌的液体培养基 9.0ml,再分别精密加入各浓度的标准品或供试品溶液各 1.0ml,立即混匀,按随机区组分配,将各管在规定条件下培养至适宜测量的浊度值(通常约为 4h),在线测定或取出立即加入甲醛溶液(1→3)0.5ml以终止微生物生长,在 530nm 或 580nm 波长处测定各管的吸光度。同时,另取 2 支试管各加入药品稀释剂 1.0ml,再分别加入含试验菌的液体培养基 9.0ml,其中一支试管与上述各管同法操作作为细菌生长情况的阳性对照,另一支试管立即加入甲醛溶液 0.5ml,混匀,作为吸光度测定的空白液。按照标准曲线法进行可靠性检验和效价计算。

(2)二剂量法或三剂量法:取适宜的已灭菌试管,在各品种正文项下规定的剂量 - 反应线性范围内,选择适宜的高、(中)低浓度,分别精密加入各浓度的标准品和供试品溶液各 1.0ml,两剂量的剂距为 2:1 或 4:1,三剂量的剂距为 1:0.8。同标准曲线法操作,每一组浓度不少于 4个试管,按随机区组分配,在规定条件下培养。按照生物统计法中的(2.2)和(3.3)法进行可靠性测验及效价计算。

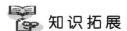

知识拓展

其他抗生素类药物的鉴别试验

(1)硫酸卡那霉素的糠醛反应(Molish 试验):具有五碳糖或六碳糖分子结构的氨基糖苷类抗生素,经酸水解后脱水生成糠醛或羟甲基糠醛,这些产物可与 α-萘酚或蒽酮反应显色。

【实例】《中国药典》(2020 年版)硫酸卡那霉素的鉴别

方法:取本品约 1mg,加水 2ml 溶解后,加 0.2% 蒽酮的硫酸溶液 4ml,在水浴中加热15min,冷却,即显蓝紫色。

(2)硫酸小诺霉素的茚三酮反应:氨基糖苷结构具有羟基胺类和 α-氨基酸的性质,可与茚三酮反应生成蓝紫色化合物。

【实例】《中国药典》(2020 年版)硫酸小诺霉素的鉴别

方法:取本品约 5mg,加水溶解后,加 0.1% 茚三酮的水饱和正丁醇溶液 1ml 与吡啶0.5ml,在水浴中加热 5min,即显紫蓝色。

(3)硫酸新霉素的 N-甲基葡萄糖胺反应:氨基糖苷类药物水解后,均会生成葡萄糖胺衍生物,如链霉素和庆大霉素水解后,均生成 N-甲基葡萄糖胺,硫酸新霉素生成 D-葡萄糖胺。这些衍生物在碱性条件下与乙酰丙酮缩合生成吡咯衍生物,与对二甲氨基苯甲醛的酸性醇溶液(Ehrlich 试剂)反应生成红色缩合物。

【实例】《中国药典》(2020 年版)硫酸新霉素的鉴别

方法:取本品约 10mg,加水 1ml 溶解后,加盐酸溶液(9→100)2ml,在水浴中加热 10min,加 8% 氢氧化钠溶液 2ml 与 2% 乙酰丙酮水溶液 1ml,置于水浴中加热 5min,冷却后,加对二甲氨基苯甲醛试液 1ml,即显樱桃红色。

知识点思维导图

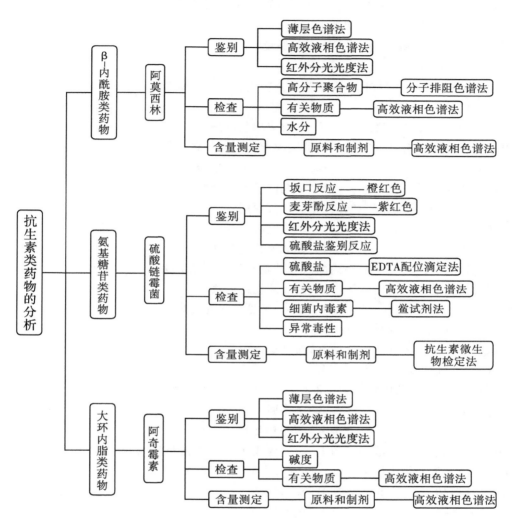

 目标检测

一、选择题

【A型题】（最佳选择题，每题的备选答案中只有一个最佳答案）

1. 下述哪个药物会发生麦芽酚反应（　　）
　　A. 阿莫西林　　　　　　　　B. 链霉素　　　　　　　　C. 盐酸金霉素
　　D. 头孢氨苄　　　　　　　　E. 阿奇霉素

2. 下述药物中能够发生羟肟酸铁反应的药物是（　　）
　　A. 哌拉西林　　　　　　　　B. 硫酸庆大霉素　　　　　C. 盐酸四环素
　　D. 链霉素　　　　　　　　　E. 阿奇霉素

3. 《中国药典》鉴别头孢替唑钠采用在 272nm 的波长处应有最大吸收,是利用（　　）

    A. 青霉素类抗生素在 pH 值为 4 条件下水解产生青霉烯酸,具有紫外吸收

    B. 头孢类药物 7 – ACA 结构中有共轭体系,具有特征紫外吸收

    C. 侧链具有苯环,可产生紫外吸收

    D. 头孢类药物的降解产物具有特征紫外吸收

    E. 以上都不正确

4. 《中国药典》(2020 年版)对 β–内酰胺类药物进行高分子聚合物的检查方法是（　　）

    A. 薄层色谱法　　　　　　　B. 荧光法　　　　　　　　C. 分子排阻色谱法

    D. 紫外-可见分光光度法　　　E. 高效液相色谱法

5. 《中国药典》(2020 年版)检查 β–内酰胺类药物高分子聚合物的色谱填充剂是（　　）

    A. 硅胶 H　　　　　　　　　B. 十八烷基键合相硅胶　　C. 氧化铝

    D. 葡聚糖凝胶 G – 10　　　　E. 辛基硅烷键合硅胶

6. β–内酰胺类药物有关物质和异构体的检查使用（　　）

    A. 薄层色谱法　　　　　　　B. 呈色反应　　　　　　　C. 紫外-可见分光光度法

    D. 光度法　　　　　　　　　E. 高效液相色谱法

7. 《中国药典》(2020 年版)对 β–内酰胺类药物含量测定的方法是（　　）

    A. 硫醇汞盐法　　　　　　　B. 高效液相色谱法　　　　C. 碘量法

    D. 电位配位滴定法　　　　　E. 紫外-可见分光光度法

8. 硫酸链霉素中链霉胍的特征反应是（　　）

    A. 坂口反应　　　　　　　　B. 茚三酮反应　　　　　　C. 麦芽酚反应

    D. N-甲基葡萄糖胺反应　　　E. 硫色素反应

9. 麦芽酚反应是针对硫酸链霉素中的（　　）的特征鉴别反应

    A. 链霉糖　　　　　　　　　B. 链霉胍　　　　　　　　C. N-甲基葡萄糖胺

    D. 硫酸根　　　　　　　　　E. 氨基葡萄糖

10. 某药物与氢氧化钠试液、0.1% 8-羟基喹啉的乙醇溶液反应后,加次溴酸钠试液 3 滴,即显橙红色。该药物为（　　）

    A. 阿莫西林　　　　　　　　B. 头孢氨苄　　　　　　　C. 硫酸链霉素

    D. 盐酸金霉　　　　　　　　E. 阿奇霉素

11. 抗生素效价微生物测定法管碟法中,三剂量法需在双碟中以等距离均匀安置不锈钢小管（　　）

    A. 2 个　　　B. 3 个　　　C. 4 个　　　　D. 5 个　　　　E. 6 个

二、问答题

    抗生素类药物含量测定方法有生物学法和理化法,简述各自特点。

（史　凡）

第七节 糖及糖苷类药物的分析

学习目标

【掌握】典型药物葡萄糖的结构、鉴别、检查和含量测定方法。
【熟悉】糖及糖苷类药物的基本结构和性质。
【了解】糖苷类药物(地高辛)的鉴别和含量测定的方法。

糖类化合物是一切生命体维持生命活动所需能量的主要来源,是生物体合成其他化合物的基本原料。常见的糖有葡萄糖、乳糖、蔗糖和淀粉等。葡萄糖在临床中常被用作营养药,乳糖和蔗糖属于药用辅料,常被用作药物制剂的赋形剂或矫味剂。《中国药典》(2020 年版)二部收载有葡萄糖、无水葡萄糖,四部辅料收载有蔗糖、乳糖、淀粉等。

苷类化合物又称为配糖体,由苷元和糖基 2 部分组成。苷的共性在糖的部分,而苷元部分几乎包罗各种类型的天然成分,故苷类药物种类繁多,性质各异。《中国药典》收载有地高辛、甲地高辛、去乙酰毛花苷等原料药及其制剂,它们的苷元均为甾体的衍生物。

一、常见药物的结构-性质-分析方法分析

(一)基本结构

葡萄糖属于单糖,分子中含有醛基,存在着不对称碳原子,具有旋光性。蔗糖、乳糖属于双糖。地高辛、甲地高辛、去乙酰毛花苷等的苷元均为甾体的衍生物,C_{17} 上连有不饱和的五元内酯侧链。这些官能团是药物理化性质和质量控制方法的基础。

课堂活动

如何利用蔗糖和乳糖的结构区分二者?

(二)常见药物的结构特征

常见药物的化学结构及结构特征见表 8-30。

表 8-30 常见糖类和糖苷类药物的化学结构及结构特征

通用名称	化学结构	结构特征
葡萄糖 (glucose)	, H_2O	半缩醛羟基 手性碳原子 苷键

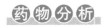

通用名称	化学结构	结构特征
蔗糖 （sucrose）		手性碳原子 苷键
乳糖 （lactose）		半缩醛 羟基 苷键 手性碳原子
地高辛 （digoxin）		苷键 不饱和的内酯侧链 α-去氧甲基五碳糖
甲地高辛 （metildigoxin）		苷键 不饱和的内酯侧链 α-去氧甲基五碳糖

通用名称	化学结构	结构特征
去乙酰毛花苷 （deslanoside）	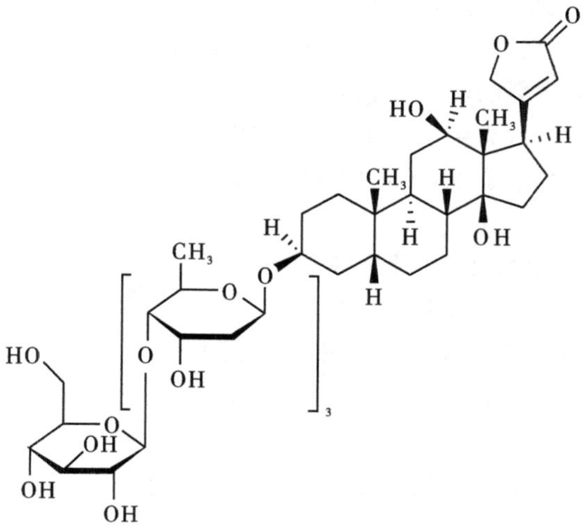	苷键 不饱和的内酯侧链 α-去 氧甲基五碳糖

（三）主要理化性质

1. 糖类

（1）溶解性：单糖、双糖均在水中易溶，在乙醇中微溶；多糖在冷水或乙醇中均不溶解。

（2）旋光性：单糖、双糖中均含有不对称碳原子，具有比旋度，可用于鉴别、检查及含量测定。

【实例】《中国药典》（2020年版）乳糖的性状

比旋度：取本品 10g，精密称定，用 80ml 的水溶解并加热至 50℃，冷却后，加氨试液 0.2ml，静置 30min，用水稀释至 100ml，依法测定（通则 0621），按无水物计算，比旋度应为 +54.4°～+55.9°。

【实例】《中国药典》（2020年版）蔗糖的性状

比旋度：取本品，精密称定，加水溶解并定量稀释制成每 1ml 中约含 0.1g 的溶液，依法测定（通则 0621），比旋度为 +66.3°～+67.0°。

另外，葡萄糖具有变旋性，在水溶液中存在下列互变平衡。

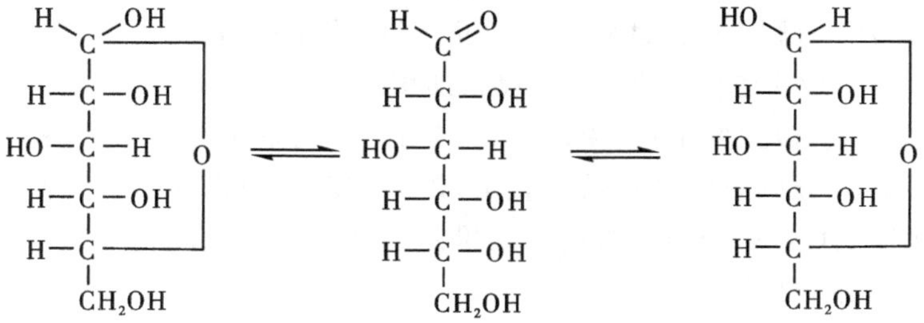

α-D-葡萄糖	醛式-D-葡萄糖	β-D-葡萄糖
$[\alpha]_D^{25} = +113.4°$	$[\alpha]_D^{25} = +52.75°$	$[\alpha]_D^{25} = +19.7°$
（占 36%）	（占 0.024%）	（占 64%）

由上可见,α 和 β 2 种互变异构体的比旋度相差甚远,二者在水溶液中互变,逐渐达到平衡,此时的比旋度也趋于恒定,为+52.5°～+53.0°,这种现象被称为葡萄糖的变旋现象。因此,测定葡萄糖旋光度时,应首先使上述反应达到平衡,一般放置至少 6h。若加热、加酸或加弱碱,均可加速平衡的到达。《中国药典》(2020 年版)采用加氨试液的方法加速变旋平衡的到达。

(3)还原性:葡萄糖具有半缩醛的环状结构,加入弱的氧化剂,如碱性酒石酸铜试液,即生成氧化亚铜的红色沉淀。乳糖也含有半缩醛的环状结构,具有还原性,蔗糖无还原性。

(4)水解性:双糖和多糖具有水解性,可水解成单糖。

2. 糖苷类

(1)溶解性:地高辛在吡啶中易溶,在稀醇中微溶,在三氯甲烷中极微溶解,在水或乙醚中不溶。甲地高辛在三氯甲烷中略溶,在甲醇、乙醇中极微溶解,在水中几乎不溶。去乙酰毛花苷在甲醇中微溶,在乙醇中极微溶解,在水或三氯甲烷中几乎不溶。

> **课堂活动**
>
> 为什么蔗糖没有还原性呢?蔗糖如何处理后发生上述类似乳糖的鉴别呢?

(2)水解后三氯化铁-冰醋酸反应:该反应属于 α-去氧甲基五碳糖的反应,又称为 Keller-Kiliani(K-K)反应。

【实例】《中国药典》(2020 年版)甲地高辛的鉴别

方法:取本品约 1mg,置于小试管中,加含三氯化铁的冰醋酸溶液(取冰醋酸 10ml,加三氯化铁试液 1 滴制成)1ml 溶解后,沿管壁缓缓加硫酸 1ml,使成两液层,接界处显紫色;放置后,冰醋酸层显蓝色。

【实例】《中国药典》(2020 年版)去乙酰毛花苷的鉴别

方法:取本品约 2mg,置于试管中,加冰醋酸 2ml 溶解后,加三氯化铁试液 1 滴,摇匀,沿试管壁缓缓加硫酸 2ml,在两液层接界处即显棕色,冰醋酸层显蓝绿色。

(3)二硝基苯甲酸反应:该反应即为 Kedde 反应。去乙酰毛花苷的 C_{17} 上含有五元环的不饱和内酯(丁烯内酯),在碱性乙醇溶液中与芳香硝基化合物形成有色配位阴离子。

【实例】《中国药典》(2020 年版)去乙酰毛花苷的鉴别

方法:取本品约 2mg,置于试管中,加乙醇 2ml 溶解后,加二硝基苯甲酸试液与乙醇制氢氧化钾试液各 10 滴,摇匀,溶液即显红紫色。

(4)色谱法鉴别:本类药物常用薄层色谱法或高效液相色谱法鉴别。

【实例】《中国药典》(2020 年版)去乙酰毛花苷的鉴别

按照薄层色谱法(通则 0502)试验。供试品溶液:取本品,加甲醇制成每 1ml 中含 0.2mg 的溶液。对照品溶液:取去乙酰毛花苷对照品,加甲醇制成每 1ml 中含 0.2mg 的溶液。色谱条件:硅胶 G 薄层板上,以二氯甲烷-甲醇-水(84∶15∶1)为展开剂。测定法:吸取供试品溶液和对照品溶液各 10μl,分别点于同一薄层板上,展开,晾干,喷以硫酸-乙醇(1∶9),在 140℃加热 15min,置于紫外光灯(365nm)下检视。结果判定:供试品溶液所显主斑点的位置和荧光应与对照品溶液的主斑点相同。

方法:或在含量测定项下记录的色谱图中,供试品溶液主峰的保留时间应与对照品溶液主峰的保留时间一致。

以上两项可选做一项。

二、葡萄糖的质量分析

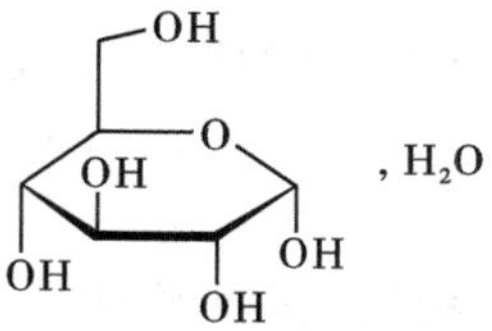

葡萄糖（glucose）

葡萄糖为无色结晶或白色结晶性或颗粒性粉末；无臭，味甜。本品在水中易溶，在乙醇中微溶。

（一）鉴别试验

1. Fehling 反应

【实例】《中国药典》（2020 年版）葡萄糖的鉴别

方法：取本品约 0.2g，加水 5ml 溶解后，缓缓滴入微温的碱性酒石酸铜试液中，即生成氧化亚铜的红色沉淀。

反应原理：葡萄糖的醛基具有还原性，在碱性条件下可将铜离子还原成氧化亚铜，生成红色的氧化亚铜沉淀。

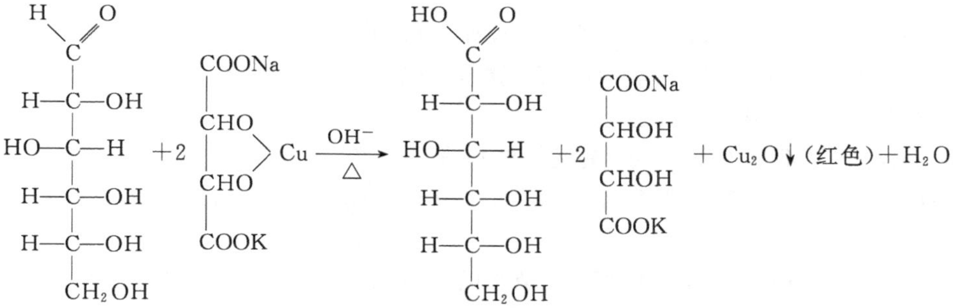

2. 光谱法鉴别

《中国药典》（2020 年版）取干燥失重项下的葡萄糖适量，依法测定，本品的红外光吸收图谱应与对照的图谱（光谱集 702 图）一致。

> **课堂活动**
>
> 葡萄糖可以采用紫外-可见分光光度法进行鉴别吗？

（二）检查

葡萄糖的制备是淀粉在一定条件下水解生成，在生产过程中易于产生多种中间体和副产物，《中国药典》（2020 年版）规定葡萄糖需检查酸度、溶液的澄清度与颜色、乙醇溶液的澄清度、蛋白质、亚硫酸盐与可溶性淀粉、微生物限度等。此外，还应控制一般杂质（如氯化物、硫酸盐、干燥失重、炽灼残渣、钡盐、钙盐、铁盐、重金属及砷盐等）。《中国药典》（2020 年版）规定葡萄糖注射液还需进行 pH、5-羟甲基糠醛及细菌内毒素等检查。

1. 酸度

酸度检查主要是控制葡萄糖制备中由于水解试剂引入的杂质。

【实例】《中国药典》(2020 年版)葡萄糖的检查

酸度:取本品 2.0g,加水 20ml 溶解后,加酚酞指示液 3 滴与氢氧化钠滴定液(0.02mol/L)0.20ml,应显粉红色。

2. 溶液的澄清度与颜色

本项检查主要是控制水中不溶性物质或有色物质。

【实例】《中国药典》(2020 年版)葡萄糖的检查

溶液的澄清度与颜色:取本品 5.0g,加热水溶解后,放冷,用水稀释至 10ml,溶液应澄清无色;如显混浊,与 1 号浊度标准液(通则 0902 第一法)比较,不得更浓;如显色,与对照液(取比色用氯化钴液 3.0ml、比色用重铬酸钾液 3.0ml 与比色用硫酸铜液 6.0ml,加水稀释成 50ml)1.0ml 加水稀释至 10ml 比较,不得更深。

3. 乙醇溶液的澄清度

本项检查用于控制葡萄糖中的糊精。葡萄糖可溶于热乙醇,而糊精在热乙醇中溶解度小,使澄清度变差。

【实例】《中国药典》(2020 年版)葡萄糖的检查

乙醇溶液的澄清度:取本品 1.0g,加乙醇 20ml,置于水浴中加热回流约 40min,溶液应澄清。

4. 亚硫酸盐与可溶性淀粉

制备葡萄糖的过程中,由于部分硫酸被还原,可能产生亚硫酸盐;而可溶性淀粉则是生产过程中水解不完全产生。供试品中如有亚硫酸盐存在,由于亚硫酸有还原性,会使碘褪色;若有可溶性淀粉存在,则遇碘显蓝色。

【实例】《中国药典》(2020 年版)葡萄糖的检查

亚硫酸盐与可溶性淀粉:取本品 1.0g,加水 10ml 溶解后,加碘试液 1 滴,应即显黄色。

5. 蛋白质

制备葡萄糖的原料为淀粉,多来自于植物的根茎或种子。因而提取中常有蛋白质同时被提取,可用蛋白质类杂质遇酸产生沉淀的性质对其进行检查。

【实例】《中国药典》(2020 年版)葡萄糖的检查

蛋白质:取本品 1.0g,加水 10ml 溶解后,加磺基水杨酸溶液(1→5)3ml,不得发生沉淀。

6. 微生物限度

葡萄糖常用于制备注射液,故杂质检查要求严格,需要进行微生物限度检查。无水葡萄糖同样需要进行此项检查。

【实例】《中国药典》(2020 年版)葡萄糖的微生物限度检查

取本品 10g,用 pH 值为 7.0 的无菌氯化钠-蛋白胨缓冲液制成 1:10 的供试液。

需氧菌总数、霉菌和酵母菌总数:取供试液 1ml,依法检查(通则 1105 平皿法),1g 供试品中需氧菌总数不得超过 1000cfu,霉菌和酵母菌总数不得超过 100cfu。

大肠埃希菌:取 1:10 的供试液 10ml,依法检查(通则 1106),1g 供试品中不得检出。

7. 5 -羟甲基糠醛

葡萄糖注射液在制备时,采用高温灭菌时会导致葡萄糖分解产生 5 -羟甲基糠醛,其可进一步分解为乙酰丙酸与甲酸或聚合，对人体有害。利用聚合物具有颜色而葡萄糖无色的差异，可采用紫外-可见分光光度法进行检查。

课堂活动

请根据葡萄糖的性质，给出适宜的含量测定方法。

【实例】《中国药典》(2020年版)葡萄糖注射液的检查

5-羟甲基糠醛：精密量取本品适量(约相当于葡萄糖1.0g)，置于100ml量瓶中，用水稀释至刻度，摇匀，按照紫外-可见分光光度法(通则0401)在284nm的波长处测定，吸光度不得大于0.32。

(三)含量测定

葡萄糖结构中具有手性碳原子，可通过比旋度测定来控制葡萄糖原料药的纯度。这里主要介绍葡萄糖注射液的含量测定。《中国药典》(2020年版)采用旋光法测定葡萄糖注射液的含量。葡萄糖项下未列【含量测定】。

【实例】《中国药典》(2020年版)葡萄糖注射液的含量测定

测定方法：精密量取本品适量(约相当于葡萄糖10g)，置于100ml容量瓶中，加氨试液0.2ml(10%或10%以下规格的本品可直接取样测定)，用水稀释至刻度，摇匀，静置10min，依法测定旋光度(通则0621)，与2.0852相乘，即得供试品中含有葡萄糖($C_6H_{12}O_6 \cdot H_2O$)的重量(g)。

解析：氨试液的加入是为了促进高浓度葡萄糖溶液的变旋平衡。

无水葡萄糖的比旋度为+52.75°，按下式计算无水葡萄糖的浓度。

$$\text{无水葡萄糖浓度}(C)=\frac{100\times\alpha}{[\alpha]_D^{25}\times l}$$

当换算成含水葡萄糖浓度(C')时，则应为

$$C'=C\times\frac{198.17(\text{含水葡萄糖的分子量})}{180.16(\text{无水葡萄糖的分子量})}$$

$$=\alpha\times\frac{100}{52.75\times1}\times\frac{198.17}{180.16}$$

$$=\alpha\times2.0852$$

课堂活动

临床上常用的葡萄糖氯化钠注射液，请问如何分别测定其中葡萄糖和氯化钠的含量？

三、地高辛的质量分析

地高辛是由3个β-D-洋地黄毒糖组成的糖基与甾烷通过苷键相连形成的糖苷。

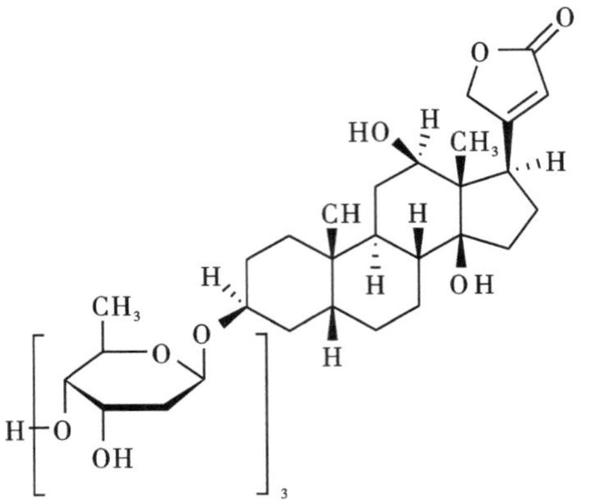

地高辛(digoxin)

　地高辛为无色结晶或白色结晶性或颗粒性粉末,无臭。本品在吡啶中易溶,在稀醇中微溶,在三氯甲烷中极微溶解,在水或乙醚中不溶。

课堂活动

　请根据地高辛的性质,给出适宜的鉴别试验方法。

(一)鉴别试验

1. 三氯化铁-冰醋酸反应

【实例】《中国药典》(2020年版)地高辛的鉴别

　方法:取本品约1mg,置于小试管中,加含三氯化铁的冰醋酸(取冰醋酸10ml,加三氯化铁试液1滴制成)1ml溶解后,沿管壁缓缓加硫酸1ml,使成两液层,接界处即显棕色;放置后,上层显靛蓝色。

　反应原理:地高辛结构中3位与苷元结合的糖为α-去氧糖。

2. 色谱法鉴别

　《中国药典》(2020年版)地高辛的鉴别:在含量测定项下记录的色谱图中,供试品溶液主峰的保留时间应与对照品溶液主峰的保留时间一致。

3. 光谱法鉴别

　《中国药典》(2020年版)地高辛的鉴别:本品的红外光吸收图谱应与对照的图谱(光谱集139图)一致。

(二)检查

　地高辛由玄参科植物毛花洋地黄叶中提取制得,提取过程中常会引入其他有关物质,如洋地黄毒苷等,毒性较大,需要严格控制限量。

1. 溶液的澄清度

　本项检查主要是控制甲醇-三氯甲烷(1∶1)中不溶性物质。

【实例】《中国药典》(2020年版)地高辛的检查

　溶液的澄清度:取本品适量,加甲醇-三氯甲烷(1∶1)溶解并稀释制每1ml中约含5mg的溶液,应澄清。

2. 有关物质

【实例】《中国药典》(2020 年版)地高辛的有关物质检查

按照高效液相色谱法(通则 0512)测定。供试品溶液:取本品适量,精密称定,加稀乙醇溶解并定量稀释制成每 1ml 中约含 1mg 的溶液。对照溶液:精密量取供试品溶液 2ml,置于 100ml 量瓶中,用稀乙醇稀释至刻度,摇匀。对照品溶液:取洋地黄毒苷对照品,精密称定,加稀乙醇溶解并定量稀释制成每 1ml 中约含 0.02mg 的溶液。系统适用性溶液:取供试品溶液 1ml,用对照品溶液稀释至 10ml,摇匀。色谱条件:用十八烷基硅烷键合硅胶为填充剂;以乙腈-水(10:90)为流动相 A,乙腈-水(60:40)为流动相 B;按表 8-31 进行梯度洗脱;检测波长为 230nm;流速为每分钟 1.5ml;进样体积为 20μl。系统适用性要求:系统适用性溶液色谱图中,理论塔板数按地高辛峰计算不低于 2000,地高辛峰与洋地黄毒苷峰之间的分离度应符合规定。测定法:精密量取供试品溶液、对照溶液与对照品溶液,分别注入液相色谱仪,记录色谱图至主成分峰保留时间的 3 倍。限度:供试品溶液的色谱图中如有与洋地黄毒苷峰保留时间一致的色谱峰,按外标法以峰面积计算,含洋地黄毒苷的量不得超过 2.0%;其他单个杂质峰面积不得大于对照溶液的主峰面积(2.0%),杂质总量不得超过 4.0%。

表 8-31　地高辛的梯度洗脱程序

时间(min)	流动相 A(%)	流动相 B(%)
0	60	40
5	60	40
15	0	100
15.1	60	40
20	60	40

课堂活动

请查阅甲地高辛、去乙酰毛花苷中的有关物质检查,比较与地高辛的有关物质检查有何异同?

(三)含量测定

《中国药典》(2020 年版)采用高效液相色谱法(通则 0521)测定本品的含量。

供试品溶液:取本品适量,精密称定,加稀乙醇溶解并定量稀释制成每 1ml 中约含 0.1mg 的溶液。对照品溶液:取洋地黄毒苷对照品,精密称定,加稀乙醇溶解并定量稀释制成每 1ml 中约含 0.1mg 的溶液。色谱条件与系统适用性要求:见有关物质项下。测定法:精密量取供试品溶液和对照品溶液,分别注入液相色谱仪,记录色谱图。按外标法以峰面积计算,即得。

解析:地高辛为高分子量物质,保留时间对流动相组成的变化十分敏感,采用梯度洗脱可获得较好的重现性。《中国药典》(2020 年版)中地高辛口服溶液、地高辛片的含量测定同样应用此法。

知识点思维导图

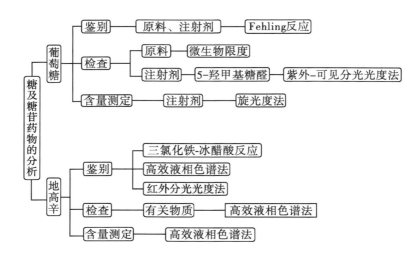

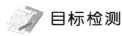 目标检测

一、选择题

【A 型题】(最佳选择题,每题的备选答案中只有一个最佳答案)

1. 葡萄糖中存在的特殊杂质为(　　)
   A. 糊精　　　　B. 氯化物　　　　C. 砷盐　　　　D. 钙盐　　　　E. 盐酸

2. 葡萄糖注射液的含量测定方法为(　　)
   A. 酸碱滴定法　　　　　　B. 银量法　　　　　　C. 旋光度法
   D. 紫外-可见分光光度法　　E. 高效液相色谱法

3. 测定葡萄糖注射液含量时,加入氨试液的目的是(　　)
   A. 提高灵敏度　　　　　　　　B. 产生旋光性
   C. 加速 α 异构体变为 β 异构体　　D. 加速变旋平衡
   E. 分离杂质

4. 葡萄糖的 Fehling 反应需要的试剂是(　　)
   A. 氨制硝酸银　　　　　　B. 碱性酒石酸铜　　　　C. 三氯化铁
   D. 硫酸铜　　　　　　　　E. 稀醋酸

5. 葡萄糖注射液高温灭菌脱水分解产生(　　)
   A. 蛋白质　　　　　　　　B. 5 -羟甲基糠醛　　　　C. 糊精
   D. 可溶性淀粉　　　　　　E. 亚硫酸盐

6. 葡萄糖的杂质中使乙醇产生混浊的是(　　)
   A. 蛋白质　　　　　　　　B. 5 -羟甲基糠醛　　　　C. 糊精
   D. 可溶性淀粉　　　　　　E. 亚硫酸盐

7. 葡萄糖加水溶解,与磺基水杨酸发生沉淀的是(　　)

  A. 蛋白质   B. 5 -羟甲基糠醛   C. 糊精

  D. 可溶性淀粉   E. 亚硫酸盐

8. 在碱性溶液中能与芳香硝基化合物(如二硝基苯甲酸)反应,生成红紫色产物(Kedde 反应)的药物是(　　)

  A. 对氨基水杨酸   B. 异烟肼   C. 糊精

  D. 去乙酰毛花苷   E. 盐酸吗啡

9. 地高辛的有关物质检查方法是(　　)

  A. 纸色谱法   B. HPLC   C. TLC

  D. 酸碱滴定法   E. 比色法

二、问答题

1. 为什么《中国药典》(2020 年版)葡萄糖项下没有列【含量测定】?

2. 地高辛的含量测定还可以考虑什么方法?

(付　正)

第八节　生物碱类药物的分析

学习目标

  【掌握】常见生物碱类药物的化学鉴别试验方法;硫酸阿托品原料及制剂的含量测定方法。

  【熟悉】常见生物碱类药物的理化性质;硫酸阿托品的特殊杂质及检查方法;非水酸碱滴定法和酸性染料比色法的基本原理。

  【了解】生物碱类药物结构、理化性质与分析方法的关系;常见生物碱类药物的特殊杂质及检查方法。

  生物碱是生物体内存在的一类有机含氮化合物,因其多呈碱性而得名。生物碱多具有显著的生理活性,是重要的临床药物。生物碱类药物一般按基本母核的化学结构分类,本节主要介绍《中国药典》(2020 年版)收载的苯烃胺类、托烷类、喹啉类、异喹啉类、黄嘌呤类等生物碱类药物。

一、常见药物的结构-性质-分析方法分析

(一)常见药物的结构

  《中国药典》(2020 年版)收载有盐酸麻黄碱、盐酸伪麻黄碱、硫酸阿托品、氢溴酸山莨菪碱、硫酸奎宁、硫酸奎尼丁、盐酸吗啡、磷酸可待因、咖啡因及茶碱等。

  1. 苯烃胺类生物碱

  苯烃胺类生物碱的结构特征为氮原子在苯环上的脂烃胺基侧链上,为仲胺氮。其代表药物有盐酸麻黄碱、盐酸伪麻黄碱等。其结构式为

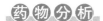

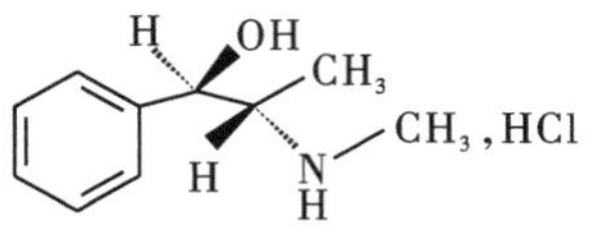

盐酸麻黄碱 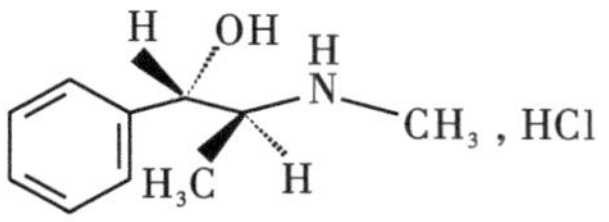　　　　　　　　　　　盐酸伪麻黄碱

2. 托烷类生物碱

托烷类生物碱是莨菪烷的衍生物,结构特征为莨菪醇与莨菪酸缩合成的酯类生物碱。其代表药物有硫酸阿托品、氢溴酸山莨菪碱。其结构式为

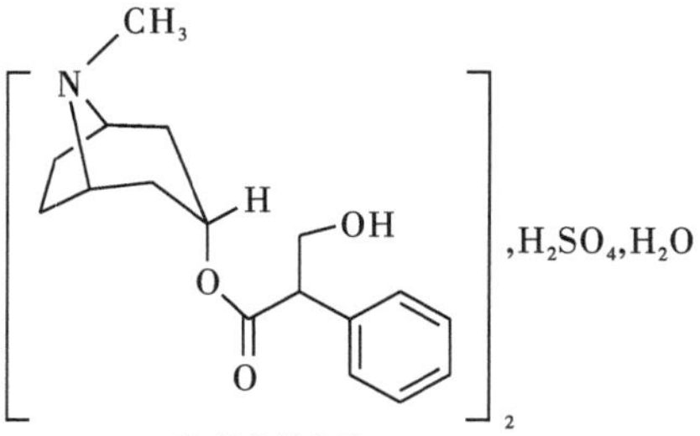

硫酸阿托品 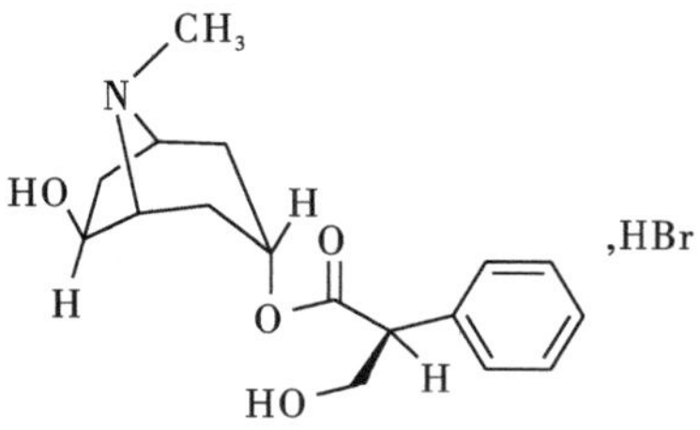　　　　　　　　　　　氢溴酸山莨菪碱

3. 喹啉类生物碱

喹啉类生物碱是苯并吡啶的衍生物,结构特征为喹啉环,氮原子在 α 位。其代表药物有硫酸奎宁、硫酸奎尼丁。其结构式为

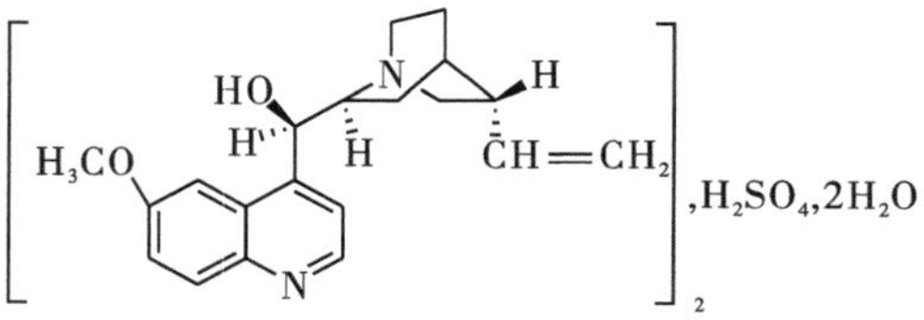

硫酸奎宁 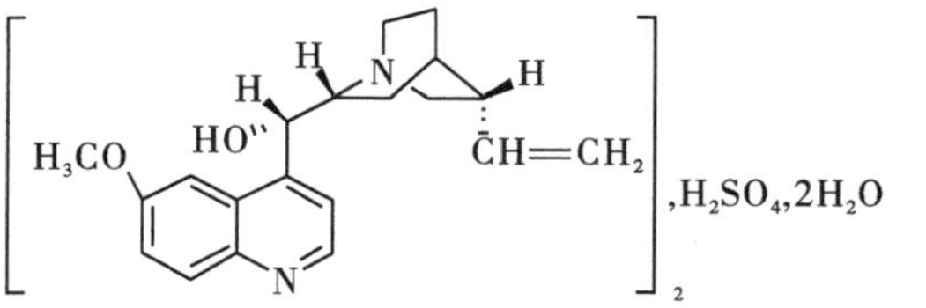　　　　　　　　　　　　硫酸奎尼丁

4. 异喹啉类生物碱

异喹啉类生物碱亦为苯并吡啶的衍生物,结构特征为喹啉环,但氮原子在 β 位。其代表药物有盐酸吗啡、磷酸可待因等。其结构式为

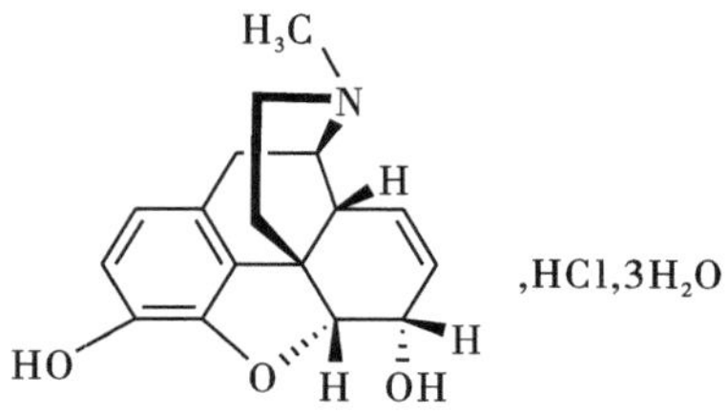

盐酸吗啡 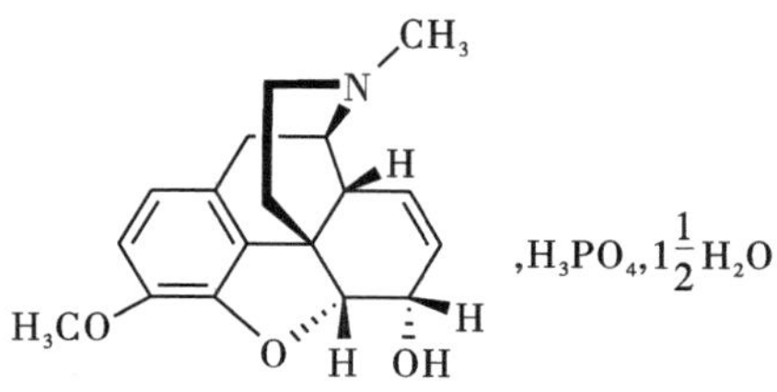　　　　　　　　　　　　磷酸可待因

5. 黄嘌呤类生物碱

黄嘌呤类生物碱的结构特征是由咪唑和嘧啶骈合的双杂环化合物。其代表药物有咖啡因和茶碱。其结构式为

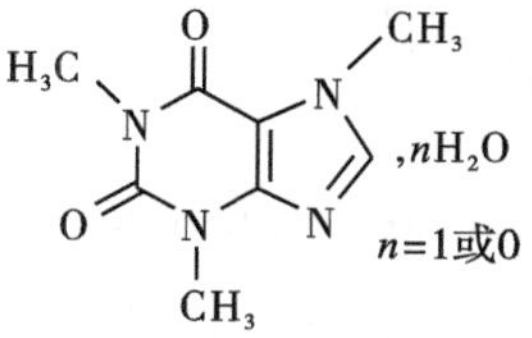

咖啡因 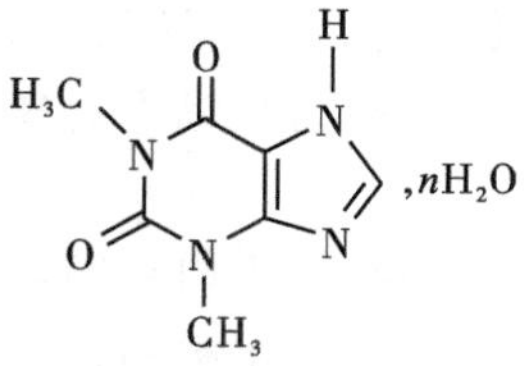   茶碱

（二）常见药物的主要理化性质

1. 苯烃胺类生物碱

（1）物理性质：本类药物多为白色结晶或结晶性粉末，易溶于水和乙醇；侧链上有 2 个手性碳原子，具有旋光性。盐酸麻黄碱为左旋体，而盐酸伪麻黄碱为右旋体。

（2）吸收特性：结构中含有芳环及特征官能团，有紫外、红外光谱特征吸收。

（3）氮原子的碱性：苯烃胺类药物的氮原子在脂烃胺基侧链上，为仲胺氮，碱性略强，易与酸成盐。其游离碱难溶于水，易溶于有机溶剂，其盐可溶于水。

（4）官能团性质：芳环侧链上有氨基醇结构，可发生双缩脲反应。在碱性溶液中，Cu^{2+} 与仲胺基形成紫堇色配位化合物，加入乙醚后，无水配位化合物及含有 2 分子结晶水的配位化合物进入醚层，呈紫红色；具有 4 分子结晶水的配位化合物则溶于水层而呈蓝色。

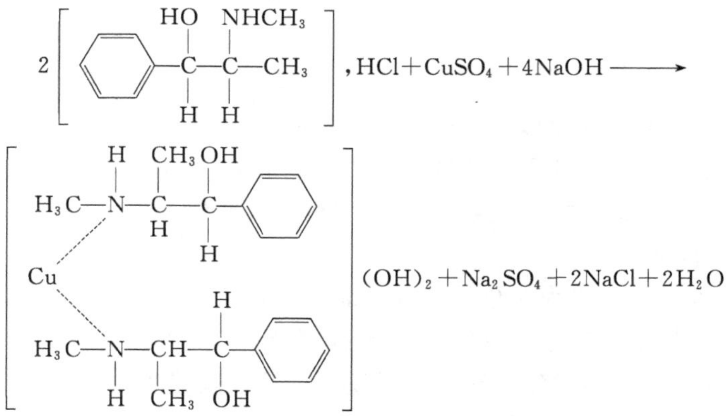

【实例】《中国药典》（2020 年版）盐酸麻黄碱的鉴别

方法：取本品约 10mg，加水 1ml 溶解后，加硫酸铜试液 2 滴与 20% 氢氧化钠溶液 1ml，即显蓝紫色；加乙醚 1ml，振摇后，放置，乙醚层即显紫红色，水层变成蓝色。

2. 托烷类生物碱

（1）物理性质：本类药物多为白色结晶或结晶性粉末，易溶于水和乙醇；结构中含有手性碳原子，氢溴酸山莨菪碱为左旋体，阿托品因外消旋化而为消旋体，无旋光性。

（2）吸收特性：结构中含有芳环及特征官能团，有紫外、红外光谱特征吸收。

（3）氮原子的碱性：五元脂环上含有叔胺氮原子，碱性较强，易与酸成盐。

（4）酯键水解反应：莨菪醇与莨菪酸缩合成的酯键，碱性溶液中易于水解，水解生成莨菪酸。

(5)官能团性质：莨菪酸可发生特征维他立（Vitali）反应，即莨菪酸被发烟硝酸硝化，产物在碱性醇溶液中呈现深紫色，继而转为暗红色，最后颜色消失。该反应收载在《中国药典》四部通则0301一般鉴别试验，称为托烷生物碱类一般鉴别试验。

3. 喹啉类生物碱

(1)物理性质：本类药物多为白色结晶，硫酸奎宁易溶于三氯甲烷-无水乙醇（2:1）的混合液。硫酸奎尼丁易溶于沸水。本类药物结构中含有手性碳原子，硫酸奎宁和硫酸奎尼丁二者仅喹核碱部分立体结构不同，是对映异构体，硫酸奎宁为左旋体，硫酸奎尼丁为右旋体。

(2)吸收特性：结构中含有芳杂环及特征官能团，有紫外、红外光谱特征吸收。

(3)氮原子的碱性：结构中具有喹啉环和喹核碱，各含一个氮原子。喹啉环上的氮为芳香氮，因共轭作用碱性较弱，不能与酸成盐；喹核氮为脂环叔胺氮，碱性较强，可与酸成稳定的盐。

(4)荧光特性：硫酸奎宁和硫酸奎尼丁在稀硫酸溶液中显蓝色荧光。

(5)官能团性质：本类药物为 C_6 位含氧的喹啉衍生物，可发生特征绿奎宁反应，即药物与微过量的氯水或溴水反应后，再与过量的氨水反应，产物为翠绿色。

【实例】《中国药典》（2020年版）硫酸奎宁的鉴别

方法：取本品约20mg，加水20ml溶解后，①分取溶液10ml，加稀硫酸使成酸性，即显蓝色荧光。②分取溶液5ml，加溴试液3滴与氨试液1ml，即显翠绿色。

4. 异喹啉类生物碱

(1)物理性质：本类药物多为白色结晶或结晶性粉末，在水中溶解。

(2)吸收特性：结构中含有苯环及特征官能团，有紫外、红外光谱特征吸收。

(3)酸碱性：吗啡分子中含有酚羟基和叔胺基团，具有酸碱两性，碱性略强，可与盐酸成盐；可待因分子中无酚羟基，仅有叔胺基团，碱性较吗啡强。

(4)官能团性质：盐酸吗啡与甲醛硫酸试液或钼硫酸试液发生反应。吗啡分子中酚羟基邻位 C_2 具有弱还原性，可与铁氰化钾试液反应生成蓝绿色，而可待因为甲氧基不发生此反应。

【实例】《中国药典》（2020年版）盐酸吗啡的鉴别

方法：①取本品约1mg，加甲醛硫酸试液1滴，即显紫堇色。②取本品约1mg，加钼硫酸试液0.5ml，即显紫色，继变为蓝色，最后变为棕绿色。③取本品约1mg，加水1ml溶解后，加稀铁氰化钾试液1滴，即显蓝绿色（与可待因的区别）。

5. 黄嘌呤类生物碱

(1)物理性质：本类药物多为白色结晶，咖啡因有时带极微黄绿色。咖啡因在热水或三氯甲烷中易溶，在水、乙醇中略溶。茶碱在水中极微溶，在氢氧化钾或氨溶液中易溶。

(2)吸收特性：结构中含有芳杂环及特征官能团，有紫外、红外光谱特征吸收。

（3）酸碱性：药物结构中的 4 个氮原子受邻位羰基的影响，碱性极弱。咖啡因分子中 3 个氮原子上均有甲基取代，无可解离的质子，不显酸性，以游离碱供药用；茶碱分子中 7 位氮上具有活泼氢，呈酸性，临床上常与乙二胺结合成氨茶碱，供药用。

（4）官能团性质：咖啡因和茶碱具有黄嘌呤结构，可发生特征紫脲酸铵反应，即药物加盐酸和氯酸钾水浴蒸干，残渣与氨气生成四甲基紫脲酸铵，显紫色，再加氢氧化钠液，紫色消失。

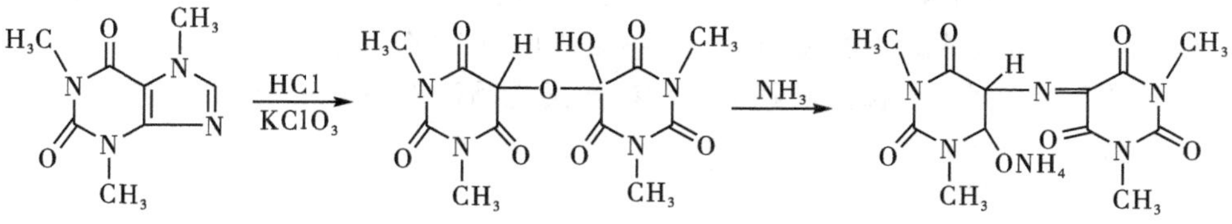

【实例】《中国药典》（2020 年版）茶碱的鉴别

方法：取本品约 10mg，加盐酸 1ml 与氯酸钾 0.1g，置于水浴中蒸干，遗留浅红色的残渣，遇氨气即变为紫色；再加氢氧化钠试液数滴，紫色即消失。

课堂活动

如何利用官能团性质，区分盐酸麻黄碱、硫酸奎宁、盐酸吗啡和茶碱？

二、硫酸阿托品的质量分析

此部分以硫酸阿托品为代表解析生物碱类药物质量分析方法。

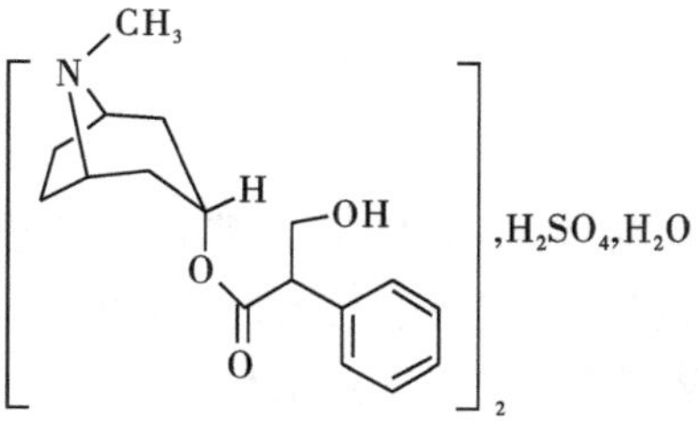

硫酸阿托品（atropine sulfate）

硫酸阿托品为无色结晶或白色结晶性粉末，无臭。在水中极易溶解，在乙醇中易溶。《中国药典》（2020 年版）收载制剂有硫酸阿托品片、硫酸阿托品注射液和硫酸阿托品眼膏。

（一）鉴别试验

硫酸阿托品为莨菪烷的衍生物，是莨菪醇与莨菪酸缩合成的酯类生物碱，水解后生成的莨菪酸，可发生维他立反应。本品为硫酸盐，还可发生硫酸盐反应。

1. 托烷生物碱类一般鉴别试验

在《中国药典》（2020 年版）硫酸阿托品正文【鉴别】项下，注明"本品显托烷生物碱类的鉴别反应（通则 0301）"。

【实例】《中国药典》（2020 年版）四部通则 0301 一般鉴别试验托烷生物碱类

方法：取供试品约 10mg，加发烟硝酸 5 滴，置于水浴中蒸干，得黄色的残渣，放冷，加乙醇 2～3 滴湿润，加固体氢氧化钾一小粒，即显深紫色。

【考纲提示】硫酸阿托品的鉴别。

2. 硫酸盐鉴别反应

在《中国药典》(2020 年版)硫酸阿托品正文【鉴别】项下，注明"本品的水溶液显硫酸盐的鉴别反应(通则 0301)"。

【实例】《中国药典》(2020 年版)四部通则 0301 一般鉴别试验硫酸盐类

方法：①取供试品溶液，滴加氯化钡试液，即生成白色沉淀；分离，沉淀在盐酸或硝酸中均不溶解。②取供试品溶液，滴加醋酸铅试液，即生成白色沉淀；分离，沉淀在醋酸铵试液或氢氧化钠试液中溶解。③取供试品溶液，加盐酸，不生成白色沉淀(与硫代硫酸盐区别)。

《中国药典》(2020 年版)硫酸阿托品片和硫酸阿托品注射液采用与原料相同的鉴别试验，此处不再赘述。

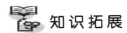 **知识拓展**

生物碱类药物的其他鉴别方法

(1)紫外分光光度法：生物碱类药物分子中大都含有芳环、芳杂环、共轭双键及其他特征官能团，具有紫外特征吸收。《中国药典》(2020 年版)亦利用此法对生物碱类药物进行鉴别，如盐酸伪麻黄碱，规定本品每 1ml 中含 0.5mg/ml 的溶液，应在 251nm、257nm 与 263nm 的波长处有最大吸收。

(2)色谱鉴别法：制剂含量较低的生物碱类药物，可采用检测灵敏度较高的色谱法进行鉴别，如氢溴酸山莨菪碱注射液采用薄层色谱法鉴别，硫酸阿托品眼膏采用高效液相色谱法鉴别。

(二)检查

生物碱类药物会由于生产原料、制备工艺、产品稳定性等原因引入多种杂质。特别是从植物中提取制得的生物碱类药物，多含有植物中结构、性质类似的其他生物碱成分，因具有强烈的生物活性及毒性，成为《中国药典》规定应严格控制的杂质。

《中国药典》(2020 年版)硫酸阿托品正文【检查】项下，规定需检查酸度、莨菪碱、有关物质、干燥失重和炽灼残渣。

1. 酸度

硫酸阿托品中的酸度主要是控制药物制备过程中残留的酸性物质。

【实例】《中国药典》(2020 年版)硫酸阿托品的检查

酸度：取本品 0.50g，加水 10ml 溶解后，加甲基红指示液 1 滴，如显红色，加氢氧化钠滴定液(0.02mol/L)0.15ml，应变为黄色。

2. 莨菪碱

硫酸阿托品在制备过程中会由于生产过程中消旋化不完全而引入莨菪碱，其毒性较大，故应予以检查。因莨菪碱具有旋光性，而硫酸阿托品为消旋产物，故《中国药典》采用旋光法检查莨菪碱。

【实例】《中国药典》(2020 年版)硫酸阿托品的检查

莨菪碱：取本品，按干燥品计算，加水溶解并制成每 1ml 中含 50mg 的溶液，依法测定(通则 0621)，旋光度不得超过−0.40°。

3. 有关物质

硫酸阿托品中的有关物质,指药物在制备过程中可能引入的,与硫酸阿托品结构和性质相近的莨菪碱、颠茄碱等生物碱杂质。自《中国药典》(2010 年版)开始,有关物质的检查,大多采用高效液相色谱法。

【实例】《中国药典》(2020 年版)硫酸阿托品的检查

有关物质:按照高效液相色谱法(通则 0512)试验。供试品溶液:取本品,加水溶解并稀释制成每 1ml 含 0.5mg 的溶液。对照溶液:精密量取 1ml,置于 100ml 量瓶中,用水稀释至刻度,摇匀。色谱条件:用十八烷基硅烷键合硅胶为填充剂;以 0.05mol/L 磷酸二氢钾溶液(含 0.0025mol/L 庚烷磺酸钠)-乙腈(84∶16)(用磷酸或氢氧化钠试液调节 pH 值至 5.0)为流动相;检测波长为 225nm;进样体积为 20μl。系统适用性试验要求:阿托品峰与相邻杂质峰的分离度应符合要求。测定法:精密量取供试品溶液与对照溶液,分别注入液相色谱仪,记录色谱图至主成分峰保留时间的 2 倍。限度:供试品溶液色谱图中如有杂质峰,扣除相对保留时间 0.17 之前的色谱峰,各杂质峰面积的和不得大于对照溶液主峰面积(1.0%)。

【考纲提示】硫酸阿托品的检查——有关物质。

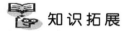 **知识拓展**

常见生物碱类药物的特殊杂质检查见表 8-32。

表 8-32　常见生物碱类药物的特殊杂质检查

药物	检查项目	检查方法
盐酸麻黄碱	有关物质	高效液相色谱法
盐酸伪麻黄碱	有关物质	高效液相色谱法
氢溴酸山莨菪碱	其他生物碱	薄层色谱法
	阿扑吗啡	碘试液氧化,乙醚萃取
盐酸吗啡	罂粟酸	三氯化铁试液呈色
	有关物质	高效液相色谱法
磷酸可待因	有关物质	高效液相色谱法
硫酸奎宁	其他金鸡纳碱	薄层色谱法
硫酸奎尼丁	有关物质	薄层色谱法
咖啡因	有关物质	薄层色谱法
茶碱	有关物质	高效液相色谱法

(三)含量测定

生物碱类药物的含量测定方法很多,如根据其碱性强弱以及存在形式的溶解行为不同,选用非水溶液滴定法、提取酸碱滴定法、酸性染料比色法;或利用分子中的光吸收特性,采用紫外-可见分光光度法测定;亦可利用其色谱学性质,采用高效液相色谱法测定含量。

硫酸阿托品的性质中,能够有明确定量关系的性质包括其弱碱性、紫外吸收性质以及高效液相色谱性质。

1. 硫酸阿托品原料的含量测定——非水溶液滴定法第一法

《中国药典》(2020 年版)采用非水溶液滴定法第一法——高氯酸滴定法测定硫酸阿托品原料的含量。

【实例】《中国药典》(2020 年版)硫酸阿托品的含量测定

方法:取本品约 0.5g,精密称定,加冰醋酸与醋酐各 10ml 溶解后,加结晶紫指示液 1～2 滴,用高氯酸滴定液(0.1mol/L)滴定至溶液显纯蓝色,并将滴定的结果用空白试验校正。每 1ml 高氯酸滴定液(0.1mol/L)相当于 67.68mg 的 $(C_{17}H_{23}NO_3)_2 \cdot H_2SO_4$。

解析:硫酸阿托品的碱性较弱,在水溶液中用酸直接滴定没有明显的突跃,而在非水酸性(如冰醋酸、醋酐)介质中,碱强度明显增大,可用高氯酸滴定液直接滴定。

$$含量(\%) = \frac{(V-V_0) \times F \times T \times 10^{-3}}{m} \times 100\%$$

式中,V 为滴定时消耗高氯酸滴定液的体积(ml);

V_0 为空白试验消耗高氯酸滴定液体积(ml);

F 为高氯酸滴定液的浓度校正因子;

T 为滴定度(mg/ml);

m 为供试品的取样量(g)。

生物碱的硫酸盐采用非水溶液滴定法时,高氯酸只能置换出硫酸氢根,故硫酸阿托品的滴定度为 67.68mg。

【考纲提示】硫酸阿托品的含量测定——非水溶液滴定法。

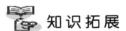

知识拓展

生物碱类药物含量测定的非水溶液滴定法第一法

非水溶液滴定法收载在《中国药典》(2020 年版)四部通则 0700 其他测定法,是在非水溶剂中进行滴定的方法。根据滴定原理的不同分为第一法和第二法。第一法主要用来测定有机碱及其氢卤酸盐、磷酸盐、硫酸盐或有机酸盐。详见本章第四节杂环类药物的分析。

解析:生物碱类药物碱性较弱,在水溶液中用标准酸直接滴定没有明显的突跃,如在冰醋酸或醋酐等酸性非水介质中滴定,可显著增加弱碱性药物的表观碱性强度,使滴定能顺利进行,故可采用第一法滴定。

生物碱盐的非水溶液滴定过程,是用强酸(高氯酸)置换出与生物碱结合的较弱的酸的过程。反应式为

$$BH^+ \cdot A^- + HClO_4 \Longrightarrow BH^+ \cdot ClO_4^- + HA$$

式中,$BH^+ \cdot A^-$ 表示生物碱盐,HA 表示被置换出的弱酸。

第一法的滴定液为高氯酸滴定液,指示剂多采用结晶紫,少数需采用电位法指示终点。指示剂法指示终点,方法简便,但指示剂的终点颜色变化,需要用电位法来确定。

非水溶液滴定法第一法主要适用于 $Kb < 10^{-8}$ 的生物碱及其盐类药物的含量测定。当生物碱的 Kb 为 $10^{-10} \sim 10^{-8}$ 时,宜选冰醋酸作溶剂;Kb 为 $10^{-12} \sim 10^{-10}$ 时,宜选冰醋酸与醋酐的混

合溶液作溶剂；Kb＜10^{-12}时，选用醋酐作溶剂。常见生物碱类药物的非水溶液滴定法见表8-33。

表 8-33 常见生物碱类药物的非水溶液滴定法

常见药物	滴定介质	指示剂	终点颜色	备注
盐酸麻黄碱	冰醋酸	结晶紫	翠绿色	加醋酸汞
盐酸伪麻黄碱	冰醋酸	结晶紫	蓝绿色	加醋酸汞
硫酸阿托品	冰醋酸-醋酐	结晶紫	纯蓝色	
氢溴酸山莨菪碱	冰醋酸	结晶紫	纯蓝色	加醋酸汞
盐酸吗啡	冰醋酸	结晶紫	绿色	加醋酸汞
磷酸可待因	冰醋酸	结晶紫	绿色	
硫酸奎宁	冰醋酸-醋酐	结晶紫	蓝绿色	
硫酸奎尼丁	冰醋酸-醋酐	结晶紫	绿色	
咖啡因	醋酐-冰醋酸	结晶紫	黄色	

2. 硫酸阿托品片和硫酸阿托品注射液的含量测定——酸性染料比色法

《中国药典》(2020年版)采用酸性染料比色法测定硫酸阿托品片剂和注射液的含量。

【实例】《中国药典》(2020年版)硫酸阿托品注射液的含量测定

方法：精密量取本品适量(约相当于硫酸阿托品2.5mg)，置于50ml量瓶中，用水稀释至刻度，摇匀，作为供试品溶液；另取硫酸阿托品对照品约25mg，精密称定，置于25ml量瓶中，加水溶解并稀释至刻度，摇匀，精密量取5ml，置于100ml量瓶中，用水稀释至刻度，摇匀，作为对照品溶液。精密量取供试品溶液与对照品溶液各2ml，分别置于预先精密加入三氯甲烷10ml的分液漏斗中，各加溴甲酚绿溶液(取溴甲酚绿50mg与邻苯二甲酸氢钾1.021g，加0.2mol/L氢氧化钠溶液6.0ml使溶解，再用水稀释至100ml，摇匀，必要时过滤)2.0ml，振摇提取1min后，静置使分层，分取澄清的三氯甲烷液，按照紫外-可见分光光度法(通则0401)，在420nm的波长处分别测定吸光度，计算，并将结果乘以1.027，即得。

解析：硫酸阿托品对照品和硫酸阿托品供试品，均可与溴甲酚绿作用，生成硫酸阿托品与溴甲酚绿的离子对，该离子对为中性，可用三氯甲烷萃取，通过测定420nm波长处两者的吸光度，利用对照法即可计算出供试品的含量。

$$\text{标示量}(\%) = \frac{C_R \times \dfrac{A_X}{A_R} \times V \times D \times 1.027 \times \overline{m}}{m \times S} \times 100\%$$

式中，A_X为供试品溶液的吸光度；

A_R为对照品溶液的吸光度；

C_R为对照品溶液的浓度(mg/ml)；

V为所取供试品溶液的体积(ml)；

D为供试品稀释倍数；

$\overline{m}$为平均装量(ml)；

m为供试品取样量(ml)；

S为标示量(mg)。

课堂活动

为什么需要将结果乘以1.027？

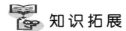 知识拓展

酸性染料比色法

在适当的 pH 介质中,生物碱类药物(B)与氢离子结合成阳离子(BH^+),一些酸性染料解离为阴离子(In^-),上述阳离子和阴离子定量地结合,生成离子对($BH^+ \cdot In^-$,一种有色配位化合物)。此离子对可被某些有机溶剂定量地提取,形成有色溶液。在一定波长处测定该有机相中有色离子对的吸光度,可计算出生物碱的含量。因本法使用的试剂是酸性染料,故称为酸性染料比色法。

酸性染料比色法通常选用溴甲酚绿作为酸性染料,三氯甲烷作为提取有机溶剂。本法灵敏度高,需用样品量少,具有一定的专属性和准确性,适用于含量较低的生物碱类药物制剂的定量分析。

3. 硫酸阿托品眼膏的含量测定——高效液相色谱法

《中国药典》(2020 年版)采用高效液相色谱法测定硫酸阿托品眼膏的含量。

【实例】《中国药典》(2020 年版)硫酸阿托品眼膏的含量测定

方法:取本品适量(约相当于硫酸阿托品 10mg),精密称定,置于 50ml 量瓶中,加水适量,在 80℃水浴中强烈振摇 20min 使硫酸阿托品溶解,放冷,用水稀释至刻度,摇匀,冰浴中冷却 5min,过滤,取续滤液作为供试品溶液,精密量取 2μl 注入液相色谱仪,记录色谱图;另取硫酸阿托品对照品,精密称定,加水溶解并定量稀释制成每 1ml 中约含 0.2mg 的溶液,同法测定,按外标法以峰面积计算,即得。

4. 其他生物碱类药物含量测定方法——提取酸碱滴定法

提取酸碱滴定法是另外一种常用的生物碱类药物含量测定方法,《中国药典》(2020 年版)采用此法测定硫酸奎宁片的含量。

【实例】《中国药典》(2020 年版)硫酸奎宁片的含量测定

方法:取本品 20 片,除去包衣后,精密称定,研细,精密称取适量(约相当于硫酸奎宁 0.3g),置于分液漏斗中,加氯化钠 0.5g 与 0.1mol/L 氢氧化钠溶液 10ml,混匀,精密加三氯甲烷 50ml,振摇 10min,静置,分取三氯甲烷液,用干燥滤纸过滤,精密量取续滤液 25ml,加醋酐 5ml 与二甲基黄指示液 2 滴,用高氯酸滴定液(0.1mol/L)滴定至溶液显玫瑰红色,并将滴定的结果用空白试验校正。每 1ml 高氯酸滴定液(0.1mol/L)相当于 19.57mg 的 $(C_{20}H_{24}N_2O_2)_2 \cdot H_2SO_4 \cdot 2H_2O$。

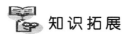 知识拓展

提取酸碱滴定法

如果生物碱类药物中存在干扰含量测定的其他组分,可将药物经提取分离后再滴定,此法被称为提取酸碱滴定法,适用于碱性较强的生物碱类药物(pKb=6～9)。

本法先在药物溶液中加入适当的碱化试剂,使生物碱游离。然后利用药物与其盐类溶解性质的差异,用适宜的有机溶剂分次提取游离生物碱。合并提取液后,用水洗涤去除残余的碱性试剂和水溶性杂质,进一步脱水后,采用酸碱滴定法测定提取液中游离生物碱的含量。

提取酸碱滴定法最常用的碱化试剂是氨水,最常用的提取有机溶剂为三氯甲烷。

常见生物碱类药物的含量测定方法见表 8-34。

表 8-34 常见生物碱类药物的含量测定方法

常见药物	含量测定方法	
	原料	制剂
盐酸麻黄碱	非水溶液滴定法第一法	注射液:高效液相色谱法
盐酸伪麻黄碱	非水溶液滴定法第一法	
氢溴酸山莨菪碱	非水溶液滴定法第一法	片剂、注射液:酸性染料比色法
盐酸吗啡	非水溶液滴定法第一法	片剂、注射液:紫外-可见分光光度法
磷酸可待因	非水溶液滴定法第一法	片剂:高效液相色谱法;注射液:非水溶液滴定法
硫酸奎宁	非水溶液滴定法第一法	片剂:提取酸碱滴定法
硫酸奎尼丁	非水溶液滴定法第一法	片剂:非水溶液滴定法
咖啡因	非水溶液滴定法第一法	

知识点思维导图

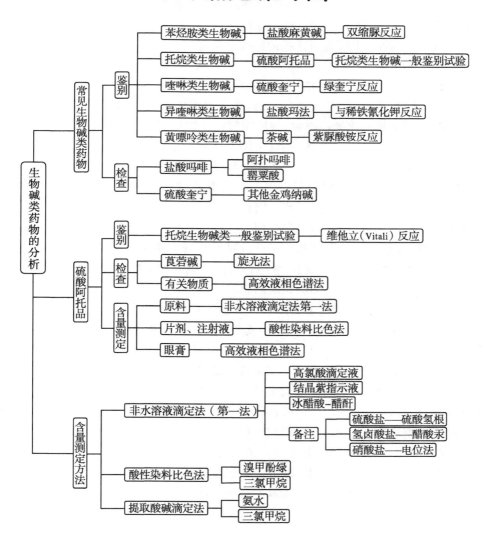

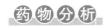

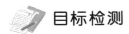目标检测

选择题

【A型题】(最佳选择题,每题的备选答案中只有一个最佳答案)

1. 某药物约 10mg,加水 1ml 溶解后,加硫酸铜试液 2 滴与 20% 氢氧化钠溶液 1ml,即显蓝紫色;加乙醚 1ml,振摇后,放置,乙醚层即显紫红色,水层变成蓝色。此反应为( )
   A. 双缩脲反应　　　　　　B. 托烷生物碱类一般鉴别试验　　　C. 绿奎宁反应
   D. 紫脲酸铵反应　　　　　E. 维他立反应

2. 《中国药典》(2020 年版)中硫酸阿托品的鉴别试验是( )
   A. 双缩脲反应　　　　　　B. 托烷生物碱类一般鉴别试验　　　C. 绿奎宁反应
   D. 紫脲酸铵反应　　　　　E. 芳香第一胺类反应

3. 《中国药典》(2020 年版)中盐酸麻黄碱的鉴别试验是( )
   A. 双缩脲反应　　　　　　B. 托烷生物碱类一般鉴别试验　　　C. 绿奎宁反应
   D. 紫脲酸铵反应　　　　　E. 维他立反应

4. 《中国药典》(2020 年版)中硫酸阿托品的特殊杂质是( )
   A. 莨菪碱　　　　　　　　B. 莨菪酸　　　　　　　　　　　C. 其他生物碱
   D. 金鸡纳碱　　　　　　　E. 阿扑吗啡

5. 取某药物供试品约 10mg,加发烟硝酸 5 滴,置于水浴中蒸干,得黄色的残渣,放冷,加乙醇 2～3 滴湿润,加固体氢氧化钾一小粒,即显深紫色。该反应是( )
   A. 双缩脲反应　　　　　　B. 托烷生物碱类一般鉴别试验　　　C. 绿奎宁反应
   D. 紫脲酸铵反应　　　　　E. 芳香第一胺类反应

6. 某药物溶液 5ml,加溴试液 3 滴与氨试液 1ml,即显翠绿色。该药物是( )
   A. 盐酸麻黄碱　　　　　　B. 硫酸阿托品　　　　　　　　　C. 盐酸吗啡
   D. 硫酸奎宁　　　　　　　E. 咖啡因

7. 某药物约 10mg,加盐酸 1ml 与氯酸钾 0.1g,置于水浴中蒸干,遗留浅红色的残渣,遇氨气即变为紫色;再加氢氧化钠试液数滴,紫色即消失。该药物是( )
   A. 盐酸麻黄碱　　　　　　B. 硫酸阿托品　　　　　　　　　C. 盐酸吗啡
   D. 硫酸奎宁　　　　　　　E. 茶碱

8. 《中国药典》(2020 年版)中,硫酸阿托品中莨菪碱的检查方法是( )
   A. 酸碱滴定法　　　　　　B. 旋光法　　　　　　　　　　　C. 紫外-可见分光光度法
   D. 高效液相色谱法　　　　E. 非水溶液滴定法

9. 《中国药典》(2020 年版)硫酸阿托品含量测定的方法是( )
   A. 非水溶液滴定法　　　　B. 酸性染料比色法　　　　　　　C. 紫外-可见分光光度法
   D. 高效液相色谱法　　　　E. 提取酸碱滴定法

10. 《中国药典》(2020 年版)硫酸阿托品注射液的含量测定的方法是( )
    A. 非水溶液滴定法　　　　B. 酸性染料比色法　　　　　　　C. 紫外-可见分光光度法
    D. 高效液相色谱法　　　　E. 提取酸碱滴定法

11.《中国药典》(2020年版)中采用电位法指示终点的药物( )

A. 盐酸麻黄碱　　　　　B. 盐酸吗啡　　　　　C. 硝酸士的宁

D. 氢溴酸山莨菪碱　　　E. 硫酸奎宁

12.《中国药典》(2020年版)中,采用非水溶液滴定法测定含量时,需加入醋酸汞的药物是( )

A. 盐酸麻黄碱　　　　　B. 磷酸可待因　　　　C. 硝酸士的宁

D. 硫酸奎宁　　　　　　E. 茶碱

13.《中国药典》(2020年版)中,提取酸碱滴定法测定含量时,最常用的碱化试剂是( )

A. 氨水　　　　　　　　B. 氢氧化钠　　　　　C. 氢氧化钾

D. 碳酸钠　　　　　　　E. 碳酸氢钠

14.《中国药典》(2020年版)中,提取酸碱滴定法测定含量时,最常用的提取溶剂是( )

A. 甲醇　　　　　　　　B. 三氯甲烷　　　　　C. 乙醚

D. 环己烷　　　　　　　E. 乙醇

(杨 红 付 正)

第九节　甾体激素类药物的分析

➡ 学习目标

【掌握】常见甾体激素类药物的结构特征、典型性质与分析方法的关系及化学鉴别试验。

【熟悉】四氮唑比色法测定肾上腺皮质激素类药物含量的方法。

【了解】甾体激素类药物的杂质检查。

甾体激素类药物是一类具有甾体母核结构的激素类药物,《中国药典》(2020年版)收载有氢化可的松及其醋酸酯、地塞米松及其钠盐、甲睾酮、炔雌醇、黄体酮等原料药及其制剂。

一、常见药物的结构-性质-分析方法分析

(一)基本结构

甾体激素类药物结构均具有环戊烷并多氢菲基本母核,主要由3个六元环和1个五元环组。其母核结构为

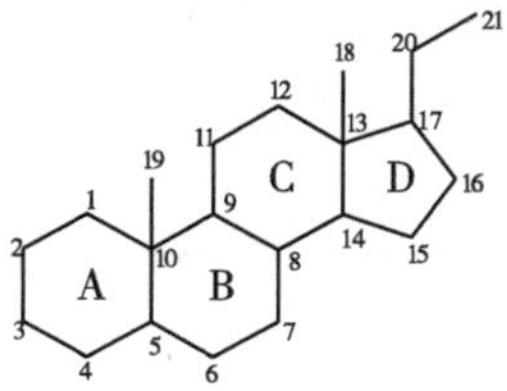

甾体激素类药物根据药理作用不同,可分为肾上腺皮质激素和性激素,性激素又可分为雄性激素及蛋白同化激素、雌性激素和孕激素。以上各类药物的结构区别主要在C_{17}位取代基、A环及母核碳原子总数上,具体结构特征见表8-35。

表 8 - 35　甾体激素类药物的结构特征

甾体激素	碳原子总数	A 环	C_{17} 位取代基
肾上腺皮质激素	21	Δ^4 - 3 -酮	α -醇酮基
孕激素	21	Δ^4 - 3 -酮	甲酮基
雌性激素	18	苯环 C_3 -酚 OH	—OH
雄性激素/蛋白同化激素	19/18	Δ^4 - 3 -酮	—OH

课堂活动

结合以前所学的知识,如何利用该类药物结构方面的差异进行鉴别?

（二）常见药物的结构特征

《中国药典》(2020 年版)收载有氢化可的松、甲睾酮、黄体酮、炔雌醇等原料药及其制剂,共收载百余个品种。常见药物结构见表 8 - 36。

表 8 - 36　常见甾体激素类药物的化学结构

分类	通用名称	化学结构	结构特点
肾上腺皮质激素类	氢化可的松 (hydrocortisone)	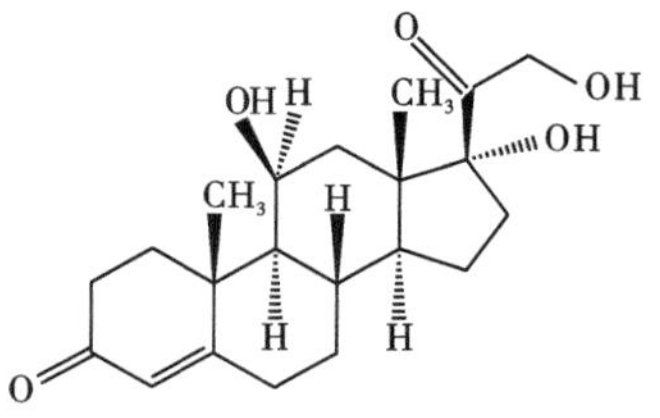	(1)A 环有 Δ^4 - 3 -酮基,为共轭结构,在 240nm 附近具有紫外吸收,部分药物在 C_1 与 C_2 或 C_6 与 C_7 之间具有双键,紫外吸收波长向长波方向移动 (2)C_{17} 位上 α -醇酮基,具有还原性 (3)部分药物的 C_6 或 C_9 位有卤素取代 (4)部分药物 C_{11} 位有羟基或酮基取代
	地塞米松 (dexamethasone)	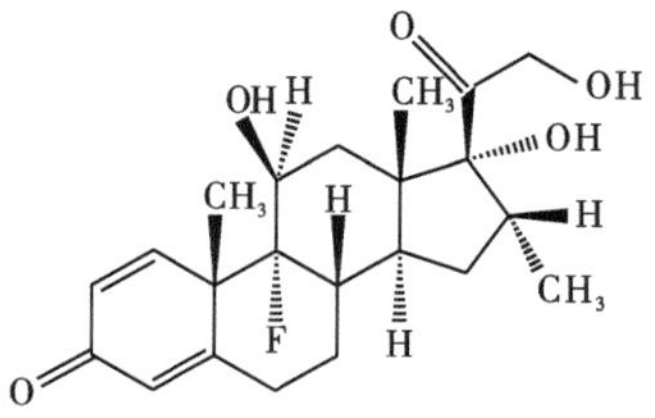	

分类	通用名称	化学结构	结构特点
孕激素	黄体酮（progesterone）		（1）A 环有 Δ^4 - 3 - 酮基 （2）C_{17} 位上为甲酮基或乙炔基 （3）大部分在 C_{17} 位上有羟基，部分药物的羟基被酯化
	炔诺酮（norethisterone）		
雄性激素和蛋白同化激素	甲睾酮（methyltestosterone）		（1）A 环有 Δ^4 - 3 - 酮基 （2）C_{17} 位上为羟基，部分药物的羟基被酯化 （3）雄性激素的母核为 19 个碳原子，蛋白同化激素在 C_{10} 位上一般无角甲基，母核为 18 个碳原子
	苯丙酸诺龙（nandrolone phenylpropionate）		
雌性激素	炔雌醇（ethinylestradiol）		（1）A 环为苯环，C_3 位上有酚羟基，部分药物酚羟基成酯或成醚 （2）C_{17} 位上为羟基，部分药物的羟基成酯 （3）部分药物在 C_{17} 位有乙炔基
	雌二醇（estradiol）		

259

从上述药物结构可知,甾体激素类药物的母核,使药物具有共同性质用于鉴别及含量测定;而不同的取代基,则使得不同结构的药物具有特殊的理化性质,可用于鉴别及含量测定。

(三)主要理化性质

1. 共性

(1)性状与溶解度:甾体激素类药物为白色至微黄色粉末或结晶性粉末。除钠盐外,多数在三氯甲烷中微溶至易溶,在乙酸乙酯中溶解,在甲醇或乙醇中微溶至溶解,在乙醚或植物油中极微溶解至略溶,在丙酮或二氧六环中略溶至溶解,在水中不溶或几乎不溶。在本类药物的性状项下,多收载有药物的熔点、比旋度等。

(2)比旋度:甾体激素类药物结构中多有手性碳原子,具有旋光性。该类药物溶解在二氧六环、乙醇、吡啶、三氯甲烷、丙酮、乙腈等溶剂中,多数显示右旋特性,而左炔诺孕酮、炔雌醇、醋酸氯地孕酮、炔诺酮为左旋。《中国药典》中,多数甾体激素类药物的性状项下,收载比旋度的测定项目。

【实例】《中国药典》(2020 年版)雌二醇的性状

比旋度:取本品,精密称定,加乙醇溶解并定量稀释制成每 1ml 中约含 10mg 的溶液,依法测定(通则 0621),比旋度应为 $+76°\sim+83°$。

【实例】《中国药典》(2020 年版)炔雌醇的性状

比旋度:取本品,精密称定,加吡啶溶解并定量稀释制成每 1ml 中约含 10mg 的溶液,依法测定(通则 0621),比旋度应为 $-26°\sim-31°$。

(3)吸收系数:甾体激素类药物母核中具有共轭结构,能够产生紫外吸收,其最大吸收波长和吸收系数($E_{1cm}^{1\%}$)可以反映药物的紫外吸收特征,具有鉴别意义。

【实例】《中国药典》(2020 年版)泼尼松的性状

吸收系数:取本品,精密称定,加乙醇溶解并定量稀释制成每 1ml 中约含 15μg 的溶液,按照紫外-可见分光光度法(通则 0401),在 240nm 的波长处测定吸光度,吸收系数($E_{1cm}^{1\%}$)为 405~435。

【实例】《中国药典》(2020 年版)苯甲酸雌二醇的性状

吸收系数:取本品,精密称定,加无水乙醇溶解并定量稀释制成每 1ml 中含 10μg 的溶液,按照紫外-可见分光光度法(通则 0401),在 230nm 的波长处测定吸光度,吸收系数($E_{1cm}^{1\%}$)为 490~520。

(4)与强酸的显色反应:多数甾体激素类药物能与硫酸、盐酸、磷酸、高氯酸等强酸反应呈色,其中与硫酸的呈色反应应用广泛。甾体激素与硫酸呈色现象见表 8 - 37。

表 8 - 37 甾体激素类药物与硫酸的呈色反应

药物	试剂	颜色	加水稀释后颜色变化
十一酸睾酮	硫酸-乙醇(2:1)	黄色并带有黄绿色荧光	—
甲睾酮	硫酸-乙醇(2:1)	黄色并带有黄绿色荧光	—
苯甲酸雌二醇	硫酸	黄绿色并有蓝色荧光	淡橙色
炔雌醇	硫酸	橙红色,在反射光线下带有黄绿色荧光	玫瑰红色絮状沉淀

药物	试剂	颜色	加水稀释后颜色变化
雌二醇	硫酸	黄绿色荧光,加三氯化铁后显草绿色	红色
己酸羟孕酮	硫酸	微黄色	由绿色经红色至带蓝色荧光的红紫色
炔孕酮	无水乙醇-硫酸(1:1)	红色,置于紫外灯(365nm)下呈亮红色荧光	—
炔雌醚	硫酸	橙红色,紫外灯下显黄绿色荧光	红色沉淀
丁酸氢化可的松	硫酸	黄色至棕黄色,并带绿色荧光	—
地塞米松	硫酸	淡红棕色	颜色消失
泼尼松	硫酸	橙色	黄色渐渐变为蓝绿色
泼尼松龙	硫酸	深红色	红色褪去,生成灰色絮状沉淀
氢化可的松	硫酸	棕黄色至红色,并显绿色荧光	黄色至橙黄色,并微带绿色荧光,生成少量絮状沉淀
醋酸可的松	硫酸	黄色或微带橙色	颜色消失,溶液澄清
醋酸氢化可的松	硫酸	黄色至棕黄色,并带有绿色荧光	—

【实例】《中国药典》(2020 年版)醋酸甲羟孕酮的鉴别

方法:取本品约 5mg,置于试管中,加硫酸 5ml 使溶解,沿管壁缓缓加入乙醇 5ml,使成两液层,接界面显蓝紫色。

2. 官能团的特殊理化性质

(1)C_{17}-α-醇酮基:肾上腺皮质激素类药物分子结构中 C_{17} 位上的 α-醇酮基,具有还原性,可与氨制硝酸银溶液(多伦试液)、碱性酒石酸铜试液(Fehling 试液)及四氮唑试液反应,用于该类药物的鉴别。其中与四氮唑盐的反应被广泛用于皮质激素类药物的分析,四氮唑盐具有氧化性,与 C_{17} 位上的 α-醇酮基反应后可被还原生成有色的甲䐶。此反应除可用于鉴别外,还广泛用于皮质激素类药物的薄层色谱显色及比色法含量测定。

【实例】《中国药典》(2020 年版)泼尼松龙的鉴别

方法:取本品 10mg,加甲醇 1ml 溶解后,加碱性酒石酸铜试液 1ml,加热,即生成橙红色沉淀。

【实例】《中国药典》(2020 年版)醋酸去氧皮质酮的鉴别

方法:取本品约 5mg,加乙醇 0.5ml 溶解后,加氨制硝酸银试液 0.5ml,即生成黑色沉淀。

【实例】《中国药典》(2020 年版)醋酸泼尼松的鉴别

方法:取本品约 1mg,加乙醇 2ml 使溶解,加 10% 氢氧化钠溶液 2 滴与氯化三苯四氮唑试液 1ml,即显红色。

(2)酮基:皮质激素、孕激素、雄性激素及蛋白同化激素药物结构中均含有 C_3-酮基和 C_{20}-酮基,可以与一些羰基试剂,如硫酸苯肼、2,4-二硝基苯肼、异烟肼等反应,生成黄色的腙用于鉴别试验。

【实例】《中国药典》(2020 年版)醋酸可的松的鉴别

方法:取本品约 0.1mg,加甲醇 1ml 溶解后,加临用新制的硫酸苯肼试液 8ml,在 70℃ 水浴中加热 15min,即显黄色。

【实例】《中国药典》(2020 年版)黄体酮的鉴别

方法:取本品约 0.5mg,加异烟肼约 1mg 与甲醇 1ml 溶解后,加稀盐酸 1 滴,即显黄色。

(3) C_{17}-甲酮基:当甾体激素类药物分子结构中含有甲酮基以及活泼亚甲基时,能与亚硝基铁氰化钠、间二硝基酚、芳香醛等反应呈色。

【实例】《中国药典》(2020 年版)黄体酮的鉴别

方法:取本品约 5mg,加甲醇 0.2ml 溶解后,加亚硝基铁氰化钠的细粉约 3mg、碳酸钠与醋酸铵各约 50mg,摇匀,放置 10~30min,应显蓝紫色。

(4)炔基:具有炔基的甾体激素,如炔雌醇、炔诺酮等,可与硝酸银试液反应生成白色的炔银沉淀用以鉴别。

【实例】《中国药典》(2020 年版)炔雌醇的鉴别

方法:取本品 10mg,加乙醇 1ml 溶解后,加硝酸银试液 5~6 滴,即生成白色沉淀。

(5)卤素:部分甾体激素类药物在 C_6、C_9 或其他位置上有氟或氯取代,鉴别时可利用卤素的性质对卤原子进行确认。由于卤原子与药物以共价键方式结合,因此需要采用氧瓶燃烧法或回流水解法将有机结合的卤原子转化为无机离子再进行鉴别。

皮质激素类药物中,丙酸氯倍他索、倍他米松、醋酸地塞米松、醋酸曲安奈德、醋酸氟轻松等结构中含有氟原子,《中国药典》(2020 年版)中这些药物的鉴别项下规定:"本品显有机氟化物的鉴别反应"。要求按《中国药典》(2020 年版)(通则 0301)一般鉴别试验中"有机氟化物"的鉴别方法进行鉴别。采用有机氟化物的鉴别反应时,应先用氧瓶燃烧法对样品进行有机破坏处理。

含有氯原子的药物,若氯原子结合在链烃上,可直接通过加热水解成为 Cl^-,再与硝酸银反应生成氯化银的白色沉淀用以鉴别。

【实例】《中国药典》(2020 年版)通则 0301

有机氟化物:取供试品约 7mg,按照氧瓶燃烧法(通则 0703)进行有机破坏,用水 20ml 与 0.01mol/L 氢氧化钠溶液 6.5ml 为吸收液,待燃烧完毕后,充分振摇;取吸收液 2ml,加茜素氟蓝试液 0.5ml,再加 12% 醋酸钠的稀醋酸溶液 0.2ml,用水稀释至 4ml,加硝酸亚铈试液 0.5ml,即显蓝紫色;同时做空白对照试验。

【实例】《中国药典》(2020 年版)丙酸氯倍他索的鉴别

方法:取本品少许,加乙醇 1ml,混合,置于水浴中加热 2min,加硝酸(1→2)2ml,摇匀,加硝酸银试液数滴,即生成白色沉淀。

(6)酯的反应:一些药物为 C_{17} 或 C_{21} 位上有羟基的酯,药物中酯结构的鉴别,一般先进行水解,生成相应的

> **课堂活动**
> 　　结合药物的结构与性质,说说如何用理化方法区别黄体酮、醋酸地塞米松、炔雌醇及醋酸可的松?

羧酸,再根据羧酸的性质来进行鉴别。《中国药典》(2020 年版)中醋酸去氧皮质酮、醋酸地塞米松均采用酯的反应进行鉴别。

【实例】《中国药典》(2020 年版)醋酸地塞米松的鉴别

方法:取本品约 50mg,加乙醇制氢氧化钾试液 2ml,置于水浴中加热 5min,放冷,加硫酸溶液(1→2)2ml,缓缓煮沸 1min,即发生乙酸乙酯的香气。

二、氢化可的松的质量分析

此部分以氢化可的松为代表解析甾体激素类药物质量分析方法。

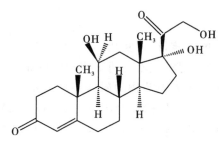

氢化可的松(hydrocortisone)

(一)性状

氢化可的松为白色或类白色的结晶性粉末,无臭,遇光渐变质;在乙醇或丙酮中略溶,在三氯甲烷中微溶,在乙醚中几乎不溶,在水中不溶。

1. 比旋度

取本品,精密称定,加无水乙醇溶解并定量稀释制成每 1ml 中约含 10mg 的溶液,依法测定(通则 0621),比旋度应为 +162°～+169°。

2. 吸收系数

取本品,精密称定,加无水乙醇溶解并定量稀释制成每 1ml 中约含 $10\mu g$ 的溶液,按照紫外-可见分光光度法(通则 0401),在 242nm 的波长处测定吸光度,吸收系数($E_{1cm}^{1\%}$)为422～448。

(二)鉴别试验

氢化可的松具有甾体基本母核,结构中含有 Δ^4-3-酮基和 C_{17}-α-醇酮基,可利用以上结构特点进行理化鉴别。

> **课堂活动**
> 请根据氢化可的松的结构与性质,给出适宜的鉴别试验方法。

1. 酮基的呈色反应

【实例】《中国药典》(2020 年版)氢化可的松的鉴别

方法:取本品约 0.1mg,加乙醇 1ml 溶解后,加临用新制的硫酸苯肼试液 8ml,在 70℃ 加热 15min,即显黄色。

反应原理:含有 C_3-酮基和 C_{20}-酮基,可以与羰基试剂硫酸苯肼反应,生成黄色的腙用于鉴别试验。

2. 与强酸的显色反应

【实例】《中国药典》(2020 年版)氢化可的松的鉴别

方法:取本品约 2mg,加硫酸 2ml 使溶解,放置 5min,显棕黄色至红色,并显绿色荧光;将此溶液倾入 10ml 水中,即变成黄色至橙黄色,并微带绿色荧光,同时生成少量絮状沉淀。

3. HPLC 法鉴别

HPLC 法是甾体激素类药物原料药及其制剂含量测定应用最广泛的方法,所以,可同时与对照品保留时间进行对照用来鉴别药物。《中国药典》(2020 年版)中对氢化可的松的 HPLC 法鉴别,就要求"在含量测定项下记录的色谱图中,供试品溶液主峰的保留时间应与对照品溶液主峰的保留时间一致"。

4. 光谱法鉴别

甾体激素类药物具有相同的母核,结构复杂,有的药物之间仅有微小的差异,仅靠化学鉴别法难以区别。红外光谱的特征性强,是本类药物鉴别的可靠手段。《中国药典》(2020 年版)中除醋酸去氧皮质酮外所有甾体激素类药物的原料药均采用红外分光光度法进行鉴别。《中国药典》(2020 年版)采用的鉴别方法是标准图谱对照法,即按规定进行供试品的红外分光光度法测定,与标准图谱对照,应一致。《中国药典》(2020 年版)的标准红外图谱收载于《药品红外光谱集》中。

【实例】《中国药典》(2020 年版)氢化可的松的鉴别

方法:本品的红外光吸收图谱应与对照的图谱(光谱集 283 图)一致。

(三)检查

《中国药典》(2020 年版)规定氢化可的松需进行有关物质及干燥失重检查。

1. 有关物质

甾体激素类药物多由其他甾体化合物经结构改造而来,有关物质可能是在原料药中引入的合成原料、中间体、副产物、异构体以及降解产物等结构类似的其他甾体杂质,由于这些杂质和药物结构相似,所以,《中国药典》(2020 年版)规定采用高效液相色谱法中的主成分自身对照法来控制药物中杂质的限量。

【实例】《中国药典》(2020 年版)氢化可的松的检查

有关物质:按照高效液相色谱法(通则 0512)测定。供试品溶液:取本品适量,精密称定,加甲醇溶解并定量稀释制成每 1ml 中约含 0.5mg 的溶液。对照溶液:精密量取 1ml,置于 100ml 量瓶中,用甲醇稀释至刻度,摇匀。对照品溶液:取泼尼松龙对照品适量,精密称定,加甲醇溶解并定量稀释制成每 1ml 中约含 5μg 的溶液。测定法:精密量取供试品溶液、对照溶液与对照品溶液各 20μl,分别注入液相色谱仪,记录色谱图至供试品溶液主成分峰保留时间的 3 倍。限度:供试品溶液色谱图中如有与对照品溶液色谱图中泼尼松龙峰保留时间一致的峰,按外标法以峰面积计算,不得超过 0.5%;其他单个杂质峰面积不得大于对照溶液主峰面积的 0.5 倍(0.5%),各杂质峰面积的和不得大于对照溶液主峰面积的 1.5 倍(1.5%)。供试品溶液色谱图中小于对照溶液主峰面积 0.01 倍的峰忽略不计。

2. 干燥失重

【实例】《中国药典》(2020 年版)氢化可的松的检查

干燥失重:取本品,在 105℃干燥至恒重,减失重量不得超过 0.5%(通则 0831)。

(四)含量测定

1. 氢化可的松(高效液相色谱法)

《中国药典》(2020 年版)规定氢化可的松含量按照高效液相色谱法(通则 0512)测定。高效液相色谱法是目前甾体激素类药物含量测定的主要方法。如炔雌醇、甲睾酮、黄体酮的原料及制剂均采用高效液相色谱法测定含量。

【实例】色谱条件:用十八烷基硅烷键合硅胶为填充剂;以乙腈-水(28:72)为流动相;检测波长为 245nm。

供试品溶液:取本品适量,精密称定,加甲醇溶解并定量稀释制成每 1ml 中约含 0.1mg 的溶液。对照品溶液:取氢化可的松对照品,精密称定,加甲醇溶解并定量稀释制成每 1ml 中约含 0.1mg 的溶液。测定法:精密量取供试品溶液与对照品溶液,分别注入液相色谱仪,记录色谱图。按外标法以峰面积计算。

本法采取外标法,含量测定计算公式为

$$含量(\%) = \frac{\frac{A_X}{A_R} \times C_R \times V \times D \times 10^{-3}}{m} \times 100\%$$

式中,A_X 为供试品峰面积;

A_R 为对照品峰面积;

C_R 为对照品溶液的浓度($\mu g/ml$);

D 为氢化可的松供试品的稀释倍数;

m 为氢化可的松供试品取样量(mg);

10^{-3} 为单位换算因数($1\mu g = 10^{-3} mg$)。

2. 氢化可的松片(紫外-可见分光光度法)

氢化可的松分子中具有 Δ^4-3-酮基结构,在 240nm 附近有最大吸收,可用于药物的含量测定。

【实例】《中国药典》(2020 年版)氢化可的松片的含量测定

按照紫外-可见分光光度法(通则 0401)测定。供试品溶液:取本品 20 片,精密称定,研细,精密称取适量(约相当于氢化可的松 20mg),置于 100ml 量瓶中,加无水乙醇约 75ml,振摇 1h 使氢化可的松溶解,用无水乙醇稀释至刻度,摇匀,过滤,精密量取续滤液 5ml,置于 100ml 量瓶中,用无水乙醇稀释至刻度,摇匀。测定法:取供试品溶液,在 242nm 的波长处测定吸光度,按 $C_{21}H_{30}O_5$ 的吸收系数($E_{1cm}^{1\%}$)为 435 计算,即得。

本法采用吸光系数法,含量测定计算公式为

$$标示量(\%) = \frac{\frac{A_X}{E_{1cm}^{1\%} \times l} \times \frac{1}{100} \times V \times D \times \overline{m} \times 10^3}{m \times S} \times 100\%$$

式中,A_X 为供试品吸光度;

$E_{1cm}^{1\%}$ 为供试品的吸光系数;

l 为液层厚度;

D 为氢化可的松片供试品的稀释倍数;

$\overline{m}$ 为 20 片平均片重(g);

m 为氢化可的松片供试品取样量(g);

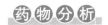

S 为氢化可的松片标示量(mg);

100 为浓度换算因数(系将 g/100ml 换算为 g/ml);

10^3 为单位换算因数(1g＝1000mg)。

3. 氢化可的松乳膏(四氮唑比色法)

比色法是供试品在紫外-可见区没有强吸收,或在紫外区虽有吸收,但是为了避免干扰或者提高灵敏度,加入适当的显色剂显色测定的方法。由于显色过程中影响因素较多,应取供试品和对照品平行操作,采用对照法测定,比色时采用试剂空白。目前,大多数甾体激素类药物的含量测定方法已改用高效液相色谱法,仅有少数品种的制剂采用比色法测定。

皮质激素类药物的测定常采用四氮唑比色法,四氮唑盐具有氧化性,可与皮质激素中具有还原性的 $C_{17}-\alpha-$醇酮基在强碱性溶液中反应,四氮唑盐被定量还原生成有色的甲䐶,在可见光区检测用于含量测定。

【实例】《中国药典》(2020 年版)氢化可的松乳膏的含量测定

按照紫外-可见分光光度法(通则 0401)测定。供试品溶液:取本品适量(约相当于氢化可的松 20mg),精密称定,置于烧杯中,加无水乙醇约 30ml,在水浴上加热使溶解,再置于冰浴中冷却,过滤,滤液置于 100ml 量瓶中,同法提取 3 次,滤液并入量瓶中,放至室温,用无水乙醇稀释至刻度,摇匀。对照品溶液:取氢化可的松对照品约 20mg,置于 100ml 量瓶中,加无水乙醇溶解并稀释至刻度,摇匀。测定法:精密量取供试品溶液与对照品溶液各 1ml,分别置于干燥具塞试管中,各精密加无水乙醇 9ml 与氯化三苯四氮唑试液 1ml,摇匀,各再精密加氢氧化四甲基铵试液 1ml,摇匀,在 25℃的暗处放置 40～45min,在 485nm 的波长处分别测定吸光度,计算,即得。

本法采取标准对照法,含量测定计算公式为

$$标示量(\%)=\frac{\dfrac{A_X}{A_R}\times C_R\times V\times D\times \overline{m}}{m\times S}\times 100\%$$

式中,A_X 为供试品溶液吸光度;

A_R 为对照品溶液吸光度;

C_R 为对照品溶液的浓度(mg/ml);

D 为氢化可的松乳膏供试品的稀释倍数;

$\overline{m}$ 为 5 瓶的平均装量(g);

m 为氢化可的松乳膏供试品取样量(g)

S 为氢化可的松乳膏的标示量(mg)。

(五)氢化可的松原料及制剂的质量分析方法概述

氢化可的松原料及制剂的质量分析方法见表 8－38。

表 8 - 38 氢化可的松原料及制剂的质量分析方法

通用名称	鉴别	检查	含量测定
氢化可的松	酮基的呈色反应 与强酸的呈色反应 高效液相色谱法 红外分光光度法	有关物质 干燥失重	高效液相色谱法
氢化可的松片	酮基的呈色反应 与强酸的呈色反应	溶出度 其他:应符合片剂项下有关的各项 规定(通则 0101)	紫外-可见分光光度法
氢化可的松乳膏	酮基的呈色反应 与强酸的呈色反应	应符合乳膏剂项下有关的各项规 定(通则 0109)	四氮唑比色法
氢化可的松注射液	酮基的呈色反应 与强酸的呈色反应 高效液相色谱法	有关物质 乙醇量 细菌内毒素 其他:应符合注射剂项下有关的各 项规定(通则 0102)	高效液相色谱法

知识点思维导图

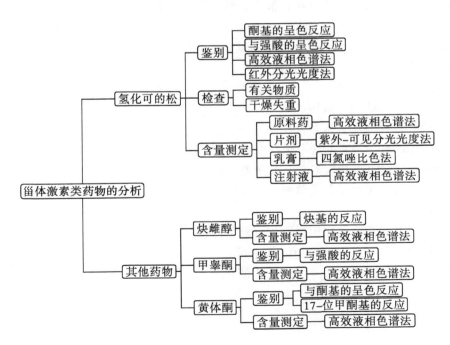

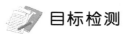

目标检测

选择题

【A 型题】(最佳选择题,每题的备选答案中只有一个最佳答案)

1. 四氮唑比色法测定甾体激素时,对下列哪个基团有特异反应(　　)
   A. Δ^4-3-酮　　　　　　B. C_{17}-α-醇酮基　　　　　C. 17,21-二羟-20-酮基
   D. C_{17}-甲酮基　　　　　E. C_3-酮基

2. 四氮唑比色法的影响因素有(　　)
   A. 碱的种类及浓度　　　　B. 温度与时间　　　　C. 光线与 O_2
   D. 溶剂与水分　　　　　　E. 以上均对

3. IR 光谱是鉴别甾体激素类药物的重要方法,若红外光谱中有 $1615cm^{-1}$、$1590cm^{-1}$、$1505cm^{-1}$ 的特征峰时,表示该药物属于(　　)
   A. 皮质激素　　　　　　　B. 雄性激素　　　　　C. 雌性激素
   D. 孕激素　　　　　　　　E. 以上均不是

4. 下列药物中 A 环为苯环的是(　　)
   A. 炔诺酮　　　　　　　　B. 黄体酮　　　　　　C. 可的松
   D. 炔雌醇　　　　　　　　E. 苯丙酸诺龙

5.《中国药典》收载的地塞米松磷酸钠中甲醇的检查方法为(　　)
   A. HPLC　　　B. GC　　　C. AAS　　　D. HPEC　　　E. 容量法

6.《中国药典》收载的甾体激素类药物的含量测定方法绝大多数是(　　)
   A. 异烟肼比色法　　　　　B. 四氮唑比色法　　　　C. 紫外法
   D. HPLC 法　　　　　　　E. 铁酚试剂比色法

7. 四氮唑比色法适用于(　　)药物的测定
   A. 皮质激素　　B. 雌激素　　　C. 雄激素　　　D. 孕激素　　　E. 蛋白同化激素

8. 醋酸地塞米松中氟的测定采用(　　)
   A. 先碱性回流,再与茜素氟蓝及硝酸亚铈反应
   B. 先氧化回流,再与茜素氟蓝及硝酸亚铈反应
   C. 先氧瓶燃烧破坏,再与茜素氟蓝及硝酸亚铈反应
   D. 先碱熔融,再与茜素氟蓝及硝酸亚铈反应
   E. 直接测定

9. 下列药物中与亚硝基铁氰化钠反应显蓝紫色的是(　　)
   A. 氢化可的松　　　　　　B. 黄体酮　　　　　　C. 可的松
   D. 炔雌醇　　　　　　　　E. 苯丙酸诺龙

(刘艳红)

第九章　中药制剂分析

🔵 学习目标

【掌握】中药制剂分析的基本方法和基本程序。

【熟悉】中药制剂分析的特点。

【了解】中药制剂分析样品处理的意义。

中药制剂分析（analysis of Chinese medicine preparation）是以中医药理论为指导，应用现代分析理论和方法，研究中药制剂质量的一门应用学科，是中药科学领域中一个重要的组成部分。

第一节　中药制剂分析的特点

一、中药制剂化学成分复杂多样

任何一种中药的化学成分都十分复杂，包括各类型的有机化合物和无机化合物，由几味以至几十味药组成的复杂中药制剂所含成分更为复杂；中药制剂化学成分可以是不同类别的，如生物碱、黄酮等，在相同类别的成分中可能含有性质相近的多种同系物；中药制剂中所含成分的含量高低差别很大，含量高者可达百分之几十，低者可至千分之几；有些化学成分还会相互影响，使含量发生较大变化，给质量分析增加难度。

二、中药制剂原料药材质量的差别

原料药材的品种、规格、产地、生长环境、药用部位、采收季节、加工方法等均会影响药材中有效成分的含量，从而影响中药制剂的质量和临床疗效。中药材经加工炮制后，其化学成分、性味、药理作用等方面都会发生一定的变化，为了保证中药制剂的质量，药材应严格遵守中药炮制规范，对炮制工艺、成品质量都要严格把关，才能保证中药制剂质量稳定、可靠。

三、应以中医药理论为指导原则，评价中药制剂质量

中药制剂的组方原则有君、臣、佐、使之分，在进行质量分析时，首先进行组方分析，按功能主治分出君、臣、佐、使药味，选择合适的化学成分为指标来评价中药制剂的质量。由于中药成分的复杂性、药理作用的多方面性，难于以某个或某些成分的含量评价中药制剂质量。目前多根据制剂中单味药有效成分的特性建立控制制剂中某味药的质与量的检测方法，随方分析主

药或药群的有效成分,进行质量评价。在检测成分上也要注意中医临床功能主治与现代药理学相结合进行研究。

四、中药制剂工艺及辅料的特殊性

针对同一种中药制剂,不同生产厂家生产工艺上存在差别,将会影响到制剂中化学成分的含量。中药制剂的剂型种类繁多,制备方法各异,工艺较为复杂,很多在单味中药鲜品中存在的化学成分,经过炮制或在制备工艺中经加热处理后,结构发生变化,已不复存在或含量甚微,有些则在制备过程中因挥发、分解、沉淀等原因使质量分析更加困难。中药制剂所用辅料各式各样,如蜂蜜、蜂蜡、糯米粉、植物油、铅丹等都可作为辅料,这些辅料的存在,对质量分析均有一定的影响,需选择合适的方法,将其干扰排除,才能获得准确的分析结果。

五、中药制剂杂质来源的多途径性

中药制剂的杂质来源要比化学制剂复杂得多,如可以由生产过程中带入,药材中非药用部位及未除净的泥沙;药材中所含的重金属及残留农药;包装、保管不当导致霉变、走油、泛糖、虫蛀,从而产生的杂质;洗涤原料的水质二次污染等。所以中药制剂易含有较高的重金属、砷盐、残留农药等杂质。

六、中药制剂有效成分的非单一性

中药制剂产生的疗效不是某单一成分作用的结果,也不是某些成分简单作用的加和,而是各成分之间的协同作用。用一种成分衡量其质量优劣有失偏颇,某单一成分的含量高低并不一定与其临床作用效果具有简单的线性关系,检测任何一种活性成分均不能反映它所体现的整体疗效。研究复方中药制剂的物质基础,应用灵敏可靠的分析仪器,测定多种有效成分,才能更加科学、客观地评价中药制剂质量。

第二节　中药制剂分析的基本方法

中药制剂分析的基本程序包括取样、供试品的制备、鉴别、检查、含量测定、原始记录和检验报告等。

一、取样及样品处理

中药制剂分析工作首先是取样,即从整批中药中抽出一部分具有代表性的供试品进行分析,对检测结果进行数据处理和分析,最后做出科学的评价。因此取样要具有科学性、真实性和代表性。取样应均匀合理。

(一)药材和饮片取样法

(1)抽取样品前,应核对品名、产地、规格等级及包件式样,检查包装的完整性、清洁程度以及有无水迹、霉变或其他物质污染等情况,详细记录。凡有异常情况的包件,应单独检验并拍照。

(2)从同批药材包件中抽取供检验用样品的原则:药材总包件数不足 5 件的,逐件取样;

5～99 件,随机抽 5 件取样;100～1000 件,按 5%比例取样;超过 1000 件的,超过部分按 1%比例取样;贵重药材,不论包件多少均逐件取样。

(3)每一包件至少在 2～3 个不同部位各取样品 1 份;包件大的应从 10cm 以下的深处在不同的部位分别抽取;对破碎的、粉末状的或大小在 1cm 以下的药材和饮片,可用采样器(探子)抽取样品;对包件较大或个体较大的药材,可根据实际情况抽取有代表性的样品。

每一包件的取样量:一般药材抽取 100～500g,粉末状药材抽取 25～50g,贵重药材抽取5～10g。

(4)将抽取的样品混匀,即为抽取样品总量。若抽取样品总量超过检验用量数倍时,可按四分法再取样。

(5)最终抽取的供检验用样品量,一般不少于检验所需用量的 3 倍,即 1/3 供实验室分析用,另 1/3 供复核用,其余 1/3 留样保存。

(二)中药制剂取样法

各类中药制剂的取样量至少为检测用量的 3 倍,贵重药可酌情取样。

(1)粉状中药制剂(散剂或颗粒剂)一般取样 100g,将取出的供试品混匀,然后按四分法从中取所需供试量。

(2)液体中药制剂(口服液、酊剂、酒剂、糖浆)一般取样数量为 200ml,同时须注意容器底是否有沉渣,应彻底摇匀,均匀取样。

(3)固体中成药(丸剂、片剂、胶囊)一般片剂取量 200 片,未成片前已制成颗粒者可取100g,丸剂一般取 10 丸。胶囊按《中国药典》规定取样不得少于 20 个胶囊。

(4)注射剂取样要分为 2 次,配制后在灌装、熔封、灭菌前进行一次取样,经灭菌后的注射剂按原方法进行,分析检验合格后可供药用。已封好的安瓿取样量一般为 200 支。

(5)其他剂型的中药制剂可根据具体情况随意抽取一定数量作为随机抽样。

(三)样品处理

中药有效成分的提取是中药质量控制的前提,直接关系到被提取有效成分的数量和质量,从而进一步影响到中药制剂分析的专属性。

1. 样品的粉碎

通过粉碎,可增加药物的表面积,促进药物的溶解与吸收,加速药材中有效成分的浸出。根据中药不同来源与性质,粉碎可采用单独粉碎、混合粉碎、干法粉碎和湿法粉碎等方法。对一些富含糖分,具一定黏性的药材可采用传统粉碎方法如串料法;对含脂肪油较多的药材可用串油法;对珍珠、朱砂等可采用"水飞法";对热可塑性的物料可采用低温粉碎等方法。

2. 样品的提取

中药制剂样品粉碎或分散后,其比表面积增大,颗粒与溶剂之间的接触面增大,加入适宜的溶剂提取可得到粗提液。具体提取方法如下。

(1)浸渍法:浸渍法是在常温或在加热条件下浸泡药材,使其所含的有效成分被浸出的方法。通过浸渍法所得到的浸出液在不低于浸渍温度下能较好地保持其澄清度;操作简单易行,但所需时间较长,溶剂用量大,出液系数高,有效成分浸出率低;另外,浸渍状态下固液间通常呈静止状态,溶剂的利用率低,有效成分浸出不完全。

(2)回流法:回流法是以乙醇等易挥发的有机溶剂作提取溶剂,对浸出液加热蒸馏,其中挥发性溶剂馏出后又被冷凝重新回到浸出器中继续参与浸出过程,循环进行,直到有效成分浸提完全。因为溶剂的循环使用,回流法较渗漉法的溶媒用量少,浸提较完全;但因回流提取需要连续加热,浸出液受热时间较长,故不适用于对热敏感型有效成分的浸出。

(3)水蒸气蒸馏法:水蒸气蒸馏法系指将含有挥发性成分的药材与水共蒸馏,使挥发性成分随水蒸气一并馏出,经冷凝分取挥发性成分的浸提方法。该法适用于具有挥发性、能随水蒸气蒸馏而不被破坏、在水中稳定且难溶或不溶于水的药材成分的浸提。

(4)微量升华法:微量升华法是利用中药制剂中所含的某种化学成分在一定温度下能升华的性质,获得升华物,在显微镜下观察其形状、颜色以及应用其化学性质来进行分析的方法。

(5)超声波提取法:超声波提取法是将药品置于适宜容器内,加入提取溶剂,然后置于超声波振荡器中进行提取的方法。本法提取效率高、提取时间短,提取时间较传统方法大大缩短 2/3 以上。

3. 常用的精制和富集方法

中药制剂提取液一般体积大、含量低、杂质多、干扰大。为提高分析效率,减小干扰,使分析结果更可靠,需对提取液进一步精制和富集,主要办法有液液萃取法、蒸馏法和色谱法。

二、鉴别、检查及含量测定

从中药制剂中将待测组分从制剂中提取出来以后,进行分析,包括鉴别、检查和含量测定。

(一)鉴别

中药制剂鉴别是通过应用合适的方法来确定中药制剂中原料的组成及其所含化学成分的类型,以此来判断该制剂的真伪。鉴别的方法一般包括显微鉴别、化学鉴别、色谱鉴别和光谱鉴别等方法。

1. 显微鉴别

显微鉴别系指用显微镜对药材(饮片)的切片、粉末、解离组织或表面制片及含药材粉末的制剂中药材的组织、细胞或内含物等特征进行鉴别的一种方法,是生药鉴别的重要手段之一。通常适用于性状鉴定不易识别的生药,性状相似不易区别的多来源生药、破碎生药、粉末生药以及用粉末生药制成的丸、散、锭、丹等中药成方制剂的鉴定。

【实例】《中国药典》(2020 年版)止血定痛片的鉴别

方法:取本品,置于显微镜下观察:树脂道碎片含黄色分泌物(三七)。不规则透明薄片或碎块,具细条纹或网状纹理(海螵蛸)。纤维束周围薄壁细胞含草酸钙方晶,形成晶纤维(甘草)。

2. 化学鉴别

化学鉴别是利用某些化学试剂能与中药中的某种或某类化学成分产生特殊的气味、颜色、沉淀或结晶等反应来作为鉴别真伪的手段。对中药进行化学定性分析时,通常可用其提取液、粉末或切片等来进行,方法主要有显色法、沉淀法、荧光法、升华法、结晶法等。

【实例】《中国药典》(2020 年版)保赤散的鉴别

方法:取本品约 0.5g,加 20% 盐酸溶液 5ml 与数块洁净的铜片,直火加热数分钟,取出铜片,用水冲洗,铜片表面显银白色,再将铜片用小火烘烤,银白色即消失。

3. 色谱鉴别

色谱鉴别是利用药物在一定色谱条件下,产生特征色谱行为进行鉴别试验,比较色谱行为和检测结果与药品质量标准是否一致来验证药物真伪的方法。色谱法反映的是中药提取物化学组成及含量情况，能定性、定量地反映中药的鉴别特征，具有分离能力强、分析速度快、定量准确等特点。其方法主要有薄层色谱法、高效液相色谱法、气相色谱法等。目前，中药制剂分析中应用最多的鉴别方法是薄层色谱法。

【实例】《中国药典》(2020 年版)小儿感冒口服液的鉴别

方法：取本品 20ml，用乙醚振摇提取 2 次，每次 10ml，合并乙醚液，置于水浴中浓缩至约 1ml，作为供试品溶液。另取广藿香对照药材 1g，加乙醇 10ml，密塞，振摇，冷浸过夜，过滤，滤液蒸干，残渣加乙醇 1ml 使溶解，作为对照药材溶液。按照薄层色谱法(通则 0502)试验，吸取上述 2 种溶液各 10μl，分别点于同一硅胶 G 薄层板上，以石油醚(60～90℃)-乙酸乙酯(19∶1)为展开剂，展开，取出，晾干，喷以 1% 香草醛硫酸溶液，在 105℃加热 5min。供试品色谱中，在与对照药材色谱相应的位置上，显相同颜色的斑点。

4. 光谱鉴别

光谱法是通过测定物质在特定波长处或一定波长范围内光的吸收度对该物质进行定性和定量分析的方法，包括紫外-可见分光光度法、红外分光光度法、原子吸收分光光度法等。

【实例】《中国药典》(2020 年版)保心片的鉴别

方法：取本品 1 片，研细，加水 100ml 搅拌使溶解，过滤，取滤液 1ml 加水至 25ml，摇匀。按照紫外-可见分光光度法(通则 0401)测定，在 283nm 波长处有最大吸收。

(二)检查

中药制剂的检查项下规定的项目要求系指药品或在加工、生产和贮藏过程中可能含有并需要控制的物质或其限度指标，包括安全性、有效性、均一性与纯度等方面的要求。中药制剂的检查包括杂质检查、常规检查和微生物限度检查等。

1. 杂质检查

中药制剂中的杂质是能对人体产生毒副作用或影响药物疗效和质量的物质，所含杂质的程度是评价中药制剂质量的主要指标之一。中药制剂的杂质主要由 3 个方面引入：一是原材料引入；二是生产过程中引入；三是贮存过程中引入。

中药制剂中杂质检查项目包括氯化物、铁盐、重金属、砷盐、干燥失重、水分、炽灼残渣、灰分、二氧化硫残留量、农药残留量、黄曲霉毒素等。

(1)灰分：中药的灰分包括生理灰分和外来灰分。生理灰分系中药本身经高温灼烧后，残留的细胞壁和细胞内含物中的无机盐，如大量的钠盐、钾盐及草酸钙结晶等；外来灰分指中药中掺杂的外来的泥沙杂质，经高温灼烧后形成的灰分。生理灰分与外来灰分之和称为总灰分。总灰分不溶于稀盐酸的部分称为酸不溶性灰分。因生理灰分一般可溶于稀盐酸，而外来灰分如泥沙等多为硅酸盐，不溶于稀盐酸，故酸不溶性灰分主要检查外来的泥沙。

灰分的检查方法见《中国药典》(2020 年版)四部通则 2302。

【实例】《中国药典》(2020 年版)灰分测定法

总灰分测定法：测定用的供试品须粉碎，使能通过二号筛，混合均匀后，取供试品 2～3g (如需测定酸不溶性灰分，可取供试品 3～5g)，置于炽灼至恒重的坩埚中，称定重量(准确至 0.01g)，缓缓炽热，注意避免燃烧，至完全炭化时，逐渐升高温度至 500～600℃，使完全灰化并至恒重。根据残渣重量，计算供试品中总灰分的含量(%)。

如供试品不易灰化,可将坩埚放冷,加热水或10%硝酸铵溶液2ml,使残渣湿润,然后置于水浴中蒸干,残渣按照前法炽灼,至坩埚内容物完全灰化。

酸不溶性灰分测定法:取上项所得的灰分,在坩埚中小心加入稀盐酸约10ml,用表面皿覆盖坩埚,置于水浴中加热10min,表面皿用热水5ml冲洗,洗液并入坩埚中,用无灰滤纸过滤,坩埚内的残渣用水洗于滤纸上,并洗涤至洗液不显氯化物反应为止。滤渣连同滤纸移至同一坩埚中,干燥,炽灼至恒重。根据残渣重量,计算供试品中酸不溶性灰分的含量(%)。

(2)农药残留量:中药中农药残留物的来源主要有3个途径:一是在中药的生产过程中为了杀虫、杀菌、除草或调节植物生长而喷施的农药,或其他农作物喷施农药后残存于土壤环境中,药用植物通过根、叶等器官吸收进入植物体内;二是药材在加工、储藏过程中为了保证药材的质量而喷施的农药或药材所接触的其他物品而沾染的农药;三是在中成药生产过程中环境污染所造成的农药残留。我国的中药及其制品屡有农药残留量超标等因素而影响其进入国际市场,对中药的国际声誉产生了极大的负面影响,是制约中药走向世界的“瓶颈”之一。

农药残留量的检查方法见《中国药典》(2020年版)四部通则2341。有机氯类、有机磷类、除虫菊酯类农药残留量测定采用气相色谱法。农药多残留量测定采用质谱法。详见第五章药物的杂质检查。

(3)黄曲霉毒素:黄曲霉毒素有非常强的毒性和致癌性,中药材在加工、贮藏、运输的过程中,如条件不当,很容易发生霉变,产生黄曲霉毒素。黄曲霉毒素不溶于水,耐热,一般的水洗、加热炮制无法去除,因此中药材一旦发生霉变,产生黄曲霉毒素,很难消除。

黄曲霉毒素的检查方法见《中国药典》(2020年版)四部通则2351黄曲霉毒素测定法,共包括2种方法。

【实例】黄曲霉毒素测定法第一法

第一法系用高效液相色谱法(通则0512)测定药材、饮片及制剂中的黄曲霉毒素(以黄曲霉毒素 B_1、黄曲霉毒素 B_2、黄曲霉毒素 G_1 和黄曲霉毒素 G_2 总量计)。

色谱条件:色谱条件与系统适用性试验以十八烷基硅烷键合硅胶为填充剂,以甲醇-乙腈-水(40:18:42)为流动相,采用柱后衍生法检测。①碘衍生法:衍生溶液为0.05%的碘溶液(取碘0.5g,加入甲醇100ml使溶解,用水稀释至1000ml制成),衍生化泵流速为每分钟0.3ml,衍生化温度为70℃;②光化学衍生法:光化学衍生器(254nm);以荧光检测器检测,激发波长为 $\lambda_{ex}=360nm$(或365nm),发射波长为 $\lambda_{ex}=450nm$。2个相邻色谱峰的分离度应大于1.5。

混合对照品溶液:由黄曲霉毒素混合对照品溶液(黄曲霉毒素 B_1、黄曲霉毒素 B_2、黄曲霉毒素 G_1、黄曲霉毒素 G_2)制备。

供试品溶液的制备:取供试品粉末约15g(过二号筛),精密称定,置于均质瓶中,加入氯化钠3g,精密加入70%甲醇溶液75ml,高速搅拌1min(搅拌速度大于11000r/min),离心5min(离心速度>2500r/min),精密量取上清液15ml,置于50ml量瓶中,用水稀释至刻度,摇匀,用微孔滤膜(0.45 μm)过滤,量取续滤液20.0ml,通过免疫亲合柱,流速为每分钟3ml,用水20ml洗脱,洗脱液弃去,使空气进入柱子,将水挤出柱子,再用适量甲醇洗脱,收集洗脱液,置于2ml量瓶中,并用甲醇稀释至刻度,摇匀,即得。

测定法:分别精密吸取上述混合对照品溶液5 μl、10 μl、15 μl、20 μl、25 μl注入液相色谱仪,测定峰面积,以峰面积为纵坐标、进样量为横坐标,绘制标准曲线。另精密吸取上述供试品溶液20~25 μl,注入液相色谱仪,测定峰面积,从标准曲线上读出供试品中相当于黄曲霉毒素

B_1、黄曲霉毒素 B_2、黄曲霉毒素 G_1、黄曲霉毒素 G_2 的量,计算,即得。

【实例】黄曲霉毒素测定法第二法

第二法采用高效液相色谱-串联质谱法测定药材、饮片及制剂中的黄曲霉毒素(以黄曲霉毒素 B_1、黄曲霉毒素 B_2、黄曲霉毒素 G_1 和黄曲霉毒素 G_2 总量计)。当第一法测定结果超出限度时,采用第二法进行确认。

色谱、质谱条件与系统适用性试验:以十八烷基硅烷键合硅胶为填充剂;以 10mmol/L 醋酸铵溶液为流动相 A,以甲醇为流动相 B,柱温为 25℃;流速为每分钟 0.3ml;按规定进行梯度洗脱。以三重四极杆串联质谱仪检测;电喷雾离子源(ESI),采集模式为正离子模式;各化合物监测离子对和碰撞电压。

系列混合对照品溶液、供试品溶液的制备同第一法,对照品溶液的浓度有差异。

测定法:精密吸取上述系列对照品溶液各 $5\mu l$,注入高效液相色谱-串联质谱仪,测定峰面积,以峰面积为纵坐标、进样浓度为横坐标,绘制标准曲线。另精密吸取上述供试品溶液 $5\mu l$,注入高效液相色谱-串联质谱仪,测定峰面积,从标准曲线上读出供试品中相当于黄曲霉毒素 B_1、黄曲霉毒素 B_2、黄曲霉毒素 G_1、黄曲霉毒素 G_2 的浓度,计算,即得。

2. 常规检查

中药制剂的常规检查是依据各类剂型的通性,对药品的有效性、稳定性进行控制和评价的检验工作。《中国药典》(2020 年版)四部附录制剂通则中,对各种制剂的检查项目做了相应的规定(表 9 - 1)。

表 9 - 1　中药制剂的常规检查项目

剂型	常规检查项目
片剂	重量差异、崩解时限
注射剂	装量或装量差异、渗透压摩尔浓度、可见异物、不溶性微粒、中药注射剂有关物质、重金属及有害元素残留量、无菌、细菌内毒素或热原
胶囊剂	水分、装量差异、崩解时限、微生物限度
颗粒剂	粒度、水分、溶化性、装量差异或装量、微生物限度
丸剂	水分、重量差异、装量差异或装量、溶散时限、微生物限度
散剂	粒度、外观均匀度、水分、装量差异或装量、无菌或微生物限度
糖浆剂	相对密度、pH 值、装量、微生物限度
胶剂	水分、微生物限度
酒剂	总固体、乙醇量、甲醇量、装量、微生物限度
膏药	软化点、重量差异
流浸膏剂与浸膏剂	乙醇量、甲醇量、装量、微生物限度

(三)含量测定

中药制剂的含量测定是对制剂中某些有效成分或指标性成分采用适当的化学分析或仪器分析方法进行定量分析,是药品质量控制和评价的重要方法。

中药制剂含量测定方法有化学分析法和仪器分析法两大类。因为中药制剂组成复杂,所以在含量测定方法中仪器分析法更为常用,仪器分析法中常用的方法有紫外-可见分光光度法、薄层色谱扫描法和高效液相色谱法等。

1. 紫外-可见分光光度法

中药制剂成分复杂,不同组分的紫外吸收光谱往往彼此干扰重叠,在测定前要经过提取、纯化等步骤,以排除干扰。该方法定量的依据是朗伯-比尔定律。定量方法包括对照品法、吸收系数法、液液萃取比色法、酸性染料比色法等。

【实例】《中国药典》(2020 年版)黄杨宁片的含量测定

(1)对照品溶液的制备:取环维黄杨星 D 对照品约 25mg,精密称定,置于 250ml 量瓶中,加甲醇 70ml 使溶解,用 0.05mol/L 磷酸二氢钠缓冲液稀释至刻度,摇匀,精密量取 10ml,置于 100ml 量瓶中,用 0.05mol/L 磷酸二氢钠缓冲液稀释至刻度,摇匀,即得(每 1ml 含环维黄杨星 D 10μg)。

(2)供试品溶液的制备:取本品 20 片,精密称定,研细,精密称取适量(约相当于环维黄杨星 D 0.5mg),置于 50ml 量瓶中,加 0.05mol/L 磷酸二氢钠缓冲液至近刻度,80℃水浴温浸 1.5h 后取出,冷却至室温,加 0.05mol/L 磷酸二氢钠缓冲液至刻度,摇匀,离心 6min(转速为 3000r/min),取上清液,即得。

(3)测定法:精密量取对照品溶液与供试品溶液各 5ml,分别置于分液漏斗中,各精密加入溴麝香草酚蓝溶液(取溴麝香草酚蓝 18mg,置于 250ml 量瓶中,加甲醇 5ml 使溶解,加 0.05mol/L 磷酸二氢钠缓冲液稀释至刻度,摇匀,即得)5ml,摇匀,立即分别精密加入三氯甲烷 10ml,振摇 2min,静置 1.5h,分取三氯甲烷层,置于含 0.5g 无水硫酸钠的具塞试管中,振摇,静置,取上清液,按照紫外-可见分光光度法(通则 0401),在 410nm 的波长处分别测定吸光度,计算,即得。本品每片含环维黄杨星 D($C_{26}H_{46}N_2O$)应为 90.0%~110.0%。

本法采用了酸性染料比色法。详见第八章第八节"生物碱类药物的分析"。

2. 薄层色谱扫描法

薄层色谱扫描法系指用一定的波长的光照射在薄层板上,对薄层色谱中有紫外或可见吸收的斑点或经照射能激发产生荧光斑点进行扫描,将扫描得到的图谱及积分值用于药品定性定量的分析方法。薄层扫描法具有分离效能高、灵敏度高、快速、简便等优点,已成为中药制剂检验中重要的分析方法之一。定量方法包括外标法和内标法。

【实例】《中国药典》(2020 年版)九分散的含量测定

士的宁:取装量差异项下的本品,混匀,取约 2g,精密称定,置于具塞锥形瓶中,精密加三氯甲烷 20ml 与浓氨试液 1ml,轻轻摇匀,称重,于室温放置 24h,再称重,用三氯甲烷补足减失的重量,充分振摇,过滤,精密量取续滤液 10ml,用硫酸溶液(3→100)分次提取至生物碱提尽,合并硫酸液,加浓氨试液使呈碱性,用三氯甲烷分次提取,合并三氯甲烷液,蒸干,精密加三氯甲烷 5ml 使残渣溶解,作为供试品溶液。另取士的宁对照品,加三氯甲烷制成每 1ml 含 0.4mg 的溶液,作为对照品溶液。按照薄层色谱法(通则 0502)试验,吸取对照品溶液 2μl、5μl,供试品溶液 5μl,分别交叉点于同一硅胶 GF_{254} 薄层板上,以甲苯-丙酮-乙醇-浓氨试液(16:12:1:4)的上层溶液为展开剂,展开,取出,晾干。按照薄层色谱法(通则 0502 薄层色谱扫描法)进行扫描,波长 λ_S=254nm、λ_R=325nm,测量供试品吸光度积分值与对照品吸光度积分值,计算,即得。本品按干燥品计算,每袋含马钱子以士的宁($C_{21}H_{22}N_2O_2$)计,应为 4.5~5.5mg。

3. 高效液相色谱法

高效液相色谱法是色谱法的一个重要分支,以液体为流动相,采用高压输液系统,将具有不同极性的单一溶剂或不同比例的混合溶剂、缓冲液等流动相泵入装有固定相的色谱柱,在柱内各成分被分离后,进入检测器进行检测,从而实现对试样的分析。该方法具有分离效能高、分析速度快、灵敏度高、应用范围广等优点,是近年来中药制剂含量测定的首选方法。中药制剂分析中,多采用反相高效液相色谱法,定量方法包括外标法和内标法。

【实例】《中国药典》(2020 年版)抗感口服液的含量测定

方法:按照高效液相色谱法(通则 0512)测定。

(1)色谱条件与系统适用性试验:以十八烷基硅烷键合硅胶为填充剂;以甲醇-0.1%磷酸溶液(31∶69)为流动相;检测波长为 230nm。理论塔板数按芍药苷峰计算应不低于 5000。

(2)对照品溶液的制备:取芍药苷对照品适量,精密称定,加 30%甲醇制成每 1ml 含 60μg 的溶液,即得。

(3)供试品溶液的制备:精密量取本品 1ml,置于 50ml 量瓶中,加 30%甲醇至刻度,摇匀,过滤,取续滤液,即得。

(4)测定法:分别精密吸取对照品溶液与供试品溶液各 10μl,注入液相色谱仪,测定,即得。

本品每 1ml 含赤芍以芍药苷($C_{23}H_{28}O_{11}$)计,不得少于 2.5mg。

4. 化学分析法

化学分析法包括滴定分析法和重量法。化学分析法主要是测定中药制剂中含量较高的一些成分及含矿物药制剂中的无机元素,如生物碱、总皂苷、总酸类及矿物药等,在测定前要经过提取、纯化等步骤,以排除干扰。

【实例】《中国药典》(2020 年版)北豆根片的含量测定

总生物碱:取本品 20 片,除去包衣,精密称定,研细,精密称取适量(约相当于总生物碱 80mg),置于具塞锥形瓶中,加乙酸乙酯 25ml,振摇 30min,过滤,用乙酸乙酯 10ml 分 3 次洗涤容器及滤液,洗液与滤液合并,置于水浴中蒸干,残渣加无水乙醇 10ml 使溶解,精密加入硫酸滴定液(0.01mol/L)25ml 与甲基红指示液 2 滴,用氢氧化钠滴定液(0.02mol/L)滴定,即得。每 1ml 硫酸滴定液(0.01mol/L)相当于 6.248mg 蝙蝠葛碱($C_{38}H_{44}N_2O_6$)。本品含总生物碱以蝙蝠葛碱($C_{38}H_{44}N_2O_6$)计,应为标示量的 90.0%～110.0%。

第三节 中药制剂分析示例

双黄连颗粒质量分析

处方:金银花 1500g、连翘 3000g、黄芩 1500g。

1. 性状

本品为棕黄色的颗粒;气微,味甜、微苦或味苦,微甜(无蔗糖)。

2. 鉴别

(1)取本品 2g 或 1g(无蔗糖),加 75%乙醇 10ml,置于水浴中加热使溶解,过滤,滤液作为供试品溶液。另取黄芩苷对照品、绿原酸对照品,分别加75％乙醇制成每1ml含0.1mg的溶液,作为对照品溶液。按照薄层色谱法(通则0502)试验,吸取上述3种溶液各1～2μl,分别点于同一聚酰胺薄膜上,以醋酸为展开剂,展开,取出,晾干,置于紫外光灯(365nm)下检视。供试品色谱中,在与黄芩苷对照品色谱相应的位置上,显相同颜色的斑点;在与绿原酸对照品色谱相应的位置上,显相同颜色的荧光斑点。

(2)取本品1g或0.5g(无蔗糖),加甲醇10ml,置于水浴中加热使溶解,过滤,滤液作为供试品溶液。另取连翘对照药材0.5g,加甲醇10ml,加热回流20min,过滤,滤液作为对照药材溶液。按照薄层色谱法(通则0502)试验,吸取上述2种溶液各5μl,分别点于同一硅胶G薄层板上,以三氯甲烷-甲醇(5:1)为展开剂,展开,取出,晾干,喷以10％硫酸乙醇溶液,在105℃加热至斑点显色清晰。供试品色谱中,在与对照药材色谱相应的位置上,显相同颜色的斑点。

3. 检查

应符合颗粒剂项下有关的各项规定(通则0104)。

4. 含量测定

(1)黄芩:按照高效液相色谱法(通则0512)测定。

色谱条件与系统适用性试验:以十八烷基硅烷键合硅胶为填充剂;以甲醇-水-冰醋酸(50:50:1)为流动相;检测波长为274nm。理论塔板数按黄芩苷峰计算应不低于1500。

对照品溶液的制备:取黄芩苷对照品适量,精密称定,加50％甲醇制成每1ml含0.1mg的溶液,即得。

供试品溶液的制备:取装量差异项下的本品研细,取约1g或0.5g(无蔗糖),精密称定,置于50ml量瓶中,加50％甲醇适量,超声处理20min使溶解,放冷,加50％甲醇稀释至刻度,摇匀,过滤,精密量取续滤液5ml,置于10ml量瓶中,加50％甲醇稀释至刻度,摇匀,即得。

测定法:分别精密吸取对照品溶液与供试品溶液各5μl,注入液相色谱仪,测定,即得。

本品每袋含黄芩以黄芩苷($C_{21}H_{18}O_{11}$)计,不得少于:①100mg;②200mg(无蔗糖)。

(2)连翘:按照高效液相色谱法(通则0512)测定。

色谱条件与系统适用性试验:以十八烷基硅烷键合硅胶为填充剂;以乙腈-水(25:75)为流动相;检测波长为278nm。理论塔板数按连翘苷峰计算应不低于6000。

对照品溶液的制备:取连翘苷对照品适量,精密称定,加甲醇制成每1ml含0.1mg的溶液,即得。

供试品溶液的制备:取装量差异项下的本品,研细,取约1.5g或0.75g(无蔗糖),精密称定,置于具塞锥形瓶中,精密加入甲醇25ml,密塞,称定重量,超声处理(功率250W,频率40kHz)30min,取出,放冷,再称定重量,用甲醇补足减失的重量,摇匀,过滤,精密量取续滤液10ml,蒸干,残渣用70％乙醇5ml使溶解(必要时超声处理),加在中性氧化铝柱(100～120目,6g,内径为1cm)上,用70％乙醇40ml洗脱,收集洗脱液,浓缩至约1ml,用甲醇适量溶解,转移至5ml量瓶中,加甲醇稀释至刻度,摇匀,过滤,取续滤液,即得。

测定法:精密吸取对照品溶液10μl与供试品溶液5～10μl注入液相色谱仪,测定,即得。

本品每袋含连翘以连翘苷($C_{27}H_{34}O_{11}$)计,不得少于:①3.0mg;②6.0mg(无蔗糖)。

【规格】每袋装5g

(1)相当于净饮片15g。

(2)相当于净饮片30g(无蔗糖)。

知识点思维导图

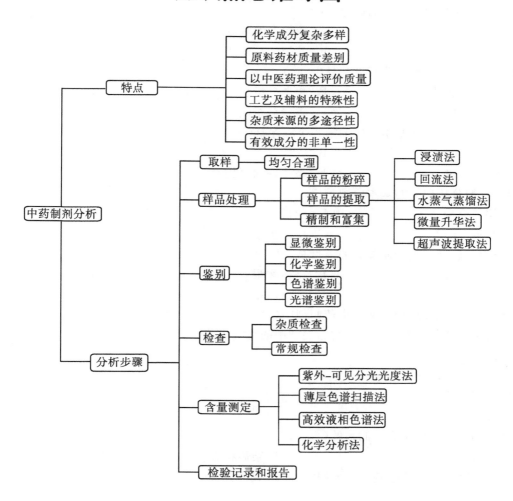

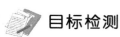 **目标检测**

一、选择题

【A 型题】（最佳选择题，每题的备选答案中只有一个最佳答案）

1. 中药制剂分析中最常用的提取方法是（　　　）
   A. 溶剂提取法　　　　　　B. 煎煮法　　　　　　　C. 蒸馏法
   D. 超临界流体萃取法　　　E. 微量升华法

2. 中药制剂分析的特点是（　　　）
   A. 制剂工艺复杂　　　　　B. 化学成分的多样性和复杂性　C. 多由大复方组成
   D. 药材炮制的重要性　　　E. 辅料简单

3. 中药制剂的显微鉴别最适用于鉴别（　　　）

A. 用药材提取物制成的制剂　　B. 用水煎法制成的制剂　　　　C. 含有生药原粉的制剂

D. 用蒸馏法制成的制剂　　　　E. 含有挥发油成分的制剂

4. 气相色谱法最适宜测定的成分是（　　）

A. 挥发性成分　　　　　　　B. 非挥发性成分　　　　　　C. 不能制成衍生物

D. 无机成分　　　　　　　　E. 共轭结构的成分

5. 中药分析中最常用的分析方法是（　　）

A. 光谱分析法　　　　　　　B. 化学分析法　　　　　　　C. 色谱分析法

D. 联用分析法　　　　　　　E. 重量分析法

6. 中药制剂分析工作基本程序的第一个程序是（　　）

A. 鉴别　　　　　　　　　　B. 取样　　　　　　　　　　C. 检查

D. 含量测定　　　　　　　　E. 微生物限度检查

7. 中药制剂分析取样的基本原则是（　　）

A. 均匀合理　　　　　　　　B. 随机　　　　　　　　　　C. 没有特殊要求

D. 宜多　　　　　　　　　　E. 应取少量

8. 属于中药制剂一般杂质检查的项目是（　　）

A. 重量差异　　　　　　　　B. 微生物限度　　　　　　　C. 性状

D. 炽灼残渣　　　　　　　　E. 崩解时限

9. 化学分析法主要适用于测定中药制剂中（　　）

A. 含量较高的一些成分及矿物药制剂中的无机成分

B. 微量成分

C. 某一单体成分

D. 生物碱类

E. 贵重药品

10. 薄层扫描法可用于中药制剂的（　　）

A. 定性鉴别　　　　　　　　　　B. 杂质检查　　　　　C. 含量测定

D. 定性鉴别、杂质检查及含量测定　　E. 成分分析

二、问答题

1. 中药制剂分析的主要特点有哪些？

2. 中药制剂样品的提取方法有哪些？

3. 中药制剂的鉴别方法有哪些？

4. 中药制剂含量测定的常用方法有哪些？

（邹小丽）

第十章　生化药物及生物制品分析

学习目标

【掌握】生化药物和生物制品鉴别的方法、质量检查的主要内容。
【熟悉】生化药物和生物制品的质量特点和要求。
【了解】生化药物和生物制品质量控制的主要手段。

第一节　概　述

生物药物是人类用于预防、诊断和治疗疾病的三大主要药物之一，主要包括生化药物和生物制品等。生化药物一般系指从动物、植物及微生物中提取的，也可用生物—化学半合成，以及用化学合成、微生物合成或现代生物技术制得的生命基本物质及其衍生物、降解物以及大分子的结构修饰物等，如氨基酸、多肽、蛋白质、酶、多糖、脂质、核苷酸类等。《中国药典》（2020年版）凡例中指出，生物制品是以微生物、细胞、动物或人源组织和体液等为起始原料，用生物学技术制成，用于预防、治疗和诊断人类疾病的制剂，如疫苗、血液制品、生物技术药物、微生态制剂、免疫调节剂、诊断制品等。

一、生化药物的种类

1. 氨基酸、多肽与蛋白质类药物

（1）氨基酸及其衍生物：氨基酸及其衍生物包括单氨基酸、氨基酸衍生物和复合氨基酸类。

（2）药用活性多肽：药用活性多肽包括消化道多肽、下丘脑多肽、脑多肽、激肽和其他肽类等。

（3）药用蛋白：药用蛋白包括牛或猪的纤维蛋白原、纤维蛋白、水蛭素等，生长素、甲状旁腺素等蛋白质类激素，以及植物凝集素、天花粉蛋白等植物来源的蛋白类药物。

2. 酶类与辅酶类药物

酶类与辅酶类药物按功能可将其分为助消化酶类、蛋白水解酶类、凝血酶及抗栓酶、抗肿瘤酶类和其他酶类等。

3. 多糖类药物

多糖类药物包括肝素、硫酸角质素、透明质酸、壳聚多糖、灵芝多糖及黄芪多糖等。

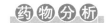

4. 脂质类药物

脂质类药物包括磷脂类、固醇类、胆酸类和多价不饱和脂肪酸等。

5. 核酸及其降解物和衍生类药物

核酸及其降解物和衍生类药物包括 RNA、DNA、ATP、cAMP、多聚胞苷酸等。

二、生物制品的种类

《中国药典》(2020 年版)三部收载的生物制品包括预防类生物制品(含细菌类疫苗、病毒类疫苗)、治疗类生物制品(含抗毒素及抗血清、血液制品、生物技术制品等)、体内诊断制品和体外诊断制品(系指本版药典收载的,国家法定用于血源筛查的体内诊断试剂)。另外,根据所用材料、制法或用途,将生物制品分为以下几类。

1. 疫苗类药物

(1)细菌类疫苗:细菌类疫苗是由有关细菌、螺旋体或其衍生物制成的减毒活疫苗、灭活疫苗、重组 DNA 疫苗和亚单位疫苗等,如吸附破伤风疫苗、皮下注射用卡介苗、伤寒Ⅵ多糖疫苗等。

(2)病毒类疫苗:病毒类疫苗是由病毒、衣原体、立克次体及其衍生物制成的减毒活疫苗、灭活疫苗、重组 DNA 疫苗和亚单位疫苗等,如脊髓灰质炎减毒活疫苗、风疹减毒活疫苗、腮腺炎减毒活疫苗和流感全病毒灭活疫苗等。

(3)联合疫苗:联合疫苗是由两种或两种以上不同病原的抗原按特定比例混合,制成预防多种疾病的疫苗,如吸附百白破联合疫苗、麻腮风联合减毒活疫苗等。

(4)双价疫苗及多价疫苗:由同种病原的两个或两个以上群或型别的抗原成分组成的疫苗,分别称为双价疫苗或多价疫苗,如双价肾综合征出血热灭活疫苗和 23 价肺炎球菌多糖疫苗等。

2. 抗毒素及抗血清类药物

凡用细菌类毒素或毒素免疫马或其他大动物所取得的免疫血清叫抗毒素(或抗毒血清),如破伤风抗毒素、肉毒抗毒素、白喉抗毒素等。凡用细菌或病毒本身免疫马或其他大动物所取得的免疫血清叫抗菌或抗病毒血清,如抗蝮蛇毒血清、抗狂犬病血清等。

3. 重组 DNA 制品

采用遗传修饰,将所需制品的编码 DNA 通过一种质粒或病毒载体,引入适宜的宿主细胞表达的蛋白质,再经提取和纯化制得。重组 DNA 制品可以分为细胞因子类、生长因子类、激素类、酶类、疫苗类、诊断制品。

4. 血液制品

血液制品是源自人类血液或血浆的治疗产品。一般是由健康人血浆或经特异免疫的人血浆,经分离、提纯或由重组 DNA 技术制成的血浆蛋白组分,以及血液细胞有形成分,统称为血液制品,如人血白蛋白、人免疫球蛋白、人凝血因子等。

第二节 生化药物和生物制品的特点

一、特殊性

生化药物和生物制品作为药品,不同于一般商品,既有普通的药物性质,又有生物技术条件下的药学特性,如生物大分子空间结构的复杂性会导致生物活性的差异性;不同人群生理结构的差异性会导致所产生的生物活性的差异性;生物受体的广泛性会决定其体内效应的多功能性;作为异源性的生物大分子会产生特定的免疫原性;其生物活性会受到酸碱度、温度、时间等贮藏条件的严格限制,保存不当,极易失效。因此,生物药物的质量标准有别于其他商品,需格外强调其特殊性,即安全性、有效性和可接受性。

1. 安全性

生物来源的药品,常含有危害患者身体健康甚至影响生命安全的特殊杂质,如热原、细菌内毒素等。为保证用药的安全有效,这些药物除需要进行必要的理化、微生物检验外,还需要进行安全性检查。生物制品不应存在不安全因素,否则使用后不仅收不到应有的效果,反而会对使用者造成危害。安全性检验的项目通常有异常毒性、热原、细菌内毒素、升压和降压物质、过敏反应及溶血与凝聚。方法收载于《中国药典》(2020 年版)四部通则项下。

 案例分析

广东佰易药业毒蛋白事件

实例:2007 年 1 月,国家食品药品监督管理局发布公告,称广东佰易药业有限公司在生产静注人免疫球蛋白产品过程中存在严重违规行为,决定暂时停止销售和使用该静注人免疫球蛋白。

分析:静注人免疫球蛋白制剂属于血液制品,作为一种"生化补药",使用对象是免疫功能低下的人群,如孕产妇、老弱患者、烧伤患者、各种免疫缺陷患者等。据专家介绍,血液制品在采集和生产过程中的要求都非常严格,不仅要杀灭细菌,还要进行病毒灭活,否则可能把病毒带入药品使用者体内,使用者可能通过血液传播途径感染疾病,包括肝炎、艾滋病等。

调查表明,该公司在生产过程中存在违规行为,在临床应用中发现该企业的部分产品导致患者出现丙肝抗体阳性,经专家论证,与该企业的涉嫌产品存在关联性。

2. 有效性

预防用生物制品使用后,对控制疫情、减少发病应有明显作用;治疗制品应用后应能产生一定的疗效;诊断制品用于疾病诊断,效果应该确实可靠。生物药物的有效性指单位剂量的生物药物应能产生的特定的生物效应。生物药物的药品质量评价,不能简单地用含量测定来检验,而需用效价测定这一有效性的指标来检验。

 案例分析

山东问题疫苗事件

案例:2016 年,山东省济南市公安机关破获一起非法经营疫苗类产品案件,大量未经冷藏的疫苗类产品流入多个省份,涉案金额高达 5.7 亿。

分析:疫苗属于生物药物,其贮藏条件较为严格。本案件中,犯罪嫌疑人租用普通仓库贮藏疫苗,未能保证疫苗的 2~8℃存储严格冷链运输的管理规定,导致部分疫苗失效,给患者带来无效免疫风险。

3. 可接受性

可接受性,即生物制品的生产工艺、贮运条件、成品的药效、稳定性、外观、包装、使用方法和价格是可接受的。生物药物由于其生物学特点,在肿瘤、病毒病(肝炎、艾滋病)等疾病的预防与治疗方面,更具有优势。然而,很多生物药物由于生产工艺的特殊性,往往价格昂贵,对患者而言,其医疗保健费用更需要借助药品经济学理论,综合成本-效果/效益的分析,方能获得较好的可接受性。

二、质量控制特点

随着生化药物、生物制品的品种日益增多,生物药物已经成为发展迅速应用广泛的一大类药物,《中国药典》自 2005 年版开始,将生物制品与化学药品、生化药物等区分开,从二部中独立出来,单独设立为第三部,恰恰体现出生物药品蓬勃发展的这一趋势。目前,三部收载的品种已经从 2005 年的 101 种,增加到 2020 年版的 153 种。生化药物和生物制品的质量分析已经成为药物分析学科的一个新的重要分支。

生物药物与化学合成药物和中药相比,其质量控制方法不尽相同,主要有以下特点。

1. 规定制法要求

由于生物药物大多以微生物、细胞、动物、植物或人源组织和体液等为原料,应用传统技术或现代生物技术制成,生产工艺的特殊性,对原料的要求极为严格,《中国药典》正文规定了制法要求,确保原料的质量合格。

【实例】《中国药典》(2020 年版)胰岛素的制法要求

本品应从检疫合格猪的冰冻胰脏中提取。

【实例】《中国药典》(2020 年版)垂体后叶粉的制法要求

生产用动物应检疫合格,从脑垂体后叶分离开始至垂体后叶粉,制成的整个生产过程均应符合现行版《药品生产质量管理规范》要求。必要时采用适宜的方法进行种属确认。本品为动物来源,应有有效去除病毒或病毒灭活的方法和措施。

2. 检查生物活性

制备多肽或蛋白质类药物时,由于工艺条件的改变会导致蛋白质失活,因此,生化药物除通常采用的理化法检验外,需采用生物鉴定法进行检查,以证实其生物活性。《中国药典》(2020 年版)四部通则 3400 项下收载了 20 余种生物活性测定方法。

【实例】《中国药典》(2020 年版)胰岛素的检查

生物活性:取本品适量,按照胰岛素生物测定法(通则 1211)试验,实验时每组的实验动物数可减半,实验采用随机设计,按照生物检定统计法(通则 1431)中量反应平行线测定随机设计法计算效价,每 1mg 的效价不得少于 15U。

3. 检查安全性

生化药物的性质特殊,组分复杂,在生产过程中易引入特殊杂质或污染物,故需做安全性检查,如热原检查、过敏试验、异常毒性试验、致突变试验和生殖毒性试验等。

【实例】《中国药典》(2020 年版)玻璃酸酶的检查

按照规定需检查异常毒性和细菌内毒素。

4. 测定效价(含量)

生化药物可通过理化分析法进行含量测定,以表明其有效成分的含量,但对酶类等药物、以及生物制品,则需进行效价测定或酶活力测定,以表明有效成分的生物活性。《中国药典》(2020 年版)四部通则 3500 项下收载了 30 余种生物活性/效价测定法。《中国药典》(2020 年版)三部通则生物活性/效价测定法亦收载了 30 余种测定方法。

【实例】尿促性素的效价测定

卵泡刺激素:按照卵泡刺激素生物测定法(通则 1216)测定,应符合规定,测定的结果应为标示值的 80%～125%。

黄体生成素:按照黄体生成素生物测定法(通则 1217)测定,应符合规定,测定的结果应为标示值的 80%～125%。

第三节　鉴别试验

鉴别试验是利用化学法、物理法及生物学方法来确证生化药物的真伪,通常需用标准品或对照品在同一条件下进行对照实验加以确证。依据药物的理化性质、生物学活性特点,可以采用理化鉴别、生化鉴别、免疫鉴别以及生物鉴别等方法。

一、理化鉴别

(一)化学鉴别法

化学鉴别法是利用生化药物可与某些试剂在一定条件下的呈色反应、沉淀反应等理化特性,通过判定是否生成具有颜色的产物或沉淀进行鉴别。

【实例】《中国药典》(2020 年版)胰蛋白酶的鉴别

方法:取胰蛋白酶 2mg,置于白色点滴板上,加对甲苯磺酰-L-精氨酸甲酯盐酸盐试液 0.2ml,搅匀,即显紫色。

(二)紫外-可见分光光度法

紫外-可见分光光度法是利用药物中的共轭系统在紫外区的特征吸收进行鉴别。对于一个蛋白质或多肽分子来说,它的最大吸收波长是固定的,不同批次之间的紫外光谱图也应该是一致的。

【实例】《中国药典》(2020 年版)醋酸丙氨瑞林的鉴别

吸收系数:取本品,精密称定,加水溶解并定量稀释制成每 1ml 中含 0.1mg 的溶液,按照紫外-可见分光光度法(通则 0401),在 279nm 的波长处测定吸光度,按无水、无醋酸物计算,吸收系数($E_{1cm}^{1\%}$)为 52～57。

(三)高效液相色谱法

利用对照品溶液和供试品溶液中待测物质的保留时间的一致性进行鉴别。

【实例】《中国药典》(2020 年版)缩宫素的鉴别

方法:取本品,用 0.9%氯化钠溶液稀释制成每 1ml 中含 5U 的溶液,作为供试品溶液;另取缩宫素对照品,加 0.9%氯化钠溶液溶解并稀释制成每 1ml 中含 5U 的溶液,作为对照品溶液。按照高效液相色谱法(通则 0512)试验,用辛烷基硅烷键合硅胶为填充剂;以 0.1mol/L 磷酸二氢钠溶液-乙腈(82:18)为流动相;流速为每分钟 0.8ml;检测波长为 220nm。取供试品溶液与对照品溶液各 20μl,分别注入液相色谱仪,供试品溶液主峰与对照品溶液主峰的保留时间应一致。

二、生化鉴别

生化鉴别是根据生化药物的生物化学的活性特性,采用生物化学实验技术进行鉴别的方法,常用的方法有酶法、电泳法等。

(一)酶法

酶法又称为酶分析法,是利用酶的特点,以酶作为分析工具或分析试剂,用于测定生物药物样品中用一般化学方法难于检测出的物质,如底物、辅酶、抑制剂和激动剂(活化剂)或辅助因子。

【实例分析】《中国药典》(2020 年版)尿激酶的鉴别

方法:取本品适量,用巴比妥-氯化钠缓冲液(pH 值为 7.8)溶解并稀释成每 1ml 含 20U 的溶液,吸取 1ml,加牛纤维蛋白原溶液 0.3ml 再依次加入牛纤维蛋白溶酶原溶液 0.2ml 与牛凝血酶溶液 0.2ml,迅速摇匀,立即置于(37±0.5)℃恒温水浴中保温,立即计时。应在 30~45s 内凝结,且凝块在 15min 内重新溶解。以 0.9%氯化钠溶液作空白,同法操作,凝块在 2h 内不溶。

分析:尿激酶是专属性较强的蛋白水解酶,尿激酶能激活牛纤维蛋白溶酶原,使其转化成具有较强的蛋白水解酶能力的纤维蛋白溶酶,纤维蛋白溶酶可将在凝血酶作用下生成的纤维蛋白凝块水解为可溶性的小分子多肽。该溶解纤维蛋白的酶促反应中有气泡生成,通过直接观察气泡上升法作为鉴别指标。

(二)电泳法

电泳指溶解或悬浮于电解液中的带电荷的蛋白质、胶体、大分子或其他粒子,在电流作用下向其自身所带电荷相反的电极方向迁移的现象。电泳法指利用溶液中带有不同量电荷的阳离子或阴离子,在外加电场中使供试品组分以不同的迁移速度向对应的电极移动,实现分离,并通过适宜的检测方法记录或计算,达到测定目的的分析方法。电泳法一般可分为两大类:一类为溶液电泳或移动界面电泳;另一类为区带电泳。

【实例】《中国药典》(2020 年版)肝素钠乳膏的鉴别

方法:取本品适量(约相当于肝素钠 700U),加 60%乙醇溶液 10ml,水浴加热使溶解,于 4℃的冰箱中放置约 5h,取出,过滤,取滤液作为供试品溶液;另取肝素钠标准品,加水溶解并稀释制成每 1ml 中含 200U 的标准品溶液。取标准品溶液与供试品溶液各 2μl,按照电泳法(通则 0541 第三法)试验,供试品溶液与对照品溶液所显电泳条带的迁移距离的比值应为 0.9~1.1。

分析:肝素钠为硫酸氨基葡聚糖的钠盐,在介质中解离,具有负电荷,可通过电泳法向正极迁移。电泳法的第三法是琼脂糖凝胶电泳法,以琼脂糖作为支持介质,生物分子在琼脂糖凝胶中泳动时有电荷效应和分子筛效应。相同物质在相同条件下的能以同样的速率向正极方向移动,电泳条带的迁移距离具有一致性。

【实例】《中国药典》(2020 年版)重组人生长激素的鉴别

方法:取本品,加水溶解并稀释制成每 1ml 含 1mg 的溶液,取此溶液 90μl,加两性电解质 10μl 和甲基红试液 2μl,混匀,作为供试品溶液;另取重组人生长激素对照品,同法制备,作为对照品溶液。取对照品溶液和供试品溶液各 10μl,加至上样孔,按照等电聚焦电泳法(通则

0541 第六法）试验，供试品溶液主带位置应与对照品溶液主带位置一致。

📖 知识拓展

《中国药典》(2020 年版) 通则 0541 共收载 6 种电泳法

第一法——纸电泳法：纸电泳法以色谱滤纸作为支持介质。介质孔径大，没有分子筛效应，主要凭借被分离物中各组分所带电荷量的差异进行分离，适用于检测核苷酸等性质相似的物质。

第二法——醋酸纤维素薄膜电泳法：醋酸纤维素薄膜电泳法以醋酸纤维素薄膜作为支持介质。介质孔径大，没有分子筛效应，主要凭借被分离物中各组分所带电荷量的差异进行分离，适用于血清蛋白、免疫球蛋白、脂蛋白、糖蛋白、类固醇激素及同工酶等的检测。

第三法——琼脂糖凝胶电泳法：琼脂糖凝胶电泳法以琼脂糖作为支持介质。琼脂糖是由琼脂分离制备的链状多糖。其结构单元是 $D-$半乳糖和 $3,6-$脱水 $-L-$半乳糖。许多琼脂糖链互相盘绕形成绳状琼脂糖束，构成大网孔型的凝胶。这种网络结构具有分子筛作用，使带电颗粒的分离不仅依赖净电荷的性质和数量，还可凭借分子大小进一步分离，从而提高了分离能力。本法适用于免疫复合物、核酸与核蛋白等的分离、鉴定与纯化。

第四法——聚丙烯酰胺凝胶电泳法：聚丙烯酰胺凝胶电泳法以聚丙烯酰胺凝胶作为支持介质。聚丙烯酰胺凝胶是由丙烯酰胺单体和少量的交联剂甲叉双丙烯酰胺，在催化剂作用下聚合交联而成的三维网状结构的凝胶。单体的浓度或单体与交联剂比例的不同，其凝胶孔径就不同。使用聚丙烯酰胺凝胶作为支持介质进行电泳，生物大分子保持天然状态，其迁移速率不仅取决于电荷密度，还取决于分子大小和形状，可以用来研究生物大分子的特性，如电荷、分子量、等电点等。根据仪器装置的不同分为水平平板电泳、垂直平板电泳和盘状电泳。根据制胶方式的不同又可分为连续电泳和不连续电泳。

第五法——SDS-聚丙烯酰胺凝胶电泳法：SDS-聚丙烯酰胺凝胶电泳法是一种变性的聚丙烯酰胺凝胶电泳方法。SDS-聚丙烯酰胺凝胶电泳法分离蛋白质的原理是根据大多数蛋白质都能与阴离子表面活性剂十二烷基硫酸钠（SDS）按重量比结合成复合物，使蛋白质分子所带的负电荷远远超过天然蛋白质分子的净电荷，消除了不同蛋白质分子的电荷效应，使蛋白质按分子大小分离。

第六法——等电聚焦电泳法：等电聚焦电泳法是两性电解质在电泳场中形成一个 pH 梯度，由于蛋白质为两性化合物，其所带的电荷与介质的 pH 值有关，带电的蛋白质在电泳中向极性相反的方向迁移，当到达其等电点（此处的 pH 值使相应的蛋白质不再带电荷）时，电流达到最小，不再移动，从而达到检测蛋白质类和肽类供试品等电点的电泳方法。

(三)免疫法

免疫法是基于抗原抗体特异的免疫反应，通过免疫学实验技术来判断与确证产品真伪的鉴别方法。生物制品多为蛋白类制品，分子量大，具有抗原性，其鉴别多利用此法。《中国药典》(2020 年版)三部通则的生物测定法主要收载 4 种免疫测定法。此外，抗病毒和抗血清制品等的鉴别试验还可采用酶联免疫法。

📖 **知识拓展**

《中国药典》(2020 年版)通则 3400 生物测定法中的免疫测定法

3401 免疫印迹法:以供试品与特异性抗体结合后,抗体再与酶标抗体特异性结合,通过酶学反应显色,对供试品的抗原特异性进行检查的方法。

3402 免疫斑点法:所用原理同免疫印迹法,但实验操作有所不同。

3403 免疫双扩散法:在琼脂糖凝胶板上按一定距离打数个小孔,在相邻的两孔内分别加入抗原与抗体,若抗原、抗体互相对应,浓度、比例适当,则一定时间后,在抗原与抗体孔之间形成免疫复合物的沉淀线,以此对供试品的特异性进行检查的方法。

3404 免疫电泳法:将供试品通过电泳分离成区带的各抗原,然后与相应的抗体进行双相免疫扩散,当两者比例合适时形成可见的沉淀弧,将沉淀弧与已知标准抗原、抗体生成的沉淀弧的位置和形状进行比较,即可分析供试品中的成分及其性质的方法。

【实例】《中国药典》(2020 年版)三部人血白蛋白成品检定的鉴别试验

(1)免疫双扩散法:依法测定(通则 3403),仅与抗人血清或血浆产生沉淀线,与抗马、抗牛、抗猪、抗羊血清或血浆不产生沉淀线。

(2)免疫电泳法:依法测定(通则 3404),与正常人血清或血浆比较,主要沉淀线应为白蛋白。

【考纲提示】掌握生物制品的鉴别。

(四)肽图检查法

肽图检查法系通过蛋白酶或化学物质裂解蛋白质后,采用适宜的分析方法鉴定蛋白质一级结构的完整性和准确性的方法,适用于肽类、蛋白制品药物。《中国药典》(2020 年版)通则 3405 肽图检查法,共包括第一法(胰蛋白酶裂解-反相高效液相色谱法)和第二法(溴化氰裂解法)2 种方法。

【实例】《中国药典》(2020 年版)三部胰岛素的鉴别

方法:取本品适量,加 0.1% 三氟醋酸溶液溶解并稀释制成每 1ml 中含 10mg 的溶液,取 $20\mu l$,加 0.2mol/L 三羟甲基氨基甲烷-盐酸缓冲液(pH 值为 7.3)$20\mu l$、0.1% V_8 酶溶液 $20\mu l$ 与水 $140\mu l$,混匀,置于 37℃水浴中 2h 后,加磷酸 $3\mu l$,作为供试品溶液;另取胰岛素对照品适量,同法制备,作为对照品溶液。按照【含量测定】项下的色谱条件,以 0.2mol/L 硫酸盐缓冲液(pH 值为 2.3)-乙腈(90:10)为流动相 A,以乙腈-水(50:50)为流动相 B,进行梯度洗脱。取对照品溶液和供试品溶液各 $25\mu l$,分别注入液相色谱仪,记录色谱图。供试品溶液的肽图谱应与对照品溶液的肽图谱一致。

【实例】《中国药典》(2020 年版)三部注射用重组人促红素(CHO 细胞)的原液检定

肽图:供试品经透析、冻干后,用 1% 碳酸氢铵溶液溶解并稀释至 1.5mg/ml,依法测定(通则 3405),其中加入胰蛋白酶(序列分析纯),37℃±0.5℃ 保温 6h,色谱柱为反相 C_8 柱(25cm× 4.6mm,粒度为 $5\mu m$,孔径为 30nm),柱温为 45℃±0.5℃;流速为每分钟 0.75ml;进样量为 $2\mu l$;进行梯度洗脱。肽图应与人促红素对照品一致。

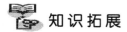 **知识拓展**

肽图检查法

第一法——胰蛋白酶裂解-反相高效液相色谱法

按照高效液相色谱法(通则 0512)测定。

色谱条件:以蛋白质与多肽分析用辛烷基硅烷键合硅胶或十八烷基硅烷键合硅胶为填充剂;柱温为 30℃±5℃,对照品与供试品保存温度为 2～8℃;以 0.1%三氟乙酸的水溶液为流动相 A 液,以 0.1%三氟乙酸的乙腈溶液为流动相 B 液,梯度洗脱,检测波长为 214nm。

检查法:取供试品溶液及对照品溶液(均为每 1ml 中含 1mg 的溶液,若供试品和对照品浓度不够,则应浓缩至相应的浓度),分别用 1%碳酸氢铵溶液充分透析,按 1:50(mg/mg)加入胰蛋白酶溶液〔取甲苯磺酰苯丙氨酰氯甲酮处理过的(或序列分析纯)胰蛋白酶适量,加 1%碳酸氢铵溶液溶解,制成每 1ml 中含 0.1mg 的溶液〕到供试品溶液与对照品溶液中,于 37℃保温 16～24h 后,按 1:10 加入 50%醋酸溶液,以 10000r/min 离心 5min(或用 0.45μm 滤膜过滤),精密量取上清液 100μl,分别注入液相色谱仪,梯度洗脱,记录色谱图。将供试品溶液的图谱与对照品溶液的图谱进行比较,即得。

第二法——溴化氰裂解法

检查法:取供试品与对照品适量(约相当于蛋白质 50μg),用水透析 16h,冷冻干燥,加溴化氰裂解液 20ml 溶解,室温放置 24h,裂解物加水 180μl,再冷冻干燥。冻干的裂解物用水复溶至适当浓度。按照 SDS-聚丙烯酰胺凝胶电泳法(通则 0541 第五法)(胶浓度 20%)进行电泳,用银染法染色。将供试品图谱与对照品图谱进行比较,即得。

三、生物鉴定

生物学鉴别法是利用药物的生物学效应,采用微生物、细胞、组织或实验动物进行鉴别的方法。该法适用于抗生素、生化药物、生物制品的鉴别。鉴定方法多与效价测定的方法相同。《中国药典》(2020 年版)通则 3500 项下收载了 30 余种生物活性/效价测定法,可用于生化药物、生物制品的鉴别或效价测定。

【实例】《中国药典》(2020 年版)二部玻璃酸酶的鉴别

方法:取健康豚鼠 1 只,分别于背部两处,皮内注射 0.25%亚甲蓝的氯化钠注射液 0.1ml,作为对照,另 2 处皮内注射用上述溶液制成的每 1ml 中含本品 10U 的溶液 0.1ml,4 处注射位置须交叉排列,相互间的距离应大于 3cm,注射后 5min,处死动物,将皮剥下,自反面观察亚甲蓝的扩散现象,供试品溶液所致的蓝色圈应大于对照所致的蓝色圈。

分析:玻璃酸酶是一种能水解玻璃酸类黏多糖的酶。《中国药典》鉴别试验方法采用动物实验方法,利用玻璃酸酶能促使局部积贮的药液、渗出液或血液的扩散的生物作用,通过观察药物能否促进亚甲蓝的蓝色扩散的现象,来判断真伪。

【实例】《中国药典》(2020 年版)二部缩宫素的鉴别

方法:按照缩宫素生物测定法(通则 1210)试验,应有子宫收缩的反应。该法使用缩宫素标准品和供试品进行对照,观察的是离体大鼠子宫收缩的作用。

【实例】《中国药典》(2020 年版)抗狂犬病血清的鉴别试验

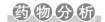

动物中和试验:按通则3512(狂犬病免疫球蛋白效价测定法)进行,供试品应能中和狂犬病病毒。

📖 知识拓展

《中国药典》(2020年版)通则3512 狂犬病免疫球蛋白效价测定法

第一法是小鼠中和试验法(仲裁法),系依据供试品中狂犬病免疫球蛋白能中和狂犬病病毒的作用,将供试品和标准品做系列稀释,分别与狂犬病病毒悬液混合,小鼠脑内注射,在规定时间内观察小鼠存活和死亡情况,以测定供试品效价的方法。

第二法是快速荧光灶抑制试验法,系依据供试品中狂犬病免疫球蛋白能中和狂犬病病毒的作用,将供试品和标准品做系列稀释,分别与狂犬病病毒悬液混合,感染敏感细胞,在规定的时间内用荧光抗体染色并观察荧光灶减少的情况,以测定供试品效价。

【实例】《中国药典》(2020年版)三部乙型脑炎减毒活疫苗的鉴别试验

将毒种做10倍系列稀释,取适宜稀释度分别与非同源性乙脑特异性免疫血清和乙脑阴性血清混合,置于37℃水浴中90min,接种地鼠肾单层细胞或BHK_{21}细胞进行中和试验,观察5～7d判定结果。中和指数应大于1000。

📖 知识拓展

《中国药典》(2020年版)通则1200和三部通则3500下的生物活性测定法(选)分别见表10-1和表10-2。

表10-1 《中国药典》(2020年版)通则1200下生物活性测定法

生物活性测定法	标准品	检定用生物体	检定指标
1205 升压素生物测定法	赖氨酸升压素标准品(S)	成年雄性大鼠	血压升高的程度
1206 细胞色素c活力测定法		去细胞色素c的心悬浮液,取新鲜猪(牛)心制备,	酶促反应吸光度的变化
1207 玻璃酸酶测定法	玻璃酸酶标准品	新鲜牛血清或冻干牛血清	酶促反应的吸光度变化
1208 肝素生物测定法	肝素标准品	新鲜兔血或兔、猪血浆	延长新鲜兔血或兔、猪血浆凝固时间的作用
1209 绒促性素生物测定法	绒促性素标准品	雌性幼小鼠的子宫	对幼小鼠子宫增重作用
1210 缩宫素生物测定法	垂体后叶或合成缩宫素标准品	成年雌性大鼠的子宫	引起离体大鼠子宫收缩的作用

续表

生物活性测定法	标准品	检定用生物体	检定指标
1211 胰岛素生物测定法	胰岛素标准品	成年小鼠血	引起小鼠血糖下降的作用
1212 精蛋白锌胰岛素注射液延缓作用测定法	胰岛素标准品	体重 2.0~3.0kg 的健康家兔	降低家兔血糖的情况
1213 硫酸鱼精蛋白生物测定法	肝素标准品	新鲜兔血或兔、猪血浆	延长新鲜兔血或猪、兔血浆凝结时间的程度
1214 洋地黄生物测定法	洋地黄标准品	健康合格的鸽	对鸽的最小致死量
1215 葡萄糖酸锑钠毒力检查法	葡萄糖酸锑钠标准品	小鼠	引致小鼠死亡的数量
1216 卵泡刺激素生物测定法	尿促性素标准品	雌性幼大鼠卵巢	对幼大鼠卵巢增重的作用
1217 黄体生成素生物测定法	尿促性素标准品	雄性幼大鼠精囊	对幼大鼠精囊增重的作用
1218 降钙素生物测定法	降钙素标准品	大鼠血	对大鼠血钙降低的影响
1219 生长激素生物测定法	生长激素标准品	幼龄去垂体大鼠	使幼龄去垂体大鼠体重和胫骨骨骺板宽度增加的程度

表 10-2 《中国药典》(2020 年版)三部通则 3500 下生物活性测定法(选)

通则	生物活性/效价测定法
3501	重组乙型肝炎疫苗(酵母)体外相对效力检查法
3502	甲型肝炎灭活疫苗体外相对效力检查法
3503	人用狂犬病疫苗效价测定法(NIH 法)
3504	吸附破伤风疫苗效价测定法
3505	吸附白喉疫苗效价测定法
3507	白喉抗毒素效价测定法(家兔皮肤试验法)
3508	破伤风抗毒素效价测定法(小鼠试验法)
3510	肉毒抗毒素效价测定法(小鼠试验法)
3511	抗蛇毒血清效价测定法(小鼠试验法)
3512	狂犬病免疫球蛋白效价测定法
3513	人免疫球蛋白中白喉抗体效价测定法
3514	人免疫球蛋白 F_c 段生物学活性测定法
3515	抗人 T 细胞免疫球蛋白效价测定法(E 玫瑰花环形成抑制试验)
3522	重组人促红素体内生物学活性测定法(网织红细胞法)
3523	干扰素生物学活性测定法
3524	重组人白介素-2 生物学活性测定法(CTLL-2 细胞/MTT 比色法)

第四节 杂质检查

生物药物的制备具有特殊性和复杂性,会使用动物的组织、器官、腺体、体液、分泌物等作为原料,如胰岛素来取自猪的胰脏,缩宫素从猪或牛的脑垂体后叶提取,尿激酶从新鲜人尿中提取,细胞色素 c 自猪或牛心中提取,人血白蛋白来自健康人血浆,生产工艺复杂,易引入特殊杂质和污染物。杂质检查包括有效性、均一性、安全性和纯度要求,其中生物药物的安全性检查显得尤其重要。《中国药典》(2020 年版)规定应保证符合无毒、无菌、无热原、无过敏原和降压物质等一般安全性要求。

一、常规杂质检查

1. 一般杂质检查

生化药物的一般杂质检查项目包括氯化物、硫酸盐、磷酸盐、铵盐、铁盐、重金属、酸度、溶液的澄清度或溶液的颜色、水分及干燥失重、炽灼残渣等。检查的原理及具体操作与化学药物的一般杂质检查相同。

2. 特殊杂质检查

特殊杂质主要是从原料中带入或生产工艺中引入的杂质,生化药物是从生物组织中提取或用微生物发酵法提取,药物中易残存一些杂质、污染物或其他成分。如多糖类纯度分析包括低聚糖及可能混入的核酸、蛋白质等“有关杂质”的测定。酶类药物的原料药纯度分析是酶催化反应基本产物的分析,具有一定活性的其他有关酶的检查。

> **课堂活动**
>
> 《中国药典》(2020 年版)重组人胰岛素的检查项目有有关物质、高分子蛋白质、干燥失重、炽灼残渣、锌、微生物限度、细菌内毒素、菌体蛋白残留量、外源性 DNA 残留量、生物活性。请分析上述项目哪些是一般杂质检查,哪些是特殊杂质检查。

【考纲提示】掌握杂质检查项目。

二、安全性检查

《中国药典》(2020 年版)通则 1100 生物检查法下收载的安全性检查项目有 1101 无菌检查法、1105～1106 非无菌产品微生物限度检查、1141 异常毒性检查法、1142 热原检查法、1143 细菌内毒素检查法、1144 升压物质检查法、1145 降压物质检查法、1146 组胺类物质检查法、1147 过敏反应检查法、1148 溶血与凝血检查法。

【实例】《中国药典》(2020 年版)注射用缩宫素的检查

升压物质:取本品,按标示量,加氯化钠注射液溶解并稀释制成每 1ml 中含 2U 的溶液,依法检查(通则 1144),应符合规定。

细菌内毒素:取本品,依法检查(通则 1143),每 1U 缩宫素中含内毒素的量应小于 2.5EU。

异常毒性:取本品,加氯化钠注射液溶解并稀释制成每 1ml 中含 5U 的溶液,依法检查(通则 1141),应符合规定。

过敏试验:取本品,加氯化钠注射液溶解并稀释制成每 1ml 中含 0.2U 的溶液,依法检查(通则 1147),应符合规定。

无菌:取本品,用适宜溶剂溶解后,依法检查(通则 1101),应符合规定。

【实例】《中国药典》(2020 年版)人血白蛋白的检定

热原检查:依法检查(通则 1142),注射剂量按家兔体重每 1kg 注射 0.6g 蛋白质,应符合规定;或采用"细菌内毒素检查法"(通则 1143 凝胶限度试验),蛋白质浓度分别为 5%、10%、20%、25% 时,其细菌内毒素限值(L)应分别小于 0.5EU/ml、0.83EU/ml、1.67EU/ml、2.08EU/ml。

(一)热原检查法

热原检查法系将一定剂量的供试品,静脉注入家兔体内,在规定时间内,观察家兔体温升高的情况,以判定供试品中所含热原的限度是否符合规定。

热原指药品中含有的能引起体温升高的杂质。一般认为,热原的主要成分是细菌内毒素的脂多糖,但严格地讲,不是每一种热原都具有脂多糖的结构。相比而言,热原检查更能直接反映出药品中的致热物质的实际情况,直观、代表性好,较细菌内毒素更有实际意义。本法也适用于因存在干扰因素不能选择"内毒素检查"的药品。

📖 知识拓展

《中国药典》(2020 年版)通则 1142 热原检查

检查法:取适用的家兔 3 只,测定其正常体温后 15min 以内,自耳静脉缓缓注入规定剂量并温热至约 38℃ 的供试品溶液,然后每隔 30min 按前法测量其体温 1 次,共测 6 次,以 6 次体温中最高的一次减去正常体温,即为该兔体温的升高温度(℃)。如 3 只家兔中有 1 只体温升高 0.6℃ 或高于 0.6℃,或 3 只家兔体温升高的总和达 1.3℃ 或高于 1.3℃,应另取 5 只家兔复试,检查方法同上。

结果判断:在初试的 3 只家兔中,体温升高均低于 0.6℃,并且 3 只家兔体温升高总和低于 1.3℃;或在复试的 5 只家兔中,体温升高 0.6℃ 或高于 0.6℃ 的家兔不超过 1 只,并且初试、复试合并 8 只家兔的体温升高总和为 3.5℃ 或低于 3.5℃,均判定供试品的热原检查符合规定。

(二)细菌内毒素检查法

细菌内毒素检查法系利用鲎试剂来检测或量化由革兰氏阴性菌产生的细菌内毒素,以判断供试品中细菌内毒素的限量是否符合规定的一种方法。该方法具有方法灵敏、准确、快速和经济的优点。

血液制品、抗毒素和多糖菌苗等制品,其原材料或生产过程中,可能被细菌或其他物质污染并带入制品,引起机体的致热反应。内毒素是药品热原检查不合格的主要原因,在 GMP 条件下,药品生产的质量控制认为无内毒素即无热原,控制内毒素主要就是控制热原。细菌内毒素是革兰氏阴性菌细胞壁的构成成分,在生物体内可通过激活中性粒细胞,释放内源性热原质,刺激体温调节中枢引起发热。

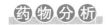

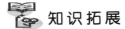 知识拓展

《中国药典》(2020 年版)通则 1143 细菌内毒素检查

细菌内毒素检查包括 2 种方法,即凝胶法和光度测定法,后者包括浊度法和显色基质法。供试品检测时,可使用其中任何一种方法进行试验。当测定结果有争议时,除另有规定外,以凝胶限度试验结果为准。

一、方法 1——凝胶法

凝胶法系通过鲎试剂与内毒素产生凝集反应的原理进行限度检测或半定量检测内毒素的方法,分为凝胶限度试验和凝胶半定量试验。

二、方法 2——光度测定法

光度测定法分为浊度法和显色基质法。

1. 浊度法

浊度法系利用检测鲎试剂与内毒素反应过程中的浊度变化而测定内毒素含量的方法。根据检测原理,浊度法可分为终点浊度法和动态浊度法。

(1)终点浊度法:依据反应混合物中的内毒素浓度和其在孵育终止时的浊度(吸光度或透光率)之间存在的量化关系来测定内毒素含量的方法。

(2)动态浊度法:检测反应混合物的浊度到达某一预先设定的吸光度或透光率所需要的反应时间,或是检测浊度增加速度的方法。

2. 显色基质法

显色基质法系利用检测鲎试剂与内毒素反应过程中产生的凝固酶使特定底物释放出呈色团的多少而测定内毒素含量的方法。根据检测原理,显色基质法分为终点显色法和动态显色法。

(1)终点显色法:依据反应混合物中内毒素浓度和其在孵育终止时释放出的呈色团的量之间存在的量化关系来测定内毒素含量的方法。

(2)动态显色法:检测反应混合物的吸光度或透光率达到某一预先设定的检测值所需要的反应时间,或检测值增加速度的方法。

【考纲提示】掌握热原检查法——家兔试验法,细菌内毒素检查法——鲎试剂法。

(三)异常毒性试验

异常毒性有别于药物本身所具有的毒性特征,指由生产过程中引入或其他原因所致的毒性。异常毒性试验系给予动物一定剂量的供试品溶液,在规定时间内观察动物出现的异常反应或死亡情况,检查供试品中是否污染外源性毒性物质以及是否存在意外的不安全因素。

 知识拓展

《中国药典》(2020 年版)通则 1141 异常毒性检查法

生物制品试验:除另有规定外,异常毒性试验应包括小鼠试验和豚鼠试验,试验中应设同批动物空白对照,观察期内,动物全部健存,且无异常反应,到期时每只动物体重应增加,则判定试验成立。按照规定的给药途径缓慢注入动物体内。

(1)小鼠试验法：除另有规定外，取小鼠 5 只，注射前每只小鼠称体重，应为 18～22g。每只小鼠腹腔注射供试品溶液 0.5ml，观察 7d。观察期内，小鼠应全部健存，且无异常反应，到期时每只小鼠体重应增加，判定供试品符合规定。如不符合上述要求，应另取体重 19～21g 的小鼠 10 只复试 1 次，判定标准同前。

(2)豚鼠试验法：除另有规定外，取豚鼠 2 只，注射前每只小鼠称体重，应为 250～350g。每只豚鼠腹腔注射供试品溶液 5.0ml，观察 7d。观察期内，豚鼠应全部健存，且无异常反应，到期时每只豚鼠体重应增加，判定供试品符合规定。如不符合上述要求，可用 4 只豚鼠复试 1 次，判定标准同前。

(四)过敏试验

过敏试验系将一定量的供试品溶液注入豚鼠体内，间隔一定时间后静脉注射供试品溶液进行激发，观察动物出现过敏反应的情况，以判定供试品是否引起动物全身过敏反应。

生物药物中会存在一些生物来源的杂质，如蛋白质或聚合物等，因为分子量较大，会作为抗原或半抗原导致机体产生过敏反应，严重时会导致血压下降、窒息、血管神经性水肿，甚至使患者休克、死亡。

📖 知识拓展

《中国药典》(2020 年版)通则 1147 过敏反应检查法

检查法：除另有规定外，取上述豚鼠 6 只，隔日每只每次腹腔或适宜的途径注射供试品溶液 0.5ml，共 3 次，进行致敏。每日观察每只动物的行为和体征，首次致敏和激发前称量并记录每只动物的体重。然后将其均分为 2 组，每组 3 只，分别在首次注射后第 14 日和第 21 日，由静脉注射供试品溶液 1ml 进行激发。观察激发后 30min 内动物有无过敏反应症状。

结果判断：静脉注射供试品溶液 30min 内，不得出现过敏反应。如在同一只动物上出现竖毛、发抖、干呕、连续喷嚏 3 声、连续咳嗽 3 声、紫癜和呼吸困难等现象中的 2 种或 2 种以上，或出现二便失禁、步态不稳或倒地、抽搐、休克、死亡现象之一者，判定供试品不符合规定。

(五)降压物质检查法

降压物质指某些药物中含有的能导致血压降低的杂质，包括组胺、类组胺或其他导致血压降低的物质。在使用动物脏器或组织为原料制备生化药物的过程中，正常组织内存在的组胺及部分氨基酸脱羧形成的组胺、酪胺等胺类物质，均为这类杂质的来源。

降压物质检查法系比较组胺对照品(S)与供试品(T)引起麻醉猫血压下降的程度，以判定供试品中所含降压物质的限度是否符合规定。

📖 知识拓展

《中国药典》(2020 年版)通则(1145)降压物质检查法

检查法：取健康合格、体重 2kg 以上的猫，雌者应无孕，用适宜的麻醉剂(如巴比妥类)麻醉后，固定于保温手术台上，分离气管，必要时插入插管以使呼吸畅通，或可进行人工呼吸。在一侧颈动脉插入连接测压计的动脉插管,管内充满适宜的抗凝剂溶液,以记录血压,也可用其他适当仪器记录血压。在一侧股静脉内插入静脉插管,供注射药液用。试验中应注意保持动物体温。全部手术完毕后,将测压计调节到与动物血压相当的高度(一般为 13.3~20.0kPa),开启动脉夹,待血压稳定后,方可进行药液注射。各次注射速度应基本相同,每次注射后立即注入一定量的氯化钠注射液,每次注射应在前一次反应恢复稳定以后进行,且相邻两次注射的间隔时间应尽量保持一致。

检查时,自静脉依次注入组胺对照品稀释液和供试品溶液,对照品稀释液按动物体重每 1kg 注射组胺 $0.1\mu g$ 的剂量(d_S),供试品溶液按品种正文项下规定的剂量(d_T),按照下列次序注射一组 4 个剂量:d_S,d_T,d_T,d_S。然后以第一与第三、第二与第四剂量所致的反应分别比较;若 d_T 所致的反应值均不大于 d_S 所致反应值的一半,则判定供试品的降压物质检查符合规定。

(六)无菌检查法

无菌检查法系用于检查《中国药典》要求无菌的药品、生物制品、医疗器具、原料、辅料及其他品种是否无菌的一种方法。生化药物、生物制品多为注射剂型,需要在无菌条件下制备,且不能采用高温方法灭菌。因此,无菌检查就显得尤为重要。《中国药典》还强调说明,若供试品符合无菌检查法的规定,则仅表明了供试品在该检验条件下未发现微生物污染。

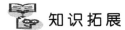 **知识拓展**

《中国药典》(2020 年版)通则(1101)无菌检查法

无菌检查法包括薄膜过滤法和直接接种法。只要供试品性质允许,应采用薄膜过滤法。

(1)薄膜过滤法:薄膜过滤法适用性广,准确性强,适用于任何类型的药品,尤其适用于具有抑菌作用的供试品。该法通过滤膜过滤,将供试品中可能存在的微生物富集于滤膜上,再冲洗掉滤膜上的抑菌成分后,在薄膜过滤器滤筒内加入培养基,在所需温度下培养,观察是否有菌生长。

(2)直接接种法:直接接种法操作简便,适宜无抑菌作用的供试品无菌检查。该法系将规定量的供试品分别接种至各含硫乙醇酸盐流体培养基和改良马丁培养基的容器中,按照规定温度培养 14d,观察是否有菌生长。

试验方法:将含培养基的容器在规定的温度培养 14d,逐日观察并记录是否有菌生长。如在加入供试品后或在培养过程中,培养基出现混浊,培养 14d 后,不能从外观上判断有无微生物生长,可取该培养液适量转种至同种新鲜培养基中,细菌培养 2d,真菌培养 3d,观察接种的同种新鲜培养基是否再出现混浊;或取培养液涂片,染色,镜检,判断是否有菌。

无菌检查结果判断:

(1)阳性对照管应生长良好,阴性对照管不得有菌生长。否则,试验无效。

(2)若供试品管显澄清,或虽显混浊但经确证无菌生长,则判供试品符合规定。

(3)若供试品管中任何一管显混浊并确证有菌生长,则判供试品不符合规定,除非能充分证明试验结果无效,即生长的微生物非供试品所含。

(4)试验若经确认无效,需依法重试。

【考纲提示】掌握生化药物和生物制品的安全性检查项目。

第五节 含量/效价测定

生化药物的含量表示方法通常有 2 种:一种是用百分含量表示,适用于结构明确的小分子药物或经水解后变成小分子的药物;另一种是用生物效价或酶活力单位表示,适用于酶类或蛋白质类药物的测定。生物药物常用的含量(效价)测定方法包括理化分析法、生化测定法(酶法和电泳法)和生物检定法等,生物制品则多利用生物检定方法,以确保药物的生物学活性。

【考纲提示】掌握生化药物的含量表示方法。

一、理化分析法

理化分析法主要包括容量分析法、紫外-可见分光光度法和色谱法。

(一)容量分析法

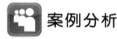 案例分析

《中国药典》(2020 年版)甘氨酸、谷氨酸、盐酸半胱氨酸的含量测定

甘氨酸:取本品约 70mg,精密称定,加无水甲酸 1.5ml 使溶解,加冰醋酸 50ml,按照电位滴定法(通则 0701),用高氯酸滴定液(0.1mol/L)滴定,并将滴定的结果用空白试验校正。每 1ml 高氯酸滴定液(0.1mol/L)相当于 7.507mg 的 $C_2H_5NO_2$。

谷氨酸:取本品约 0.25g,精密称定,加沸水 50ml 使溶解,放冷,加溴麝香草酚蓝指示液 5 滴,用氢氧化钠滴定液(0.1mol/L)滴定至溶液由黄色变为蓝绿色。每 1ml 氢氧化钠滴定液(0.1mol/L)相当于 14.71mg 的 $C_5H_9NO_4$。

盐酸半胱氨酸:取本品约 0.25g,精密称定,置于碘瓶中,加水 20ml 与碘化钾 4g,振摇溶解后,加稀盐酸 5ml,精密加入碘滴定液(0.05mol/L)25ml,于暗处放置 15min,再置于冰浴中冷却 5min,用硫代硫酸钠滴定液(0.1mol/L)滴定,至近终点时,加淀粉指示液 2ml,继续滴定至蓝色消失,并将滴定的结果用空白试验校正。每 1ml 碘滴定液(0.05mol/L)相当于 15.76mg 的 $C_3H_7NO_2S \cdot HCl$。

分析:甘氨酸的药物分子结构中具有氨基,有弱碱性,可通过非水溶液滴定法测定含量。谷氨酸的药物分子机构中则具有羧基取代基,酸性较强,可采用直接酸碱滴定法测定含量。盐酸半胱氨酸则因为巯基的还原性,可以采用碘量法测定含量。

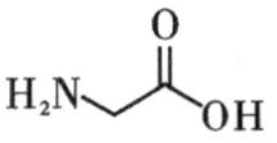

甘氨酸 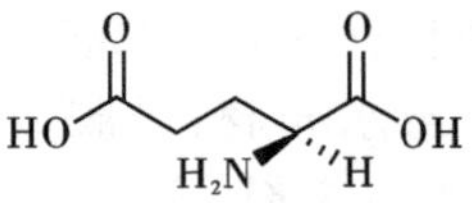　　　　谷氨酸 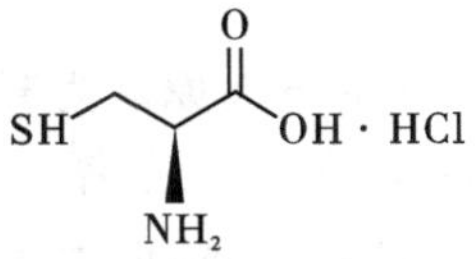　　　　盐酸半胱氨酸

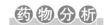

(二)紫外-可见分光光度法

生化药物多数具有杂环,如嘧啶、嘌呤等,具有紫外吸收的性质,可以采用紫外-可见分光光度法测定含量,如五肽胃泌素、注射用亚锡聚合白蛋白、三磷酸腺苷二钠、巯嘌呤、碘苷、细胞色素 c 等。

 案例分析

《中国药典》(2020 年版)细胞色素 c 注射液的含量测定

取磷酸二氢钠 1.38g 与磷酸氢二钠 31.2g,加水适量使溶解成 1000ml,调节 pH 值至 7.3。精密量取供试品溶液 1ml,置于 50ml 量瓶中,用磷酸盐缓冲液稀释至刻度,加连二亚硫酸钠约 15mg,摇匀,按照紫外-可见分光光度法(通则 0401),在约 550nm 的波长处,以间隔 0.5nm 找出最大吸收波长,测定吸光度,按细胞色素 c 的吸收系数($E_{1cm}^{1\%}$)为 23.0 计算,即得。

(三)色谱法

1. 高效液相色谱法

高效液相色谱法是生化药物目前常用的含量测定方法。该法具有温和的分析条件和良好的生物兼容性,有利于保持生物大分子的构象和生理活性,被广泛地用于生化药物的含量测定。测定时如药物的相对分子质量较大,其色谱条件多选择辛烷基硅胶键合硅胶。由于生化药物在水溶液体系中多解离为带电荷离子,影响分离效能,此时流动相中可加入少量弱酸、弱碱或缓冲溶液以调节流动相的 pH,抑制带电荷离子的离解,增加疏水缔合作用,增加药物的分配系数,获得理想的分离效果。

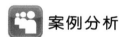 **案例分析**

《中国药典》(2020 年版)胰岛素的含量测定

按照高效液相色谱法(通则 0512)测定。

色谱条件与系统适用性试验:用十八烷基硅烷键合硅胶为填充剂(5~10μm),以 0.2mol/L 硫酸盐缓冲液-乙腈(74:26)为流动相;柱温为 40℃;检测波长为 214nm。

测定法:取本品适量,精密称定,加 0.01mol/L 盐酸溶液溶解并定量稀释制成每 1ml 中约含 40U 的溶液(临用新制,或 2~4℃保存,48h 内使用)。精密量取 20μl 注入液相色谱仪,记录色谱图;另取胰岛素对照品适量,同法测定。按外标法以胰岛素峰面积与 A_{21} 脱氨胰岛素峰面积之和计算,即得。

2. 分子排阻色谱法

分子排阻色谱法的分离原理为凝胶色谱柱的分子筛机制,根据待测组分的分子大小进行分离的一种液相色谱技术。色谱柱多以亲水硅胶、凝胶或经过修饰的凝胶如葡聚糖凝胶(sephadex)和琼脂糖凝胶(sepharose)等为填充剂,这些填充剂表面分布着不同孔径尺寸的孔,药物分子进入色谱柱后,它们中的不同组分按其分子大小进入相应的孔内,大于所有孔径的分子不能进入填充剂颗粒内部,在色谱过程中不被保留,最早被流动相洗脱至柱外,表现为保留时间较短;小于所有孔径的分子能自由进入填充剂表面的所有孔径,在色谱柱中滞留时间较长,表现为保留时间较长;其余分子则按分子大小依次被洗脱。

生物制品分子量较大,在进行纯度检验时,亦可采用分子排阻色谱法。

【实例】《中国药典》(2020年版)注射用重组人白介素-11的纯度

高效液相色谱法(反相色谱法):依法测定(通则0512)。色谱柱采用十八烷基硅烷键合硅胶为填充剂;以A相(三氟乙酸-水溶液)、B相(三氟乙酸-乙腈溶液)为流动相,在室温条件下进行梯度洗脱。上样量约为20μg,检测波长为214nm,理论塔板数按人白介素-11峰计算不低于1500。按面积归一化法计算,重组人白介素-11主峰面积应不低于总面积的95.0%。

高效液相色谱法(分子排阻色谱法):依法测定(通则0512),色谱柱以适合分离相对分子质量为5000~150000蛋白质的色谱用凝胶为填充剂;流动相为0.1mol/L磷酸盐-0.1mol/L氯化钠缓冲液,pH值为7.0;上样量应不低于20μg,检测波长为280nm。理论塔板数按人白介素-11峰计算不低于1500。按面积归一化法计算,重组人白介素-11主峰面积应不低于总面积的95.0%。

二、生化测定法

生化药物常采用酶法、电泳法等测定含量/效价。

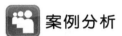 **案例分析**

《中国药典》(2020年版)胃蛋白酶的含量测定

取试管6支,其中3支各精密加入对照品溶液1ml,另3支各精密加入供试品溶液1ml,置于37℃±0.5℃水浴中,保温5min,精密加入血红蛋白试液5ml,摇匀,并准确计时,反应10min,立即精密加入5%三氯醋酸溶液5ml,摇匀,过滤,取续滤液备用。另取试管2支,各精密加入血红蛋白试液5ml,置于37℃±0.5℃水浴中保温10min,再精密加入5%三氯醋酸溶液5ml,其中1支加供试品溶液1ml,另1支加上述盐酸溶液1ml,摇匀,过滤,取续滤液,分别作为供试品和对照品的空白对照,按照紫外-可见分光光度法(通则0401),在275nm的波长处测定吸光度,算出平均值$\overline{A}_s$和$\overline{A}$,按下式计算。

$$每1g含胃蛋白酶的量(U) = \frac{\overline{A} \times W_s \times n}{\overline{A}_s \times W \times 10 \times 181.19}$$

《中国药典》规定,每分钟能催化水解血红蛋白生成酪氨酸的酶量为1个蛋白酶活力的单位。

分析:酶分析法主要包括酶活力测定法和酶法分析2种类型,通过对酶反应速率的测定或对底物、生成物等浓度变化速率的测定而检测相应物质的含量。酶活力测定法以酶为分析对象,以测定样品中某种酶的含量或活性;酶法分析则是以酶作试剂,测定样品中酶以外的其他物质的含量。

【实例】《中国药典》(2020年版)注射用重组人白介素-11的纯度

电泳法:依法测定(通则0541第五法)。取供试品溶液(不进行水浴加热处理),用非还原型SDS-聚丙烯酰胺凝胶电泳法,分离胶胶浓度为15%,加样量应不低于10μg(考马斯亮蓝R250染色法)。经扫描仪扫描,纯度应不低于95.0%。

三、生物测定法

生化药物及生物制品是具有生物活性的制剂,生物学方法是最能体现其效力的测定方法。利用《中国药典》(2020 年版)通则 3500 项下收载了 30 余种生物活性/效价测定法(详见本章第三节"鉴别试验")测定时,可采用细胞、组织、实验动物来测定,也可以通过免疫学方法来测定。采用生物测定时需用单位(U)描述药品的效价。

【实例】《中国药典》(2020 年版)缩宫素注射液的效价测定

按照缩宫素生物测定法(通则 1210)测定。

【实例】《中国药典》(2020 年版)人免疫球蛋白的抗体效价测定

抗-HBs:采用经验证的酶联免疫或放射免疫方法进行检测,每 1g 蛋白质应不低于 6.0U。

白喉抗体:每 1g 蛋白质应不低于 3.0HAU(通则 3513)。

甲型肝炎抗体:若用于预防甲型肝炎,则应采用酶联免疫方法进行甲型肝炎抗体检测,应不低于 100U/ml。

【实例】《中国药典》(2020 年版)重组人干扰素 a1b 注射液

生物学活性:应为标示量的 80%~150%(通则 3523)。

分析:通则 3523 为干扰素生物学活性测定法。第一法——细胞病变抑制法系依据干扰素可以保护人羊膜细胞(WISH)免受水泡性口炎病毒(VSV)破坏的作用,用结晶紫对存活的 WISH 细胞染色,在波长 570nm 处测定其吸光度,可得到干扰素对 WISH 细胞的保护效应曲线,以此测定干扰素生物学活性。

第二法——报告基因法(适用于 Ⅰ 型干扰素)系将含有干扰素刺激反应元件和荧光素酶基因的质粒转染到 HEK293 细胞中,构建细胞系 HEK293puroISRE-Luc,作为生物学活性测定细胞,Ⅰ 型干扰素与细胞膜上的受体结合后,通过信号转导,激活干扰素刺激反应元件,启动荧光素酶的表达,表达量与干扰素的生物学活性成正相关,加入细胞裂解液和荧光素酶底物后,测定其发光强度,以此测定 Ⅰ 型干扰素的生物学活性。

第六节　生化药物和生物制品的质量分析实例

一、生化药物

【实例】重组人生长激素的质量控制

重组人生长激素为重组技术生产的由 191 个氨基酸残基组成的蛋白质,可加适量赋形剂或稳定剂。每 1mg 蛋白中含重组人生长激素($C_{990}H_{1528}N_{262}O_{300}S_7$)的量应不少于 0.91mg。

每 1mg 无水重组人生长激素相当于 3.0U。

【制法要求】本品为重组 DNA 技术产品,生产过程应符合《人用重组 DNA 技术产品总论》(三部总论)的要求。

【性状】本品为白色冻干粉末。

【鉴别】

(1)取本品适量,加 0.05mol/L 三羟甲基氨基甲烷缓冲液(用 1mol/L 盐酸溶液调节 pH

值至 7.5)溶解并稀释制成每 1ml 中含重组人生长激素 2mg 的溶液,作为供试品溶液;另取重组人生长激素对照品适量,同法制备,作为对照品溶液。按照相关蛋白质检查项下的色谱条件试验,供试品溶液主峰的保留时间应与对照品溶液主峰的保留时间一致。

(2)取重组人生长激素对照品,加鉴别(1)项下的缓冲液溶解并稀释制成每 1ml 中含 2mg 的溶液,取此液 300μl、胰蛋白酶溶液〔取经 TPCK 处理的胰蛋白酶适量,加鉴别(1)项下的缓冲液溶解并制成每 1ml 中含 2mg 的溶液〕20μl 与鉴别(1)项下的缓冲液 300μl,混匀,置于 37℃水浴中 4h,立即置于 -20℃终止反应,作为对照品溶液;取本品,按对照品溶液的方法制备,作为供试品溶液;另取不加胰蛋白酶溶液的供试品溶液作为空白溶液。按照高效液相色谱法(通则 0512)试验,用辛基硅烷键合硅胶为填充剂(5~10μg);以 0.1‰三氟醋酸溶液为流动相 A,以含 0.1‰三氟醋酸的 90%乙腈溶液为流动相 B;流速为每分钟 1.0ml;柱温为 35℃,检测波长为 214nm。按表 10 - 3 进行梯度洗脱。取空白溶液,对照品溶液和供试品溶液各 100μl,分别注入液相色谱仪,记录色谱图,扣除空白溶液色谱峰后,供试品溶液的肽图谱应与对照品溶液的肽图谱一致。

表 10 - 3 重组人生长激素的梯度洗脱程序

时间(min)	流动相 A(%)	流动相 B(%)
0	100	0
20	80	20
45	75	25
70	50	50
75	20	80

(3)在含量测定项下记录的色谱图中,供试品溶液主峰的保留时间应与对照品溶液主峰的保留时间一致。

(4)取本品,加水溶解并稀释制成每 1ml 中含 1mg 的溶液,取此溶液 90μl,加两性电解质 10μl 和甲基红试液 2μl,混匀,作为供试品溶液;另取重组人生长激素对照品,同法制备,作为对照品溶液。取对照品溶液和供试品溶液各 10μl,加至上样孔,按照等电聚焦电泳法试验,供试品溶液主带位置应与对照品溶液主带位置一致。

【检查】

总蛋白:取本品适量,精密称定,加磷酸钾缓冲液(取磷酸二氢钾 1.70g,加水 400ml 溶解,用 0.1mol/L 氢氧化钠溶液调节 pH 值至 7.0,用水稀释至 500ml)溶解并定量稀释成在最大吸收波长处(约 280nm)吸光度为 0.5~1.0 的溶液,作为供试品溶液。按照紫外-可见分光光度法测定,记录最大吸收波长(约 280nm)和 320nm 波长处的吸光度(A_{max} 和 A_{320}),按下式计算供试品溶液中总蛋白的含量,以毫克计。

$$总蛋白含量 = V(A_{max} - A_{320})/0.82$$

相关蛋白质:取本品适量,加鉴别(1)项下的缓冲液溶解并稀释制成每 1ml 中含重组人生长激素 2mg 的溶液,作为供试品溶液。按照高效液相色谱法测定,用丁基硅烷键合硅胶为填充剂(5~10μm),以鉴别(1)项下的缓冲液-正丙醇(71:29)为流动相,调节流动相中正丙醇比例使重组人生长激素主峰保留时间为 30～36min；流速为每分钟 0.5ml；柱温为 45℃；检测波长为 220nm。取系统适用性溶液〔取重组人生长激素对照品，加鉴别（1）项下的缓冲液溶解并稀释制成每 1ml 中含 2mg 的溶液，过滤除菌，室温放置 24h〕20μl，注入液相色谱仪，重组人生长激素主峰与脱氨的重组人生长激素峰之间的分离度应不小于 1.0，重组人生长激素峰的拖尾因子应为 0.9～1.8。取供试品溶液 20μl，注入液相色谱仪，记录色谱图，按峰面积归一化法计算，总相关蛋白质不得大于 6.0%。

高分子蛋白质：取本品适量，按照【含量测定】项下方法检查，除去保留时间大于主峰的其他峰面积，按峰面积归一化法计算，保留时间小于主峰的所有峰面积之和不得大于 4.0%。

水分：取本品，按照水分测定法（通则 0832 第一法）测定，含水分不得超过 10.0%。

无菌：取本品，用适量溶剂溶解后，经薄膜过滤法处理，依法检查（通则 1101），应符合规定。

细菌内毒素：取本品，依法检查（通则 1143），每 1mg 重组人生长激素中含内毒素的量应小于 5.0EU。

菌体蛋白残留量：取本品适量，依法检查（通则 3413），每 1mg 重组人生长激素中菌体蛋白残留量不得超过 10ng。

外源性 DNA 残留量：取本品适量，依法检查（通则 3408），每 1 剂量重组人生长激素中宿主 DNA 不得超过 10ng。

生物活性：取本品，按照生长激素生物测定法（通则 1219）依法检查，每 1mg 蛋白中含生长激素不得少于 2.5U。（每年至少测定 1 次）

【含量测定】按照分子排阻色谱法（通则 0514）测定。

色谱条件与系统适用性试验：以适合分离分子量为 5000～60000 的球状蛋白的亲水改性硅胶为填充剂；以异丙醇-0.063mol/L 磷酸盐缓冲液（取无水磷酸氢二钠 5.18g、磷酸二氢钠 3.65g，加水 950ml，用磷酸调节 pH 值至 7.0，用水制成 1000ml）（3:97）为流动相；流速为每分钟 0.6ml；检测波长为 214nm。取重组人生长激素单体与二聚体混合物对照品，加 0.025mol/L 磷酸盐缓冲液（pH 值为 7.0）〔取 0.063mol/L 磷酸盐缓冲液（1→2.5）〕溶解并稀释制成每 1ml 中约含 1.0mg 的溶液，取 20μl 注入液相色谱仪，重组人生长激素单体峰与二聚体峰的分离度应符合要求。

测定法：取本品，精密称定，加 0.025mol/L 磷酸盐缓冲液（pH 值为 7.0）溶解并定量稀释制成每 1ml 中约含 1.0mg 的溶液，作为供试品溶液，精密量取供试品溶液 20μl 注入液相色谱仪，记录色谱图；另取重组人生长激素对照品，同法测定。按外标法以峰面积计算，即得。

【类别】生长激素类药。

【贮藏】密闭，于 2～8℃下保存。

【制剂】注射用重组人生长激素。

二、生物制品

【实例】静注人免疫球蛋白质量控制规程

静注人免疫球蛋白由健康人血浆经低温乙醇蛋白分离法或经批准的其他分离法分离纯化，去除抗补体活性并经病毒去除和灭活处理制成。静注人免疫球蛋白含适宜稳定剂，不含防腐剂和抗生素。

1. 基本要求

生产和检定用设施、原材料及辅料、水、器具、动物等应符合"凡例"的有关要求。生产过程中不得加入防腐剂或抗生素。

2. 制造

(1)原料血浆：血浆的采集和质量应符合"血液制品生产用人血浆"的规定。每批投产血浆应由 1000 名以上供血浆者的血浆混合而成。组分Ⅱ、组分Ⅱ＋Ⅲ沉淀或组分Ⅰ＋Ⅱ＋Ⅲ沉淀应冻存于－30℃以下，并规定其有效期。

(2)原液：采用低温乙醇蛋白分离法或经批准的其他分离法制备。所采用的生产工艺应能使制品中 IgG 亚类齐全，其值与正常人血清 IgG 亚类分布相近；应能保留 IgG 的 Fc 段生物学活性(通则 3514)。经纯化、超滤、除菌过滤后即为静注人免疫球蛋白原液。原液检定按 3.1 项进行。

(3)半成品：按成品规格配制，使成品中蛋白质含量不低于 50g/L，并加入适量麦芽糖或其他经批准的适宜稳定剂。半成品检定按 3.2 项进行。

(4)成品：分批应符合"生物制品分批规程"规定。分装应符合"生物制品分装和冻干规程"及通则 0102 有关规定。规格包括每瓶 0.5g(5％,10ml)、每瓶 1g(5％,20ml)、每瓶 1.25g(5％,25ml)、每瓶 2.5g(5％,50ml)、每瓶 5g(5％,100ml)、每瓶 10g(5％,200ml)。包装应符合"生物制品包装规程"及通则 0102 有关规定。

(5)病毒去除和灭活：生产过程中应采用经批准的方法去除和灭活病毒。若用灭活剂(如有机溶剂、去污剂)灭活病毒，则应规定对人安全的灭活剂残留量限值。

3. 检定

(1)原液检定：叙述如下。

蛋白质含量：依法测定(通则 0731 第三法)。

纯度：应不低于蛋白质总量的 95.0％(通则 0541 第二法)。

pH 值：用生理氯化钠溶液将供试品蛋白质含量稀释成 10g/L，依法测定(通则 0631)，pH 值应为 3.8～4.4。

残余乙醇含量：可采用康卫扩散皿法(通则 3201)，应不高于 0.025％。

抗补体活性：应不高于 50％(通则 3410)。

热原检查：依法检查(通则 1142)，注射剂量按家兔体重每 1kg 注射 0.5g 蛋白质，应符合规定。以上检定项目亦可在半成品检定时进行。

(2)半成品检定：无菌检查依法检查(通则 1101)，应符合规定。如半成品立即分装，可在除菌过滤后留样做无菌检查。

(3)成品检定：叙述如下。

鉴别试验：免疫双扩散法，依法测定(通则 3403)，仅与抗人血清或血浆产生沉淀线，与抗马、抗牛、抗猪、抗羊血清或血浆不产生沉淀线。

免疫电泳法：依法测定(通则 3404)，与正常人血清或血浆比较，主要沉淀线应为 IgG。

物理检查：外观应为无色或淡黄色澄明液体，可带轻微乳光，不应出现混浊。

可见异物依法：检查(通则 0904)，应符合规定。

不溶性微粒检查：依法检查(通则 0903 第一法)，应符合规定。

渗透压：摩尔浓度应不低于 240mOsmol/kg(通则 0632)。

装量：依法检查（通则0102）应不低于标示量。

热稳定性试验：将供试品置于57℃±0.5℃水浴中保温4h后,用可见异物检查装置,肉眼观察应无凝胶化或絮状物。

化学检定：pH值用生理氯化钠溶液将供试品蛋白质含量稀释成10g/L,依法测定（通则0631）,pH值应为3.8～4.4。

蛋白质含量：应不低于50g/L（通则0731第一法）。按标示装量计算,每瓶蛋白质总量应不低于标示量。

纯度：应不低于蛋白质总量的95.0%（通则0541第二法）。

糖及糖醇含量：如制品中加麦芽糖或蔗糖,应为90～110g/L；若加山梨醇或葡萄糖,则应为40～60g/L（通则3120）。

分子大小分布：IgG单体与二聚体含量之和应不低于95.0%（通则3122）。

（4）抗体效价：叙述如下。

抗-HBs：采用经验证的酶联免疫或放射免疫方法进行检测,每1g蛋白质应不低于6.0U。

白喉抗体：每1g蛋白质应不低于3.0HAU（通则3513）。

激肽释放酶原激活剂：应不高于35U/ml（通则3409）。

抗补体活性：应不高于50%（通则3410）。

抗A、抗B血凝素：应不高于1：64（通则3425）。

无菌检查：依法检查（通则1101）,应符合规定。

异常毒性检查：依法检查（通则1141）,应符合规定。

热原检查：依法检查（通则1142）,注射剂量按家兔体重每1kg注射0.5g蛋白质,应符合规定。

根据病毒灭活方法,应增加相应的检定项目。

4．保存、运输及有效期

该类药品应于2～8℃下避光保存和运输。自生产之日起,按批准的有效期执行。

5．使用说明

应符合"生物制品包装规程"规定和批准的内容。

知识点思维导图

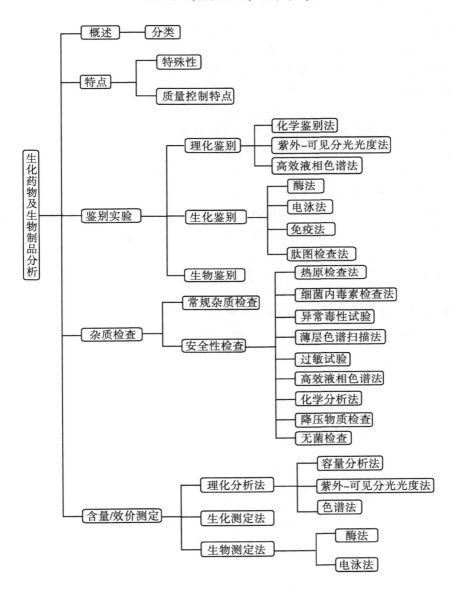

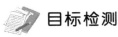 **目标检测**

一、选择题

【A型题】(最佳选择题,每题的备选答案中只有一个最佳答案)

1. 生物制品中的防腐剂含量测定属于(　　)检定项目

A. 物理性状检定   B. 化学检定   C. 安全性检定

D. 效力检定   E. 生物检定

2. 在血液制品生产过程中对原材料和成品都要严格进行 HBsAg 和抗-HCV、抗-HIV 检查，该检查项目属于安全性检查项目中的（　　）

A. 一般安全性检查   B. 杀菌、灭活和脱毒情况检查   C. 外源性污染检查

D. 过敏性物质检查   E. 有关杂质检查

3. 下面哪种方法既可定性又可定量检查细菌内毒素（　　）

A. 家兔试验法   B. 无菌试验法   C. 鲎试验法

D. 残余毒力试验法   E. 凝胶试验法

4.《中国药典》（2020 年版）将生物制品质量标准收载在（　　）

A. 一部   B. 二部   C. 三部

D. 四部   E. 五部

5. 生化药物的安全性检查不包括（　　）

A. 过敏性试验   B. 热原检查   C. 异常毒性试验

D. 灭活检查   E. 致突变试验

二、问答题

1. 简述《中国药典》（2020 年版）通则 0541 电泳法。

2. 生化药物和生物制品的鉴别试验方法有哪些？

3. 生化药物和生物制品的安全性检查项目有哪些？

4. 生化药物和生物制品的含量/效价测定方法有哪些？

（尹连红）

第十一章 体内药物分析

学习目标

【掌握】体内药物分析的应用特点、样品前处理方法、分析方法的建立与验证。

【熟悉】生物样品的种类、采集与制备方法、常用的体内样品分析方法。

【了解】体内药物分析的意义、性质及任务。

体内药物分析是一门研究生物机体(体液、器官和组织)中药物及其代谢物或内源性物质的质与量的变化规律的分析方法学。体内药物分析直接关系到药物研发、临床试验、药物作用机制探讨、药物质量评价、药物使用、药物监测等各个阶段的工作,在探求科学、安全、有效、合理用药方面具有重要作用。

课堂活动

为什么进行体内药物分析?体内药物分析的主要任务是什么?

第一节 体内药物分析的应用特点与要求

体内药物分析的特点有以下几点。

(1)生物样品中的干扰杂质多,需要经过一定步骤的分离、净化后才能进行分析。生物样品中含有蛋白质、脂肪、尿素等有机物,以及 Na^+、K^+ 等大量无机物;体内内源性物质与药物的结合物也能干扰测定;即使是药物本身在体内的代谢产物也往往干扰分析。

(2)生物样品来源有限,而且样品量一般较少,需要在特定条件下采集,不易重新获得。

(3)生物样品中药物浓度较低,需要浓缩、富集以适应分析方法的要求。此外,对分析方法的灵敏度及专属性要求较高,有时由于被测药物浓度极低,需要测定缀合物及代谢产物。

课堂活动

与常规药物分析相比,体内药物分析有哪些特点?如何根据生物药品的特点,选择合适的分析方法?

---

(4)药物浓度监测的分析方法简便、快速,以便迅速为临床用药及中毒解救提供数据和情报。

(5)工作量大,体内药物分析研究测定数据多,且结果处理复杂。

随着高效、长效药物的出现,临床治疗药物呈现出了一种新趋势,即药物剂量越来越小,生物样品中药物的浓度越来越低。因此,体内药物分析法应有高灵敏度、高选择性和高专属性,要求最低检测量一般为 $10^{-9} \sim 10^{-7}$ g,甚至需要高达 $10^{-15} \sim 10^{-12}$ g,分析方法应达到要求的精密度、准确度、具有较高的稳定的回收率等新的要求。

最常用的分析方法为高效液相色谱法(HPLC)、气相色谱法(GC)、高效毛细管电泳色谱法(high performance capillary electrophoresis chromatography,HPCE)、紫外分光光度法(ultraviolet spectrophotometry,UV)、荧光分析法、放射免疫测定法(radioimmunoassay,RIA)及各种联用技术如气相色谱-质谱法(gas chromatography-mass spectrometry,GC - MS)、液相色谱-质谱法(liquid chromatography-mass spectrometry,LC - MS)等。

第二节　生物样品与样品制备

一、生物样品的种类

血液、尿液、唾液、头发、脏器组织、乳汁、泪液、胆液、脑脊液、胃液、淋巴液等样品都可以作为体内药物分析的生物样品。当药物在血样中不易检出时,可以采用尿液样品进行检测,尿液可用于测定生物利用度、药物的尿排泄率等;少数药物,如苯妥英、卡马西平等的唾液药物浓度被认为可以代表血浆中游离的药物浓度,所以唾液也可以作为临床药物监测的生物样本;头发可用于药物滥用的监测及微量元素的含量测定。在进行动物试验研究药物在动物体内的吸收、分布、代谢以及药物过量中毒的解剖检验时,常采用胃、肠、肝、肺、脑、肌肉等组织作为生物样品。在特殊情况下可采用乳汁、精液、泪液等样品进行体内药物分析。

二、常用生物样品的采集和制备

(一)血液

血浆和血清是体内药物分析中最常用的样本,其中选用最多的是血浆。血浆中的药物浓度可以直接反映药物在体内作用部位的状况。血样主要用于药物代谢动力学、生物利用度、临床治疗药物浓度监测等研究与工作中,其测定方法大多是测定原形药物的总量。

1. 血样采集

在体内药物分析中,血样应能代表整个机体的血药浓度,所以应在药物于血液中分布均匀后取样。通常采用静脉取血,并根据血样的药物浓度和分析方法的灵敏度确定取血量,每次采血 $1 \sim 5$ ml。

2. 血浆的制备

将采集的静脉血液置于含有抗凝剂的试管中,混合后,以 $2500 \sim 3000$ r/min 离心 $5 \sim 10$ min 使血细胞分离,所得淡黄色上清液即为血浆。

3. 血清的制备

将采集的静脉血液置于试管中,放置 30min 至 1h,然后以约 1000g 离心力,离心 $5 \sim 10$ min,上层澄清的淡黄色液体即为血清。

4. 全血的制备

将采集的血液置于含有抗凝剂的试管中,但不经离心操作,保持血浆和血细胞处于均相,则称为全血。全血样品放置或自贮存处取出恢复室温后,可明显分为上、下两层,轻微摇动即可混匀。

【考纲提示】掌握血浆和血清的制备方法。

（二）尿液

1. 尿液的采集

采集的尿是自然排尿，需要注意避免阴道分泌物、精液、粪便等污染；对自然排尿困难或需细菌培养者，可在无菌操作下用导尿法或膀胱穿刺法采集。采集一定时间段尿液时，用量筒准确测定一定时间段内尿液的总体积后，留取适量置于试管中，做好记录供分析用，其余弃去。

2. 尿液的贮藏

尿液检验最好留取新鲜标本及时检查，否则尿液生长细菌，使其中的化学成分发生变化。尿液放置后会析出盐类，并有细菌繁殖、固体成分崩解，因而使尿液变混浊。因此，尿液必须加入适当的防腐剂保存。

（三）唾液

唾液是由腮腺、舌下腺和颌下腺3个主要的唾液腺分泌汇集而成的混合液体。不同唾液腺分泌液的组成受时间、饮食、年龄、性别及分泌速度变化等因素的影响。在静息状态时，腮腺和颌下腺分泌的唾液占唾液总量的90%，正常成年人唾液分泌量每天大约1200ml，与细胞外液所含电解质相同，包含有钠、钾、氯化物、碳酸氢盐、蛋白质或少量其他物质。唾液的pH值为6.2～7.4，当分泌增加时，pH值会更高。

1. 唾液的收集

唾液的采集一般在漱口后15min左右，应尽可能在刺激少的安静状态下进行，用插入漏斗的试管接收口腔内自然流出的唾液，采集时间至少要10min。采集混合唾液也可采用物理（嚼石蜡片、聚四氟乙烯或橡胶块等）或化学的（柠檬酸或维生素C放于舌尖，弃去后取样）方法刺激，使在短时间内得到大量唾液。

2. 唾液样品的制备

唾液采集后，应立即测量其除去泡沫部分的体积，放置后分成泡沫部分、透明部分及乳白色沉淀部分3层，分层后，以3000r/min离心10min，取上清液作为药物浓度测定的样品，直接测定或冷冻保存。

（四）组织

药物在脏器组织中的贮存情况可为药物的吸收、分布、代谢和排泄等体内过程提供重要信息，因此在药物动物试验及临床上由于过量服用药物而引起中毒死亡时，常常需要采集肝、肾、胃、脑等脏器及其他组织进行药物检测。

脏器组织中药物在测定之前需要进行检材均匀化，制成水基质溶液，然后再用适当的方法进行样本的前处理。样本的均匀化一般采用匀浆化法。取一定量的组织检材加入一定量的水或缓冲溶液，在杜恩斯匀浆器或刀片式匀浆机中匀浆，使被测药物溶解取上清液供萃取用。

（五）头发

毛发分析的优势在于取样方便，无伤害，受试者顺应性好，检样的掺伪可能性低，并且可以再次得到；能得到被检者数月至数年的用药情况；对某些特定的药物代谢物进行测定能够甄别滥用药物和临床药物。毛发分析的缺点在于实验材料的预处理繁杂、干扰多，含量低，需要精密仪器进行测定。

1. 头发的采集与洗涤

头发样品的采集要具有代表性和同一性。前额部位的头发中微量元素的含量最低,枕部含量最高。为达到较好的准确度,应从枕部取样为佳。采集时,于发根部(贴近头皮1cm)剪取0.5～1.0g头发,也可理发后随机收集短发。国际原子能委员会推荐使用的洗涤方式为丙酮-水-丙酮:丙酮浸泡、搅拌10min,用自来水漂洗3次,再用丙酮浸泡,搅拌10min,再用自来水、蒸馏水各洗3次。其他的洗涤方式有丙酮预洗,用表面活性剂(洗洁精、洗衣粉、0.05％～0.1％的十二烷基磺酸钠等)浸泡后,用自来水、蒸馏水各漂洗2～3次。

2. 头发样品的制备

常用的提取方法有直接甲醇提取法、酸水解(0.1mol/L盐酸)、碱水解(0.1mol/L氢氧化钠)、酶水解(β-葡萄糖苷酸酶/芳基硫酸酯酶)。酸水解是最常用的方法,在使头发全部溶解后,在形成均一溶液后提取。

三、生物样本的贮存

(一)冷藏与冷冻

血浆和血清都需要在采血后及时分离,一般最迟不超过2h,分离后再置于冰箱或冰柜中保存。血浆或血清应置于硬质玻璃或聚乙烯塑料离心管中密塞保存。短期保存时,应置于冰箱(4℃)冷藏;长期保存时,须置于冷冻柜(−20℃或−80℃～−70℃)中冷冻。

尿液采样后应立即测定,如需保存需加入防腐剂置于冰箱中保存,常用防腐剂有甲苯、二甲苯、三氯甲烷、醋酸、盐酸等。短期保存时,应置于冰箱(4℃)冷藏;长期保存时,须置于冷冻柜(−20℃或−80℃～−70℃)中冷冻。

唾液应在4℃以下保存,冷冻保存唾液时,解冻后有必要将容器内的唾液混合均匀后再进行分析,否则测定结果会产生误差。

冷冻样品测定时,需临时解冻。解冻样品应一次测定完毕,避免反复冻融(冷冻—解冻—冷冻—解冻),以防药物浓度下降。如果样品不能一次性测定完毕,应以小体积分装贮存,按计划进行测定。

(二)去活性

采样后,为防止含酶样品中的酶对被测组分进一步代谢,必须立即终止酶的活性。常用的方法有液氮快速冷冻、微波照射、匀浆及沉淀、加入氟化钠等酶活性阻断剂或维生素C等抗氧化剂、样品煮沸等。

> **课堂活动**
> 最常用的生物样本贮存时有哪些注意事项?

第三节　生物样品的前处理

药物在进入机体后,通常以多种形式存在,一部分与血浆蛋白结合形成蛋白结合型药物,一部分经生物转化生成代谢物,还有一部分形成缀合物。因此,在体内药物分析中,除了少数情况可以将生物样品作简单处理后直接测定药物及其代谢物外,一般在测定前要采取适当的样品预处理技术,为药物的测定创造良好的条件。

常用生物样品的预处理大致分为有机破坏法、去除蛋白质法、分离纯化与浓集法、缀合物的水解及化学衍生化法等。

一、有机破坏法

有机破坏法一般包括湿法破坏、干法破坏及氧瓶燃烧法 3 种。

1. 湿法破坏

本法以硝酸（或以硝酸为主的混酸）为消解液，与生物样品共热，生物介质被氧化破坏游离出待测组分。本法适用于血、尿、组织等各种生物样品的破坏，但主要用于头发样品中的金属元素测定。

关于样品的取用量，一般来说，含金属元素量应在 $10\sim100\mu g$ 范围内时，如果测定方法灵敏度较高，取样量可相应减少。一般脏器组织取样量为 10g、血样为 10ml、尿样为 50ml、发样为 0.2g。

2. 干法破坏

本法系将生物样品经高温炽灼，生物介质被灰化，经水或酸溶解后测定。本法也适用于血、尿、组织等各种生物样品的破坏，但主要用于头发样品中的金属元素测定。根据加热源的不同，本法可分为高温电阻炉灰化法和低温等离子灰化法。

3. 氧瓶燃烧法

本法是快速分解有机物的最简单方法，它不需要复杂设备，就能使有机化合物中的待测元素定量分解成离子型。本法适用于血样、头发或组织等生物样品的破坏。

【考纲提示】掌握生物样品的有机破坏方法有哪些。

二、去除蛋白质法

在测定血液样品时，首先应去除蛋白质，使蛋白结合型的药物释放出来，从而测定药物的总浓度。去除蛋白的常用方法有以下几种。

1. 溶剂沉淀法

加入一定量与水相混溶的有机溶剂（亲水性有机溶剂），溶液的介电常数下降，蛋白质分子间的静电引力增加而聚集；同时亲水性有机溶剂的水合作用使蛋白质水化膜脱水而析出沉降，并使与蛋白质结合的药物释放出来。常用的水溶性有机溶剂有乙腈、甲醇、乙醇、丙醇、丙酮、四氢呋喃等。

含药物的血浆或血清与水溶性有机溶剂的体积比为 1∶（1～3）时，就可以将 90% 以上的蛋白质除去。水溶性有机溶剂的种类不同时，析出的蛋白质形状亦不同，并且所得上清液的 pH 值也稍有差别。例如，用乙腈或甲醇时，上清液 pH 值为 8.5～9.5；用乙醇或丙酮时，上清液 pH 值为 9～10。

2. 中性盐析法

在高浓度中性盐存在的情况下，欲分离物质在水溶液中的溶解度降低并沉淀析出的现象称为盐析。在血液样品中加入中性盐，溶液的离子强度发生变化，部分蛋白质的电性被中和，蛋白质因分子间电排斥作用减弱而凝聚；同时中性盐的亲水性使蛋白质水化膜脱水而析出沉降。常用的中性盐有饱和硫酸铵、硫酸钠、硫酸镁、氯化钠、磷酸钠等。操作时，如按血清与饱和硫酸铵溶液的比例为 1∶2 混合，离心（10000r/min）1～2min，即可除去 90% 以上的蛋白质。

3. 加入强酸

当溶液 pH 值低于蛋白质的等电点时,蛋白质以阳离子形式存在,可与酸根阴离子形成不溶性盐而沉淀。常用的强酸有 10％三氯醋酸、6％高氯酸、5％偏磷酸及硫酸-钨酸混合液等。含药物血清与强酸的比例为 1:0.6 混合,离心(10000r/min)1～2min,就可以除去 90％以上的蛋白质。取上清液作为样品。

4. 加入含锌盐及铜盐的沉淀剂

当 pH 值高于蛋白质的等电点时,蛋白质分子中带阴电荷的羧基与金属阳离子形成不溶性盐而沉淀。常用的沉淀剂有 $CuSO_4 - Na_2WO_4$、$ZnSO_4 - NaOH$ 等。含药血清与沉淀剂的比例为 1:(1～3)时,可以将 90％以上蛋白质除去。离心分离后所得的上清液 pH 值分别为 5.7～7.3 和 6.5～7.5。

5. 超滤法

超滤法(ultrafiltration)是利用半透膜原理,以多孔性半透膜作为分离介质的一种膜分离技术。通过选用不同孔径的不对称性微孔滤膜,按照截留分子量的大小,可分离相对分子质量为 300000～1000000 的可溶性生物大分子。本法简便快捷,从样本处理到测定结束耗时 1～1.5h,且结果稳定、可靠,已成为游离药物分析的首选方法。因所需血样量极少,尤其适合 TDM 的血样分析。

6. 酶水解法

酶水解法常用葡萄糖醛酸苷酶(glucuronidase)或硫酸酯酶(sulfatase)。实际应用中最常用的是葡萄糖醛酸苷酶-硫酸酯酶的混合酶。酶水解法的缺点是由酶制剂带入的黏液蛋白可能导致乳化及色谱柱顶部阻塞,而且酶水解的时间较长,但是该法反应温和,很少使被测药物或共存物发生降解,且专属性较酸水解法强,所以被优先选用,尤其对于遇酸及受热不稳定的药物更为适合。

7. 热凝固法

当待测药物或代谢产物热稳定性好时,可采用加热的方法将一些热变性蛋白质沉淀。加热温度根据药物的热稳定性而定,通常可加热至 90℃。

【考纲提示】掌握生物样品中去除蛋白质的方法。

三、分离、纯化与浓集

对于大多数药物而言,生物样品的分析通常由两步组成:样品的前处理(分离、纯化、浓集)和对最终提取物的测定。前处理是为了除去生物介质中含有的大量内源性及外源性干扰物质,提取出低浓度的待测药物或代谢产物;或同时加以浓集,使其在所用分析技术的检测范围之内。分析方法的专属性部分取决于分析方法的特点,但主要取决于分析样品的前处理与制备技术。随着药物分析技术的不断提高,生物样品的前处理技术得到迅速发展,出现了许多集提取、纯化、浓缩、进样分析于一身的分离分析的新方法和新技术,如固相萃取法、自动化固相萃取技术、固相微萃取、膜萃取技术、微透析技术、超临界流体萃取法等。

1. 液液萃取法

液液萃取法(liquid-liquid extraction,LLE)是利用待测药物与内源性干扰物的油-水分配系数不同而进行的液相分离技术。多数药物是亲脂性的,在适当的有机溶剂中的溶解度大于在水相中的溶解度,而血样或尿样中含有的大多数内源性干扰物质是强极性的水溶性物质。

（1）溶剂的选择与纯度要求：选择溶剂时应注意以下几点。①了解药物与溶剂的理化性质，根据相似相溶的原则选择溶剂；②对药物的未电离分子可溶，对电离形式的分子不溶；③沸点低，易挥发、易浓集；④与水不相混溶；⑤无毒，不易燃烧；⑥不易形成乳化；⑦具有较高的化学稳定性和惰性；⑧不影响紫外检测。

（2）有机溶剂相和水相的体积：提取时所用的有机溶剂量要适当，一般有机相与水相（生物样品）容积比为 1∶1 或 2∶1。根据待测药物的性质及分析方法需要，可从实验中考察其用量与测定响应值之间的关系来确定有机溶剂的最佳用量。

（3）水相的 pH 值：采用 LLE 时，水相 pH 值的选择主要由药物的 pKa 确定。当 pH 值与 pKa 相等时，50% 的药物以非电离形式存在。作为一般规则，碱性药物在碱性 pH 值、酸性药物在酸性 pH 值介质中提取，但生物样品一般多在碱性条件下提取。

【考纲提示】掌握 LLE 的溶剂及水相 pH 值的选择时应注意的问题。

2. 固相萃取法

由于 HPLC，特别是反相 HPLC 的成功应用，使人们利用色谱理论，采用装有不同填料的小柱进行生物样品制备的固相萃取（solid‐phase extraction，SPE）技术日益受到重视。

（1）SPE 原理：将不同填料作为固定相装入微型小柱，当含有药物的生物样品溶液通过小柱时，由于受到"吸附""分配""离子交换"或其他亲和力作用，药物或干扰物质被保留在固定相上，可用适当溶剂洗除干扰物质，再用适当溶剂洗脱药物。

（2）SPE 固相的选择：选择固相（吸附剂）的原则与应用条件同 HPLC 测定法。一般来讲，固相与待测组分应具有相似的极性（或其分离机制符合待测组分的特性），含有待测组分的样品应使用极性相反的溶剂稀释后上柱，并用极性相反或相近的溶剂冲洗干扰物质，最后用极性相似的溶剂洗脱待测组分。

SPE 的填料种类繁多，可分成亲脂型（大孔吸附树脂、亲脂性键合硅胶）、亲水型（硅胶、硅藻土、棉纤维）和离子交换型 3 类，且亲脂型用得最多。

（3）SPE 方法的优点：①引入干扰物质少；②完全避免乳化的形成；③在优化条件下有较高的萃取率，重现性也较好；④可以用较少量的样品；⑤柱子可弃，无污染；⑥使用的溶剂大多可与水混合，易于自动化（on line analysis）。

（4）SPE 方法的缺点：①价格昂贵；②技术要求高；③批与批之间有差异；④柱子易阻塞，影响分离效果，样品需经预处理。

3. 自动化固相萃取

SPE 多采用商品化小柱，如国外的 Bond Elut、Sep‐pak 和国产的 PT 系列小柱等；也可根据需要选择吸附剂自行装填。对于单个样品处理，SPE 操作省时，但对于大量样品的处理，则有赖于半自动化和全自动化的仪器，使分析者从大量烦琐的操作中解脱出来。

4. 固相微萃取

1990 年，加拿大滑铁卢（Waterloo）大学 Pawliszyn 等人提出了一种新的固相萃取技术——固相微萃取（solid‐phase microextraction，SPME）。该法具有操作简单易行、快速、无须有机溶剂，集采样、萃取、浓集、进样于一体，能够与气相或液相色谱仪等联用而实现自动化。SPME 方法分为萃取过程和解吸过程 2 步。

（1）萃取过程：将萃取器针头插入样品瓶内，压下活塞，使具有吸附涂层的萃取纤维暴露在样品中进行萃取，经一段时间后，拉起活塞，使萃取纤维回缩到起保护作用的不锈钢针头中，然后拔出针头完成萃取过程,萃取方法可分为直接固相微萃取和顶空固相微萃取 2 种。

直接固相微萃取法(direct - SPME):将涂有高分子固相液膜的石英纤维直接插入样品溶液或气样中,对待测物进行萃取。经过一定时间达到分配平衡,即可取出进行色谱分析。

顶空固相微萃取法(head - space SPME,HS - SPME)与 direct - SPME:不同之处在于石英纤维停放在样品溶液上方进行顶空萃取,不与样品基体接触,避免了基体干扰。

(2)解吸过程:在气相色谱分析中采用热解吸法来解吸萃取物质。将已完成萃取过程的萃取器针头插入气相色谱进样装置的气化室内,压下活塞,使萃取纤维暴露在高温载气中,并使萃取物不断地被解吸下来,进入后续的气相色谱分析。

完成从萃取到分析的整个过程一般只需十几分钟,甚至更快。整个过程实现了无溶剂化,这不但减轻了环境污染,而且还有助于提高气相色谱的柱效、缩短分析时间。

5. 微透析技术

微透析(microdialysis,MD)技术实质上是一种膜分离技术,是一种利用膜透析原理,在不破坏(或很少破坏)生物体内环境的前提下,微量地对细胞液进行流动性连续采样的新型采样和色谱样品制备技术。将由膜制成的微透析探针植于需要取样的部位,用与细胞间液非常接近的生理溶液以慢速度($0.5 \sim 5\mu l/min$)灌注探针,由于膜内外待测组分的浓度差而使得膜外的体内待测组分进入膜内,并被灌注液带到体外,进入仪器,如毛细管电泳、微柱 HPLC 等进行分析。控制取样条件恒定、灌注液的组成和流速恒定,则微透析的回收率保持一定。

四、缀合物的水解

药物或其代谢物与体内的内源性物质结合生成的产物称为缀合物(conjugate)。内源性物质有葡萄糖醛酸(glucuronic acid)、硫酸、甘氨酸、谷胱甘肽和醋酸等,特别是前两种为最重要的内源性物质。例如,非那西丁在体内受肝微粒体酶的作用,脱烷基氧化成对乙酰氨基酚,后者与内源性葡萄糖醛酸或硫酸结合,生成缀合物——对乙酰氨基酚葡萄糖醛酸苷和对乙酰氨基酚硫酸酯。

由于缀合物较原型药物具有较大的极性,不易被有机溶剂提取。为了测定尿液中药物总量,无论是直接测定还是在萃取分离之前,都需要进行水解,将缀合物中的药物释出。

1. 酸水解

酸水解时,可加入适量的盐酸溶液。至于酸的用量和浓度、反应时间及温度等条件,随药物的不同而异。该法比较简便、快速,与酶水解法相比,其专一性较差。

2. 酶水解

对于遇酸及受热不稳定的药物,可以采用酶水解法。常用葡萄糖醛酸苷酶或硫酸酯酶。

3. 溶剂解

缀合物(主要是硫酸酯)往往可通过加入的溶剂在萃取过程中被分解,称为溶剂解(solvolysis)。例如,尿中的甾体硫酸酯在 pH 值为 1 时加醋酸乙酯提取,产生溶剂解。

五、化学衍生化

1. 光谱分析法

(1)紫外分光光度法:一些在紫外光区没有吸收或吸收系数小的药物,可以使其与紫外衍生化试剂反应,使生成对紫外检测器具有高灵敏度的衍生物。

（2）荧光分析法：具有天然荧光的药物很少。一些不具有天然荧光的药物,当采用荧光分光光度法测定浓度时,需先用荧光试剂进行衍生化,使生成荧光衍生物后才能测定。

2. 色谱分析法

（1）气相色谱法中的化学衍生化法：在气相色谱法中化学衍生化的目的是：①使极性药物变成非极性的、易于挥发的药物,使具有能被分离的性质；②增加药物的稳定性；③提高对光学异构体的分离能力。

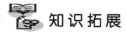 **知识拓展**

气相色谱法主要的衍生化反应

气相色谱法主要的衍生化反应有烷基化、酰化、硅烷化及生成非对映异构体衍生化等方法,其中以硅烷化法应用的最广泛。

（1）硅烷化：本法常用于具有 R—OH、R—COOH、R—NH—R′ 等极性基团药物的衍生化。所用三甲基硅烷化试剂,可以取代药物分子中极性基团上的活泼氢原子,而使药物生成三甲基硅烷化衍生物。常用的三甲基硅烷化试剂有三甲基氯硅烷（TMCS）、双-三甲基硅烷乙酰胺（BSA）、双-三甲基硅烷三氟乙酰胺（BSTFA）、三甲基硅烷咪唑（TMSI）等。

（2）酰化：本法常用于具有 R—OH、R—NH$_2$、R—NH—R′ 等极性基团药物的衍生化。常用酰化试剂有三氟乙酸酐（TFAA）、五氟丙酸酐（PFPA）、五氟苯甲酰氯（PFBC）等。

（3）烷基化：本法常用于具有 R—OH、R—COOH、R—NH—R′ 等极性基团药物的衍生化。常用烷基化试剂有碘庚烷（C$_7$H$_{15}$I）、叠氮甲烷（CH$_2$N$_2$）、氢氧化三甲基苯胺（TMAH）等。

（4）生成非对映异构体衍生化法：具有光学异构体的药物,由于 R(—)与 S(+)构型不同,使之具有不同的药效学特性和药动学特性。分离光学异构体的方法之一,就是采用不对称试剂,使其生成非对映异构体衍生物,然后采用气相色谱法进行分析测定。常用的不对称试剂有(S)-N-三氟乙酰脯氨酰氯、(S)-N-五氟乙酰脯氨酰氯等。

（2）高效液相色谱法中的化学衍生化法：液相色谱中的化学衍生化法主要有以下几个目的。①提高对样品的检测灵敏度；②改善样品混合物的分离度；③适合于进一步做结构鉴定,如质谱、红外、核磁共振等。

> **课堂活动**
>
> 生物样品前处理的方法有哪些? 如何根据生物样品选择合适的前处理方法?

进行化学衍生化反应应满足如下要求：①对反应条件要求不苛刻,且能迅速定量地进行；②对某个样品只生成一种衍生物,反应副产物（包括过量的衍生试剂）不干扰待测组分的分离和检测；③化学衍生化试剂方便易得、通用性好。

第四节 生物样品分析方法与方法验证

建立准确、可靠的生物样品分析方法是进行体内药物分析的基础。生物样品分析方法的建立,应充分利用现代科学技术的发展成就和现有成果。生物样品一般来自于全血、血浆、血清、尿液或其他生物介质,它们取样量少且构成复杂、存在诸多的内源性与外源性干扰物,如激素、维生素、胆汁及可能同服的其他药物等。在设计生物样品分析方法时,应充分考虑到实验室现有的或有可能在其他实验室使用的仪器设备条件,合理设计可行的分析方法。例如,使用 LC－MS 检测要求测试样品"清洁",可采用蛋白沉淀—溶剂萃取的生物样品制备方法;而采用免疫分析(IA)时,生物样品的制备方法可相对粗放,如经过简单的蛋白沉淀或溶剂萃取,甚至可不经过任何预处理而直接测定。

一、分析方法建立的一般步骤

(一)分析方法的选择

建立生物样品分析方法时,必须首先考虑选择适宜的检测方法,而生物样品中待测物的预期浓度范围是决定生物样品检测方法的首要因素。无论是从动物还是从人体内获得的生物样品,其中所含药物或其特定代谢产物的浓度大多较低($10^{-10} \sim 10^{-6}$ g/ml),且样品量常又很少,并且难以通过增加生物样品量提高方法灵敏度。因而在目前,在生物样品分析中常用的检测方法主要有色谱分析法、免疫分析法和生物学方法。各方法的特点及适用对象介绍如下。

1. 色谱分析法

色谱分析法主要包括气相色谱法(GC)、高效液相色谱法(HPLC)、色谱-质谱联用法(LC－MS、LC－MS－MS、GC－MS、GC－MS－MS)等,可用于大多数小分子药物的药代动力学及代谢产物研究,或基于药代动力学原理的生物利用度、生物等效性或治疗药物监测(TDM)等临床药学或临床药理学研究。近年来,随着液相色谱-飞行时间质谱联用(LC－TOF－MS)技术与设备的普及,本法已逐步应用于蛋白质、多肽等生物大分子类药物或内源性物质的检测与分析。

2. 免疫分析法

免疫分析法主要有放射免疫分析法(RIA)、酶免疫分析法(EIA)、化学发光免疫分析法(CFIA)等,多用于蛋白质、多肽等生物大分子类物质的检测。本法具有一定的特异性、灵敏度高,但原形药物与其代谢产物或内源性物质常有交叉反应。故本法不适用于小分子药物代谢研究或特定代谢产物的测定,主要应用于临床 TDM 及生物大分子类物质的药物动力学及其相关研究。

3. 生物学方法

生物学方法(如微生物学方法)常能反映药效学的本质,可用于抗生素类药物的体内分析,如生物利用度、生物等效性或临床 TDM 等生物样品的测定。生物学方法一般特异性较差,常需采用特异性高的方法(如色谱分析法)进行平行监测。然而,对于多组分及体内存在活性代谢产物的抗生素的药代动力学及代谢产物研究宜用色谱分析法。

综上所述,由于色谱分析法具有较高的灵敏度、特异性和准确性,能适应大多数药物的检测需要。同时随着色谱联用技术的完善与仪器的普及,目前色谱分析法,尤其是 HPLC 及其联用技术 LC－MS 与 LC－MS－MS 已经成为生物样品中药物及其代谢产物分析检测的

> **课堂活动**
>
> 体内药物分析的方法有哪些,适用范围是什么?

首选方法。免疫分析法与生物学方法主要用于生物大分子和抗生素类药物的生物利用度测定与临床 TDM;为进行药物滥用或中毒患者的样品分析,尤其是在临床药学工作中,分光光度法或薄层色谱法等仍不失为简便、可行的分析方法。

（二）分析方法的建立

分析方法初步拟定后,需进行一系列的试验工作,以选择最佳的分析条件,并对分析方法进行方法学验证,以确认是否适用于实际生物样品的分析。分析方法的建立和验证过程系同步进行的,是不能截然划分的。本节将以色谱分析法为例分步讨论分析方法建立的过程。

1. 色谱条件的筛选

取待测药物或其特定的活性代谢产物、内标物质(必要时)的标准物质(对照品或标准品,或符合标准的原料药,或已知纯度化合物),按照拟定的分析方法(不包括生物样品的预处理步骤)进行测定,并通过调整色谱柱的型号或牌号(填料的性状、粒径、柱长度等)、流动相(组分及其配比)及其流速、柱温、进样量、内标物质的浓度及其加入量等条件,使待测药物与内标物质具有良好的色谱参数(n、R、T)及峰面积比值,并具有适当的保留时间(t_R)以避开内源性物质的干扰;选择适当的检测器,以获得足够的方法灵敏度(LOQ)。

2. 色谱条件的优化

(1)试剂与溶剂试验:取待测药物的非生物介质溶液(通常为水溶液),按照拟定的分析方法进行衍生化反应、萃取分离等样品预处理(反应试剂、衍生化试剂、萃取溶剂等)后,进样分析以考察反应试剂对测定的干扰(方法特异性)。通过改变反应条件、萃取方法或萃取条件(萃取溶剂的极性、混合溶剂的配比,固相萃取填料性质、冲洗剂与洗脱剂及其用量等),使空白试剂色谱峰不干扰药物的测定(分离度应>1.5)。

本步骤主要考察需经化学反应的预处理过程,若预处理过程仅为生物样品的提取分离,则可不进行该步骤,直接进行空白生物介质试验。

(2)生物介质试验:取空白生物介质,如空白血浆,按照拟定的生物样品预处理与样品分析方法操作。考察生物介质中的内源性物质(endogenous substances)对测定的干扰(方法特异性),在待测药物、特定的活性代谢产物、内标物质等的"信号窗"(色谱峰附近的有限范围)内不应出现内源性物质信号。

(3)质控样品试验:取空白生物介质,按照实际生物样品中药物的预期浓度范围,加入待测药物的标准物质制成标准样品和质控(quality control,QC)样品,按照"生物介质试验"项下方法试验,建立分析方法的定量范围与标准曲线,并进行方法的精密度与准确度、灵敏度、提取回收率,以及样品与溶液的稳定性等各项参数的验证和介质效应的评估;同时进一步验证待测药物、内标物质与内源性物质或其他药物的分离效能。例如,色谱峰的 t_R、n 和 T 是否与水溶液的一致,色谱峰是否为单一成分,标准曲线的截距是否显著偏离零点等,均可说明内源性物质是否对待测药物或内标物质构成干扰。

3. 实际样品的测试

通过空白生物介质和质控样品试验,所建立的分析方法及其条件尚不能完全确定是否适合于实际样品(incurred samples)的测定。因为药物在体内可能与内源性物质结合(如与血浆蛋白结合),或经历各相代谢生成数个代谢产物及其进一步的结合物或缀合物(conjugates),使得从体内获得的实际生物样品变得更为复杂,所以在分析方法建立后,尚需进行实际生物样品的测试,考察代谢产物对药物、内标物质的干扰情况,以进

> **课堂活动**
>
> 体内药物分析中色谱的影响因素和优化项目有哪些?

一步验证方法的可行性。

所以,在分析方法建立之前应充分了解待测药物在体内的代谢动力学过程,从而使拟定的分析方法尽可能地避免受到代谢产物的干扰和适用于实际生物样品的测定。若待测药物的体内代谢情况及其代谢动力学参数尚无文献报道,则可通过比较质控样品和实际生物样品的检测信号。如 HPLC 图谱中被测药物色谱峰的 t_R、n 和 T 是否一致,确证该色谱峰是否受到代谢产物的干扰,必要时可通过二极管阵列检测(HPLC - DAD)或质谱检测(LC - MS)确证被测色谱峰的同一性。

二、分析方法的验证

建立可靠的和可重复的定量分析方法是进行生物样品分析的基础。为了保证分析方法的可行性与可靠性,在用于实际样品的分析之前,必须对生物样品分析方法进行充分的方法学验证(validation)。生物样品分析方法的验证分为全面验证(full validation)和部分验证(partial validation)2 种情况。

(一)全面验证

1. 特异性

方法的特异性(specificity)又称为专属性或专一性,通常与选择性(selectivity)互用。方法的特异性系指在有干扰物质存在时,分析方法能够准确、专一地测定待测物的能力。通常表示所检测的信号(响应)是属于待测药物或特定的活性代谢产物所特有的,即不存在干扰信号。所以,验证一个分析方法是否具有特异性,应着重考虑以下几点:①内源性物质的干扰;②未知代谢产物的干扰;③配伍使用药物的干扰;④与参比方法的相关性。

【考纲提示】掌握特异性定义。

2. 标准曲线与定量范围

标准曲线(standard curve)也称为校正曲线(calibration curve)或工作曲线(working curve),反映了生物样品中所测定药物的浓度与仪器响应值(如 HPLC 峰面积)的关系,一般用回归分析法所得的回归方程来评价。

标准曲线建立的一般步骤如下。

(1)系列标准溶液的制备:依据待测物的预期浓度范围和待测物与响应值的关系性质确定标准曲线的浓度个数,线性模式的标准曲线至少应包含 6 个浓度点(不包括零点,即空白样品),非线性模式的浓度点应适当增加。标准溶液的浓度系列一般为等比梯度模式,通常比例常数约为 2,这样可以有限的浓度点覆盖较宽泛的浓度范围,如 1、2、5、10、20、50、100。

(2)内标溶液的制备:内标溶液的浓度一般选择与系列"标准溶液"的几何平均浓度,即标准曲线的中间浓度(当系列标准溶液浓度为 1、2、5、10、20、50 和 100 时,中间浓度为 10)相当。

(3)系列标准样品的制备:取空白生物介质数份,分别加入系列标准溶液适量,涡旋混匀,即得系列浓度的标准样品(standard samples),其浓度范围可覆盖全部待测生物样品预期浓度。同时制备空白样品(待测药物浓度为零的标准样品)。

(4)标准曲线的绘制:取系列标准样品,按拟定方法预处理后分析,以待测药物的检测响应(如色谱峰面积)或与内标物质(内标法)的响应的比值(因变量,y)对标准样品中的药物浓度(自变量,x),用最小二乘法或加权最小二乘法进行线性回归分析,求得回归方程($y = a + bx$)及其相关系数(γ),并绘制标准曲线。标准曲线的定量范围要能覆盖全部待测生物样品中的药物浓度范围。

3. 定量下限

定量下限(lower limit of detection,LLOQ)是标准曲线上的最低浓度点,表示方法的灵敏度,即测定样品中符合准确度和精密度要求的最低药物浓度。

(1)测定法:取同一生物介质,制备至少 5 个独立的标准样品,其浓度应使信噪比(S/N)大于 5,依法进行精密度与准确度验证。

(2)限度要求:其准确度应在标示浓度的80%~120%范围内,相对标准差(relative standard deviation,RSD)应小于 20%。在药代动力学与生物利用度研究中,LLOQ 应能满足测定 3~5 个消除半衰期时生物样品中的药物浓度或能检测出 C_{max} 的1/20~1/10的药物浓度。

4. 精密度与准确度

精密度(precision)指在确定的分析条件下相同生物介质中相同浓度样品的一系列测量值的分散程度,通常用 QC 样品的 RSD 表示。在体内药物分析中,方法精密度除要评价批内(within-run 或 intra-batch)RSD 外,同时还应评价批间(between-run 或 inter-batch)RSD。在测定批内 RSD 时,每一浓度至少制备并测定 5 个样品。为获得批间 RSD,应在不同天(每天 1 个分析批)连续制备并测定,至少有连续 3 个分析批(analytical run),不少于 45 个样品的分析结果。

准确度(accuracy)指在确定的分析条件下测得的生物样品浓度与真实浓度的接近程度,通常用 QC 样品的实测浓度与标示浓度的相对回收率(relative recovery,RR)或相对偏差(relative error,RE)表示。准确度可通过重复测定已知浓度的待测物样品获得。

一般选择高、中、低 3 个浓度的 QC 样品同时进行方法的精密度和准确度考察。低浓度通常选择在 LLOQ 的 3 倍以内;高浓度接近定量上限(upper limit of detection,ULOQ);中间浓度选择平均浓度(通常为几何平均浓度,即以几何级数排列的标准曲线的中部)附近。

【考纲提示】掌握精密度和准确度的定义。

5. 样品稳定性

样品稳定性验证内容包括在 1 个分析批内含药生物样品和制备样品的短期稳定性和在整个样品分析期间含药生物样品及标准物质储备溶液的长期稳定性。

(1)短期稳定性:在 1 个分析批内的操作过程中,含药生物样品在室温等待处理、生物样品的处理过程(如提取、净化及浓缩)中,以及制备样品(处理后的样品溶液)在室温或特定温度下(如 HPLC 自动进样时设定进样室温度)等待进样测试期间,样品中待测物的稳定性应予以考察,以保证检测结果的准确性和重现性。

(2)长期稳定性:在整个样品分析期间,含药生物样品的长期储藏、冻融,以及标准储备液的稳定性也将影响着分析结果准确和重现。所以,需对含药生物样品在冰冻(−20℃或−80℃)和冻融条件下、标准储备液在特定温度(如 4℃或−20℃)下以及不同存放时间进行稳定性评价,以确定生物样品和标准储备液稳定的存放条件和时间,应在确保样品稳定的条件下进行测定。

(3)测定方法与要求:测定法与限度要求:取高、中、低 3 个浓度的 QC 样品(或溶液),于适当的容器(玻璃或聚丙烯容器)内,在不同条件下、存放不同时间(测定时可能需要的时间)后,每个样品(或溶液)重复测定 3 次以上,其平均值的偏差应在零时测定值的±5%以内(若样品经衍生化处理则限度为±15％）。若考察时间在1个工作日以上，则应与新制QC样品在相同条件下的测定值比较。

6. 提取回收率

提取回收率（extraction recovery）系指从生物样本介质中回收得到待测物的响应值与标准物质产生的响应值的比值，通常以"％"表示。待测物的提取回收率用于评价样品处理方法将生物样品中待测物从生物介质中提取出来的能力。

（1）测定法：取空白生物介质，加入标准溶液，制备高、中、低3个浓度的QC样品，每一浓度至少5个样品，依据拟定的分析方法操作，每个样品分析测定1次。另取空白生物介质，按照QC样品同法处理后，加入等量的标准溶液（必要时除去溶剂），同法制备相同的高、中、低3个浓度的标准对照样品，同法测定。将测得的QC样品的信号强度（如HPLC峰面积）与标准对照样品测得的信号强度比较，计算提取回收率（式11-1）。

$$R = \frac{A_T}{A_S} \times 100\%$$ （式11-1）

式中，R为提取回收率；

A_T为QC样品经制备处理后的信号强度（如HPLC峰面积）；

A_S为标准对照样品的信号强度（同A_T）。

在提取回收率的测定过程中，若采用内标法校正，则内标物质应在提取之后、溶剂蒸发（如必要）之前加入，以校正由于提取溶剂的蒸发、残渣的复溶以及分析测定等非提取过程造成的待测药物的损失。提取回收率计算公式见式11-2。

$$R = \frac{R_T}{R_S} \times 100\%$$ （式11-2）

式中，R_T为QC样品经制备处理后的相对信号强度（如HPLC峰面积比）；

R_S为标准对照样品的相对信号强度（同R_T）。

（2）限度要求：在药代动力学和生物利用度研究中，高、中、低3个浓度的提取回收率应一致、精密和可重现。中、高浓度的RSD应不大于15％，低浓度的RSD应不大于20％。

7. 分析方法的质量控制

未知生物样品的分析应在生物样品分析方法验证完成以后开始。同时，在未知样品分析过程中应进行方法学质量控制，以保证所建立的方法在实际应用中的可靠性。在方法学质控中，推荐由独立的人员配制不同浓度的QC样品对分析方法进行质量监控。整个分析过程应当遵从预先制订的实验室标准操作规程（standard operating procedure，SOP）以及GLP原则。

8. 未知生物样品浓度超出定量范围的处理

（1）浓度高于ULOQ：应分取部分样品用相应的空白生物介质稀释至方法规定体积后重新测定。

（2）浓度低于LLOQ：对于浓度低于LLOQ的样品，可增加未知样品的体积，使制备样品的浓度高于LLOQ。

9. 作为外源性药物使用的内源性物质的测定

由于生物介质中存在内源性的该物质，使得难以测定分析方法的LLOQ和准确度。此时，可通过以下方法制备空白生物介质。

（1）对生物介质进行处理：将生物介质通过活性炭过滤、透析等技术去除所含的该内源性物质后,作为空白生物介质使用。

(2)使用不含内源性物质的生物介质:对生物参数随周期性变化的内源性物质(如雌性激素),可在特定的生物周期阶段采取不含该物质的生物介质作为空白生物介质。

(3)使用替代基质:对某些内源性物质可使用其他介质替代空白生物介质,如兔血浆、人血清蛋白、缓冲液、0.9%氯化钠溶液等。

10. 微生物学和免疫学方法的验证

微生物学或免疫学分析方法验证实验应包括在几天内进行的 6 个分析批,每个分析批应包括 4 个浓度(LLOQ、低、中、高浓度)的质控双样本。

11. 名词解释

(1)标准物质(reference standard):用于制备标准样品和 QC 样品的待测物的参比标准,在结构上可以是待测物本身,也可以是其游离碱或酸、盐或酯。常用的标准物质主要有 3 种来源:①法定标准物质(如 ChP 标准品或对照品、USP 标准品);②市售标准物质(来自于具有良好信誉的供应商);③分析实验室或科研机构自行合成和(或)纯化的具有一定纯度的化合物。

(2)生物介质(biological matrix):一种生物来源的物质,能够以可重复的方式采集和处理。例如,全血、血浆、血清、尿、粪、各种组织等。

(3)介质效应(matrix effect):由于样品中存在除待测物以外的其他干扰物质(包括配伍给药的其他药物)对响应造成的直接或间接的影响(改变或干扰)。

(4)标准样品(standard sample):在空白生物介质中加入已知量待测物标准物质制成的样品,用于建立标准曲线,计算质控(QC)样品和未知样品中待测物的浓度。

(5)质控样品(quality control sample):质控样品即 QC 样品,指在空白生物介质中加入已知量待测物标准物质制成的样品,用于监测生物分析方法的效能和评价每一分析批中未知样品分析结果的完整性和正确性。

(6)未知样品(unknown sample):未知样品亦称研究样品(study sample),是作为分析对象的生物样品。

(7)制备样品(processed sample):待测样品经过各步骤(如提取、纯化、浓缩等)处理制成的、直接用于仪器分析的试样。

(8)分析批(analytical run/batch):分析批包括未知样品、适当数目的标准样品和 QC 样品的完整系列。由于仪器性能的改善和自动进样器的使用,1d 内可以完成几个分析批,1 个分析批也可以持续几天完成,但连续测量不宜超过 3d。

【考纲提示】评价体内药物分析方法的效能指标包括哪些项目?如何区分检测限和定量限?

(二)部分验证

将一个已经验证的分析方法用于生物样品分析时,在某些情况下需要对分析方法进行再验证,但并非对分析方法的所有效能参数进行再验证,而是进行部分参数的再验证,即分析方法的部分验证。

1. 改变分析方法或样品处理过程

当为适用于不同的分析目的而对分析方法进行修订时,若改变检测系统、定量浓度范围或生物样品的预处理过程等,则需要进行不同程度的部分验证。例如:生物样品中预期浓度的显著改变,标准曲线与定量范围随之发生变化;HPLC-MS 改为 HPLC-UV,方法的特异性、标准曲线与定量范围以及与之相关的(准确度与精密度)QC 样品发生改变;改变生物样品的预处理方法,除生物样品的稳定性外,分析方法的各项效能参数将受到全面的影响。

2. 分析方法在实验室之间转移

当一个经过全面验证的生物样品分析方法在不同的分析实验室之间进行转移时，其所涉及的仪器型号、生物样品的预处理过程及色谱分析条件与操作程序均未改变，进行简单的部分验证即可，如方法的重现性。

3. 改变生物介质或待测样品

当为适用于不同分析对象而对分析方法进行修订时，如不同物种的同一种生物介质（如大鼠血浆和人血浆）或同一物种的不同生物介质（如人血浆和人尿液），应根据具体情况进行部分验证。当分析方法应用于相同物种、相同生物介质但使用不同抗凝剂的生物介质时，将对方法的特异性、样品的稳定性等进行再验证；当分析方法应用于复方给药后的生物样品分析时，由于其他药物成分及其代谢物的存在，应对方法的特异性进行再验证。另外，当分析对象是有限的生物样品或稀少生物介质时，也可仅进行部分验证。

知识点思维导图

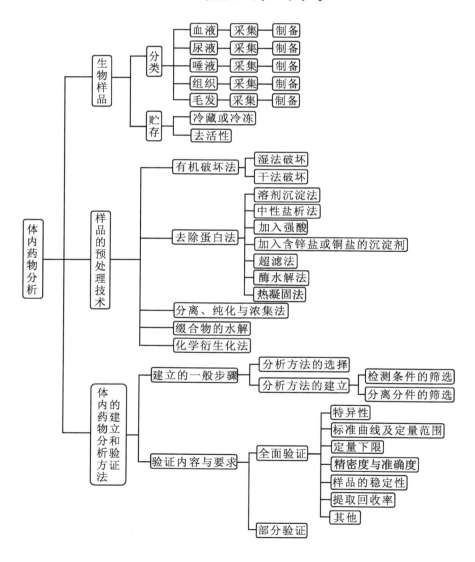

目标检测

一、选择题

【A 型题】（最佳选择题,每题的备选答案中只有一个最佳答案）

1. 下列哪一项不属于体内药物分析的特点（   ）

    A. 被测物不稳定   B. 药物浓度低   C. 样品的易变性

    D. 干扰多   E. 样品少

2. 从机体采集的血液加抗凝剂经离心后得到的上清液被称为（   ）

    A. 血浆   B. 血清   C. 血球   D. 血样   E. 全血

3. 药物的冷冻贮存指（   ）

    A. $4\sim8℃$ B. $-20℃$以下   C. $-18℃$以下   D. $0\sim4℃$ E. $-80℃$

4. 尿样的采集一般为（   ）

    A. 服药后 8h   B. 服药后 $2\sim12h$ C. 服药后 24h

    D. 服药后一定时间内总量   E. 服药后 4h

5. 影响液液萃取的最主要因素是（   ）

    A. 离子强度   B. 溶剂量   C. 水相 pH   D. 提取次数   E. 提取时间

6. 标准曲线通常用（   ）来评价

    A. 相关系数   B. 定量范围   C. 回归方程   D. 线性   E. 定量限

7. 可用于表示方法的灵敏度的效能指标是（   ）

    A. 线性   B. RSD   C. 相关系数   D. 定量下限   E. 准确度

8. 表示生物样品测定方法准确度的是（   ）

    A. 回收率   B. 定量限   C. 精密度   D. 线性范围   E. 重复性

9. 分析方法学研究中要求考察稳定性,以下内容中哪一项不属于稳定性试验内容（   ）

    A. 长期贮存稳定性   B. 短期室温稳定性   C. 冷冻-解冻稳定性

    D. 流动相稳定性   E. 短期 4℃稳定性

10. 表示生物介质中药物最低可测浓度的是（   ）

    A. 线性范围   B. 定量限   C. 检测限   D. 可信限   E. 精密度

二、问答题

1. 简述体内药物分析样品的预处理技术。

2. 简述体内药物分析全面验证的技术指标。

（尹连红）

第十二章 药品质量分析标准的制定及方法验证

学习目标

【掌握】药品质量标准制定的基本原则和主要内容。

【熟悉】药品质量标准的定义、作用以及分析方法的验证。

【了解】药品质量标准的修订要求。

药品是特殊的商品,其质量的优劣直接关系到人民的健康与生命。药品质量标准是保证人民用药安全有效,促进药品生产发展的一项重要措施。因此,制定一个严格的药品质量标准非常重要。一个科学、完整的药品质量标准的制定,应是药品各项研究工作的综合,需要各方面的协作和配合。在制定过程中,同时还要结合我国实际情况,制定出一个既符合国情又有较高水平的药品质量标准。本章主要介绍药品质量标准制定的原则、主要内容以及质量标准分析方法的验证等内容。

第一节 概 述

一、药品质量标准的定义和作用

国家对药品质量标准有强制执行的标准,即国家药品标准。药品的质量标准是国家对药品质量、规格及检验方法所做的技术规定,是药品生产、供应、使用、检验和药政管理部门共同遵循的法定依据。因此,药品质量标准是保证人民用药安全有效,促进药品生产发展的一项重要措施。严格的药品质量标准对我国的医药科学技术、生产管理、经济效益和社会效益产生良好的影响与促进作用,有利于促进药品国际技术交流、推动进出口贸易的发展以及新药的研制。

二、药品质量标准的制定原则

药品质量标准制定的原则是:坚持质量第一,充分体现"安全有效、技术先进、经济合理、不断完善"的原则。制定出既符合我国国情,又具较高水平的药品质量标准。具体地说,制定药品质量标准应遵循下述原则。

1. 安全性、有效性

药品质量的优劣主要体现在药物的安全性和有效性,安全性主要表现为药品的毒副反应小;有效性主要指药物的疗效确定。

2. 针对性

根据药品的来源、性质、用途、生产、流通和使用等环节考虑有针对性的药品检测项目及合理的限量,如原料药比制剂的纯度要求更严格,注射剂和内服制剂比外用药物要求更严格。

3. 先进性

应根据"准确、灵敏、简便、快速"的检测原则,在我国国情允许的情况下,尽可能采用先进的方法和技术,与国际接轨,与时俱进。

4. 规范性

依据国家食品药品监督管理部门规定的基本原则、基本要求和一般格式规范地进行制定,以保证药品质量标准的规范性。

5. 长期性

随着科学技术的发展,新的检测分析方法不断出现,药品质量标准也将不断提高,原有的质量标准不足以控制药品质量时,需要进行及时的修订、补充和增删。

第二节　药品质量标准制定的主要内容

国家药品质量标准的主要内容有名称、性状、鉴别、检查、含量测定、类别和贮藏等。

一、药品名称

在制定药品质量标准时,首先要确定药品的法定名称。药品质量标准中药品的名称包括中文名、汉语拼音名和英文名 3 种。中文名称是按照"中国药品通用名称"(Chinese approved drug names,CADN)推荐的名称以及命名原则命名的,《中国药典》收载的药品中文名称均为法定名称;英文名称除另有规定外,均应采用世界卫生组织制定的"国际非专利药品名"(international nonproprietary name for pharmaceutical substances,INN)。

> **课堂活动**
>
> 在新药研发时,我们怎样确定一个药品的名称,有何具体要求?

药物的中文名称应尽量与英文名称对应,可采用音译、意译或音意合译,一般以音译为主。

二、性状

药品的性状是药品质量标准的重要标志之一,主要包括药品的外观、臭、味、溶解性、一般稳定性及物理常数等,反映了药物特有的物理性质,在一定程度上可以反映药品的内在质量。

(1)外观与臭味:药品的外观是对药品的色泽和外表感观的规定,一般用文字对正常的外观形状做出描述,具有一定的鉴别意义。

(2)臭:臭指药品本身固有的气味。如氨茶碱,微有氨臭。

(3)味:味指具有特殊味觉的药品。如尼可刹米,味苦。

(4)溶解度:溶解度是药品的一种物理性质。各药品项下选用的部分溶剂及其在该溶剂中的溶解性能,可供制剂或配制溶液时参考。《中国药典》中药物的溶解性用术语来表示,如"极易溶解""易溶""溶解""略溶""微溶""极微溶解""几乎不溶或不溶"等,《中国药典》现行版凡例中对以上术语有明确的规定。

(5)物理常数：物理常数包括相对密度、馏程、熔点、凝点、比旋度、折光率、黏度、吸收系数、碘值、皂化值和酸值等；其测定结果不仅对药品具有鉴别意义，也可反映药品的纯度，是评价药品质量的主要指标之一。

三、鉴别

鉴别是用规定的方法对药物的真伪进行判断，是控制药品质量的重要环节。鉴别项下规定的试验方法，系根据反映该药品某些物理、化学或生物学等特性所进行的药物鉴别试验，不完全代表对该药品化学结构的确证。鉴别选用的方法应尽可能具有专属性强、重现性好、灵敏度高及操作快速简便的特点，主要依据该药品的化学结构和理化性质。

四、检查

检查项下包括反映药品的安全性与有效性的试验方法和限度、均一性与纯度等制备工艺要求等内容；对于规定中的各种杂质检查项目，系指该药品在按既定工艺进行生产和正常贮藏过程中可能含有或产生并需要控制的杂质（如残留溶剂、有关物质等）；改变生产工艺时需另考虑增修订有关项目。《中国药典》现行版凡例中规定检查项下包括有效性、均一性、纯度要求和安全性4个方面的内容。

安全性检查的目的是在正常用药的情况下，保证用药的安全，如"热原检查""细菌内毒素检查""异常毒性检查""过敏试验""升降压物质检查"等。

有效性检查以动物试验为基础，最终以临床疗效来评定。有效性检查一般是针对某些药品的特殊药效需要进行的特定项目的检查，如对抗酸药品需检查"制酸力"，主要控制除真伪、纯度和有效成分含量等因素以外其他可能影响疗效的因素。

均一性主要指制剂的均匀程度，如片剂等固体制剂的"重量差异""装量差异""溶出度"及"含量均匀度"检查等。

纯度检查是药品检查项下的主要内容，是对药物中的杂质进行检查，即限度检查。

五、含量测定

含量测定是测定药品中有效成分的含量或者效价，是保证药品质量的重要手段。常用的含量测定方法有理化方法和生物学方法，使用理化方法测定药物的含量，称为"含量测定"，测定结果一般用含量百分率（%）来表示。生物学方法包括生物检定法和微生物检定法，是根据药物对生物或微生物作用的强度来测定含量的方法，常称为"效价测定"，测定结果通常用"效价（国际单位，IU）"来表示。对于测定方法的选择，除应要求方法的准确性与简便性外，还应强调测定结果的重现性，含量测定必须在鉴别无误、杂质检查合格的基础上进行。含量测定进一步证明了药品的真伪、纯度，也证明了药品的疗效价值。

六、类别

药品的类别指按药品的主要作用、主要用途或学科划分的类别，如抗高血压药、降血糖药等。

七、贮藏

贮藏项下的规定,系为避免污染和降解而对药品贮存与保管的基本要求,其常用术语有遮光、避光、密闭、密封、熔封或严封、阴凉处、凉暗处、冷处及常温等。

第三节　药品质量标准分析方法验证

药品质量标准分析方法验证的目的是证明采用的方法是否适合于相应检测要求。在建立药品质量标准时,分析方法需经验证;在药品生产工艺变更、制剂的组分变更、原分析方法进行修订时,质量标准分析方法也需进行验证。

需验证的分析项目有鉴别试验、杂质检查、原料药或制剂中有效成分含量测定,以及制剂中其他成分(如防腐剂等)的测定;药品溶出度、释放度等检查中,其溶出量等的测试方法也应做必要验证。

分析方法验证的内容有准确度、精密度(包括重复性、中间精密度和重现性)、专属性、检测限、定量限、线性、范围和耐用性等。应视具体方法拟订验证的内容。

一、准确度

准确度系指用该方法测定的结果与真实值或参考值接近的程度,由于真实值无法准确知道,一般用回收率(%)表示。准确度应在规定的范围内测试。回收率测定是用已知纯度的对照品做加样回收测定,即于已知被测成分含量的供试品中再精密加入一定量的已知纯度的被测成分对照品,依法测定。用实测值与供试品中含有量之差,除以加入对照品量计算回收率。

$$回收率(\%) = \frac{测得量}{加入量} \times 100\% \qquad (式 12-1)$$

1. 原料药和制剂含量测定方法的准确度

原料药可用已知纯度的对照品或供试品进行测定,或用本法所得结果与已知准确度的另一个方法测定的结果进行比较。制剂可用含已知量被测物的各组分混合物进行测定。如不能得到制剂的全部组分,可向制剂中加入已知量的被测物进行测定,或用本法所得结果与已知准确度的另一个方法测定结果进行比较。

如该分析方法已经测试并求出了精密度、线性和专属性,在准确度也可推算出来的情况下,这一项可不必再做。

2. 杂质定量测定的准确度

在验证杂质定量分析方法的准确度时,可向原料药或制剂中加入已知量杂质进行测定。若不能得到杂质或降解产物,可用本法测定结果与另一成熟的方法进行比较,如《中国药典》标准方法或经过验证的方法。在不能测得杂质或降解产物的响应因子或不能测得对原料药的相对响应因子的情况下,可用原料药的响应因子。应明确表明单个杂质和杂质总量相当于主成分的重量比(%)或面积比(%)。

3. 数据要求

在规定范围内,至少采用 9 个测定结果进行评价。例如,设计低、中、高 3 个不同的浓度,每个浓度各分别制备 3 份供试品溶液,进行测定。应报告已知加入量的回收率(%),或测定结果平均值与真实值之差及其相对标准偏差或可信限。

二、精密度

精密度系指在规定的测试条件下,同一个均匀供试品,经多次取样测定所得结果之间的接近程度。精密度一般用偏差、标准偏差或相对标准偏差表示。

在相同条件下,由同一个分析人员测定所得结果的精密度称为重复性;在同一个实验室,不同时间由不同分析人员用不同设备测定结果之间的精密度,称为中间精密度;在不同实验室由不同分析人员测定结果之间的精密度,称为重现性。

含量测定和杂质的定量测定应考虑方法的精密度。

1. 重复性

在规定范围内,至少用 9 个测定结果进行评价。例如,设计 3 个不同浓度,每个浓度各分别制备 3 份供试品溶液,进行测定,或将相当于 100% 浓度水平的供试品溶液,用至少测定 6 次的结果进行评价。

2. 中间精密度

为考察随机变动因素对精密度的影响,应设计方案进行中间精密度试验。变动因素为不同日期、不同分析人员、不同设备。

3. 重现性

法定标准采用的分析方法,应进行重现性试验。例如,建立《中国药典》分析方法时,通过协同检验得出重现性结果。协同检验的目的、过程和重现性结果均应记载在起草说明中。应注意重现性试验用的样品本身的质量均匀性和贮存运输中的环境影响因素,以免影响重现性结果。

4. 数据要求

均应报告标准偏差、相对标准偏差和可信限。

> **课堂活动**
>
> 　什么是精密度?精密度一般用什么表示?

三、专属性

专属性系指在其他成分(如杂质、降解产物、辅料等)可能存在下,采用的方法能正确测定出被测物的特性。鉴别反应、杂质检查和含量测定方法,均应考察其专属性。如方法不够专属,应采用多个方法予以补充。

1. 鉴别反应

应能与可能共存的物质或结构相似化合物区分。不含被测成分的供试品,以及结构相似或组分中的有关化合物,应均呈负反应。

2. 含量测定和杂质测定

色谱法和其他分离方法,应附代表性图谱,以说明方法的专属性,并应标明各成分在图中的位置,色谱法中的分离度应符合要求。在杂质可获得的情况下,对于含量测定,试样中可加入杂质或辅料,考察测定结果是否受干扰,并可与未加杂质或辅料的试样比较测定结果。对于杂质测定,也可向试样中加入一定量的杂质,考察杂质之间能否得到分离。

在杂质或降解产物不能获得的情况下,可将含有杂质或降解产物的试样进行测定,与另一个经验证了的方法或《中国药典》方法比较结果。用强光照射、高温、高湿、酸(碱)水解或氧化的方法进行加速破坏,以研究可能的降解产物和降解途径。含量测定方法应比对二法的结果,杂检查应比对检出的杂质个数。必要时可采用光二极管阵列检测和质谱检测,进行峰纯度检查。

四、检测限

检测限(LOD)系指试样中被测物能被检测出的最低量。药品的鉴别试验和杂质检查方法,均应通过测试确定方法的检测限。常用的方法如下。

1. 非仪器分析目视法

用已知浓度的被测物,试验出能被可靠地检测出的最低浓度或量。

2. 信噪比法

用于能显示基线噪声的分析方法,即把已知低浓度试样测出的信号与空白样品测出的信号进行比较,算出能被可靠地检测出的最低浓度或量。一般以信噪比为 3∶1 或 2∶1 时相应浓度或注入仪器的量确定检测限。

3. 数据要求

应附测试图谱,说明测试过程和检测限结果。

五、定量限

定量限系指试样中被测物能被定量测定的最低量,其测定结果应具一定准确度和精密度。杂质和降解产物用定量测定方法研究时,应确定方法的定量限。常用信噪比法确定定量限。一般以信噪比为 10∶1 时相应浓度或注入仪器的量确定定量限。

六、线性

线性系指在设计的范围内,测试结果与试样中被测物浓度直接呈正比关系的程度;也就是说,供试品浓度的变化与试验结果呈线性关系,应在规定的范围内测定线性关系。可用一贮备液经精密稀释或分别精密称样,制备一系列供试样品的方法进行测定,至少制备 5 份供试样品。以测得的响应信号作为被测物浓度的函数作图,观察是否呈线性,再用最小二乘法进行线性回归。必要时,响应信号可经数学转换,再进行线性回归计算。数据要求应列出回归方程、相关系数和线性图。

七、范围

范围系指能达到一定精密度、准确度和线性,测试方法适用的高低限浓度或量的区间。范围应根据分析方法的具体应用和线性、准确度、精密度结果的要求确定。原料药和制剂含量测定,范围应为测试浓度的 80%~120%;制剂含量均匀度检查,范围应为测试浓度的 70%~130%,根据剂型特点,如气雾剂和喷雾剂,范围可适当放宽;溶出度或释放度中的溶出量测定,范围应为限度的 ±20%,若规定了限度范围,则应为下限的 −20% 至上限的 +20%;杂质测定,范围应根据初步实测,拟订为规定限度的 ±20%。若含量测定与杂质检查同时进行,用百分归一化法,则线性范围应为杂质规定限度的 −20% 至含量限度(或上限)的 +20%。

八、耐用性

耐用性系指在测定条件有小的变动时,测定结果不受影响的承受程度。为使方法可用于提供常规检验依据。开始研究分析方法时,就应考虑其耐用性。若测试条件要求苛刻,则应在方法中写明。典型的变动因素有被测溶液的稳定性,样品的提取次数、时间等;液相色谱法中典型的变动因素有流动相的组成和 pH 值、不同厂牌或不同批号的同类型色谱柱、柱温、流速等;气相色谱法变动因素有不同厂牌或批号的色谱柱、固定相、不同类型的担体、柱温、进样口和检测器温度等。经试验,应说明小的变动能否通过设计的系统适用性试验,以确保方法有效。检验项目和验证内容见表 12-1。

表 12-1 检验项目和验证内容

项目 内容	鉴别	杂质测定		含量测定及溶出量测定
		定量	限度	
准确度	−	+	−	+
精密度				
重复性	−	+	−	+
中间精密度	−	+[①]	−	+[①]
专属性[②]	+	+	+	+
检测限	−	−[③]	+	−
定量限	−	+	−	+
线性	−	+	−	+
范围	−	+	−	+
耐用性	+	+	+	+

注:①已有重现性验证,不需验证中间精密度。②如一种方法不够专属,可用其他分析方法予以补充。③视具体情况予以验证。

> **课堂活动**
> 制定药品的质量标准各项内容有哪些规定和要求?

第四节 药品质量标准的修订

药品质量标准的制定和修订应该涵盖药品的研发源头、生产过程、检测终端等各个环节以及原料、辅料、药包材、标准物质等多个领域,形成了比较完善的标准体系。从药品监管的发展历程来看,制定和完善药品标准体系是保证药品安全有效最重要的基础性工作。因为标准的缺失或缺陷往往是产生系统性风险的隐患,曾经发生的一些药品安全事件已经证明了这一点。随着科技与生产水平的不断提高,药品的质量标准也在发生变化。

一、新版药典的修订变化

《中国药典》(2020 年版)新增品种 319 种,修订 3177 种,不再收载 10 种,因品种合并减少6 种,共收载品种 5911 种。新版药典品种收载坚持以临床需求为导向,进一步扩大国家基本药物目录和国家基本医疗保险用药目录品种的收载,临床常用药品的质量得到进一步保障。及时收载新上市药品标准,充分体现我国医药创新研究成果。

（一）在中药方面

一部中药收载 2711 种，其中新增 117 种、修订 452 种。在中药安全性控制方面，新版药典要求有效控制外源性污染物的影响，并有效控制内源性有毒成分对中药安全性产生的影响。加强对中药材（饮片）33 种禁用农残的控制，加强对中药材（饮片）真菌毒素的控制。在中药有效性控制方面，要求强化标准的专属性和整体性，重点开展了基于中医临床疗效的生物评价和测定方法研究。

（二）在化学药品方面

二部化学药收载 2712 种，其中新增 117 种、修订 2387 种。在药品安全性控制方面，要求进一步完善杂质和有关物质的分析方法，推广先进检测技术的应用，重点强化了对有毒杂质（特别是基因毒性杂质）的控制，加强了对药品安全性相关控制项目和限度标准的研究制定。在药品有效性控制方面，要求将药品质量和疗效一致性评价的成果体现在相关制剂的质量标准中，进一步完善了常规固体制剂溶出度及释放度检测方法，且在整体质量控制方面进一步借鉴国际要求。

（三）在生物制品方面

三部生物制品收载 153 种，其中新增 20 种、修订 126 种；新增生物制品通则 2 个、总论 4 个。加强了对病毒安全性控制，进一步完善生物制品全过程质量控制的要求，补充完善生物检测技术、方法以及相关技术指南，完善品种收载类别，加快我国近年来批准上市的、成熟的疫苗及治疗性生物药的收载。

> **课堂活动**
> 《中国药典》（2020 年版）在药品质量控制上做了哪些改变？

（四）在通则与药用辅料方面

四部收载通用技术要求 361 个，其中制剂通则 38 个（修订 35 个）、检测方法及其他通则 281 个（新增 35 个、修订 51 个）、指导原则 42 个（新增 12 个、修订 12 个）；药用辅料收载 335 种，其中新增 65 种、修订 212 种。

二、新版药典修订的总体思路

《中国药典》（2020 年版）以建立科学、全面、可检验、能执行的标准体系为重点，持续完善了以凡例为基本要求、通则为总体规定、指导原则为技术引导、品种正文为具体要求的药典架构，不断健全以《中国药典》为核心的国家药品标准体系。贯彻药品全生命周期的管理理念，强化药品研发、生产、流通、使用等全过程质量控制。紧跟国际先进标准发展的趋势，密切结合我国药品生产实际，不断提升保证药品安全性和有效性的检测技术要求，充分发挥药典对促进药品质量提升、指导药品研发和推动产业高质量发展的导向作用。

知识点思维导图

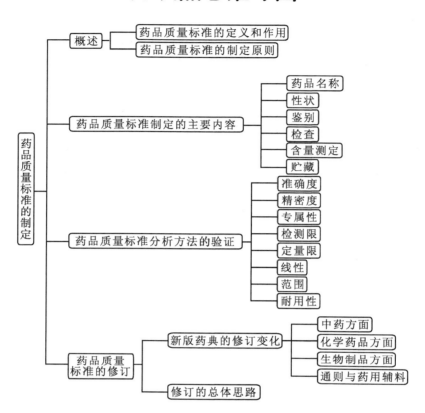

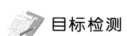 目标检测

一、选择题

【A 型题】(最佳选择题,每题的备选答案中只有一个最佳答案)

1. 在我国,组织制定和修订国家药品质量标准的机构是(　　)
   A. 中国国家药品检验所　　　B. 药典委员会　　　　　C. 工商局
   D. 防疫局　　　　　　　　　E. 卫生局

2. 药品的优劣主要表现在药物的(　　)
   A. 安全性　　　　　　　　　B. 有效性　　　　　　　C. 安全性和有效性
   D. 均一性　　　　　　　　　E. 稳定性

3. 药品的性状不包括(　　)
   A. 药物的臭　　　　　　　　B. 药物的杂质　　　　　C. 药物的味
   D. 药物的溶解度　　　　　　E. 药物的外观形状

4. 原料药的含量测定方法一般首选(　　)
   A. 高效液相色谱法　　　　　B. 红外分光光度法　　　C. 紫外分光光度法

D. 重量法　　　　　　　　　E. 滴定分析法

5. 药品生产必须按照一定的工艺和药品（　　）生产,才能保证药品质量

　　A. 疗效标准　　　　　　　B. 市场需求量　　　　　　C. 质量标准

　　D. 理化性质　　　　　　　E. 含量

6. 下列说法正确的是（　　）

　　A. 药品中绝对不能含有任何杂质

　　B. 严格控制毒性较大的杂质,如砷、重金属等杂质

　　C. 严格控制毒性较小的杂质,如氯化物等信号杂质

　　D. 对药物稳定性影响较小的杂质不需制纯

　　E. 可用分析纯的氯化钠配制生理盐水

7. 分析方法的准确度用（　　）表示

　　A. 精密度　　B. 回收率　　　C. RSD　　　D. 线性　　　E. 专属性

8. 考察测定条件稍有变动对分析方法的影响指标是（　　）

　　A. 准确度　　B. 精密度　　　C. 定量限　　D. 耐用性　　E. 专属性

9. 已做重现性验证的,可不必做（　　）

　　A. 重复性　　B. 准确度　　　C. 中间精密度　D. 线性　　　E. 耐用性

10. 验证分析方法的最小检测量的指标是（　　）

　　A. 精密度　　B. 准确度　　　C. 检测限　　D. 定量限　　E. 专属性

二、问答题

1. 药品质量标准制定的内容有哪些?

2. 药品质量标准制定的总原则是什么?

3. 药品质量分析方法的验证指标有哪些?

（魏　玮）

下　篇

实训指导

实训绪论

一、实训课的性质与任务

实训是药物分析课程教学的重要环节,是理实结合的重要途径。通过实训,可使学生复习、巩固药物分析的基本理论、基本知识,进一步认知药品的基本结构—性质—分析方法的关系,熟悉药品检验的基本工作程序,了解仪器设备的工作原理和标准操作规程,学会依据《中国药典》实施药品质量检验的基本技能,为后期学生的职业岗位发展奠定基础。

本实训指导是根据高等职业教育药学专业的培养目标和药物分析教学大纲的要求,配合理论知识以及药品检验工作岗位的技能需求,以典型药物的检验为载体,采用任务驱动模式,基于岗位工作过程编写而成。

实训内容共分十一个,涵盖了《中国药典》的使用、一般杂质检查、特殊杂质检查、制剂检查、化学分析法、光谱分析法、色谱分析法等内容。本实训指导将药物的鉴别技能训练分解到具体药品的检验过程中,不再单列,并结合岗位工作实际设计了实训记录及实训报告范式供参考。各校可依据实际情况自行选用或增减实训项目。

二、实训课的教学组织形式

为了体现以学生为主体、教师为主导的职业教育教学理念,实训教学可以采用理实一体化、项目导向、任务驱动等模式组织。实训时,可让学生参与准备环节〔附录部分提供了《中国药典》(2020 年版)四部通则中与实验准备相关的试药内容供学生参考使用〕,充分体现教、学、做一体化,让学生在完成实训任务的过程中,将理论知识、职业技能和岗位体验融会贯通。实训重在实践操作,建议其考核采取形成性评价模式,科学设计考评指标,兼顾知识、技能与素质的综合评价,并做到全过程跟踪考核。

实训一 《中国药典》的使用练习

【实训目的】

(1)掌握《中国药典》(2020 年版)的使用方法。

(2)熟悉《中国药典》(2020 年版)的组成结构。

(3)能够独立借助《中国药典》(2020 年版)查阅相关信息。

【实训任务】

从《中国药典》(2020 年版)中查阅到相关项目,并将结果填写入表格中。

【实训准备】

《中国药典》(2020 年版)一部至四部的纸质版或电子书。

【实训内容及记录表】

《中国药典》(2020 年版)使用练习内容见实训表 1-1。

实训表 1-1 《中国药典》(2020 年版)练习内容

顺序	查阅项目	《中国药典》(2020 年版)(第几部,哪部分)	页码
1	阿司匹林		
2	维生素 C 颗粒剂		
3	维 C 银翘片		
4	板蓝根颗粒剂		
5	盐酸小檗碱片		
6	复方氨基酸注射液		
7	破伤风抗毒素		
8	硫酸阿托品注射液		
9	麻醉乙醚		
10	乙醚		
11	乙基纤维素		
12	植入剂		
13	丙二酰脲类一般鉴别实验		
14	pH 值测定法		
15	颗粒剂的常规检查		
16	酚酞指示剂的配制		
17	高氯酸标准溶液的配制		
18	何谓"精密称定"		
19	热原检查		
20	"水浴"的温度		
21	薄层色谱法		
22	微生物限度检查法		

【问题思考】

(1)你在查阅的时候,是否发现有的项目有多个答案,为什么?

(2)你认为在使用《中国药典》(2020 年版)时,怎么检索最为便捷?

(杨　红)

实训二 阿司匹林原料药的检查

【实训目的】

(1)掌握常见一般杂质检查的方法、操作技术及有关计算。

(2)熟悉阿司匹林原料药的特殊杂质检查原理及方法。

(3)能够独立完成阿司匹林原料药的检查。

【实训任务】

完成阿司匹林原料药的【检查】。

【实训准备】

1.仪器及材料

(1)仪器:电子分析天平、托盘天平、电热恒温水浴锅、高效液相色谱仪、恒温减压干燥器、真空泵、普通干燥器、高温炉、通风柜、电炉。

(2)材料:试管、药匙、量杯、试管夹、称量纸、洗瓶、量瓶、具塞比色管、白色衬板、扁形称量瓶、坩埚、坩埚钳、纳氏比色管、移液管、十八烷基键合硅胶色谱柱、平头进样针等。

2.试药、试液和流动相

(1)试药:阿司匹林原料药。

(2)试液:碳酸钠试液、1%冰醋酸的甲醇溶液、比色用氯化钴液、比色用重铬酸钾液、比色用硫酸铜液、硫酸〔含 H_2SO_4 94.5%～95.5%(g/g)〕、五氧化二磷、标准铅溶液(10μg/ml)、醋酸盐缓冲液(pH 值为 3.5)、乙醇、稀焦糖溶液、硫代乙酰胺试液。

(3)流动相:乙腈-四氢呋喃-冰醋酸-水(20∶5∶5∶70)、乙腈。

【方法和步骤】

(一)方法

阿司匹林原料药的质量标准参见《中国药典》(2020 年版)二部第 666 页。

一般杂质检查的方法参见《中国药典》(2020 年版)四部第 109 页 0800 限量检查法。

(二)步骤

1.溶液的澄清度

取本品 0.50g,加温热至约 45℃的碳酸钠试液 10ml 溶解后,溶液应澄清。

2.游离水杨酸

(1)供试品溶液制备:取本品约 0.1g,精密称定,置于 10ml 量瓶中,加 1%冰醋酸的甲醇溶液适量,振摇使溶解,并稀释至刻度,摇匀,作为供试品溶液,临用新制。

(2)对照品溶液制备:取水杨酸对照品约 10mg,精密称定,置于 100ml 量瓶中,加 1%冰醋酸的甲醇溶液适量,使溶解并稀释至刻度,摇匀,精密量取 5ml,置于 50ml 量瓶中,用 1%冰醋酸的甲醇溶液稀释至刻度,摇匀,作为对照品溶液,临用新制。

(3)按照高效液相色谱法(通则 0512)测定,用十八烷基硅烷键合硅胶为填充剂;以乙腈-四氢呋喃-冰醋酸-水(20∶5∶5∶70)为流动相,检测波长为 303nm;进样体积为 10μl。开机调整至基线平稳。

（4）立即精密量取对照品溶液与供试品溶液，分别注入液相色谱仪，记录色谱图。分析供试品溶液色谱图中是否有与水杨酸对照品溶液色谱图中主峰保留时间一致的色谱峰，如有，按外标法以峰面积计算其限量。

3. 易炭化物

依法检查（通则 0842）。

（1）取内径一致的具塞比色管 2 支，编号为甲、乙。

（2）甲管中加对照溶液（取比色用氯化钴液 0.25ml、比色用重铬酸钾液 0.25ml、比色用硫酸铜液 0.40ml，加水使成 5ml）；乙管中加硫酸 5ml。

（3）取 0.5g 的供试品（提前研细）分次缓缓加入乙管中，振摇使溶解。

（4）静置 15min 后，将甲、乙两管同置于白色衬板前，平视观察，比较颜色深浅。要求乙管中所显颜色不得较甲管更深。

4. 有关物质

（1）供试品溶液制备：取本品约 0.1g，置于 10ml 量瓶中，加 1％ 冰醋酸的甲醇溶液适量，振摇使溶解并稀释至刻度，摇匀，作为供试品溶液。

（2）对照品溶液制备：精密量取供试品溶液 1ml，置于 200ml 量瓶中，用 1％ 冰醋酸的甲醇溶液稀释至刻度，摇匀，作为对照溶液。

（3）水杨酸对照品溶液制备：见游离水杨酸项下对照品溶液。

（4）灵敏度溶液制备：精密量取对照溶液 1ml，置于 10ml 量瓶中，用 1％ 冰醋酸的甲醇溶液稀释至刻度，摇匀，作为灵敏度溶液。

（5）按照高效液相色谱法（通则 0512）测定：用十八烷基硅烷键合硅胶为填充剂；以乙腈-四氢呋喃-冰醋酸-水（20∶5∶5∶70）为流动相 A，乙腈为流动相 B，检测波长为 276nm；进样体积为 10μl。开机调整至基线平稳。

（6）按照实训表 2-1 进行梯度洗脱。

实训表 2-1 梯度洗脱程序

时间（min）	流动相 A（％）	流动相 B（％）
0	100	0
60	20	80

（7）精密量取供试品溶液、对照溶液、灵敏度溶液与游离水杨酸检查项下的水杨酸对照品溶液，分别注入液相色谱仪，记录色谱图。

（8）分析供试品溶液色谱图，如有杂质峰，除水杨酸峰外，计算其他各杂质峰面积的和，并与对照溶液主峰面积比较（供试品溶液色谱图中小于灵敏度溶液主峰面积的色谱峰忽略不计）。

5. 干燥失重

依法检查（通则 0831）。

称取供试品约 1g，混合均匀，置于与供试品相同的条件下干燥至恒重的扁形称量瓶中，精密称定后，置于五氧化二磷为干燥剂的干燥器中，在 60℃减压干燥至恒重，计算减失重量。

6. 炽灼残渣

依法检查（通则 0841）。

（1）空坩埚恒重：取洁净坩埚置于高温炉内，加热至 700～800℃ 炽灼 30～60min，停止加热后，冷却至 300℃，取出置于干燥器内冷却至室温，精密称定，同法重复操作，直至恒重。

（2）炭化：取供试品 1.0～2.0g，置于已炽灼至恒重的坩埚中，精密称定，在通风柜内置电炉上缓缓炽灼至完全炭化，放冷。

（3）灰化：滴加硫酸 0.5～1ml 使炭化物全部湿润，继续在电炉上低温加热至硫酸蒸气除尽后，将坩埚置于高温炉内，在 700～800℃ 炽灼约 60min，使完全灰化，停止加热后，冷却至 300℃，取出移至干燥器内，放冷，精密称定。

（4）恒重：重复上述操作，再在 700～800℃ 炽灼，直至恒重。精密称定并计算。

7. 重金属

依法检查（通则 0821 第一法）。

（1）取 25ml 纳氏比色管 3 支，编号为甲、乙、丙。

（2）甲管中加标准铅溶液 1.0ml 与醋酸盐缓冲液（pH 值为 3.5）2ml 后，加乙醇稀释成 25ml；乙管中加入供试品 1.0g，加乙醇 23ml 溶解，加醋酸盐缓冲液（pH 值为 3.5）2ml，至 25ml；丙管中加入供试品 1.0g，加乙醇适量使溶解，再加标准铅溶液 1.0ml 与醋酸盐缓冲液（pH 值为 3.5）2ml 后，用乙醇稀释成 25ml。

（3）在甲、乙、丙 3 管中分别加硫代乙酰胺试液各 2ml，摇匀，放置 2min，同置于白纸上，自上向下透视，当丙管中现出的颜色不浅于甲管时，乙管显出的颜色与甲管比较，不得更深，如丙管中现出的颜色浅于甲管，试验无效，应取样按第二法重新检查。

【实训指导】

1. 杂质限量计算公式

（1）游离水杨酸的限量

$$游离水杨酸（\%）= \frac{\dfrac{A_X}{A_R} \times C_R \times 10\text{ml} \times 10^{-3}}{0.1\text{g}} \times 100\%$$

式中，A_X 为供试品色谱图中水杨酸峰面积；

A_R 为水杨酸对照品色谱图中水杨酸峰面积；

C_R 为水杨酸对照品浓度（mg/ml）。

（2）有关物质的限量

$$有关物质（\%）= \frac{\sum A_i}{A_R} \times 100\%$$

式中，$\sum A_i$ 为供试品色谱图中杂质峰面积和；

A_R 为对照品色谱图中阿司匹林峰面积。

（3）干燥失重

$$干燥失重（\%）= \frac{W_1 + W_2 - W_3}{W_1} \times 100\%$$

式中，W_1 为供试品的重量，g；

W_2 为称量瓶恒重的重量，g；

W_3 为（称量瓶+供试品）恒重的重量，g。

（4）炽灼残渣

$$炽灼残渣(\%) = \frac{残渣及坩埚重量 - 空坩埚重量}{供试品重量} \times 100\%$$

（5）重金属

$$重金属限量(ppm) = \frac{标准铅溶液体积(ml) \times 标准铅溶液浓度(\mu g/ml)}{供试品量(g)}$$
$$= 1.0 \times 10/1.0$$
$$= 10(ppm)$$

2．操作注意事项

（1）系统适应性实验要求色谱柱的理论塔板数按水杨酸峰计算不低于 5000，阿司匹林峰与水杨酸峰之间的分离度应符合要求。

（2）《中国药典》规定，游离水杨酸不得超过 0.1％。

（3）易炭化物检查时，比色管应干燥洁净，乙管加入硫酸后，如在加入供试品之前已经显色，应重新洗涤比色管，干燥后再使用。乙管必须先加硫酸而后再加供试品，以免供试品黏结在管底，不易溶解完全。必须分次向乙管缓缓加入供试品，边加边振摇，使得溶解完全，避免因一次加入量过多而导致供试品结成团，被硫酸炭化液包裹后溶解很困难。

（4）有关物质测定时，梯度洗脱中，应保证阿司匹林峰的保留时间约为 8min，阿司匹林峰与水杨酸峰的分离度应符合要求。灵敏度溶液色谱图中主成分峰高的信噪比应大于 10。

（5）《中国药典》规定，阿司匹林的有关物质检查，其他各杂质峰面积的和不得大于对照溶液主峰面积（0.5％）。

（6）干燥失重检查时，供试品平铺厚度不可超过 5mm。减压干燥时，压力应在 2.67kPa（20mmHg）以下。宜选用单层玻璃盖的称量瓶，如玻璃盖为双层中空，减压时，称量瓶盖切勿放入减压干燥箱（器）内，应放在另一普通干燥器内。减压干燥器（箱）内部为负压，开启前应注意缓缓旋开进气阀，使干燥空气进入，避免气流吹散供试品。供试品自恒温减压干燥器取出后，应置于干燥器中放冷至室温后（一般 30～60min），再称定重量。干燥过程的第二次及以后各次称重均应在规定条件下继续干燥 1h 后进行，恒重应准确至 0.1mg 位。

（7）《中国药典》规定，阿司匹林干燥失重检查时，减失重量不得超过 0.5％。

（8）炽灼残渣检查时，坩埚放冷后干燥器内易形成负压，应小心开启干燥器，以免吹散坩埚内的轻质残渣。如需将残渣留做重金属检查，炽灼温度必须控制在 500～600℃。

（9）《中国药典》规定，阿司匹林炽灼残渣检查时，不得超过 0.1％。

（10）重金属检查时，标准铅溶液应临用新配，限当日使用。显色剂硫代乙酰胺试液用量为 2ml，显色时间为 2min，是最有利显色反应进行、使呈色最深的条件。为便于目视比较，在未指明取用量时，第一法的标准以铅用量 1～2ml 为宜。检查时，标准管（甲管）、供试品管（乙管）和监测管（丙管）应平行操作。同时按顺序加入试剂，试剂加入量、操作条件等应一致。

（11）《中国药典》规定，阿司匹林含重金属不得超过百万分之十。

【问题思考】

（1）阿司匹林原料药检查中，哪些项目属于一般杂质检查，哪些项目属于特殊杂质检查？

（2）何为恒重？

（杨　红）

实训三　重量差异、装量差异的检查

【实训目的】

(1)掌握重量差异和装量差异检查的操作技术。

(2)熟悉重量差异和装量差异检查的原理。

(3)能够独立完成制剂的重量差异或装量差异检查。

【实训任务】

(1)对某片剂(如阿司匹林片)进行重量差异检查。

(2)对某胶囊剂(如头孢氨苄胶囊)进行装量差异检查。

【实训准备】

1.仪器及材料

(1)仪器:电子分析天平。

(2)材料:扁型称量瓶、剪刀或刀片、弯头或平头手术镊、小毛刷。

2.试药和试液

(1)试药:某种片剂、某种胶囊。

(2)试液:乙醚(软胶囊需备)。

【方法和步骤】

(一)方法

1.片剂——重量差异

参见《中国药典》(2020年版)四部第2页0100制剂通则的0101片剂【重量差异】。

2.胶囊——装量差异

参见《中国药典》(2020年版)四部第4页0100制剂通则的0103胶囊剂【装量差异】。

(二)步骤

1.某种片剂的重量差异检查

(1)取供试品20片,精密称定总重量,并计算平均片重。

(2)分别精密称定每片的重量,逐一记录。

(3)每片重量与平均片重比较(凡无含量测定的片剂或有标示片重的中药片剂,每片重量与标示片重比较)。

(4)按实训表3-1的规定,超出重量差异限度的不得多于2片,并不得有1片超出限度1倍。

实训表 3-1　片剂重量差异的要求

平均片重或标示片重	重量差异限度
0.30g 以下	±7.5%
0.30g 及 0.30g 以上	±5%

2. 某种胶囊的装量差异检查

(1)取供试品 20 粒(中药取 10 粒),精密称定总重。

(2)分别精密称定每粒胶囊重量后:①硬胶囊取开囊帽,倾出内容物(不得损失囊壳),用小毛刷或其他适宜的用具将囊体和囊帽内外拭净;②软胶囊或内容物为半固体或液体的硬胶囊,用剪刀或刀片划破囊壳,倾出内容物(不得损失囊壳),用乙醚等易挥发性溶剂洗净,置于通风处使溶剂自然挥尽。

(3)按照顺序分别精密称定每一囊壳重量,求出每粒内容物的装量和平均装量。

(4)每粒装量与平均装量相比较(有标示装量的胶囊剂,每粒装量应与标示装量比较),按实训表 3-2 中的规定,超出装量差异限度的不得多于 2 粒,并不得有 1 粒超出限度 1 倍。

实训表 3-2　胶囊装量差异的要求

平均装量或标示装量	装量差异限度
0.30g 以下	±10%
0.30g 及 0.30g 以上	±7.5%(中药±10%)

【实训指导】

1. 计算

(1)重量差异限度(%)$= \dfrac{每片重量-平均片重}{平均片重} \times 100\%$。

(2)装量差异限度(%)$= \dfrac{每粒内容物装量-平均装量}{平均装量} \times 100\%$。

2. 操作注意事项

(1)称量过程中,应避免用手直接接触供试品。已经取出的药品,不得再放回供试品原包装容器内。

(2)每粒胶囊的两次称量中,应注意编号顺序以及囊体和囊帽的对号,不得混淆。

(3)挥散溶剂时,应在通风处自然挥散,不得加热或长时间置于干燥处,以免囊壳失水。

【问题思考】

(1)糖衣片、薄膜衣片如何进行重量差异检查?

(2)药物进行重量差异检查后,是否还需要进行含量均匀度检查?

(3)什么剂型的药物需要进行装量差异检查?

(尹连红)

实训四　崩解时限、融变时限的检查

【实训目的】

(1)掌握崩解时限和融变时限检查的操作技术。

(2)熟悉崩解时限和融变时限的原理。

(3)能够独立完成制剂的崩解时限和融变时限检查。

【实训任务】

(1)对某片剂(如阿司匹林肠溶片)进行崩解时限检查。

(2)对某栓剂(如对乙酰氨基酚栓)进行融变时限检查。

【实训准备】

1.仪器及材料

(1)仪器:崩解时限仪、融变时限仪。

(2)材料:烧杯(1000ml)、温度计。

2.试药和试液

(1)试药:某种片剂、某种栓剂。

(2)试液:蒸馏水、盐酸溶液(9→1000)、磷酸盐缓冲液(pH值为6.8)。

【方法和步骤】

(一)方法

1.片剂崩解时限

参见《中国药典》(2020年版)四部第129页0921【崩解时限检查法】。

2.栓剂融变时限

参见《中国药典》(2020年版)四部第130页0922【融变时限检查法】。

(二)步骤

1.某种片剂的崩解时限检查

(1)组装仪器,设置崩解参数,调整吊篮位置,加入适宜介质,开启水浴升温至37.0℃±1℃。

(2)待大烧杯内的崩解介质升至规定温度后,取供试品6片,分别置于吊篮的玻璃管中,加入挡板("V"口向上)。

(3)将吊篮通过上端的不锈钢轴悬挂于支架上,浸入1000ml烧杯中,启动崩解仪进行检查。

(4)按照所取片剂的崩解时限规定进行观察和判断。

2.某种栓剂的融变时限检查

(1)组装仪器,设置参数,在大烧杯(4L)内加入蒸馏水,开启水浴升温至37.0℃±0.5℃。

(2)取供试品3粒,在室温放置1h后,分别放在3个金属架的下层圆板上,装入各自的套筒内,并用挂钩固定。

(3)待大烧杯内的蒸馏水升至规定温度后,将上述装置分别垂直浸入盛有不少于4L水的烧杯中,其上端位置应在水面下90mm处。

(4)启动测试,转动器每隔 10min 在溶液中翻转 1 次。

(5)按照规定进行观察和判断。

【实训指导】

1. 崩解时限操作注意事项

(1)除特别规定外,测试时烧杯内的水温应保持在 37℃±1℃。

(2)每测试 1 次后,应清洗吊篮的玻璃内壁及筛网、挡板等,并重新更换水或规定的介质。

2. 融变时限操作注意事项

(1)测试时烧杯内的水温应保持在 37.0℃±0.5℃。

(2)放入供试品后,金属架上的挂钩必须紧密固定在透明套筒的上端,注意防止挂钩松动和脱落。每测试 1 次后,应清洗金属架及透明套筒,并重新更换介质。

3. 不同片剂的崩解时限规定

不同片剂的崩解时限规定见实训表 4-1。

实训表 4-1　不同片剂的崩解时限规定

片剂类型	介质	温度	融变时限(min)
素片	水	37℃±1℃	15
薄膜衣片	盐酸溶液(9→1000)	37℃±1℃	30
糖衣片	水	37℃±1℃	60
含片	水	37℃±1℃	10
舌下片	水	37℃±1℃	5
可溶片	水	20℃±5℃	3

4. 不同栓剂的融变时限规定

不同栓剂的融变时限规定见实训表 4-2。

实训表 4-2　不同栓剂的融变时限规定

栓剂类型	融变时限(min)	融变现象
脂肪性基质栓剂	30	全部融化、软化或触压时无硬芯
水溶性基质栓剂	60	全部溶解

5. 崩解时限结果判定

(1)符合规定:供试品 6 片均能在规定的时限内全部崩解(溶散)。

(2)需要复试:有 1 片不能完全崩解(溶散),需另取 6 片复试。

(3)不符合规定:初试有 2 片或 2 片以上不能完全崩解(溶散),复试有 1 片或 1 片以上不能完全崩解(溶散)。

6. 融变时限结果判定

(1)符合规定:脂肪性基质的栓剂 3 粒均能在30min内全部融化、软化或触压时无硬芯;水溶性基质的栓剂 3 粒均能在 60min 内全部溶解。

(2)需要复试:仅有 1 粒不符合(1)项下要求,需另取 3 粒复试。

(3)不符合规定:初试有 2 粒或 3 粒供试品不符合(1)项下要求,复试仍旧有 1 粒或 1 粒以上不符合(1)项下要求。

【问题思考】

(1)肠溶片如何进行崩解时限检查?

(2)药物进行崩解时限检查和溶出度检查有什么关系?

(3)除了栓剂外,还有什么剂型的药物需要进行融变时限检查?

(杨　红)

实训五　对乙酰氨基酚片的溶出度检查

【实训目的】

(1)掌握溶出度检查的操作技术。

(2)熟悉溶出仪的操作方法。

(3)能够独立完成普通制剂溶出度的检查及结果判定。

【实训任务】

完成对乙酰氨基酚片的溶出度检查。

【实训准备】

1. 仪器和材料

(1)仪器:溶出仪、紫外-可见分光光度计。

(2)材料:取样用注射器及针头、过滤器、试管。

2. 试药和试液

(1)试药:对乙酰氨基酚片。

(2)试液:稀盐酸溶液、0.04%氢氧化钠溶液。

【方法和步骤】

(一)方法

溶出度检查方法参见《中国药典》(2020 年版)四部第 132 页 0931 溶出度与释放度测定法,本实验选择第一法。

(二)步骤

(1)按照第一法篮法组装溶出仪,并对仪器进行必要的调试。启动开关,使水浴温度恒定在 37℃±0.5℃。

(2)量取溶出介质(24ml 稀盐酸,加水至 1000ml),置于各溶出杯内,使溶出介质温度恒定至 37℃±0.5℃。

(3)取本品 6 片,分别投入 6 个干燥的转篮内,将转篮降入溶出杯中,立即启动仪器,转速为每分钟 100 转。

(4)经 30min 时,用注射器吸取约 5ml 溶液,迅速用微孔滤器过滤,弃前滤液后,收集续滤液。

(5)精密量取续滤液适量,用 0.04%氢氧化钠溶液稀释成每 1ml 中含对乙酰氨基酚 5~10μg 的溶液。

(6)按照紫外-可见分光光度法(通则 0401),在 257nm 的波长处测定吸光度,按 $C_8H_9NO_2$ 的吸收系数($E_{1cm}^{1\%}$)为 715 计算每片的溶出量。

(7)结果判定。《中国药典》规定对乙酰氨基酚片的限度为标示量的 80%。请根据每片的溶出量,判定该药品的溶出度是否合格。

【实训指导】

1. 溶出量的计算

公式为

$$溶出量 = \frac{\dfrac{A}{E_{1cm}^{1\%} \times l} \times \dfrac{1}{100} \times D \times 1000}{S} \times 100\%$$

式中,A 为供试品溶液的吸光度;

D 为稀释倍数;

S 为标示量。

稀释倍数 D 与对乙酰氨基酚片的规格有关。常见的规格有 0.1g、0.3g 和 0.5g。

2. 普通制剂溶出度的结果判定

符合下述条件之一者,可判为符合规定。

(1)6 片(粒、袋)中,每片(粒、袋)的溶出量按标示量计算,均不低于规定限度(Q)。

(2)6 片(粒、袋)中,如有 1~2 片(粒、袋)低于 Q 但不低于 $Q-10\%$,且其平均溶出量不低于 Q。

(3)6 片(粒、袋)中,有 1~2 片(粒、袋)低于 Q,其中仅有 1 片(粒、袋)低于 $Q-10\%$,但不低于 $Q-20\%$,且其平均溶出量不低于 Q 时,应另取 6 片(粒、袋)复试;初、复试的 12 片(粒、袋)中有 1~3 片(粒、袋)低于 Q,其中仅有 1 片(粒、袋)低于 $Q-10\%$,但不低于 $Q-20\%$,且其平均溶出量不低于 Q。

以上结果判断中所示的 10%、20% 指相对于标示量的百分率(%)。

3. 注意事项

(1)取样用注射器可选择 5ml、10ml、15ml、20ml 等合适的注射器。

(2)过滤器一般常用滤头及滤膜,滤膜的孔径不得大于 $0.8\mu m$。

(3)溶出介质要求经脱气处理。

(4)应在 1min 内完成自 6 杯中的取样,且每杯的取样至过滤应在 30s 内完成,滤液应澄清。

【问题思考】

(1)若实验室准备的对乙酰氨基酚片规格为 0.5g,请设计续滤液的稀释方法,并根据你的方法,计算出稀释倍数。

(2)片剂是否都需要进行溶出度检查?

(3)溶出度的检查方法都有哪几种?

(尹连红)

实训六　阿司匹林原料药的质量分析

【实训目的】
(1)掌握阿司匹林原料药的鉴别及含量测定的方法、操作技术及有关计算。
(2)熟悉阿司匹林原料药的鉴别及含量测定的原理。
(3)能够独立完成阿司匹林原料的相关质量检验。

【实训任务】
完成阿司匹林原料的鉴别和含量测定。

【实训准备】
1. 仪器及材料
(1)仪器:电子分析天平、托盘天平、电热恒温水浴锅。
(2)材料:100ml锥形瓶、试管、药匙、量杯、试管夹、称量纸、滴定管、洗瓶等。

2. 试药和试液
(1)试药:阿司匹林原料药。
(2)试液:三氯化铁试液、碳酸钠试液、稀硫酸、中性乙醇(对酚酞指示液显中性)、酚酞指示液、氢氧化钠滴定液(0.1mol/L)。

【方法和步骤】

(一)方法
阿司匹林原料的质量标准参见《中国药典》(2020年版)二部第666页。

(二)步骤

1. 鉴别
(1)取本品约0.1g,加水10ml,煮沸,放冷,加三氯化铁试液1滴,即显紫堇色。
(2)取本品约0.5g,加碳酸钠试液10ml,煮沸2min后,放冷,加过量的稀硫酸,即析出白色沉淀,并发生醋酸的臭气。

2. 含量测定
(1)取本品约0.4g,精密称定,置于锥形瓶中,加中性乙醇(对酚酞指示液显中性)20ml溶解后,加酚酞指示液3滴。
(2)用氢氧化钠滴定液(0.1mol/L)滴定至终点,读取消耗的滴定液体积数(ml)。
(3)计算阿司匹林的含量(%),判定其是否合格。

【实训指导】
1. 含量计算

公式:含量$(\%) = \dfrac{V \times T \times F \times 10^{-3}}{m} \times 100\%$

式中,V为供试品消耗滴定液的体积(ml);

F为滴定液浓度校正因子;

T为滴定度(mg/ml),每1ml氢氧化钠滴定液(0.1mol/L)相当于18.02mg的$C_9H_8O_4$;

m为供试品的取样量(g)。

2. 操作注意事项

(1)阿司匹林在含量测定时的滴定应在不断振摇下稍快地进行,以防止局部碱浓度过大而促使阿司匹林水解。

(2)供试品中所含水杨酸超过规定限度时,会对滴定产生干扰,故不宜用本法测定,否则测定结果偏高。

(3)注意当最后一滴氢氧化钠滴入,溶液变成稳定的红色且半分钟内不变色,即为滴定终点。

(4)含量测定至少需平行操作 2 份,取均值进行判定。

(5)《中国药典》规定,含阿司匹林不得少于 99.5%。

【问题思考】

(1)请说出阿司匹林鉴别反应的基本原理。

(2)含量测定时加入中性乙醇的目的是什么?

(3)中性乙醇如何配制?

(付　正)

实训七　对乙酰氨基酚片的质量分析

【实训目的】

(1)掌握对乙酰氨基酚片的质量分析方法、操作技术及有关计算。

(2)熟悉紫外-可见分光光度法测定的原理。

(3)能够独立完成对乙酰氨基酚片的相关质量检验。

【实训任务】

完成对乙酰氨基酚片的鉴别、含量测定。

【实训准备】

1.仪器及材料

(1)仪器:紫外-可见分光光度计、高效液相色谱仪、电子分析天平。

(2)材料:研钵、量筒、水浴锅、容量瓶、移液管、试管、漏斗、滤纸。

2.试药和试液

(1)试药:对乙酰氨基酚片、对乙酰氨基酚对照品、对氨基酚对照品。

(2)试液:三氯化铁试液、亚硝酸钠试液、稀盐酸、0.4%氢氧化钠溶液、碱性β萘酚试液、丙酮、乙醇、甲醇。

【方法和步骤】

(一)方法

对乙酰氨基酚片的质量标准参见《中国药典》(2020年版)二部第387页。

(二)步骤

1.鉴别

(1)取本品的细粉适量(约相当于对乙酰氨基酚0.5g),用乙醇20ml分次研磨使对乙酰氨基酚溶解,过滤,合并滤液,蒸干。

(2)取上述残渣少许置于试管中,加水溶解后,滴加三氯化铁试液,即显蓝紫色。

(3)取上述残渣约0.1g,加稀盐酸5ml,置于水浴中加热40min,放冷;取0.5ml,滴加亚硝酸钠试液5滴,摇匀,用水3ml稀释后,加碱性β萘酚试液2ml,振摇,即显红色。

2.含量测定

按照紫外-可见分光光度法(通则0401)测定。供试品溶液:取本品20片,精密称定,研细。精密称取适量(约相当于对乙酰氨基酚40mg),置于250ml量瓶中,加0.4%氢氧化钠溶液50ml与水50ml,振摇15min,用水稀释至刻度,摇匀,过滤。精密量取续滤液5ml,按照对乙酰氨基酚含量测定项下的方法,置于100ml量瓶中,加0.4%氢氧化钠溶液10ml,加水至刻度,摇匀。测定法:取供试品溶液,在257nm的波长处测定吸光度,按 $C_8H_9NO_2$ 的吸收系数($E_{1cm}^{1\%}$)为715计算,即得。

【实训指导】

1. 含量计算

公式：标示量(%) = $\dfrac{\dfrac{A}{E_{1cm}^{1\%} \times l} \times \dfrac{1}{100} \times V \times D}{m} \times \overline{m}}{S} \times 100\%$

式中，A 为供试品溶液的吸光度；

$E_{1cm}^{1\%}$ 为百分吸光系数；

l 为液层厚度；

V 为供试品溶液的体积(ml)；

D 为稀释倍数；

m 为供试品的取样量(g)；

$\overline{m}$ 为平均片重(g)；

S 为药品的标示量。

2. 操作注意事项

(1)对乙酰氨基酚片中含有辅料，测定分析前应进行过滤操作。应先定容，后过滤，过滤时所用仪器及材料均需干燥。

(2)应弃去初滤液，量取续滤液进行分析，使浓度保持一致，保证结果的准确。

(3)含量测定至少需平行操作 2 份，取标示量(%)的均值进行判定。

(4)《中国药典》规定，本品含对乙酰氨基酚应为标示量的 95.0%～105.0%。

【问题思考】

(1)请解释对乙酰氨基酚的鉴别及含量测定的基本原理。

(2)采用吸收系数法进行含量测定时，是否需要校正仪器，为什么？

（史　　凡）

实训八　注射用盐酸普鲁卡因的质量分析

【实训目的】

(1)掌握永停滴定法测定含量的方法与原理,并学会相关计算方法。

(2)熟悉注射用盐酸普鲁卡因鉴别及含量测定的原理。

(3)能够独立完成注射用盐酸普鲁卡因的相关质量检验。

【实训任务】

完成注射用盐酸普鲁卡因的鉴别和含量测定。

【实训准备】

1. 仪器及材料

(1)仪器:电子分析天平、永停滴定仪。

(2)材料:量筒、试管、石蕊试纸。

2. 试药和试液

(1)试药:注射用盐酸普鲁卡因。

(2)试液:10％氢氧化钠、盐酸、稀硝酸、硝酸银试液、氨试液、稀盐酸、亚硝酸钠滴定液(0.1mol/L)、脲溶液(1mol/L)、碱性β-萘酚试液、盐酸(1→2)。

【方法和步骤】

(一)方法

注射用盐酸普鲁卡因的质量标准参见《中国药典》(2020年版)二部第1317页。

(二)步骤

1. 鉴别

(1)取本品约0.1g,加水2ml溶解后,加10％氢氧化钠溶液1ml,即生成白色沉淀;加热,变成油状物;继续加热,发生的蒸气能使湿润的红色石蕊试纸变为蓝色;热至油状物消失后,放冷,加盐酸酸化,即析出白色沉淀。

(2)氯化物鉴别反应(通则0301):取供试品溶液,加稀硝酸使成酸性后,滴加硝酸银试液,即生成白色凝乳状沉淀;分离,沉淀加氨试液即溶解,再加稀硝酸酸化后,沉淀复生成。

(3)芳香第一胺类的鉴别反应(通则0301):取供试品约50mg,加稀盐酸1ml,必要时缓缓煮沸使溶解,加0.1mol/L亚硝酸钠溶液数滴,加与0.1mol/L亚硝酸钠溶液等体积的1mol/L脲溶液,振摇1min,滴加碱性β-萘酚试液数滴,生成粉红色至猩红色沉淀。

2. 含量测定

(1)组装并调试好永停滴定仪,在滴定管内装入亚硝酸钠滴定液(0.1mol/L),调整好初始体积。

(2)取5瓶供试品,将内容物倾出,混合均匀,精密称取适量(约相当于盐酸普鲁卡因0.6g),置于烧杯中,加入水40ml,盐酸(1→2)15ml,置于永停滴定仪的电磁搅拌器上,开启搅拌使溶解,再加入溴化钾2g,搅拌使溶解。

(3)插入铂-铂电极,将滴定管的尖端插入液面下约2/3处。

(4)启动永停滴定仪,在搅拌状态下,用亚硝酸钠滴定液迅速滴定。

(5)近终点时,将滴定管尖端提出液面,用水冲洗后继续缓缓滴定,至电流计指针突然偏转并不复位即为终点(如使用自动永停滴定仪,当到终点时仪器将自动切断滴定液,滴定管尖端无须提出液面)。读取消耗的亚硝酸钠滴定液的体积数(ml)。

(6)计算注射用盐酸普鲁卡因的标示量(%),判定其是否合格。

【实训指导】

1. 含量计算

公式:标示量(%) $= \dfrac{\dfrac{V \times F \times T \times 10^{-3}}{m} \times \overline{m}}{S} \times 100\%$

式中,V 为消耗亚硝酸钠滴定液的体积(ml);

F 为亚硝酸钠滴定液的浓度校正因子;

T 为滴定度(mg/ml),每 1ml 亚硝酸钠滴定液(0.1mol/L)相当于 27.28mg 的 $C_{13}H_{20}N_2O_2 \cdot HCl$;

m 为供试品的取样量(g);

$\overline{m}$ 为平均装量(g);

S 为药品的标示量。

2. 操作注意事项

(1)滴定时是否接近终点,可由指针回零的速度来判断,回零速度越慢,说明越接近终点。

(2)催化剂、温度、搅拌速度对测定结果均有影响,测定时应按照规定进行,温度应控制为 15~25℃。

(3)含量测定所取供试品,实际取用的是装量差异项下的内容物。

(4)含量测定至少需平行操作 2 份,取均值进行判定。

(5)《中国药典》规定,按平均装量计算,含盐酸普鲁卡因($C_{13}H_{20}N_2O_2 \cdot HCl$)应为标示量的 95.0%~105.0%。

【问题思考】

(1)请说出注射用盐酸普鲁卡因鉴别及含量测定的原理。

(2)亚硝酸钠滴定法在操作过程中都有哪些影响因素?为什么?

(3)为什么要加入溴化钾?

(刘艳红)

实训九　异烟肼片的质量分析

【实训目的】

(1)掌握异烟肼片的质量检验项目、检验流程、操作技术及有关计算。

(2)熟悉异烟肼片鉴别及含量测定的原理。

(3)能够独立完成异烟肼片的相关质量检验。

【实训任务】

完成异烟肼片的鉴别、检查和含量测定。

【实训准备】

1. 仪器及材料

(1)仪器:溶出仪、电子分析天平、高效液相色谱仪、鼓风干燥箱、展开缸。

(2)材料:研钵、试管、漏斗、容量瓶、硅胶 G 薄层板、点样器、滤纸、容量瓶、移液管、直尺。

2. 试药和试液

(1)试药:异烟肼片。

(2)试液:氨制硝酸银试液、乙醇、丙酮、异丙醇、甲醇、0.02mol/L 磷酸氢二钠溶液(用磷酸调 pH 值至 6.0)。

【方法和步骤】

(一)方法

异烟肼片的质量标准参见《中国药典》(2020 年版)二部第 510 页。

(二)步骤

1. 鉴别

(1)取本品的细粉适量(约相当于异烟肼 0.1g),加水 10ml,振摇,过滤,滤液加氨制硝酸银试液 1ml,即发生气泡与黑色混浊,并在试管壁上生成银镜。

(2)在含量测定项下记录的色谱图中,供试品溶液主峰的保留时间应与对照品溶液主峰的保留时间一致。

(3)取本品细粉适量(约相当于异烟肼 50mg),加乙醇 10ml,研磨溶解,过滤,滤液蒸干,残渣经减压干燥,依法测定(通则 0402)。本品的红外光收图谱应与对照的图谱(光谱集 166 图)一致。

2. 检查

1)游离肼　检查步骤如下。

(1)取本品细粉适量,加丙酮-水(1:1)使异烟肼溶解并稀释制成每 1ml 中约含异烟肼 100mg 的溶液,过滤,取续滤液作为供试品溶液。

(2)另取硫酸肼对照品,加丙酮-水(1:1)溶解并稀释制成每 1ml 中约含 0.08mg 硫酸肼(相当于游离肼 20μg)的溶液,作为对照品溶液。

(3)取异烟肼与硫酸肼各适量,加丙酮-水(1:1)溶解并稀释制成每 1ml 中分别含异烟肼 100mg 及硫酸肼 0.08mg 的混合溶液,作为系统适用性溶液。

(4)按照薄层色谱法(通则 0502)试验,吸取上述 3 种溶液各 5μl,分别点于同一硅胶 G 薄层板上,以异丙醇-丙酮(3:2)为展开剂,展开,晾干,喷以乙醇制对二甲氨基苯甲醛试液,15min 后检视。

(5)系统适用性溶液所显游离肼与异烟肼的斑点应完全分离,游离肼的 R_f 值约为 0.75,

异烟肼的 R_f 值约为 0.56。在供试品溶液主斑点前方与对照品溶液主斑点相应的位置上,不得显黄色斑点。

2)有关物质　检查步骤如下。

(1)取本品细粉适量,加水使异烟肼溶解并稀释制成每 1ml 中约含异烟肼 0.5mg 的溶液,过滤,取续滤液作为供试品溶液。

(2)精密量取 1ml,置于 100ml 量瓶中,用水稀释至刻度,摇匀,作为对照溶液。

(3)按照含量测定项下的色谱条件,精密量取供试品溶液与对照溶液各 $10\mu l$,分别注入液相色谱仪,记录色谱图至主成分峰保留时间的 3.5 倍。

(4)供试品溶液的色谱图中如有杂质峰,单个杂质峰面积不得大于对照溶液主峰面积的 0.5 倍(0.5%),各杂质峰面积的和不得大于对照溶液主峰面积(1.0%)。

3. 含量测定

按照高效液相色谱法〔《中国药典》(2020 年版)四部通则 0512〕测定。

(1)色谱条件:用十八烷基硅烷键合硅胶为填充剂;以 0.02mol/L 磷酸氢二钠溶液(用磷酸调 pH 值至 6.0)-甲醇(85:15)为流动相;检测波长为 262nm。

(2)测定法:取本品 20 片,精密称定,研细,精密称取适量,加水使异烟肼溶解并定量稀释制成每 1ml 中约含异烟肼 0.1mg 的溶液,过滤,取续滤液,精密量取 $10\mu l$ 注入液相色谱仪,记录色谱图;另取异烟肼对照品,同法测定。按外标法以峰面积计算。

【实训指导】

1. 含量计算

公式:标示量(%) $= \dfrac{\dfrac{A_X}{A_R} \cdot C_R \cdot D \cdot V \times \overline{m}}{m \times S} \times 100\%$

式中,A_X 和 A_R 分别为供试品溶液和对照品溶液的峰面积;

C_R 为对照品溶液的浓度(mg/ml);

V 为供试品溶液的体积(ml);

D 为稀释倍数;

$\overline{m}$ 为平均片重(g);

m 为供试品的取样量(g);

S 为标示量。

2. 操作注意事项

(1)薄层板临用前应在 110℃ 活化 30min。点样基线距底边 2.0cm,点样直径 2~4mm。

(2)展开前展开缸需预先用展开剂饱和,以避免边缘效应。

(3)高效液相色谱法在测定前应进行系统适应性试验,其理论塔板数按异烟肼峰计算不低于 4000。

(4)含量测定至少需平行操作 2 份,取均值进行判定。

(5)《中国药典》规定,本品含异烟肼($C_6H_7N_3O$)应为标示量的 95.0%~105.0%。

【问题思考】

(1)请说出异烟肼片鉴别、检查及含量测定的原理。

(2)异烟肼片检查中的有关物质都包括哪些成分?

(邹小丽)

实训十　维生素C片的质量分析

【实训目的】

(1)掌握维生素C片的质量分析方法、操作技术及有关计算。

(2)熟悉碘量法测定的原理。

(3)能够独立完成维生素C片的相关质量检验。

【实训任务】

完成维生素C片的鉴别、检查和含量测定。

【实训准备】

1. 仪器及材料

(1)仪器:紫外光灯、紫外-可见分光光度计。

(2)材料:棕色滴定管、移液管、碘量瓶、滴定装置、硅胶 GF_{254} 薄层板、毛细管、研钵、容量瓶、试管、漏斗、滤纸。

2. 试药和试液

(1)试药:维生素C片、维生素C对照品。

(2)试液:硝酸银试液、二氯靛酚钠试液、乙酸乙酯、乙醇、稀醋酸、淀粉指示液、碘滴定液(0.05 mol/L)、新沸过的冷水。

【方法和步骤】

(一)方法

维生素C片的质量标准参见《中国药典》(2020年版)二部第1480页。

(二)步骤

1. 鉴别

(1)取本品的细粉适量(约相当于维生素C 0.2g),加水10ml,振摇,使维生素C溶解,过滤,滤液分成二等份。在一份中加硝酸银试液0.5ml,即生成银的黑色沉淀。在另一份中,加二氯靛酚钠试液1～2滴,试液的颜色即消失。

(2)按照薄层色谱法(通则0502)试验。供试品溶液:取本品细粉适量(约相当于维生素C10mg),加水10ml,振摇使维生素C溶解,过滤,取滤液。对照品溶液:取维生素C对照品适量,加水溶解并稀释制成1ml中约含1mg的溶液。色谱条件:采用硅胶 GF_{254} 薄层板,以乙酸乙酯-乙醇-水(5:4:1)为展开剂。测定法:吸取供试品溶液与对照品溶液各 $2\mu l$,分别点于同一薄层板上,展开,取出,晾干,立即(1h内)置于紫外光灯(254nm)下检视。结果判定:供试品溶液所显主斑点的位置和颜色应与对照品溶液的主斑点相同。

2. 检查溶液的颜色

取本品细粉适量(相当于维生素C 1.0g),加水20ml,振摇,使维生素C溶解,过滤,滤液置于紫外-可见分光光度计中,在440nm的波长处测定吸光度,不得超过0.07。

3. 含量测定

(1)取本品20片,精密称定,研细。

(2)精密称取适量(约相当于维生素C 0.2g),置于100ml量瓶中,加新沸过的冷水100ml

与稀醋酸 10ml 的混合液适量,振摇,使维生素 C 溶解并稀释至刻度,摇匀,迅速过滤。

(3)精密量取续滤液 50ml,加淀粉指示液 1ml,立即用碘滴定液(0.05mol/L)滴定,至溶液显蓝色并持续 30s 不褪。

【实训指导】

1. 含量计算

公式:标示量(%)=$\dfrac{\dfrac{V \times F \times T \times 10^{-3} \times D}{m} \times \overline{m}}{S} \times 100\%$

式中,V 为消耗碘滴定液的体积(ml);

F 为碘滴定液的浓度校正因子;

T 为滴定度(mg/ml),每 1ml 碘滴定液(0.05mol/L)相当于 8.806mg 的 $C_6H_8O_6$;

m 为供试品的取样量(g);

$\overline{m}$ 为平均片重(g);

D 为稀释倍数;

S 为药品的标示量。

2. 操作注意事项

(1)维生素 C 在酸性介质中受空气中氧的氧化速度减慢,故滴定需在加入稀醋酸的酸性溶液中进行,但加酸后仍需立即滴定。

(2)使用新煮沸过的冷水,以减少水中溶解的氧对滴定的干扰。

(3)采用碘量法测定维生素 C 片的含量,辅料会干扰测定,故滴定前需将片剂溶解后过滤,取续滤液测定。

(4)含量测定至少需平行操作 2 份,取标示量(%)的均值进行判定。

(5)《中国药典》规定,本品含维生素 C 应为标示量的 93.0%～107.0%。

【问题思考】

(1)简述碘量法测定的基本原理。

(2)溶解样品时为什么需用新沸过的冷水?

(史　凡)

实训十一　六味地黄丸的薄层鉴别

【实训目的】

(1)掌握六味地黄丸的显微及薄层鉴别方法及操作技术。

(2)熟悉薄层色谱鉴别法的检验记录和检验报告的书写。

(3)能够独立完成六味地黄丸的鉴别试验。

【实训任务】

完成六味地黄丸的鉴别。

【实训准备】

1. 仪器及材料

(1)仪器：生物光学显微镜、超声仪、水浴锅、电子分析天平、烘箱、紫外灯、展开缸。

(2)材料：刀片、镊子、放大镜、载玻片、盖玻片、滤纸、剪刀、烧杯、量筒、漏斗、分液漏斗、硅胶 G 薄层板、微量点样器、蒸馏瓶、球形冷凝管、铁架台、乳胶管、烧杯、玻璃棒。

2. 试药及试液

(1)试药：六味地黄丸、泽泻对照药材。

(2)试液：甘油醋酸试液、水合氯醛试液、甲醇、正丁醇-乙酸乙酯、氨溶液($1→10$)、莫诺苷对照品和马钱苷对照品混合液(各 2mg/ml)、三氯甲烷-甲醇($3:1$)、10%硫酸乙醇溶液、丹皮酚对照品(1mg/ml)、硅藻土、乙醚、丙酮、环己烷-乙酸乙酯($3:1$)、环己烷、盐酸酸性5%三氯化铁乙醇溶液、三氯甲烷-乙酸乙酯-甲酸($12:7:1$)。

【方法和步骤】

(一)方法

六味地黄丸的鉴别,参见《中国药典》(2020 年版)一部第 742 页六味地黄丸质量标准。

(二)步骤

1. 显微鉴别

取本品置于显微镜下观察：淀粉粒呈三角状卵形或矩圆形,直径为 $24\sim40\mu m$,脐点短缝状或人字状(山药)。不规则分枝状团块无色,遇水合氯醛试液溶化;菌丝无色,直径为 $4\sim6\mu m$(茯苓)。薄壁组织灰棕色至黑棕色,细胞多皱缩,内含棕色核状物(熟地黄)。草酸钙簇晶存在于无色薄壁细胞中,有时数个排列成行(牡丹皮)。果皮表皮细胞橙黄色,表面观类多角形,垂周壁连珠状增厚(酒萸肉)。薄壁细胞类圆形,有椭圆形纹孔,集成纹孔群;内皮层细胞垂周壁波状弯曲,较厚,木化,有稀疏细孔沟(泽泻)。

2. 薄层鉴别

(1)取本品水丸 3g,水蜜丸 4g,研细;或取小蜜丸或大蜜丸 6g,剪碎。加甲醇25ml,超声处理 30min,过滤,滤液蒸干,残渣加水 20ml 使溶解,用正丁醇-乙酸乙酯($1:1$)混合溶液振摇提取 2 次,每次 20ml,合并提取液。用氨溶液($1→10$)20ml 洗涤,弃去氨液,正丁醇液蒸干,残渣加甲醇 1ml 使溶解,作为供试品溶液。另取莫诺苷对照品、马钱苷对照品、加甲醇制成每 1ml 各含 2mg 的混合液,作为对照品溶液。按照薄层色谱法(通则 0502)试验,吸取供试品溶液 $5\mu l$,对照品溶液 $2\mu l$,分别点于同一硅胶 G 薄层板上,以三氯甲烷-甲醇($3:1$)为展开剂,展开,取出,晾干,喷以 10％硫酸乙醇溶液,在 105℃加热至斑点显色清晰,置于紫外光(365nm)下检视。供试品色谱中,在与对照品色谱相应的位置上,显相同颜色的荧光斑点。

(2)取本品水丸 4.5g,水蜜丸 6g,研细;或取小蜜丸或大蜜丸 9g,剪碎,加硅藻土 4g,研匀。加乙醚 40ml,回流 1h,过滤,滤液挥去乙醚,残渣加丙酮 1ml 使溶解,作为供试品溶液。另取丹皮酚对照品,加丙酮制成每 1ml 含 1mg 的溶液,作为对照品溶液,按照薄层色谱法(通则0502)试验,吸取上述 2 种溶液各 10μl,分别点于同一硅胶 G 薄层板上,以环己烷-乙酸乙酯(3∶1)为展开剂,展开,取出,晾干,喷以盐酸酸性 5％三氯化铁乙醇溶液,加热至斑点显色清晰。供试品色谱中,在与对照品色谱相应的位置上,显相同颜色的斑点。

(3)取本品水丸 4.5g,水蜜丸 6g,研细;或取小蜜丸或大蜜丸 9g,剪碎,加硅藻土 4g,研匀。加乙酸乙酯 40ml,加热回流 20min,放冷,过滤,滤液浓缩至约 0.5ml,作为供试品溶液。另取泽泻对照药材 0.5g,加乙酸乙酯 40ml,同法制成对照药材溶液。按照薄层色谱法(通则0502)试验,吸取上述 2 种溶液各 5～10μl,分别点于同一硅胶 G 薄层板上,以三氯甲烷-乙酸乙酯-甲酸(12∶7∶1)为展开剂,展开,取出,晾干,喷以 10％硫酸乙醇溶液,在 105℃加热至斑点显色清晰。供试品色谱中,在与对照药材色谱相应的位置上,显相同颜色的斑点。

【实训指导】

1. 六味地黄丸的处方

熟地黄 160g,酒萸肉 80g,牡丹皮 60g,山药 80g,茯苓 60g,泽泻 60g。

2. 注意事项

(1)显微鉴别实验时,应先观察淀粉粒、菊糖等,再观察其他显微特征。一般先以甘油醋酸试液装片观察,然后以水合氯醛试液装片观察,最后加热透化或滴加其他试液进行观察,每步观察均应做记录。

(2)可借助偏光装置寻找和观察,尤其是淀粉粒、结晶、纤维、石细胞、导管等显微特征。

(3)鉴别成方制剂前,应了解处方组成和制法,分析处方中各种饮片的主要鉴别特征及用量的多少。进行显微鉴别时,应观察 3～5 张装片,使特征不致遗漏。

(4)显微鉴别的记录应详细、清晰、明确和真实。组织特征的记录以从外至内的次序进行。必要时,应利用显微描绘器或显微摄影装置绘制详图或提供显微照片,并注明放大倍数,或加比例尺。

【问题思考】

(1)请说出六味地黄丸各药味的生药学显微鉴别特征。

(2)请分析各薄层鉴别试验的鉴别对象分别是哪些药味。

(3)请分析本药品的薄层色谱鉴别分别采用了哪些具体方法。

(邹小丽)

附　录

附录一　《中国药典》(2020年版)收载的实训药品质量标准

1. 阿司匹林

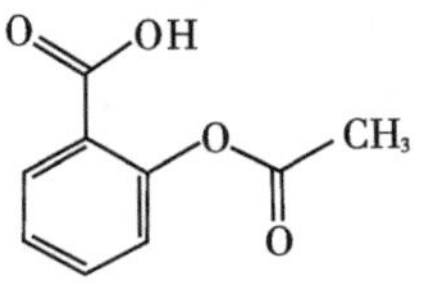

阿司匹林(Asipilin, aspirin)　　　　　　$C_9H_8O_4$　　180.16

本品为 2-(乙酰氧基)苯甲酸。按干燥品计算,含 $C_9H_8O_4$ 不得少于 99.5%。

【性状】本品为白色结晶或结晶性粉末;无臭或微带醋酸臭;遇湿气即缓缓水解。

本品在乙醇中易溶,在三氯甲烷或乙醚中溶解,在水或无水乙醚中微溶;在氢氧化钠溶液或碳酸钠溶液中溶解,但同时分解。

【鉴别】(1)取本品约 0.1g,加水 10ml,煮沸,放冷,加三氯化铁试液 1 滴,即显紫堇色。

(2)取本品约 0.5g,加碳酸钠试液 10ml,煮沸 2min 后,放冷,加过量的稀硫酸,即析出白色沉淀,并发生醋酸的臭气。

(3)本品的红外光吸收图谱应与对照的图谱(光谱集 5 图)一致。

【检查】溶液的澄清度　取本品 0.50g,加温热至约 45℃ 的碳酸钠试液 10ml 溶解后,溶液应澄清。

游离水杨酸　临用新制。取本品约 0.1g,精密称定,置于 10ml 量瓶中,加 1% 冰醋酸的甲醇溶液适量,振摇使溶解并稀释至刻度,摇匀,作为供试品溶液;取水杨酸对照品约 10mg,精密称定,置于 100ml 量瓶中,加 1% 冰醋酸的甲醇溶液适量使溶解并稀释至刻度,摇匀,精密量取 5ml,置于 50ml 量瓶中,用 1% 冰醋酸的甲醇溶液稀释至刻度,摇匀,作为对照品溶液。按照高效液相色谱法(通则 0512)试验。用十八烷基硅烷键合硅胶为填充剂;以乙腈-四氢呋喃-冰醋酸-水(20∶5∶5∶70)为流动相;检测波长为 303nm;进样体积为 $10\mu l$。理论塔板数按水杨酸峰计算不低于 5000。阿司匹林峰与水杨酸峰的分离度应符合要求,立即精密量取对照品溶液与供试品溶液,分别注入液相色谱仪,记录色谱图。供试品溶液色谱图中如有与水杨酸峰保留时间一致的色谱峰,按外标法以峰面积计算,不得超过 0.1%。

易炭化物　取本品 0.5g,依法检查(通则 0842),与对照液(取比色用氯化钴液 0.25ml、比色用重铬酸钾液 0.25ml、比色用硫酸铜液 0.40ml,加水使成 5ml)比较,不得更深。

有关物质　取本品约 0.1g,置于 10ml 量瓶中,加 1% 冰醋酸的甲醇溶液适量,振摇使溶解并稀释至刻度,摇匀,作为供试品溶液;精密量取供试品溶液 1ml,置于 200ml 量瓶中,用 1% 冰醋酸的甲醇溶液稀释至刻度,摇匀,作为对照溶液;精密量取对照溶液 1ml,置于 10ml 量瓶中,用 1% 冰醋酸的甲醇溶液稀释至刻度,摇匀,作为灵敏度溶液。按照高效液相色谱法(通则 0512)测定。用十八烷基硅烷键合硅胶为填充剂;以乙腈-四氢呋喃-冰醋酸-水(20:5:5:70)为流动相 A,乙腈为流动相 B,按附录表 1-1 进行梯度洗脱;检测波长为 276nm;进样体积为 10μl。阿司匹林峰的保留时间约为 8min,阿司匹林峰与水杨酸峰的分离度应符合要求。灵敏度溶液色谱图中主成分峰高的信噪比应大于 10。精密量取供试品溶液、对照溶液、灵敏度溶液与游离水杨酸对照品溶液,分别注入液相色谱仪,记录色谱图。供试品溶液色谱图中如有杂质峰,除水杨酸峰外,其他各杂质峰面积的和不得大于对照溶液主峰面积(0.5%),小于灵敏度溶液主峰面积的色谱峰忽略不计。

附录表 1-1　梯度洗脱程序

时间(min)	流动相 A(%)	流动相 B(%)
0	100	0
30	20	80

干燥失重　取本品,置于五氧化二磷为干燥剂的干燥器中,在 60℃减压干燥至恒重,减失重量不得超过 0.5%(通则 0831)。

炽灼残渣　不得超过 0.1%(通则 0841)。

重金属　取本品 1.0g,加乙醇 23ml 溶解后,加醋酸盐缓冲液(pH 值为 3.5)2ml 依法检查(通则 0821 第一法),含重金属不得超过百万分之十。

【含量测定】取本品约 0.4g,精密称定,加中性乙醇(对酚酞指示液显中性)20ml 溶解后,加酚酞指示液 3 滴,用氢氧化钠滴定液(0.1mol/L)滴定。每 1ml 氢氧化钠滴定液(0.1mol/L)相当于 18.02mg 的 $C_9H_8O_4$。

【类别】解热镇痛、非甾体抗炎药,抗血小板聚集药。

【贮藏】密封,在干燥处保存。

【制剂】(1)阿司匹林片　(2)阿司匹林肠溶片　(3)阿司匹林肠溶胶囊　(4)阿司匹林泡腾片(5)阿司匹林栓

2. 对乙酰氨基酚

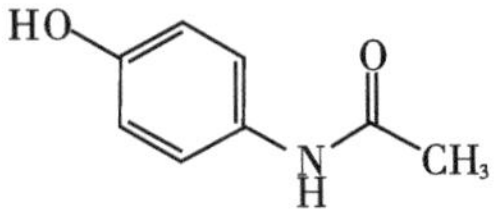

对乙酰氨基酚(Duiyixian'anjifen,paracetamol)　　$C_8H_9NO_2$　　151.16

本品为 4'-羟基乙酰苯胺。按干燥品计算,含 $C_8H_9NO_2$ 应为 98.0%～102.0%。

【性状】本品为白色结晶或结晶性粉末;无臭。本品在热水或乙醇中易溶,在丙酮中溶解,在水中略溶。本品的熔点(通则 0612)为 168～172℃。

【鉴别】(1)本品的水溶液加三氯化铁试液,即显蓝紫色。

（2）取本品约 0.1g，加稀盐酸 5ml，置于水浴中加热 40min，放冷；取 0.5ml，滴加亚硝酸钠试液 5 滴，摇匀，用水 3ml 稀释后，加碱性 β-萘酚试液 2ml，振摇，即显红色。

（3）本品的红外光吸收图谱应与对照的图谱（光谱集 131 图）一致。

【检查】酸度　取本品 0.10g，加水 10ml 使溶解，依法测定（通则 0631），pH 值应为 5.5～6.5。

乙醇溶液的澄清度与颜色　取本品 1.0g，加乙醇 10ml 溶解后，溶液应澄清无色；如显混浊，与 1 号浊度标准液（通则 0902 第一法）比较，不得更浓；如显色，与棕红色 2 号或橙红色 2 号标准比色液（通则 0901 第一法）比较，不得更深。

氯化物　取本品 2.0g，加水 100ml，加热溶解后，冷却，过滤，取滤液 25ml，依法检查（通则 0801），与标准氯化钠溶液 5.0ml 制成的对照溶液比较，不得更浓（0.01%）。

硫酸盐　取氯化物项下剩余的滤液 25ml，依法检查（通则 0802），与标准硫酸钾溶液 1.0ml 制成的对照溶液比较，不得更浓（0.02%）。

对氨基酚及有关物质　临用新制。取本品适量，精密称定，加溶剂〔甲醇-水（4：6）〕溶解并定量稀释制成每 1ml 中约含 20mg 的溶液，作为供试品溶液；取对氨基酚对照品适量，精密称定，加上述溶剂溶解并定量稀释制成每 1ml 中约含对氨基酚 0.1mg 的溶液，作为对照品溶液；精密量取对照品溶液与供试品溶液各 1ml，置于同一 100ml 量瓶中，用上述溶剂稀释至刻度，摇匀，作为对照溶液。按照高效液相色谱法（通则 0512）测定。用辛烷基硅烷键合硅胶为填充剂；以磷酸盐缓冲液（取磷酸氢二钠 8.95g，磷酸二氢钠 3.9g，加水溶解至 1000ml，加 10% 四丁基氢氧化铵溶液 12ml）-甲醇（90：10）为流动相；检测波长为 245nm；柱温为 40℃；进样体积为 20μl；理论塔板数按对乙酰氨基酚峰计算不低于 2000，对氨基酚峰与对乙酰氨基酚峰的分离度应符合要求。精密量取对照品溶液与供试品溶液，分别注入液相色谱仪，记录色谱图至主峰保留时间的 4 倍。供试品溶液色谱图中如有与对氨基酚保留时间一致的色谱峰，按外标法以峰面积计算，含对氨基酚不得超过 0.005%，其他单个杂质峰面积不得大于对照溶液中对乙酰氨基酚峰面积的 0.1 倍（0.1%），其他各杂质峰面积的和不得大于对照溶液中对乙酰氨基酚峰面积的 0.5 倍（0.5%）。

对氯苯乙酰胺　临用新制。取对氨基酚及有关物质项下的供试品溶液作为供试品溶液；另取对氯苯乙酰胺对照品与对乙酰氨基酚对照品各适量，精密称定，加溶剂〔甲醇-水（4：6）〕溶解并定量稀释制成每 1ml 中约含对氯苯乙酰胺 1μg 与对乙酰氨基酚 20μg 的混合溶液，作为对照品溶液。按照高效液相色谱法（通则 0512）测定。用辛烷基硅烷键合硅胶为填充剂；以磷酸盐缓冲液（取磷酸氢二钠 8.95g，磷酸二氢钠 3.9g，加水溶解至 1000ml，加 10% 四丁基氢氧化铵 12ml）-甲醇（60：40）为流动相；检测波长为 245nm；柱温为 40℃；进样体积为 20μl；理论塔板数按对乙酰氨基酚峰计算不低于 2000，对氯苯乙酰胺峰与对乙酰氨基酚峰的分离度应符合要求。精密量取对照品溶液与供试品溶液，分别注入液相色谱仪，记录色谱图。按外标法以峰面积计算，含对氯苯乙酰胺不得超过 0.005%。

干燥失重　取本品，在 105℃干燥至恒重，减失重量不得超过 0.5%（通则 0831）。

炽灼残渣　不得超过 0.1%（通则 0841）。

重金属　取本品 1.0g，加水 20ml，置于水浴中加热使溶解，放冷，过滤，取滤液加醋酸盐缓冲液（pH 值为 3.5）2ml 与水适量使成 25ml，依法检查（通则 0821 第一法），含重金属不得超过百万分之十。

【含量测定】取本品约 40mg，精密称定，置于 250ml 量瓶中，加 0.4％氢氧化钠溶液 50ml 溶解后，用水稀释至刻度，摇匀，精密量取 5ml，置于 100ml 量瓶中，加 0.4％氢氧化钠溶液 10ml，加水至刻度，摇匀，按照紫外-可见分光光度法（通则 0401），在 257nm 的波长处测定吸光度，按 $C_8H_9NO_2$ 的吸收系数（$E_{1cm}^{1\%}$）为 715 计算，即得。

【类别】解热镇痛、非甾体抗炎药。

【贮藏】密封保存。

【制剂】(1)对乙酰氨基酚片　(2)对乙酰氨基酚咀嚼片　(3)对乙酰氨基酚泡腾片　(4)对乙酰氨基酚注射液　(5)对乙酰氨基酚栓　(6)对乙酰氨基酚胶囊　(7)对乙酰氨基酚颗粒　(8)对乙酰氨基酚滴剂　(9)对乙酰氨基酚凝胶

3. 对乙酰氨基酚片

对乙酰氨基酚片（Duiyixian'anjifen Pian，paracetamol tablets）

本品含对乙酰氨基酚（$C_8H_9NO_2$）应为标示量的 95.0％～105.0％。

【性状】本品为白色片、薄膜衣或明胶包衣片，除去包衣后显白色。

【鉴别】(1)取本品的细粉适量（约相当于对乙酰氨基酚 0.5g），用乙醇 20ml 分次研磨使对乙酰氨基酚溶解，过滤，合并滤液，蒸干，残渣按照对乙酰氨基酚项下的鉴别(1)、(2)项试验，显相同的反应。

(2)取本品细粉适量（约相当于对乙酰氨基酚 100mg），加丙酮 10ml，研磨溶解，过滤，滤液水浴蒸干，残渣经减压干燥，依法测定。本品的红外光吸收图谱应与对照的图谱（光谱集 131 图）一致。

【检查】对氨基酚　临用新制。取本品细粉适量（约相当于对乙酰氨基酚 0.2g），精密称定，置于 10ml 量瓶中，加溶剂〔甲醇-水(4:6)〕适量，振摇使对乙酰氨基酚溶解，加溶剂稀释至刻度，摇匀，过滤，取续滤液作为供试品溶液；另取对氨基酚对照品与对乙酰氨基酚对照品各适量，精密称定，加上述溶剂溶解并定量稀释制成每 1ml 中各约含 20μg 混合的溶液，作为对照品溶液。按照对乙酰氨基酚中对氨基酚及有关物质项下的色谱条件测定。供试品溶液色谱图中如有与对照品溶液中对氨基酚保留时间一致的色谱峰，按外标法以峰面积计算，含对氨基酚不得超过对乙酰氨基酚标示量的 0.1％。

溶出度　取本品，按照溶出度与释放度测定法（通则 0931 第一法），以稀盐酸 24ml 加水至 1000ml 为溶出介质，转速为每分钟 100 转，依法操作，经 30min 时，取溶出液适量过滤，精密量取续滤液适量，用 0.04％氢氧化钠溶液定量稀释成每 1ml 中含对乙酰氨基酚 5～10μg 的溶液，按照紫外-可见分光光度法（通则 0401），在 257nm 的波长处测定吸光度，按 $C_8H_9NO_2$ 的吸收系数（$E_{1cm}^{1\%}$）为 715 计算每片的溶出量。限度为标示量的 80％，应符合规定。

其他　应符合片剂项下有关的各项规定（通则 0101）。

【含量测定】取本品 20 片，精密称定，研细，精密称取适量（约相当于对乙酰氨基酚 40mg），置于 250ml 量瓶中，加 0.4％氢氧化钠溶液 50ml 与水 50ml，振摇 15min，用水稀释至刻度，摇匀，过滤，精密量取续滤液 5ml，按照对乙酰氨基酚含量测定项下的方法，自"置于 100ml 量瓶中"起，依法测定，即得。

【类别】同对乙酰氨基酚。

【规格】(1)0.1g　(2)0.3g　(3)0.5g

【贮藏】密封保存。

4．盐酸普鲁卡因

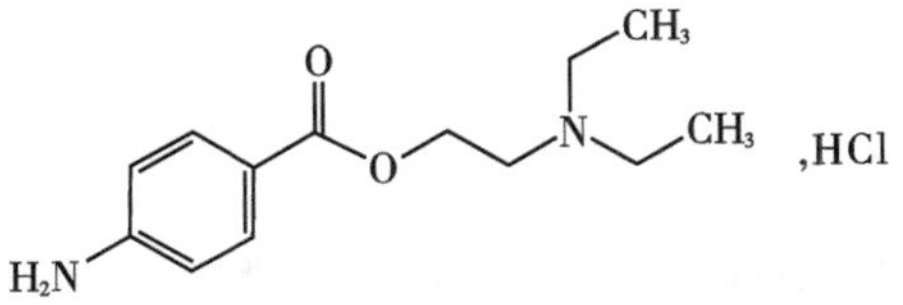

盐酸普鲁卡因（Yansuan Pulukayin，procaine hydrochloride）　$C_{13}H_{20}N_2O_2 \cdot HCl$　　272.77

本品为4-氨基苯甲酸-2-(二乙氨基)乙酯盐酸盐。按干燥品计算，含 $C_{13}H_{20}N_2O_2 \cdot HCl$ 不得少于 99.0%。

【性状】本品为白色结晶或结晶性粉末；无臭。

本品在水中易溶，在乙醇中略溶，在三氯甲烷中微溶，在乙醚中几乎不溶。

熔点　本品的熔点（通则 0612 第一法）为 154～157℃。

【鉴别】(1)取本品约 0.1g，加水 2ml 溶解后，加 10% 氢氧化钠溶液 1ml，即生成白色沉淀；加热，变为油状物；继续加热，发生的蒸气能使湿润的红色石蕊试纸变为蓝色；热至油状物消失后，放冷，加盐酸酸化，即析出白色沉淀。

(2)本品的红外光吸收图谱应与对照的图谱（光谱集 397 图）一致。

(3)本品的水溶液显氯化物鉴别(1)的反应（通则 0301）。

(4)本品显芳香第一胺类的鉴别反应（通则 0301）。

【检查】酸度　取本品 0.40g，加水 10ml 溶解后，加甲基红指示液 1 滴，如显红色，加氢氧化钠滴定液（0.02mol/L）0.20ml，应变为橙色。

溶液的澄清度　取本品 2.0g，加水 10ml 溶解后，溶液应澄清。

对氨基苯甲酸　取本品，精密称定，加水溶解并定量稀释制成每 1ml 中含 0.2mg 的溶液，作为供试品溶液；另取对氨基苯甲酸对照品，精密称定，加水溶解并定量稀释制成每 1ml 中含 1μg 的溶液，作为对照品溶液；取供试品溶液 1ml 与对照品溶液 9ml 混合均匀，作为系统适用性溶液。按照高效液相色谱法（通则 0512）测定，用十八烷基硅烷键合硅胶为填充剂；以含 0.1% 庚烷磺酸钠的 0.05mol/L 磷酸二氢钾溶液（用磷酸调节 pH 值至 3.0）-甲醇（68：32）为流动相；检测波长为 279nm；进样体积为 10μl。取系统适用性溶液 10μl，注入液相色谱仪，理论塔板数按对氨基苯甲酸峰计算不低于 2000，普鲁卡因峰和对氨基苯甲酸峰的分离度应大于2.0。精密量取对照品溶液与供试品溶液，分别注入液相色谱仪，记录色谱图。供试品溶液色谱图中如有与对氨基苯甲酸峰保留时间一致的色谱峰，按外标法以峰面积计算，不得超过 0.5%。

干燥失重　取本品，在 105℃ 干燥至恒重，减失重量不得超过 0.5%（通则 0831）。

炽灼残渣　取本品 1.0g，依法检查（通则 0841），遗留残渣不得超过 0.1%。

铁盐　取炽灼残渣项下遗留的残渣，加盐酸 2ml，置于水浴上蒸干，再加稀盐酸 4ml，微温溶解后，加水 30ml 与过硫酸铵 50mg，依法检查（通则 0807），与标准铁溶液 1.0ml 制成的对照液比较，不得更深（0.001%）。

重金属　取本品 2.0g，加水 15ml 溶解后，加醋酸盐缓冲液（pH 值为 3.5）2ml 与水适量使成 25ml，依法检查（通则 0821 第一法），含重金属不得超过百万分之十。

【含量测定】取本品约 0.6g,精密称定,按照永停滴定法(通则 0701),在 15~25℃用亚硝酸钠滴定液(0.1mol/L)滴定。每 1ml 亚硝酸钠滴定液(0.1mol/L)相当于 27.28mg 的 $C_{13}H_{20}N_2O_2 \cdot HCl$。

【类别】局麻药。

【贮藏】遮光,密封保存。

【制剂】(1)盐酸普鲁卡因注射液 (2)注射用盐酸普鲁卡因

5. 注射用盐酸普鲁卡因

注射用盐酸普鲁卡因(Zhusheyong Yansuan Pulukayin, procaine hydrochloride for injection)

本品为盐酸普鲁卡因的无菌粉末。按平均装量计算,含盐酸普鲁卡因($C_{13}H_{20}N_2O_2 \cdot HCl$)应为标示量的 95.0%~105.0%。

【性状】本品为白色结晶或结晶性粉末;无臭。

【鉴别】取本品,按照盐酸普鲁卡因项下的鉴别(1)、(3)、(4)项试验,显相同的反应。

【检查】酸度 取本品 0.40g,加水 10ml 溶解后,加甲基红指示液 1 滴,如显红色,加氢氧化钠滴定液(0.02mol/L)0.20ml,应变为橙色。

溶液的澄清度 取本品 2.0g,加水 10ml 溶解后,溶液应澄清。

对氨基苯甲酸 取装量差异项下的内容物适量,精密称定,加水溶解并定量稀释制成每 1ml 中含盐酸普鲁卡因 0.2mg 的溶液,作为供试品溶液;取对氨基苯甲酸对照品适量,精密称定,加水溶解并定量稀释制成每 1ml 中约含 1μg 的溶液,作为对照品溶液。按照盐酸普鲁卡因中对氨基苯甲酸项下的方法测定,供试品溶液的色谱图中如有与对氨基苯甲酸峰保留时间一致的色谱峰,按外标法以峰面积计算,不得超过盐酸普鲁卡因标示量的 0.5%。

干燥失重 取本品,在 105℃干燥至恒重,减失重量不得超过 1.0%(通则 0831)。

细菌内毒素 取本品,按照盐酸普鲁卡因注射液项下的方法检查,应符合规定。

无菌 取本品,分别加灭菌水制成每 1ml 中含 30mg 的溶液,经薄膜过滤法处理,依法检查(通则 1101),应符合规定。

其他 应符合注射剂项下有关的各项规定(通则 0102)。

【含量测定】取装量差异项下的内容物,混合均匀,精密称取适量(约相当于盐酸普鲁卡因 0.6g),按照永停滴定法(通则 0701),在 15~25℃,用亚硝酸钠滴定液(0.1mol/L)滴定。每 1ml 亚硝酸钠滴定液(0.1mol/L)相当于 27.28mg 的 $C_{13}H_{20}N_2O_2 \cdot HCl$。

【类别】同盐酸普鲁卡因。

【规格】(1)0.5g (2)1g

【贮藏】遮光,密闭保存。

6. 异烟肼

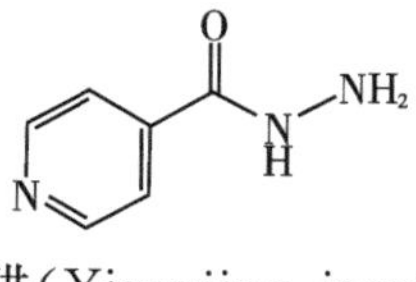

异烟肼(Yiyanjing, isoniazid)　　　　　　　　　　$C_6H_7N_3O$　137.14

本品为 4-吡啶甲酰肼。按干燥品计算,含 $C_6H_7N_3O$ 应为 98.0%～102.0%。

【性状】本品为无色结晶,白色或类白色的结晶性粉末;无臭,遇光渐变质。

本品在水中易溶,在乙醇中微溶,在乙醚中极微溶解。

熔点　本品的熔点(通则 0612)为 170～173℃。

【鉴别】(1)取本品约 10mg,置于试管中,加水 2ml 溶解后,加氨制硝酸银试液 1ml,即发生气泡与黑色混浊,并在试管壁上生成银镜。

(2)在含量测定项下记录的色谱图中,供试品溶液主峰的保留时间应与对照品溶液主峰的保留时间一致。

(3)本品的红外光吸收图谱应与对照的图谱(光谱集 166 图)一致。

【检查】酸碱度　取本品 0.50g,加水 10ml 溶解后,依法测定(通则 0631),pH 值应为 6.0～8.0。

溶液的澄清度与颜色　取本品 1.0g,加水 10ml 溶解后,溶液应澄清无色;如显混浊,与 1 号浊度标准液(通则 0902 第一法)比较,不得更浓;如显色,与同体积的对照液(取比色用重铬酸钾液 3.0ml 与比色用硫酸铜液 0.10ml,用水稀释至 250ml)比较,不得更深。

游离肼　取本品适量,加丙酮-水(1:1)溶解并定量稀释制成每 1ml 中约含 0.1g 的溶液,作为供试品溶液;另取硫酸肼对照品适量,加丙酮-水(1:1)溶解并定量稀释制成每 1ml 中约含 80μg(相当于游离肼 20μg)的溶液,作为对照品溶液;取异烟肼与硫酸肼各适量,加丙酮-水(1:1)溶解并稀释制成每 1ml 中分别含异烟肼 0.1g 及硫酸肼 80μg 的混合溶液,作为系统适用性溶液。按照薄层色谱法(通则 0502)试验,吸取上述 3 种溶液各 5μl,分别点于同一硅胶 G 薄层板上,以异丙醇-丙酮(3:2)为展开剂,展开,晾干,喷以乙醇制对二甲氨基苯甲醛试液,15min 后检视。系统适用性溶液所显游离肼与异烟肼的斑点应完全分离,游离肼的 R_f 值约为 0.75,异烟肼的 R_f 值约为 0.56。在供试品溶液主斑点前方与对照品溶液主斑点相应的位置上,不得显黄色斑点。

有关物质　取本品适量,加水溶解并稀释制成每 1ml 中约含 0.5mg 的溶液,作为供试品溶液;精密量取 1ml,置于 100ml 量瓶中,用水稀释至刻度,摇匀,作为对照溶液。按照含量测定项下的色谱条件,精密量取供试品溶液与对照溶液各 10μl,分别注入液相色谱仪,记录色谱图至主成分峰保留时间的 3.5 倍。供试品溶液的色谱图中如有杂质峰,单个杂质峰面积不得大于对照溶液主峰面积的 0.35 倍(0.35%),各杂质峰面积的和不得大于对照溶液主峰面积(1.0%)。

干燥失重　取本品,在 105℃ 干燥至恒重,减失重量不得超过 0.5%(通则 0831)。

炽灼残渣　取本品 1.0g,依法检查(通则 0841),遗留残渣不得超过 0.1%。

重金属　取炽灼残渣项下遗留的残渣,依法检查(通则 0821 第二法),含重金属不得超过百万分之十。

无菌　取本品,用适宜溶剂溶解后,经薄膜过滤法处理,依法检查(通则 1101),应符合规定(供无菌分装用)。

【含量测定】按照高效液相色谱法(通则 0512)测定。

色谱条件与系统适用性试验　用十八烷基硅烷键合硅胶为填充剂;以 0.02mol/L 磷酸氢二钠溶液(用磷酸调 pH 值至 6.0)-甲醇(85:15)为流动相;检测波长为 262mn;进样体积为 10μl。理论塔板数按异烟肼峰计算不低于 4000。

测定法　取本品适量,精密称定,加水溶解并定量稀释制成每 1ml 中约含 0.1mg 的溶液,作为供试品溶液,精密量取 $10\mu l$ 注入液相色谱仪,记录色谱图;另取异烟肼对照品,同法测定。按外标法以峰面积计算,即得。

【类别】抗结核病药。

【贮藏】遮光,严封保存。

【制剂】(1)异烟肼片　(2)注射用异烟肼

7. 异烟肼片

异烟肼片(Yiyanjng Pian,isoniazid tablets)

本品含异烟肼($C_6H_7N_3O$)应为标示量的 95.0%～105.0%。

【性状】本品为白色或类白色片。

【鉴别】(1)取本品的细粉适量(约相当于异烟肼 0.1g),加水 10ml,振摇,过滤,滤液按照异烟肼项下的鉴别(1)项试验,显相同的反应。

(2)在含量测定项下记录的色谱图中,供试品溶液主峰的保留时间应与对照品溶液主峰的保留时间一致。

(3)取本品细粉适量(约相当于异烟肼 50mg),加乙醇 10ml,研磨溶解,过滤,滤液蒸干,残渣经减压干燥,依法测定(通则 0402)。本品的红外光吸收图谱应与对照的图谱(光谱集 166 图)一致。

【检查】游离肼　取本品细粉适量,加丙酮-水(1:1)使异烟肼溶解并定量稀释制成每 1ml 中约含异烟肼 0.1g 的溶液,过滤,取续滤液作为供试品溶液。按照异烟肼游离肼项下的方法测定。在供试品溶液主斑点前方与对照品溶液主斑点相应的位置上,不得显黄色斑点。

有关物质　取本品细粉适量,加水使异烟肼溶解并稀释制成每 1ml 中约含异烟肼 0.5mg 的溶液,过滤,取续滤液作为供试品溶液。按照异烟肼有关物质项下的方法测定。供试品溶液的色谱图中如有杂质峰,单个杂质峰面积不得大于对照溶液主峰面积的 0.5 倍(0.5%),各杂质峰面积的和不得大于对照溶液主峰面积(1.0%)。

溶出度　取本品,按照溶出度与释放度测定法(通则 0931 第一法),以水 1000ml 为溶出介质,转速为每分钟 100 转,依法操作,经 30min 时,取溶液 5ml 过滤,精密量取续滤液适量,用水定量稀释制成每 1ml 中含 10～20μg 的溶液,按照紫外-可见分光光度法(通则 0401),在 263nm 的波长处测定吸光度,按 $C_6H_7N_3O$ 的吸收系数($E_{1cm}^{1\%}$)为 307 计算每片的溶出量。限度为标示量的 60%,应符合规定。

其他　应符合片剂项下有关的各项规定(通则 0101)。

【含量测定】取本品 20 片,精密称定,研细,精密称取适量,加水使异烟肼溶解并定量稀释制成每 1ml 中约含异烟肼 0.1mg 的溶液,过滤,取续滤液作为供试品溶液,按照异烟肼含量测定项下的方法测定,即得。

【类别】同异烟肼。

【规格】(1)50mg　(2)100mg　(3)300mg　(4)500mg

【贮藏】遮光,密封,在干燥处保存。

8. 维生素C

维生素C(Weishengsu C,vitamin C)　　　　　　$C_6H_8O_6$　176.13

本品为 L -抗坏血酸。含 $C_6H_8O_6$ 不得少于 99.0%。

【性状】本品为白色结晶或结晶性粉末;无臭,味酸;久置色渐变微黄;水溶液显酸性反应。本品在水中易溶,在乙醇中略溶,在三氯甲烷或乙醚中不溶。

　熔点　本品的熔点(通则0612)为190～192℃,熔融时同时分解。

　比旋度　取本品,精密称定,加水溶解并定量稀释制成每1ml中约含0.10g的溶液,依法测定(通则0621),比旋度为+20.5°至+21.5°。

【鉴别】(1)取本品0.2g,加水10ml溶解后,分成二等份,在一份中加硝酸银试液0.5ml,即生成银的黑色沉淀;在另一份中,加二氯靛酚钠试液1～2滴,试液的颜色即消失。

　(2)本品的红外光吸收图谱应与对照的图谱(光谱集450图)一致。

【检查】溶液的澄清度与颜色　取本品3.0g,加水15ml,振摇使溶解,溶液应澄清无色;如显色,将溶液经4号垂熔玻璃漏斗过滤,取滤液,按照紫外-可见分光光度法(通则0401),在420nm的波长处测定吸光度,不得超过0.03。

　草酸　取本品0.25g,加水4.5ml,振摇使维生素C溶解,加氢氧化钠试液0.5ml、稀醋酸1ml与氯化钙试液0.5ml,摇匀,放置1h,作为供试品溶液;另精密称取草酸75mg,置于500ml量瓶中,加水溶解并稀释至刻度,摇匀,精密取5ml,加稀醋酸1ml与氯化钙试液0.5ml,摇匀,放置1h,作为对照溶液。供试品溶液产生的混浊不得浓于对照溶液(0.3%)。

　炽灼残渣　不得超过0.1%(通则0841)。

　铁　取本品5.0g两份,分别置于25ml量瓶中,一份中加0.1mol/L硝酸溶液溶解并稀释至刻度,摇匀,作为供试品溶液(B);另一份中加标准铁溶液(精密称取硫酸铁铵863mg,置于1000ml量瓶中,加1mol/L硫酸溶液25ml,用水稀释至刻度,摇匀,精密量取10ml,置于100ml量瓶中,用水稀释至刻度,摇匀)1.0ml,加0.1mol/L硝酸溶液溶解并稀释至刻度,摇匀,作为对照溶液(A)。按照原子吸收分光光度法(通则0406),在248.3nm的波长处分别测定,应符合规定。

　铜　取本品2.0g两份,分别置于25ml量瓶中,一份中加0.1mol/L硝酸溶液溶解并稀释至刻度,摇匀,作为供试品溶液(B);另一份中加标准铜溶液(精密称取硫酸铜393mg,置于1000ml量瓶中,加水溶解并稀释至刻度,摇匀,精密量取10ml,置于100ml量瓶中,用水稀释至刻度,摇匀)1.0ml,加0.1mol/L硝酸溶液溶解并稀释至刻度,摇匀,作为对照溶液(A)。按照原子吸收分光光度法(通则0406),在324.8nm的波长处分别测定,应符合规定。

　重金属　取本品1.0g,加水溶解成25ml,依法检查(通则0821第一法),含重金属不得超过百万分之十。

　细菌内毒素　取本品,加碳酸钠(170℃加热4h以上)适量,使混合,依法检查(通则1143),每1mg维生素C中含内毒素的量应小于0.020EU(供注射用)。

【含量测定】取本品约 0.2g,精密称定,加新沸过的冷水 100ml 与稀醋酸 10ml 使溶解,加淀粉指示液 1ml,立即用碘滴定液(0.05mol/L)滴定,至溶液显蓝色并在 30s 内不褪。每 1ml 碘滴定液(0.05mol/L)相当于 8.806mg 的 $C_6H_8O_6$。

【类别】维生素类药。

【贮藏】遮光,密封保存。

【制剂】(1)维生素 C 片　(2)维生素 C 泡腾片　(3)维生素 C 泡腾颗粒　(4)维生素 C 注射液　(5)维生素 C 颗粒

9. 维生素 C 片

维生素 C 片(Weishengsu C Pian,vitamin C tablets)

本品含维生素 C($C_6H_8O_6$)应为标示量的 93.0%～107.0%。

【性状】本品为白色至略带淡黄色片。

【鉴别】(1)取本品细粉适量(约相当于维生素 C 0.2g),加水 10ml,振摇使维生素 C 溶解,过滤,滤液按照维生素 C 鉴别(1)项试验,显相同的反应。

(2)取本品细粉适量(约相当于维生素 C 10mg),加水 10ml,振摇使维生素 C 溶解,过滤,取滤液作为供试品溶液。另取维生素 C 对照品适量,加水溶解并稀释制成 1ml 中约含 1mg 的溶液,作为对照品溶液。按照薄层色谱法(通则 0502)试验,吸取上述 2 种溶液各 2μl 分别点于同一硅胶 GF_{254} 薄层板上,以乙酸乙酯-乙醇-水(5:4:1)为展开剂,展开,晾干,立即(1h 内)置于紫外光灯(254nm)下检视。供试品溶液所显主斑点的位置和颜色应与对照品溶液的主斑点相同。

【检查】溶液的颜色　取本品细粉适量(相当于维生素 C 1.0g),加水 20ml,振摇使维生素 C 溶解,过滤,滤液按照紫外-可见分光光度法(通则 0401),在 440nm 的波长处测定吸光度,不得超过 0.07。

其他　应符合片剂项下有关的各项规定(通则 0101)。

【含量测定】取本品 20 片,精密称定,研细,精密称取适量(约相当于维生素 C 0.2g),置于 100ml 量瓶中,加新沸过的冷水 100ml 与稀醋酸 10ml 的混合液适量,振摇使维生素 C 溶解并稀释至刻度,摇匀,迅速过滤,精密量取续滤液 50ml,加淀粉指示液 1ml,立即用碘滴定液(0.05mol/L)滴定,至溶液显蓝色并持续 30s 不褪。每 1ml 碘滴定液(0.05mol/L)相当于 8.806mg 的 $C_6H_8O_6$。

【类别】同维生素 C。

【规格】(1)25mg　(2)50mg　(3)100mg　(4)250mg

【贮藏】遮光,密封保存。

10. 六味地黄丸

六味地黄丸(Liuwei Dihuang Wan)

【处方】熟地黄 160g,酒萸肉 80g,牡丹皮 60g,山药 80g,茯苓 60g,泽泻 60g。

【制法】以上六味,粉碎成细粉,过筛,混匀。用乙醇泛丸,干燥,制成水丸,或每 100g 粉末加炼蜜 35～50g 与适量的水,制丸,干燥,制成水蜜丸;或加炼蜜 80～110g 制成小蜜丸或大蜜丸,即得。

【性状】本品为棕黑色的水丸、水蜜丸、棕褐色至黑褐色的小蜜丸或大蜜丸;味甜而酸。

【鉴别】(1)取本品,置于显微镜下观察:淀粉粒三角状卵形或矩圆形,直径为 24～40μm,脐点短缝状或人字状(山药)。不规则分枝状团块无色,遇水合氯醛试液溶化;菌丝无色,直径为4~6μm(茯苓)。薄壁组织灰棕色至黑棕色,细胞多皱缩,内含棕色核状物(熟地黄)。草酸钙簇晶存在于无色薄壁细胞中,有时数个排列成行(牡丹皮)。果皮表皮细胞橙黄色,表面观类多角形,垂周壁连珠状增厚(酒萸肉)。薄壁细胞类圆形,有椭圆形纹孔,集成纹孔群;内皮层细胞垂周壁波状弯曲,较厚,木化,有稀疏细孔沟(泽泻)。

(2)取本品水丸3g、水蜜丸4g,研细;或取小蜜丸或大蜜丸6g,剪碎。加甲醇25ml,超声处理30min,过滤,滤液蒸干,残渣加水20ml使溶解,用正丁醇-乙酸乙酯(1:1)混合溶液振摇提取2次,每次20ml,合并提取液,用氨溶液(1→10)20ml洗涤,弃去氨液,正丁醇液蒸干,残渣加甲醇1ml使溶解,作为供试品溶液。另取莫诺苷对照品、马钱苷对照品,加甲醇制成每1ml各含2mg的混合溶液,作为对照品溶液。按照薄层色谱法(通则0502)试验,吸取供试品溶液5μl、对照品溶液2μl,分别点于同一硅胶G薄层板上,以三氯甲烷-甲醇(3:1)为展开剂,展开,取出,晾干,喷以10%硫酸乙醇溶液,在105℃加热至斑点显色清晰,在紫外光(365nm)检视。供试品色谱中,在与对照品色谱相应的位置上,显相同颜色的荧光斑点。

(3)取本品水丸4.5g、水蜜丸6g,研细;或取小蜜丸或大蜜丸9g,剪碎,加硅藻土4g,研匀。加乙醚40ml,回流1h,过滤,滤液挥去乙醚,残渣加丙酮1ml使溶解,作为供试品溶液。另取丹皮酚对照品,加丙酮制成每1ml含1mg的溶液,作为对照品溶液。按照薄层色谱法(通则0502)试验,吸取上述2种溶液各10μl,分别点于同一硅胶G薄层板上,以环己烷-乙酸乙酯(3:1)为展开剂,展开,取出,晾干,喷以盐酸酸性5%三氯化铁乙醇溶液,加热至斑点显色清晰。供试品色谱中,在与对照品色谱相应的位置上,显相同颜色的斑点。

(4)取本品水丸4.5g、水蜜丸6g,研细;或取小蜜丸或大蜜丸9g,剪碎,加硅藻土4g,研匀。加乙酸乙酯40ml,加热回流20min,放冷,过滤,滤液浓缩至约0.5ml,作为供试品溶液。另取泽泻对照药材0.5g,加乙酸乙酯40ml,同法制成对照药材溶液。按照薄层色谱法(通则0502)试验,吸取上述2种溶液各5~10μl,分别点于同一硅胶G薄层板上,以三氯甲烷-乙酸乙酯-甲酸(12:7:1)为展开剂,展开,取出,晾干,喷以10%硫酸乙醇溶液,在105℃加热至斑点显色清晰。供试品色谱中,在与对照药材色谱相应的位置上,显相同颜色的斑点。

【检查】应符合丸剂项下有关的各项规定(通则0108)。

【含量测定】按照高效液相色谱法(通则0512)测定。

色谱条件与系统适用性试验　以十八烷基硅烷键合硅胶为填充剂;以乙腈为流动相A,以0.3%磷酸溶液为流动相B,按附录表1-2中的规定进行梯度洗脱;莫诺苷和马钱苷检测波长为240nm,丹皮酚检测波长为274nm;柱温为40℃。理论塔板数按莫诺苷、马钱苷峰计算均应不低于4000。

附录表1-2　梯度洗脱程序

时间(min)	流动相A(%)	流动相B(%)
0~5	5→8	95→92
5~20	8	92
20~35	8→20	92→80
35~45	20→60	80→40
45~55	60	40

对照品溶液的制备 取莫诺苷对照品、马钱苷对照品和丹皮酚对照品适量,精密称定,加50%甲醇制成每1ml中含莫诺苷与马钱苷各20μg、含丹皮酚45μg的混合溶液,即得。

供试品溶液的制备 取水丸,研细,取约0.5g,或取水蜜丸,研细,取约0.7g,精密称定;或取小蜜丸或重量差异项下的大蜜丸,剪碎,取约1g,精密称定。置于具塞锥形瓶中,精密加入50%甲醇25ml,密塞,称定重量,加热回流1h,放冷,再称定重量,用50%甲醇补足减失的重量,摇匀,过滤,取续滤液,即得。

测定法 分别精密吸取对照品溶液与供试品溶液各10μl,注入液相色谱仪,测定,即得。

本品含酒萸肉以莫诺苷($C_{17}H_{26}O_{11}$)和马钱苷($C_{17}H_{26}O_{10}$)的总量计,水丸每1g不得少于0.9mg;水蜜丸每1g不得少于0.75mg;小蜜丸每1g不得少于0.50mg;大蜜丸每丸不得少于4.5mg;含牡丹皮以丹皮酚($C_9H_{10}O_3$)计,水丸每1g不得少于1.3mg;水蜜丸每1g不得少于1.05mg;小蜜丸每1g不得少于0.70mg;大蜜丸每丸不得少于6.3mg。

【功能与主治】滋阴补肾。用于肾阴亏损,头晕耳鸣,腰膝酸软,骨蒸潮热,盗汗遗精,消渴。

【用法与用量】口服。水丸每次5g,水蜜丸每次6g,小蜜丸每次9g,大蜜丸每次1丸,每日2次。

【规格】(1)大蜜丸每丸重9g (2)水丸每袋装5g

【贮藏】密封。

附录二 《中国药典》(2020 年版) 四部
通则 0301 一般鉴别试验(节选)

水杨酸盐

(1)取供试品的中性或弱酸性稀溶液,加三氯化铁试液 1 滴,即显紫色。

(2)取供试品溶液,加稀盐酸,即析出白色水杨酸沉淀;分离,沉淀在醋酸铵试液中溶解。

丙二酰脲类

(1)取供试品约 0.1g,加碳酸钠试液 1ml 与水 10ml,振摇 2min,过滤,滤液中逐滴加入硝酸银试液,即生成白色沉淀,振摇,沉淀即溶解;继续滴加过量的硝酸银试液,沉淀不再溶解。

(2)取供试品约 50mg,加吡啶溶液(1→10)5ml,溶解后,加铜-吡啶试液 1ml,即显紫色或生成紫色沉淀。

有机氟化物

取供试品约 7mg,按照氧瓶燃烧法(通则 0703)进行有机破坏,用水 20ml 与 0.01mol/L 氢氧化钠溶液 6.5ml 为吸收液,待燃烧完毕后,充分振摇;取吸收液 2ml,加茜素氟蓝试液 0.5ml,再加 12％醋酸钠的稀醋酸溶液 0.2ml,用水稀释至 4ml,加硝酸亚铈试液 0.5ml,即显蓝紫色;同时做空白对照试验。

托烷生物碱类

取供试品约 10mg,加发烟硝酸 5 滴,置于水浴中蒸干,得黄色的残渣,放冷,加乙醇 2～3滴湿润,加固体氢氧化钾一小粒,即显深紫色。

芳香第一胺类

取供试品约 50mg,加稀盐酸 1ml,必要时缓缓煮沸使溶解,加 0.1mol/L 亚硝酸钠溶液数滴,加与 0.1mol/L 亚硝酸钠溶液等体积的 1mol/L 脲溶液,振摇 1min,滴加碱性 β-萘酚试液数滴,视供试品不同,生成由粉红色到猩红色沉淀。

苯甲酸盐

(1)取供试品的中性溶液,滴加三氯化铁试液,即生成赭色沉淀;再加稀盐酸,变为白色沉淀。

(2)取供试品,置于干燥试管中,加硫酸后,加热,不炭化,但析出苯甲酸,并在试管内壁凝结成白色升华物。

钠盐

(1)取铂丝,用盐酸湿润后,蘸取供试品,在无色火焰中燃烧,火焰即显鲜黄色。

(2)取供试品约 100mg,置于 10ml 试管中,加水 2ml 溶解,加 15％碳酸钾溶液 2ml,加热至沸,不得有沉淀生成;加焦锑酸钾试液 4ml,加热至沸;置于冰水中冷却,必要时,用玻棒摩擦试管内壁,应有致密的沉淀生成。

钾盐

(1)取铂丝,用盐酸湿润后,蘸取供试品,在无色火焰中燃烧,火焰即显紫色;但有少量的钠盐混存时,须隔蓝色玻璃透视,方能辨认。

(2)取供试品,加热炽灼除去可能杂有的铵盐,放冷后,加水溶解,再加 0.1％ 四苯硼钠溶液与醋酸,即生成白色沉淀。

硫酸盐

(1)取供试品溶液,滴加氯化钡试液,即生成白色沉淀;分离,沉淀在盐酸或硝酸中均不溶解。

(2)取供试品溶液,滴加醋酸铅试液,即生成白色沉淀;分离,沉淀在醋酸铵试液或氢氧化钠试液中溶解。

(3)取供试品溶液,加盐酸,不生成白色沉淀(与硫代硫酸盐区别)。

硝酸盐

(1)取供试品溶液,置于试管中,加等量的硫酸,小心混合,冷后,沿管壁加硫酸亚铁试液,使成两液层,接界面显棕色。

(2)取供试品溶液,加硫酸与铜丝(或铜屑),加热,即发生红棕色的蒸气。

(3)取供试品溶液,滴加高锰酸钾试液,紫色不应褪去(与亚硝酸盐区别)。

氯化物

(1)取供试品溶液,加稀硝酸使成酸性后,滴加硝酸银试液,即生成白色凝乳状沉淀;分离,沉淀加氨试液即溶解,再加稀硝酸酸化后,沉淀复生成。如供试品为生物碱或其他有机碱的盐酸盐,须先加氨试液使成碱性,将析出的沉淀过滤除去,取滤液进行试验。

(2)取供试品少量,置于试管中,加等量的二氧化锰,混匀,加硫酸湿润,缓缓加热,即发生氯气,能使用水湿润的碘化钾淀粉试纸显蓝色。

溴化物

(1)取供试品溶液,滴加硝酸银试液,即生成淡黄色凝乳状沉淀;分离,沉淀能在氨试液中微溶,但在硝酸中几乎不溶。

(2)取供试品溶液,滴加氯试液,溴即游离,加三氯甲烷振摇,三氯甲烷层显黄色或红棕色。

附录三 《中国药典》(2020 年版)四部 8000 试剂与标准物质(节选)

8001 试药

试药指在本版《中国药典》中供各项试验用的试剂,但不包括各种色谱用的吸附剂、载体与填充剂。除生化试剂与指示剂外,一般常用的化学试剂分为基准试剂、优级纯、分析纯与化学纯 4 个等级,选用时可参考下列原则。

(1)标定滴定液用基准试剂。

(2)制备滴定液可采用分析纯或化学纯试剂,但不经标定直接按称重计算浓度者,则应采用基准试剂。

(3)制备杂质限度检查用的标准溶液,采用优级纯或分析纯试剂。

(4)制备试液与缓冲液等可采用分析纯或化学纯试剂。

乙二胺四酸酸二钠 disodium ethylenediaminetetraacetate

$[C_{10}H_{14}N_2Na_2O_8 \cdot 2H_2O = 372.24]$

本品为白色结晶性粉末;在水中溶解,在乙醇中极微溶解。

乙腈 acetonitrile

$[CH_3CN = 41.05]$

本品为无色透明液体;微有醚样臭;易燃;与水或乙醇能任意混合。

乙酰丙酮 acetylacetone

$[CH_3COCH_2COCH_3 = 100.12]$

本品为无色或淡黄色液体;微有丙酮和醋酸的臭气;易燃;与水、乙醇、乙醚或三氯甲烷能任意混合。

乙酸乙酯 ethyl acetate

$[CH_3COOC_2H_5 = 88.11]$

本品为无色透明液体;与丙酮、三氯甲烷或乙醚能任意混合,在水中溶解。

乙醇 ethanol

$[C_2H_5OH = 46.07]$

本品为无色透明液体;易挥发,易燃;与水、乙醚或苯能任意混合。

乙醚 ether

$[C_2H_5OC_2H_5 = 74.12]$

本品为无色透明液体;具有麻而甜涩的刺激味,易挥发,易燃;有麻醉性;遇光或久置空气中可被氧化成过氧化物;沸点为 34.6℃。

二乙胺 diethylamine

$[(C_2H_5)_2NH = 73.14]$

本品为无色液体;有氨样特臭;强碱性;具腐蚀性;易挥发、易燃;与水或乙醇能任意混合。

二甲基甲酰胺 dimethylformamide

$[HCON(CH_3)_2 = 73.09]$

本品为无色液体;微有氨臭;与水、乙醇、三氯甲烷或乙醚能任意混合。

二甲基亚砜 dimethylsulfoxide

〔$(CH_3)_2SO=78.14$〕

本品为无色黏稠液体;微有苦味;有强引湿性。在室温下遇氯能发生猛烈反应;在水、乙醇、丙酮、三氯甲烷、乙醚或苯中溶解。

2,4-二硝基苯肼 2,4-dinitrophenylhydrazine

〔$C_6H_6N_4O_4=198.14$〕

本品为红色结晶性粉末;在酸性溶液中稳定,在碱性溶液中不稳定;在热乙醇、乙酸乙酯、苯胺或稀无机酸中溶解,在水或乙醇中微溶。

2,4-二硝基氯苯 2,4-dinitrochlorobenzene

〔$C_6H_3ClN_2O_4=202.55$〕

本品为黄色结晶;遇热至高温即爆炸;在热乙醇中易溶,在乙醚、苯或二硫化碳中溶解,在水中不溶。

二氯靛酚钠 2,6-dichloroindophenol sodium

〔$C_{12}H_6Cl_2NNaO_2 \cdot 2H_2O=326.11$〕

本品为草绿色荧光结晶或深绿色粉末;在水或乙醇中易溶,在三氯甲烷或乙醚中不溶。

十二烷基硫酸钠 sodium laurylsulfate

〔$CH_3(CH_2)_{10}CH_2OSO_3Na=288.38$〕

本品为白色或淡黄色结晶或粉末;有特臭;在湿热空气中分解;本品为含85%的十二烷基硫酸钠与其他同系的烷基硫酸钠的混合物;在水中易溶,其10%水溶液在低温时不透明,在热乙醇中溶解。

三氟醋酸 trifluoroacetic acid

〔$CF_3COOH=114.02$〕

本品为无色发烟液体;有吸湿性;有强腐蚀性;在水、乙醇、丙酮或乙醚中易溶。

三氧化二砷 arsenic trioxide

〔$As_2O_3=197.84$〕

本品为白色结晶性粉末;无臭,无味;徐徐加热能升华而不分解;在沸水、氢氧化钠或碳酸钠溶液中溶解,在水中微溶;在乙醇、三氯甲烷或乙醚中几乎不溶。

三氯化铁 ferric chloride

〔$FeCl_3 \cdot 6H_2O=270.30$〕

本品为棕黄色或橙黄色结晶形块状物;极易引湿;在水、乙醇、丙酮、乙醚或甘油中易溶。

三氯化锑 antimony trichloride

〔$SbCl_3=228.11$〕

本品为白色结晶;在空气中发烟;有引湿性;有腐蚀性;在乙醇、丙酮、乙醚或苯中溶解;在水中溶解并分解为不溶的氢氧化锑。

三氯甲烷 chloroform

〔$CHCl_3=119.38$〕

本品为无色透明液体;质重,有折光性,易挥发;与乙醇、乙醚、苯、石油醚能任意混合,在水中微溶。

无水乙醇 ethanol，absolute

〔$C_2H_5OH=46.07$〕

本品为无色透明液体;有醇香味;易燃;有引湿性;含水不得超过 0.3%;与水、丙酮或乙醚能任意混合;沸点为 78.5℃。

中性乙醇 ethanol，neutral

取乙醇,加酚酞指示液 2~3 滴,用氢氧化钠滴定液(0.1mol/L)滴定至显粉红色,即得。

可溶性淀粉 soluble starch

本品为白色粉末,无臭,无味;在沸水中溶解,在水、乙醇或乙醚中不溶。

丙酮 acetone

〔$CH_3COCH_3=58.08$〕

本品为无色透明液体;有特臭;易挥发;易燃;在水或乙醇中溶解。

甲基红 methyl red

〔$C_{15}H_{15}N_3O_2=269.30$〕

本品为紫红色结晶;在乙醇或醋酸中溶解,在水中不溶。

甲醇 methanol

〔$CH_3OH=32.04$〕

本品为无色透明液体;具挥发性;易燃;含水分为 0.1%;与水、乙醇或乙醚能任意混合;沸程为 64~65℃。

亚硝基铁氰化钠 sodium nitroprusside

〔$Na_2Fe(NO)(CN)_5 \cdot 2H_2O=297.95$〕

本品为深红色透明结晶;水溶液渐分解变为绿色;在水中溶解,在乙醇中微溶。

冰醋酸 acetic acid glacial

〔$CH_3COOH=60.05$〕

本品为无色透明液体;有刺激性特臭;有腐蚀性;温度低于凝固点(16.7℃)时即凝固为冰状晶体;与水或乙醇能任意混合。

异烟肼 isoniazide

〔$C_8H_7N_3O=137.14$〕见本版药典(二部)正文异烟肼。

氢氧化钠 sodium hydroxide

〔$NaOH=40.00$〕

本品为白色颗粒或片状物;易吸收二氧化碳与水;有引湿性;在水、乙醇或甘油中易溶。

浓氨溶液(浓氨水) concentrated ammonia solution

〔$NH_3 \cdot H_2O=35.05$〕

本品为无色透明液体;有腐蚀性;含 NH_3 应为 25%~28%(g/g),与乙醇或乙醚能任意混合。

盐酸 hydrochloric acid

〔$HCl=36.46$〕

本品为无色透明液体;有刺激性特臭;有腐蚀性;在空气中冒白烟;含 HCl 应为 36%~38%;与水或乙醇能任意混合。

高氯酸 perchloric acid

〔$HClO_4=100.46$〕

本品为无色透明液体,为强氧化剂,极易引湿;具挥发性及腐蚀性;与水能任意混合。

β-萘酚 β-naphthol

〔$C_{10}H_7OH=144.17$〕

本品为白色或淡黄色结晶或粉末;有特臭;见光易变色;在乙醇、乙醚、甘油或氢氧化钠溶液中易溶,在热水中溶解,在水中微溶。

酚酞 phenolphthalein

〔$C_{20}H_{14}O_4=318.33$〕

本品为白色粉末;在乙醇中溶解,在水中不溶。

脲(尿素) urea

〔$NH_2CONH_2=60.06$〕

本品为白色结晶或粉末;有氨臭;在水、乙醇或苯中溶解,在三氯甲烷或乙醚中几乎不溶。

硝酸 nitric acid

〔$HNO_3=63.01$〕

本品为无色透明液体;在空气中冒烟,有窒息性刺激气味;遇光能产生四氧化二氮而变成棕色;含 HNO_3 应为 $69\%\sim71\%(g/g)$;与水能任意混合。

硝酸银 silver nitrate

〔$AgNO_3=169.87$〕

本品为白色透明片状结晶;在氨溶液中易溶,在水或乙醇中溶解,在醚或甘油中微溶。

氯化钡 barium chloride

〔$BaCl_2 \cdot 2H_2O=244.26$〕

本品为白色结晶或粒状粉末;在水或甲醇中易溶,在乙醇、丙酮或乙酸乙酯中几乎不溶。

蓝色葡聚糖2000 blue dextran 2000

本品系在葡聚糖 T2000(平均相对分子质量 2000000)上引入多环生色团冷冻干燥而成;在水或电解质水溶液中易溶。

碘 iodine

〔$I_2=253.81$〕

本品为紫黑色鳞片状结晶或块状物,具金属光泽;在乙醇、乙醚或碘化钾溶液中溶解,在水中极微溶解。

碘化钾 potassium iodide

〔$KI=166.00$〕

本品为白色结晶或粉末;在水、乙醇、丙酮或甘油中溶解,在乙醚中不溶。

醋酸 acetic acid

〔$C_2H_4O_2=60.05$〕

本品为无色透明液体;含 $C_2H_4O_2$ 应为 $36\%\sim37\%(g/g)$;与水、乙醇与乙醚能任意混合,在二硫化碳中不溶。

醋酸铅 lead acetate

〔$Pb(C_2H_3O_2)_2 \cdot 3H_2O=379.34$〕

本品为白色结晶或粉末;在水或甘油中易溶,在乙醇中溶解。

8002　试液

乙醇制对二甲氨基苯甲醛试液　取对二甲氨基苯甲醛 1g,加乙醇 9.0ml 与盐酸 2.3ml 使溶解,再加乙醇至 100ml,即得。

乙醇制氢氧化钾试液 可取用乙醇制氢氧化钾滴定液(0.5mol/L)。

乙醇制硝酸银试液 取硝酸银 4g,加水 10ml 溶解后,加乙醇使成 100ml,即得。

乙醇制硫酸试液 取硫酸 57ml,加乙醇稀释至 1000ml,即得。本液含 H_2SO_4 应为 $9.5\%\sim$ 10.5%。

二乙基二硫代氨基甲酸银试液 取二乙基二硫代氨基甲酸银 0.25g,加三氯甲烷适量与三乙胺 1.8ml,加三氯甲烷至 100ml,搅拌使溶解,放置过夜,用脱脂棉过滤,即得。本液应置于棕色玻璃瓶内,密塞,置于阴凉处保存。

二苯胺试液 取二苯胺 1g,加硫酸 100ml 使溶解,即得。

二硝基苯肼试液 取 2,4 -二硝基苯肼 1.5g,加硫酸溶液(1→2)20ml,溶解后,加水使成 100ml,过滤,即得。

二氯靛酚钠试液 取 2,6 二氯靛酚钠 0.1g,加水 100ml 溶解后,过滤,即得。

三硝基苯酚试液 本液为三硝基苯酚的饱和水溶液。

三氯化铁试液 取三氯化铁 9g,加水使溶解成 100ml,即得。

甲醛硫酸试液 取硫酸 1ml,滴加甲醛试液 1 滴,摇匀,即得。本液应临用新制。

对二甲氨基苯甲醛试液 取对二甲氨基苯甲醛 0.125g,加无氮硫酸 65ml 与水 35ml 的冷混合液溶解后,加三氯化铁试液 0.05ml,摇匀,即得。本液配制后在 7d 内使用。

亚铁氰化钾试液 取亚铁氰化钾 1g,加水 10ml 使溶解,即得。本液应临用新制。

亚硫酸氢钠试液 取亚硫酸氢钠 10g,加水使溶解成 30ml,即得。本液应临用新制。

亚硫酸钠试液 取无水亚硫酸钠 20g,加水 100ml 使溶解,即得。本液应临用新制。

亚硝基铁氰化钠试液 取亚硝基铁氰化钠 1g,加水使溶解成 20ml,即得。本液应临用新制。

亚硝酸钠试液 取亚硝酸钠 1g,加水使溶解成 100ml,即得。

过氧化氢试液 取浓过氧化氢溶液(30%),加水稀释成 3% 的溶液,即得。

次溴酸钠试液 取氢氧化钠 20g,加水 75ml 溶解后,加溴 5ml,再加水稀释至 100ml,即得。本液应临用新制。

异烟肼试液 取异烟肼 0.25g,加盐酸 0.31ml,加甲醇或无水乙醇使溶解成 500ml,即得。

茜素氟蓝试液 取茜素氟蓝 0.19g,加氢氧化钠溶液(1.2→100)12.5ml,加水 800ml 与醋酸钠结晶 0.25g,用稀盐酸调节 pH 值约为 5.4,用水稀释至 1000ml,摇匀,即得。

氢氧化钠试液 取氢氧化钠 4.3g,加水使溶解成 100ml,即得。

氢氧化钾试液 取氢氧化钾 6.5g,加水使溶解成 100ml,即得。

重铬酸钾试液 取重铬酸钾 7.5g,加水使溶解成 100ml,即得。

重氮苯磺酸试液 取对氨基苯磺酸 1.57g,加水 80ml 与稀盐酸 10ml,在水浴上加热溶解后,放冷至 15℃,缓缓加入亚硝酸钠溶液(1→10)6.5ml,随加随搅拌,再加水稀释至 100ml,即得。本液临用新制。

盐酸羟胺试液 取盐酸羟胺 3.5g,加 60% 乙醇使溶解成 100ml,即得。

钼硫酸试液 取钼酸铵 0.1g,加硫酸 10ml 使溶解,即得。

铁氰化钾试液 取铁氰化钾 1g,加水 10ml 使溶解,即得。本液应临用新制。

稀铁氰化钾试液 取 1% 铁氰化钾溶液 10ml,加 5% 三氯化铁溶液 0.5ml 与水 40ml,摇匀,即得。

氨试液 取浓氨溶液 400ml,加水使成 1000ml,即得。

浓氨试液 可取浓氨溶液应用。

氨制硝酸银试液 取硝酸银 1g,加水 20ml 溶解后,滴加氨试液,随加随搅拌,至初起的沉淀将近全溶,过滤,即得。本液应置于棕色瓶内,在暗处保存。

铜-吡啶试液 取硫酸铜 4g,加水 90ml 溶解后,加吡啶 30ml,即得。本液应临用新制。

硝酸汞试液 取黄氧化汞 40g,加硝酸 32ml 与水 15ml 使溶解,即得。本液应置于玻璃塞瓶内,在暗处保存。

硝酸钡试液 取硝酸钡 6.5g,加水使溶解成 100ml,即得。

硝酸银试液 可取用硝酸银滴定液(0.1mol/L)。

硫化钠试液 取硫化钠 1g,加水使溶解成 10ml,即得。本液应临用新制。

硫代乙酰胺试液 取硫代乙酰胺 4g,加水使溶解成 100ml,置于冰箱中保存。临用前取混合液(由 1mol/L 氢氧化钠溶液 15ml、水 5.0ml 及甘油 20ml 组成)5.0ml,加上述硫代乙酰胺溶液 1.0ml,置于水浴中加热 20s,冷却,立即使用。

硫代硫酸钠试液 可取用硫代硫酸钠滴定液(0.1mol/L)。

硫氰酸铵试液 取硫氰酸铵 8g,加水使溶解成 100ml,即得。

硫酸亚铁试液 取硫酸亚铁结晶 8g,加新沸过的冷水 100ml 使溶解,即得。本液应临用新制。

硫酸苯肼试液 取盐酸苯肼 60mg,加硫酸溶液(1→2)100ml 使溶解,即得。

硫酸钾试液 取硫酸钾 1g,加水使溶解成 100ml,即得。

硫酸铜试液 取硫酸铜 12.5g,加水使溶解成 100ml,即得。

氯化三苯四氮唑试液 取氯化三苯四氮唑 1g,加无水乙醇使溶解成 200ml,即得。

氯化亚锡试液 取氯化亚锡 1.5g,加水 10ml 与少量的盐酸使溶解,即得。本液应临用新制。

氯化钡试液 取氯化钡的细粉 5g,加水使溶解成 100ml,即得。

稀乙醇 取乙醇 529ml,加水稀释至 1000ml,即得。本液在 20℃ 时含 C_2H_5OH 应为 49.5%~50.5%(ml/ml)。

稀盐酸 取盐酸 234ml,加水稀释至 1000ml,即得。本液含 HCl 应为 9.5%~10.5%。

稀硫酸 取硫酸 57ml,加水稀释至 1000ml,即得。本液含 H_2SO_4 应为 9.5%~10.5%。

稀硝酸 取硝酸 105ml,加水稀释至 1000ml,即得。本液含 HNO_3 应为 9.5%~10.5%。

稀醋酸 取冰醋酸 60ml,加水稀释至 1000ml,即得。

碘试液 可取用碘滴定液(0.05mol/L)。

溴试液 取溴 2~3ml,置于用凡士林涂塞的玻璃瓶中,加水 100ml,振摇使成饱和的溶液,即得。本液应置于暗处保存。

溴化氰试液 取溴试液适量,滴加 0.1mol/L 硫氰酸铵溶液至溶液变为无色,即得。本液应临用新制,有毒。

酸性氯化亚锡试液 取氯化亚锡 20g,加盐酸使溶解成 50ml,过滤,即得。本液配成后 3 个月即不适用。

碱性 β-萘酚试液 取 β-萘酚 0.25g,加氢氧化钠溶液(1→10)10ml 使溶解,即得。本液应临用新制。

碳酸钠试液 取一水合碳酸钠 12.5g 或无水碳酸钠 10.5g,加水使溶解成 100ml,即得。

碳酸氢钠试液 取碳酸氢钠 5g,加水使溶解成 100ml,即得。

醋酸汞试液 取醋酸汞 5g,研细,加温热的冰醋酸使溶解成 100ml,即得。

醋酸钠试液 取醋酸钠结晶 13.6g,加水使溶解成 100ml,即得。

醋酸氧铀锌试液 取醋酸氧铀 10g,加冰醋酸 5ml 与水 50ml,微热使溶解,另取醋酸锌 30g,加冰醋酸 3ml 与水 30ml,微热使溶解,将两液混合,放冷,过滤,即得。

醋酸铅试液 取醋酸铅 10g,加新沸过的冷水溶解后,滴加醋酸使溶液澄清,再加新沸过的冷水使成 100ml,即得。

8003 试纸

红色石蕊试纸 取滤纸条浸入石蕊指示液中,加极少量的盐酸使成红色,取出,干燥,即得。

［检查］灵敏度 取 0.1mol/L 氢氧化钠溶液 0.5ml,置于烧杯中,加新沸过的冷水 100ml 混合后,投入 10～12mm 宽的红色石蕊试纸 1 条,不断搅拌,30s 内,试纸应即变色。

碘化钾淀粉试纸 取滤纸条浸入含有碘化钾 0.5g 的新制的淀粉指示液 100ml 中,湿透后,取出干燥,即得。

溴化汞试纸 取滤纸条浸入乙醇制溴化汞试液中,1h 后取出,在暗处干燥,即得。

醋酸铅试纸 取滤纸条浸入醋酸铅试液中,湿透后,取出,在 100℃ 干燥,即得。

8004 缓冲液

三乙胺缓冲液(pH 值为 3.2) 取磷酸 8ml,三乙胺 14ml,加水稀释到 1000ml,用三乙胺调节 pH 值至 3.2,加水 500ml,混匀,即得。

邻苯二甲酸盐缓冲液(pH 值为 5.6) 取邻苯二甲酸氢钾 10g,加水 900ml,搅拌使溶解,用氢氧化钠试液(必要时用稀盐酸)调节 pH 值至 5.6,加水稀释至 1000ml,混匀,即得。

氨-氯化铵缓冲液(pH 值为 8.0) 取氯化铵 1.07g,加水使溶解成 100ml,再加稀氨溶液(1→30)调节 pH 值至 8.0,即得。

氨-氯化铵缓冲液(pH 值为 10.0) 取氯化铵 5.4g,加水 20ml 溶解后,加浓氨溶液 35ml,再加水稀释至 100ml,即得。

醋酸盐缓冲液(pH 值为 3.5) 取醋酸铵 25g,加水 25ml 溶解后,加 7mol/L 盐酸溶液 38ml,用 2mol/L 盐酸溶液或 5mol/L 氨溶液准确调节 pH 值至 3.5(电位法指示),用水稀释至 100ml,即得。

磷酸盐缓冲液 取磷酸二氢钠 38.0g,与磷酸氢二钠 5.04g,加水使成 1000ml,即得。

磷酸盐缓冲液(pH 值为 6.8) 取 0.2mol/L 磷酸二氢钾溶液 250ml,加 0.2mol/L 氢氧化钠溶液 118ml 用水稀释至 1000ml,摇匀,即得。

8005 指示剂与指示液

中性红指示液 取中性红 0.5g,加水使溶解成 100ml,过滤,即得。

变色范围:pH 值为 6.8～8.0(红色→黄色)。

石蕊指示液 取石蕊粉末 10g,加乙醇 40ml,回流煮沸 1h,静置,倾去上清液,再用同一方法处理 2 次,每次用乙醇 30ml,残渣用水 10ml 洗涤,倾去洗液,再加水 50ml 煮沸,放冷,过滤,即得。

变色范围:pH 值为 4.5~8.0(红色→蓝色)。

甲基红指示液 取甲基红 0.1g,加 0.05mol/L 氧氧化钠溶液 7.4ml 使溶解,再加水稀释至 200ml,即得。

变色范围:pH 值为 4.2~6.3(红色→黄色)。

甲基红-溴甲酚绿混合指示液 取 0.1%甲基红的乙醇溶液 20ml,加 0.2%溴甲酚绿的乙醇溶液 30ml,摇匀,即得。

甲基橙指示液 取甲基橙 0.1g,加水 100ml 使溶解,即得。

变色范围:pH 值为 3.2~4.4(红色→黄色)。

变色范围:pH 值为 7.2~8.8(黄色→红色)。

荧光黄指示液 取荧光黄 0.1g,加乙醇 100ml 使溶解,即得。

结晶紫指示液 取结晶紫 0.5g,加冰醋酸 100ml 使溶解,即得。

酚红指示液 取酚红 100mg,加乙醇 100ml 溶解,即得(必要时过滤)。

酚酞指示液 取酚酞 1g,加乙醇 100ml 使溶解,即得。

变色范围:pH 值为 8.3~10.0(无色→红色)。

铬黑 T 指示剂 取铬黑 T 0.1g,加氯化钠 10g,研磨均匀,即得。

淀粉指示液 取可溶性淀粉 0.5g,加水 5ml 搅匀后,缓缓倾入 100ml 沸水中,随加随搅拌,继续煮沸 2min,放冷,倾取上层清液,即得。本液应临用新制。

碘化钾淀粉指示液 取碘化钾 0.2g,加新制的淀粉指示液 100ml 使溶解,即得。

溴甲酚绿指示液 取溴甲酚绿 0.1g,加 0.05mol/L 氢氧化钠溶液 2.8ml 使溶解,再加水稀释至 200ml,即得。

变色范围:pH 值为 3.6~5.2(黄色→蓝色)。

溴麝香草酚蓝指示液 取溴麝香草酚蓝 0.1g,加 0.05mol/L 氢氧化钠溶液 3.2ml 使溶解,再加水稀释至 200ml,即得。

变色范围:pH 值为 6.0~7.6(黄色→蓝色)。

曙红钠指示液 取曙红钠 0.5g,加水 100ml 使溶解,即得。

8006 滴定液

亚硝酸钠滴定液(0.1mol/L)

$NaNO_2 = 69.00$ 6.900g→1000ml

【配制】取亚硝酸钠 7.2g,加无水碳酸钠(Na_2CO_3)0.10g,加水适量使溶解成 1000ml,摇匀。

【标定】取在 120℃ 干燥至恒重的基准对氨基苯磺酸约 0.5g,精密称定,加水 30ml 与浓氨试液 3ml,溶解后,加盐酸(1→2)20ml,搅拌,在 30℃ 以下用本液迅速滴定,滴定时将滴定管尖端插入液面下约 2/3 处,随滴随搅拌;至近终点时,将滴定管尖端提出液面,用少量水洗涤尖端,洗液并入溶液中,继续缓缓滴定,用永停滴定法(通则 0701)指示终点。每 1ml 亚硝酸钠滴定液(0.1mol/L)相当于 17.32mg 的对氨基苯磺酸。

根据本液的消耗量与对氨基苯磺酸的取用量,算出本液浓度,即得。

当需用亚硝酸钠滴定液(0.05mol/L)时,可取亚硝酸钠滴定液(0.1mol/L)加水稀释制成。必要时标定浓度。

【贮藏】置于玻璃塞的棕色玻瓶中,密闭保存。

氢氧化钠滴定液(1mol/L、0.5mol/L 或 0.1mol/L)

NaOH＝40.00　　40.00g→1000ml,20.00g→1000ml,4.000g→1000ml

【配制】取氢氧化钠适量,加水振摇使溶解成饱和溶液,冷却后,置于聚乙烯塑料瓶中,静置数日,澄清后备用。

氢氧化钠滴定液(1mol/L)　取澄清的氢氧化钠饱和溶液 56ml,加新沸过的冷水使成1000ml,摇匀。

氢氧化钠滴定液(0.5mol/L)　取澄清的氢氧化钠饱和溶液 28ml,加新沸过的冷水使成1000ml,摇匀。

氢氧化钠滴定液(0.1mo/L)　取澄清的氢氧化钠饱和溶液 5.6ml,加新沸过的冷水使成1000ml,摇匀。

【标定】

(1)氢氧化钠滴定液(1mol/L):取在 105℃ 干燥至恒重的基准邻苯二甲酸氢钾约 6g 精密称定,加新沸过的冷水 50ml,振摇,使其尽量溶解;加酚酞指示液 2 滴,用本液滴定;在接近终点时,应使邻苯二甲酸氢钾完全溶解,滴定至溶液显粉红色。每 1ml 氢氧化钠滴定液(1mol/L)相当于 204.2mg 的邻苯二甲酸氢钾。根据本液的消耗量与邻苯二甲酸氢钾的取用量,算出本液的浓度,即得。

(2)氢氧化钠滴定液(0.5mol/L):取在 105℃ 干燥至恒重的基准邻苯二甲酸氢钾约 3g,按照上法标定。每 1ml 氢氧化钠滴定液(0.5mol/L)相当于 102.1mg 的邻苯二甲酸氢钾。

(3)氢氧化钠滴定液(0.1mol/L):取在 105℃ 干燥至恒重的基准邻苯二甲酸氢钾约 0.6g,按照上法标定。每 1ml 氢氧化钠滴定液(0.1mol/L)相当于 20.42mg 的邻苯二甲酸氢钾。

当需用氢氧化钠滴定液(0.05mol/L、0.02mol/L 或 0.01mol/L)时,可取氢氧化钠滴定液(0.1mol/L)加新沸过的冷水稀释制成。必要时,可用盐酸滴定液(0.05mol/L、0.02mol/L 或0.01mol/L)标定浓度。

【贮藏】置于聚乙烯塑料瓶中,密封保存;塞中有 2 孔,孔内各插入玻璃管 1 支,1 管与钠石灰管相连,1 管供吸出本液使用。

盐酸滴定液 (1mol/L、0.5mol/L、0.2mol/L 或 0.1mol/L)

HCl＝36.46　　36.46g→1000ml,18.23g→1000ml,7.292g→1000ml,3.646g→1000ml

【配制】

(1)盐酸滴定液(1mol/L):取盐酸 90ml,加水适量使成 1000ml,摇匀。

(2)盐酸滴定液(0.5mol/L、0.2mol/L 或 0.1mol/L):按照上法配制,但盐酸的取用量分别为 45ml、18ml 或 9.0ml。

【标定】

(1)盐酸滴定液(1mol/L):取在 270～300℃ 干燥至恒重的基准无水碳酸钠约 1.5g,精密称定,加水 50ml 使溶解,加甲基红-溴甲酚绿混合指示液 10 滴,用本液滴定至溶液由绿色转变为紫红色时,煮沸 2min,冷却至室温,继续滴定至溶液由绿色变为暗紫色。每 1ml 盐酸滴定液(1mol/L)相当于 53.00mg 的无水碳酸钠。根据本液的消耗量与无水碳酸钠的取用量,算出本液的浓度,即得。

(2)盐酸滴定液(0.5mol/L):按照上法标定,但基准无水碳酸钠的取用量改为约 0.8g。每1ml 盐酸滴定液(0.5 mol/L)相当于 26.50ml 的无水碳酸钠。

(3)盐酸滴定液(0.2mol/L):按照上法标定,但基准无水碳酸钠的取用量改为约0.3g。每1ml盐酸滴定液(0.2mol/L)相当于10.60mg的无水碳酸钠。

(4)盐酸滴定液(0.1mol/L):按照上法标定,但基准无水碳酸钠的取用量改为约0.15g。每1ml盐酸滴定液(0.1mol/L)相当于5.30mg的无水碳酸钠。

当需用盐酸滴定液(0.05mol/L、0.02mol/或0.01mol/L)时,可取盐酸滴定液(1mol/L或0.1mol/L)加水稀释制成。必要时标定浓度。

高氯酸滴定液(0.1mol/L)

$$HClO_4 = 100.46 \quad 10.05g \rightarrow 1000ml$$

【配制】取无水冰醋酸(按含水量计算,每1g水加醋酐5.22ml)750ml,加入高氯酸(70%~72%)8.5ml,摇匀,在室温下缓缓滴加醋酐23ml,边加边摇,加完后再振摇均匀,放冷,加无水冰醋酸适量使成1000ml,摇匀,放置24h。若所测供试品易乙酰化,则须用水分测定法(《中国药典》2010年版附录Ⅷ M第一法)测定本液的含水量,再用水和醋酐调节至本液的含水量为0.01%~0.2%。

【标定】取在105℃干燥至恒重的基准邻苯二甲酸氢钾约0.16g,精密称定,加无水冰醋酸20ml使溶解,加结晶紫指示液1滴,用本液缓缓滴定至蓝色,并将滴定的结果用空白试验校正。每1ml高氯酸滴定液(0.1mol/L)相当于20.42mg的邻苯二甲酸氢钾。根据本液的消耗量与邻苯二甲酸氢钾的取用量,算出本液的浓度,即得。

当需用高氯酸滴定液(0.05mol/L或0.02mol/L)时,可取高氯酸滴定液(0.1mol/L)用无水冰醋酸稀释制成,并标定浓度。

本液也可用二氧六环配制。取高氯酸(70%~72%)8.5ml,加异丙醇100ml溶解后,再加二氧六环稀释至1000ml。标定时,取在105℃干燥至恒重的基准邻苯二甲酸氢钾约0.16g,精密称定,加丙二醇25ml与异丙醇5ml,加热使溶解,放冷,加二氧六环30ml与甲基橙-二甲苯蓝FF混合指示液数滴,用本液滴定至由绿色变为蓝灰色,并将滴定的结果用空白试验校正。即得。

【贮藏】置于棕色玻瓶中,密闭保存。

硫代硫酸钠滴定液(0.1mol/L)

$$Na_2S_2O_3 \cdot 5H_2O = 248.19 \quad 24.82g \rightarrow 1000ml$$

【配制】取硫代硫酸钠26g与无水碳酸钠0.20g,加新沸过的冷水适量,使溶解成1000ml,摇匀,放置1个月后过滤。

【标定】取在120℃干燥至恒重的基准重铬酸钾0.15g,精密称定,置于碘瓶中,加水50ml使溶解,加碘化钾2.0g,轻轻振摇使溶解,加稀硫酸40ml,摇匀,密塞;在暗处放置10min后,加水250ml稀释,用本液滴定至近终点时,加淀粉指示液3ml,继续滴定至蓝色消失而显亮绿色,并将滴定的结果用空白试验校正。每1ml硫代硫酸钠滴定液(0.1mol/L)相当于4.903mg的重铬酸钾。根据本液的消耗量与重铬酸钾的取用量,算出本液的浓度,即得。

室温在25℃以上时,应将反应液及稀释用水降温至约20℃。

当需用硫代硫酸钠滴定液(0.01mol/L或0.005mol/L)时,可取硫代硫酸钠滴定液(0.1mol/L)在临用前加新沸过的冷水稀释制成。

硫酸铈滴定液(0.1mol/L)

$$Ce(SO_4)_2 \cdot 4H_2O = 404.30 \quad 40.43g \rightarrow 1000ml$$

【配制】取硫酸铈 42g(或硫酸铈铵 70g),加含有硫酸 28ml 的水 500ml,加热溶解后,放冷,加水适量使成 1000ml,摇匀。

【标定】取在 105℃干燥至恒重的基准三氧化二砷 0.15g,精密称定,加氢氧化钠滴定液(1mol/L)10ml,微热使溶解,加水 50ml、盐酸 25ml、一氯化碘试液 5ml 与邻二氮菲指示液 2 滴,用本液滴定至近终点时,加热至 50℃,继续滴定至溶液由浅红色转变为淡绿色。每 1ml 硫酸铈滴定液(0.1mol/L)相当于 4.946mg 的三氧化二砷。根据本液的消耗量与三氧化二砷的取用量,算出本液的浓度,即得。

当需用硫酸铈滴定液(0.01mol/L)时,可精密量取硫酸铈滴定液(0.1mol/L),用每 100ml 中含硫酸 2.8ml 的水定量稀释制成。

碘滴定液(0.05mol/L)

$$I_2 = 253.81 \quad 12.69g \rightarrow 1000ml$$

【配制】取碘 13.0g,加碘化钾 36g 与水 50ml 溶解后,加盐酸 3 滴与水适量使成 1000ml,摇匀,用垂熔玻璃滤器过滤。

【标定】取在 105℃干燥至恒重的基准三氧化二砷约 0.15g,精密称定,加氢氧化钠滴定液(1mol/L)10ml,微热使溶解,加水 20ml 与甲基橙指示液 1 滴,加硫酸滴定液(0.5mol/L)适量使黄色转变为粉红色,再加碳酸氢钠 2g、水 50ml 与淀粉指示液 2ml,用本液滴定至溶液显浅蓝紫色。每 1ml 碘滴定液(0.05mol/L)相当于 4.946mg 的三氧化二砷。

根据本液的消耗量与三氧化二砷的取用量,算出本液的浓度,即得。

当需用碘滴定液(0.025mol/L)时,可取碘滴定液(0.05mol/L)加水稀释制成。

【贮藏】置于玻璃塞的棕色玻瓶中,密闭,在凉处保存。

溴滴定液(0.05mol/L)

$$Br_2 = 159.81 \quad 7.990g \rightarrow 1000ml$$

【配制】取溴酸钾 3.0g 与溴化钾 15g 加水适量使溶解成 1000ml,摇匀。

【标定】精密量取本液 25ml,置于碘瓶中,加水 100ml 与碘化钾 2.0g,振摇使溶解,加盐酸 5ml,密塞,振摇,在暗处放置 5min,用硫代硫酸钠滴定液(0.1mol/L)滴定至近终点时,加淀粉指示液 2ml,继续滴定至蓝色消失。根据硫代硫酸钠滴定液(0.1mol/L)的消耗量,算出本液的浓度,即得。

室温在 25℃以上时,应将反应液降温至约 20℃。本液每次临用前均应标定浓度。

当需用溴滴定液(0.005mol/L)时,可取溴滴定液(0.05mol/L)加水稀释制成,并标定浓度。

【贮藏】置于玻璃塞的棕色玻瓶中,密闭,在凉处保存。

溴酸钾滴定液(0.01667mol/L)

$$KBrO_3 = 167.00 \quad 2.784g \rightarrow 1000ml$$

【配制】取溴酸钾 2.8g 加水适量使溶解成 1000ml,摇匀。

【标定】精密量取本液 25ml,置于碘瓶中,加碘化钾 2.0g 与稀硫酸 5ml,密塞,摇匀,在暗处放置 5min 后,加水 100ml 稀释,用硫代硫酸钠滴定液(0.1mol/L)滴定至近终点时,加淀粉指示液 2ml,继续滴定至蓝色消失。根据硫代硫酸钠滴定液(0.1mol/L)的消耗量,算出本液的浓度,即得。

室温在 25℃以上时,应将反应液及稀释用水降温至约 20℃。

附录四 实训记录及报告范式

药品检验是保证用药安全有效和评价药品质量的重要手段,《药品检验所实验室质量管理规范(试行)》和《中国药品检验标准操作规范(试行)》对药品检验报告暨检验记录书写有明确的要求,以确保检验工作者执行检验标准,规范书写检验报告和检验记录。下述范式借鉴相关检验所模式,同时结合教学需求,供开展实训参考。

一、实训记录

检验记录是出具检验报告的依据,是进行科学研究和技术总结的原始资料。为确保检验工作的科学性和规范化,检验记录必须做到:记录原始、真实,内容完整、齐全,书写清晰、整洁,删改正确,按页编号,归档保存。实训过程中的操作、现象、数据等,均为原始记录的组成部分。

(一)实训记录要求

(1)检验记录一般建议用统一印制的活页记录纸和各类专用检验记录表格,应用碳素笔书写(显微绘图可用铅笔),计算机打印的数据及图谱,应剪贴于记录本适宜位置,并有操作者签名。

(2)检验人员在检验前,要核查检品信息(编号、品名、规格、批号和效期、生产单位和产地、检验目的和收检日期,样品的梳理和包装情况等)。检验记录中,还需写明检验的依据,列出编制名称、版本和页数。

(3)检验过程中应按检验顺序一次记录各检验项目,需记录项目名称、检验日期、操作方法、实验条件(温度、仪器名称型号、校正情况等)、观察到的真实现象、实验数据、计算和结果判断等。

(4)每个检验项目应写明标准中规定的限度或范围,根据检验结果做出单项结论(符合规定或不符合规定),并签署检验者姓名。

(5)检验记录应及时、完整,严禁事后补记或转抄。如果记录错误,应在确保原始字迹可辨别的基础上,用双线划去写错处,在其旁边修改,并签更改者姓名。

(二)检验记录示例

吸收系数: 检验日期: 温度:

按《中国药典》(2020年版)四部   通则0401方法检验

仪器型号:XXX电子分析天平(NO.003)

         XXXX紫外-可见分光光度计(NO.013)

称量:

    瓶+样:6.3764 g

    —瓶:6.2801 g

      样:0.0963 g

稀释:取0.9963g,用无水乙醇稀释至100ml(1mg/ml)

取10ml(1mg/ml),用无水乙醇稀释至100ml(100μg/ml)

取5ml(100μg/ml),用无水乙醇稀释至50ml(10μg/ml)

测定:在254nm波长处测定吸光度

（打印结果附后　　页）

附录表 4-1　样品在不同波长处的吸光度

波长(nm)	252	253	254	256	257
吸光度(Å)	0.374	0.376	0.378	0.377	0.375

计算：

$$E_{1cm}^{1\%} = \frac{A}{C \times l} = \frac{0.378}{0.0963 \times \frac{10}{100} \times \frac{5}{50} \times 1} = 385.3$$

规定：吸收系数应为 374～391，符合规定。

(三)实训记录范式

＿＿＿＿＿＿＿＿＿记录单

检品名称	检品编号
生产单位	批　　号
规　　格	包　　装
有 效 期	剂　　量
检验依据	检验日期

实训项目及记录：

结论：

检验者＿＿＿＿＿＿＿＿　　审阅者＿＿＿＿＿＿＿＿

二、实训报告

药品检验报告书是药品生产企业对外出具对某一药品检验结果的正式凭证，但作为实训而言，为了让学生能够认真理解实训目的，反思实训过程并有所收益，建议结合传统实训报告的范式来撰写，包括实训目的、原理、结论、思考和体会。下述体例结构仅供参考，可结合具体学校的特点自行设计。

实训题目

实训目的			
检品名称		检品编号	
生产单位		批　号	
规　格		有效期	
检验依据		检验日期	

实训原理

实训结果检验项目　　　　　标准规定　　　　检验结果　　　　　判定

结论

实训思考

实训体会

检验者_____　　　　　　　　　　　审阅者_____

参考文献

[1] 孙莹,刘燕．药物分析[M].3 版．北京:人民卫生出版社,2018.

[2] 国家药典委员会．中华人民共和国药典(2020 年版)[M]．北京:中国医药科技出版社,2020.

[3] 国家药品监督管理总局执业药师资格认证中心．国家执业药师考试指南——药学专业知识(一)[M]．北京:中国医药科技出版社,2020.

[4] 杭太俊．药物分析[M].8 版．北京:人民卫生出版社,2016.

[5] 曾苏．药物分析学[M].2 版．北京:高等教育出版社,2014.

[6] 王喜艳．药物质量检测技术[M]．北京:中国轻工业出版社,2012.

[7] 方亮．药剂学[M].8 版．北京:人民卫生出版社,2016.